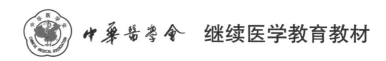

中华医学会 继续医学教育教材

Prevention and Treatment of Hypertension
and Related Diseases

主　管　国家卫生健康委员会
主　办　中华医学会
　　　　中国医师协会高血压专业委员会
编　辑　中华医学会继续医学教育教材编辑部

高血压及相关疾病防治

主　　编　赵连友　李　妍
副主编　孙英贤　李玉明
　　　　　蔡　军　杨　宁
统筹策划　左　力　李爱妮

U0283090

人民卫生出版社
·北京·

图书在版编目（CIP）数据

高血压及相关疾病防治 / 赵连友，李妍主编 . —北京：人民卫生出版社，2023.9

ISBN 978-7-117-33158-6

Ⅰ. ①高… Ⅱ. ①赵…②李… Ⅲ. ①高血压—防治 Ⅳ. ①R544.1

中国版本图书馆 CIP 数据核字（2022）第 088069 号

| 人卫智网 | www.ipmph.com | 医学教育、学术、考试、健康，购书智慧智能综合服务平台 |
| 人卫官网 | www.pmph.com | 人卫官方资讯发布平台 |

高血压及相关疾病防治

Gaoxueya Ji Xiangguan Jibing Fangzhi

主　　编：赵连友　李　妍

出版发行：人民卫生出版社（中继线 010-59780011）

地　　址：北京市朝阳区潘家园南里 19 号

邮　　编：100021

E - mail：pmph @ pmph.com

购书热线：010-59787592　010-59787584　010-65264830

印　　刷：廊坊一二〇六印刷厂

经　　销：新华书店

开　　本：787 × 1092　1/16　印张：25

字　　数：608 千字

版　　次：2023 年 9 月第 1 版

印　　次：2023 年 9 月第 1 次印刷

标准书号：ISBN 978-7-117-33158-6

定　　价：108.00 元

打击盗版举报电话：010-59787491　E-mail：WQ @ pmph.com

质量问题联系电话：010-59787234　E-mail：zhiliang @ pmph.com

数字融合服务电话：4001118166　E-mail：zengzhi @ pmph.com

编辑委员会名单

编 委（以姓氏笔画为序）

马长生　马建林　王守力　王胜煌　王增武

尹新华　米 杰　孙 刚　孙英贤　孙跃民

李 妍　李中言　李玉明　杨 宁　吴兆苏

吴寿岭　吴海英　余 静　陈香美　陈晓平

陈鲁原　武阳丰　范 利　高平进　郭子宏

郭冀珍　韩清华　曾正培　谢良地　蔡 军

编者名单

（以姓氏笔画为序）

马长生	首都医科大学附属北京安贞医院	李 妍	中国人民解放军空军军医大学唐都医院
马建林	海南省人民医院	李 静	首都医科大学宣武医院
王 文	中国医学科学院阜外医院	李中言	吉林医药学院直属医院
王 丽	天津第一中心医院	李玉明	泰达国际心血管病医院
王文娜	重庆医科大学附属第一医院	杨 宁	泰达国际心血管病医院
王先梅	中国人民解放军联勤保障部队第九二〇医院	杨 丽	浙江医院
王守力	中国人民解放军战略支援部队特色医学中心	吴兆苏	首都医科大学附属北京安贞医院
		吴寿岭	开滦总医院
王胜煌	浙江大学宁波医院（宁波市第一医院）	吴学思	首都医科大学附属北京安贞医院
		吴海英	中国医学科学院阜外医院
王鲁雁	北京大学人民医院	余 静	兰州大学第二医院
王增武	中国医学科学院阜外医院	初少莉	上海交通大学医学院附属瑞金医院
尹新华	哈尔滨医科大学附属第一医院	张 雯	昆明医科大学第二附属医院
左君丽	上海交通大学医学院附属瑞金医院	张新军	四川大学华西医院
卢成志	天津第一中心医院	张慧敏	中国医学科学院阜外医院
叶 平	中国人民解放军总医院	陆晓虹	上海交通大学医学院附属瑞金医院
边 波	天津医科大学总医院	陈 明	重庆医科大学附属第一医院
邢爱君	开滦总医院	陈 歆	上海市第六人民医院
朱 冰	中国人民解放军总医院	陈永清	中国人民解放军联勤保障部队第九四〇医院
朱翠玲	河南省中医院		
华 琦	首都医科大学宣武医院	陈香美	中国人民解放军总医院
刘 丽	秦皇岛市第一医院	陈晓平	四川大学华西医院
刘 凯	四川大学华西医院	陈鲁原	广东省人民医院
刘业强	开滦总医院	陈意志	中国人民解放军总医院
关怀敏	河南中医药大学第一附属医院	陈源源	北京大学人民医院
米 杰	首都儿科研究所	武阳丰	北京大学医学部
许建忠	上海交通大学医学院附属瑞金医院	范 利	中国人民解放军总医院
孙 刚	包头医学院第二附属医院	林立建	福建医科大学附属第一医院
孙玉艳	开滦总医院	赵 昕	中国人民解放军北部战区总医院
孙英贤	中国医科大学附属第一医院	赵连友	中国人民解放军空军军医大学唐都医院
孙跃民	天津医科大学总医院		

南海燕　中国人民解放军空军军医大学唐都
　　　　医院

侯利江　开滦总医院

贺延莉　中国人民解放军空军军医大学唐都
　　　　医院

夏时俊　首都医科大学附属北京安贞医院

徐梦云　中国人民解放军联勤保障部队第
　　　　九二〇医院

徐新娟　新疆医科大学第一附属医院

高平进　上海交通大学医学院附属瑞金医院

高竞生　开滦总医院

郭子宏　昆明医科大学第二附属医院

郭冀珍　上海交通大学医学院附属瑞金医院

唐晓峰　上海交通大学医学院附属瑞金医院

唐新华　浙江医院

崔　华　中国人民解放军总医院

崔光彬　中国人民解放军空军军医大学唐都
　　　　医院

董　徽　中国医学科学院阜外医院

敬馥宇　重庆医科大学附属第一医院

蒋雄京　中国医学科学院阜外医院

韩清华　山西医科大学第一医院

程文立　首都医科大学附属北京安贞医院

程劲松　浙江大学宁波医院（宁波市第一
　　　　医院）

曾正培　北京协和医院

谢良地　福建医科大学附属第一医院

路方红　山东第一医科大学（山东省医学科
　　　　学院）基础医学院（基础医学院研
　　　　究所）

解武祥　北京大学医学部

蔡　军　中国医学科学院阜外医院

主编简介

赵连友 教授

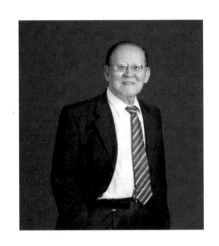

中国人民解放军空军军医大学唐都医院（原第四军医大学唐都医院）心血管内科主任医师，博士（后）研究生导师，文职一级。中国人民解放军空军军医大学专家组成员、科学技术委员会顾问，享受国务院政府特殊津贴。从事心血管内科教学、科研、医疗和保健工作50余年。主攻高血压发病机制及其相关疾病的防治研究，特别是对神经肽与高血压关系的研究取得显著成果。在国内首先开展一氧化氮与高血压关系的分子生物学研究，并提出了高血压患者血管平滑肌细胞增殖肥大与其 iNOS 基因表达不足有关的概念、血管升压素和一氧化氮调控心血管重构的理论、他汀类药物可调控基质金属蛋白酶表达从而逆转高血压左心室肥厚的机制。近年来，开展了内质网应激和线粒体应激对高血压及心血管重构发生机制的研究，提出了内质网应激分子 GRP78 和 CHOP 呈不对称性表达与细胞凋亡有关的高血压心血管重构机制的新认识。对高血压防治的临床研究尤其重视，总结出"高血压联合用药治疗高血压个体化选择"的新路径；提出了提高高血压控制率的新措施及高血压疾病的异质性和治疗的新理念。

2004年牵头组建中国医师协会高血压专业委员会，并被推选为主任委员。2010年领导创建中国医师协会高血压专业委员会，并担任首届主任委员。现任中国医师协会高血压专业委员会终身名誉主任委员、国家心血管病中心高血压专病医联体名誉理事长、海峡两岸医药卫生交流协会医院药学专业委员会名誉主任委员、中国医师协会整合医学分会高血压专业委员会主任委员、中国医师协会理事会理事、国际心脏病学会会员、纽约科学会会员、中国医师协会心血管内科医师分会资深专家工作委员会委员、中国老年医学学会心血管病分会资深委员、中国高血压联盟资深理事、《中华高血压杂志》《中国循证心血管医学杂志》《中国实用内科杂志》和《心脏杂志》副主编等40余项职务。

　　参与历届《中国高血压防治指南》和《中国高血压患者教育指南》的制定、修订工作,担任《高血压合理用药指南》主审,参编《中国高血压防治现状蓝皮书2015》。主编《实用高血压学》《高血压防治策略:基层医师培训读物》《高血压防治进展与实践》《高血压学》等专著21部,参编专著12部,主审专著3部。承担了中华医学会、中国医师协会、全军心血管内科专业委员会、陕西省医学会心血管内科分会、中国老年医学学会的继续教育和专业培训教学任务。先后承担国家"十一五"和"十二五"高血压综合防治的研究项目、国家高血压防治重大专项研究、国家"973"计划研究课题及国家自然科学基金、省级自然科学基金等10余项研究课题。曾获军队和省部级一至三等科技成果奖12项。发表学术论文300余篇,其中200余篇被SCI、《中国内科年鉴》、IM文摘、CD-ROM数据库和 *Biological Abstracts* 收录,被引用260余次。

　　培养硕士、博士研究生及博士后近80名,曾荣立二等功、三等功,先后荣获中国医师奖、中国高血压突出贡献奖、中华医学科技奖医学科普奖、华佗奖、军队院校育才奖银奖,并获"国之大医·特别致敬"荣誉称号。多次被评为模范党员、教学先进个人和科技先进工作者,其事迹已被收录进《中国高血压防治追梦半世纪》和《全军院校名师大典》等10余本书内。

主编简介

李妍　教授

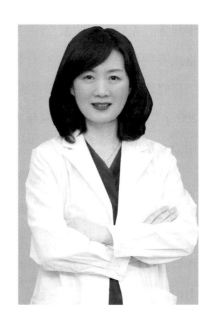

中国人民解放军空军军医大学唐都医院（原第四军医大学唐都医院）心血管内科主任，教授、主任医师，博士研究生导师，享受全军优秀人才岗位津贴。曾作为特别研究员赴日本大阪大学留学及作为访问学者赴德国明斯特伊丽莎白医院、美国斯坦福医院进行访问学习。擅长复杂冠状动脉病变介入治疗，尤其是应用球囊从内膜下重回真腔技术开通冠状动脉慢性完全闭塞病变，激光、旋磨、药物球囊及血管内超声/光学相干断层成像辅助的介入治疗；心房颤动的药物及左心耳封堵治疗；3D打印辅助经皮主动脉瓣置换术。基础研究方向为糖尿病心肌病心肌损伤与保护机制，创新性发现线粒体动力学异常在糖尿病心肌病发生、发展中的关键作用。

现为美国心脏病学会专家委员、美国心血管造影及介入学会专家委员、全军心血管内科专业委员会常委、全国心血管疾病介入诊疗技术培训项目培训基地（冠心病介入）导师、中国医师协会高血压专业委员会委员、中华医学会心血管病学分会青年委员、《心脏杂志》编委等。

先后以第一或通信作者发表SCI及核心期刊论文70余篇，其中SCI论文17篇，单篇最高影响因子18.88；作为副主编和参编专著8部。承担国家自然科学基金5项，国家重点研发计划子课题1项，军队指令性计划课题2项，省部级科研课题6项，参与国家"973"计划研究课题，获空军高科技人才资助，荣获军队医疗成果一等奖。

获得中国人民解放军空军军医大学"十佳精品课教员""优秀医务工作者"称号；荣获中华医学会心血管病学分会"中青年心血管病学菁英——临床技术创新奖"。

前　言

高血压既是疾病又是最重要的心血管疾病危险因素，严重威胁人类健康。近年来，随着我国居民生活水平的提高，高血压患病人数逐年攀升，随之而来的心血管病、脑卒中、慢性肾病、痴呆等高血压相关慢性病的大规模流行几乎不可避免。高血压已经成为全球范围的重大公共卫生问题。近年来心血管病一直居于我国居民总死亡构成的首位，未来十年仍将继续呈现快速增长趋势。心血管病的住院总费用也在快速增加，2004年至今，年均增速远高于国民生产总值增速。面对如此严峻的慢性病防控形势，我们不得不转变防控思路，将防控战线前移。只有针对高血压等危险因素采取早期防控，才能使慢性病防控落到实处，从源头上遏制慢性病发病率的增长，提高居民健康水平，这具有重要的战略意义和现实意义。

基层是高血压防治的第一线。基层高血压医防融合意义重大，已成为我国慢性病管理的发展方向。稳妥推进基层高血压医防融合试点是国家基本公共卫生服务项目的重点工作，也是《"健康中国2030"规划纲要》的具体实践。建立社区高血压门诊，规范社区对于高血压患者的诊断、治疗和随访流程。以基层初级保健医务工作者和家庭医生为主体，针对高血压患者进行随访。提升社区医生高血压诊治能力培训，加强社区居民的健康宣教，将预防工作做到实处。面对我国2亿多的高血压患者，大规模提升高血压及相关疾病的诊治能力势在必行。高血压的病因往往隐匿而复杂，涉及心血管内科、内分泌科、肾内科、精神心理科等多个学科。高血压患者也常常合并多种心血管危险因素和复杂的临床情况。正确诊断及规范治疗高血压，尤其是加强继发性高血压的筛查、规范高血压及相关疾病的诊治，对改善患者预后有非常重要的意义。要依靠高血压专科建设，依靠科学技术进步，提升三级医院对于高血压的精准诊疗能力。有鉴于此，如何从防治出发、从个体化治疗出发，为广大临床医务工作者提供一本既注重基础和传承，又吸纳新观点和新进展的高血压及相关疾病防治的书籍，就成了我们努力的方向。

《高血压及相关疾病防治》一书凝聚了全国近百位高血压权威专家的心血，从我国高血压防治现状和流行病学特征，高血压危险因素及预测因子、发病机制，原发性和继发性高血压的诊断、治疗和评估，高血压生化指标和影像学检查，高血压合并不同疾病与临床情况，抗高血压药物应用，高血压预防，以及高血压患者自我血压管理等多个方面深入阐述，力求翔实而精辟。本书以指导临床实践为导向，注重实用性和指导性，有利于临床医生建立正确临床诊疗思维、提高高血压综合诊疗水平。人体是一个整体系统，很少有一种疾病是孤立存在的，高血压患者也往往合并其他危险因素或临床疾病。本书的特点和亮点之一是详尽阐述了高血压患者在不同合并症和临床情况下的个体化诊治，包括心血管疾病（如冠心病、心力衰竭、心律失常）、代谢性疾病（如糖尿病、甲状腺功能异常）、肾脏疾病（如肾功能不全、肾动脉狭窄），以及结缔组织病、颅内肿瘤等多种常见的疾病。编者希望通过这本书，向读者展示一个更为真实的临床世界。

　　本书是编写专家集体智慧的结晶。值此书出版之际,我们由衷感谢所有为本书付出辛勤劳动的专家和同道。他们在繁忙的临床和科研工作之余,以求真务实、严谨创新的学术态度,结合自己的临床经验和研究专长,几易其稿,精益求精。

　　编写时间有限,加之我们的水平有限,本书难免有疏漏和不足之处,真诚期望各位专家和同道不吝赐教、予以批评指正,以期不断完善。

　　高血压防治工作既艰辛又平凡,唯有不断尝试方知路在何方。心血管医生要做临床救治的实践者,更要做民众防治知识的启蒙者和基层医生培训的传道者。非如此,高血压防治形势不会改变。路漫漫其修远兮,吾将上下而求索。

郭述友

2021 年 10 月 1 日于西安

目　录

第一章　我国高血压防治现状

第一节　我国人群疾病谱的演变

中国是世界上人口最多的发展中国家,随着改革开放和经济的快速发展,人民的生活水平和医疗条件有了明显的改善。过去肆虐的传染病得到了有效的控制,因此人群的疾病谱发生了很大变化,传染病的发病率和死亡率逐年下降,而非传染病(主要是心血管病、癌症、糖尿病和慢性阻塞性肺疾病)的发病率和死亡率逐年上升。我国人群疾病负担目前正处于从传染病向非传染病过渡的阶段,因此面临着双重挑战。

高血压是常见的非传染病。高血压本身又是其他心、脑、肾和周围血管病的重要危险因素。中华人民共和国成立以来我国开展了4次大人群的高血压普查。结果显示,近半个世纪来我国人群高血压患病率不断上升。近年的比较标准的调查结果统计我国人群高血压平均患病粗率为27.9%,年龄标化率为23.2%。按此估算,我国现患高血压人数约3亿,每年平均新增高血压患者1 000万。

高血压引起血管壁损伤,产生一系列病理生理改变。最重要的是导致血管硬化和动脉粥样病变。前者引起血管弹性减低,变脆变硬,后者引起血管闭塞,两种作用加在一起导致一系列严重心血管事件,其中最重要的是冠心病事件和脑卒中事件。我国人群高血压所致心脑血管事件的一个显著特征是脑卒中事件多发而冠心病事件相对低发。二者的比例为5∶1。这一点与欧美国家正好相反。

近半个世纪来,我国学者针对高血压及心血管病流行规律和趋势以及人群疾病谱的变化开展了大量研究。资料显示,随着人群高血压患病率和心血管病危险因素的不断上升,人群心脑血管病事件发病率也不断上升。人群监测结果表明,近30年我国人群脑卒中事件和冠心病事件发病率和死亡率逐年上升。但近10年的研究发现,在高血压防治管理工作开展较好的地区,脑卒中死亡率呈现下降趋势。这种死亡率下降究竟是由于血压得到有效控制从而使脑卒中发病率下降,还是由于脑卒中的治疗水平提高导致病死率降低所致目前尚无定论。很可能是两种因素共同作用的结果。

（吴兆苏）

第二节　我国高血压防治概况

20世纪40年代以前医学界对高血压危害的认识很肤浅,甚至有的学者认为血压升高是保护器官有足够灌流的正常生理反应,因此是有益的,不需要治疗。但20世纪40年代末期欧美等发达国家进行的人群心血管病队列研究和临床随机对照研究证实了高血压的危害性以及控制高血压可以有效降低心、脑、肾和周围血管的损害。为此,世界卫生组织(World

Health Organization,WHO）号召全球有条件的国家和地区组织开展高血压和心脑血管病的人群防治。1969 年,以吴英恺教授为首的中国医学科学院阜外医院研究人员率先在首都钢铁公司(现为首钢集团)和石景山人民公社开展以高血压防治为抓手的人群心血管病防治。以首都钢铁公司(现为首钢集团)(防治人群 13 万)为例,该项计划采用了"城市中心医院—地区医院—基层厂区卫生站"三级防治体系。从 1969—1994 年的 25 年间,共管理高血压患者 2 736 人。采用健康教育(减盐、减重和增加体力活动等改善生活方式的措施)和有效的药物治疗相结合的方法。结果高血压患者平均收缩压下降 10mmHg 左右,舒张压下降8mmHg 左右。1990—1999 年与 1974—1979 年相比,脑卒中发病率下降了 37%,死亡率下降了 67%;心肌梗死发病率增加了 24.4%,但死亡率下降了 30%。首都钢铁公司(现为首钢集团)高血压心血管病人群防治工作的经验得到了 WHO 的高度肯定,决定将该经验向全球推广。全国各地也纷纷响应,高血压心血管病防治工作如雨后春笋般开展起来,成绩比较突出的防治区有陕西汉中地区、河北正定地区、浙江舟山地区和广东番禺地区等。

进入 21 世纪以来,随着国家对非传染病的重视,高血压防治工作得到了应有的重视。特别是近 10 年来,国家在构建三级医疗防治体系的同时组织开展了全国高血压社区规范化管理工作。该项工作于 2005 年启动,由当时的卫生部(现为卫生健康委)领导,国家心血管病中心牵头组织,在全国 2 500 个社区开展,共管理高血压患者 60 万人(以后扩大到 300 万人),为社区培训基层医生 30 000 名。结果显示,经过严格管理后,高血压的控制率明显上升。对 11 万高血压患者管理 1 年后,控制率从 22% 上升到 71.2%。2014 年国家心血管病中心组织全国范围内的心血管病高危人群早期筛查与综合干预项目。2015—2016 年在 4 个省试点,2016—2017 年将扩大到全国 31 个省(自治区、直辖市)和新疆生产建设兵团。目标人群总数为 60 万人左右。该项目以高血压防控为抓手,全面筛查人群血压、血脂、血糖和其他危险因素。在对危险因素进行全面分析后有针对性地进行综合干预,主要是非药物治疗(改进生活方式)和药物治疗。预期通过 3~5 年的干预能使人群心血管病发病率和死亡率有明显的下降。在职业人群高血压管理方面,除了首都钢铁公司(现为首钢集团)防治基地的工作以外,河北开滦集团从 20 世纪 90 年代开始在全矿工作人员中开展以高血压防治为切入点的心血管病综合防治,取得了显著成效。在城市社区心血管病综合防治工作中,上海闵行区和浙江走在全国的前列。近 20 年来,高血压心血管病综合防治工作已先后在辽宁、江苏、甘肃、河南、广东和新疆等地区开展起来,形势十分喜人。

第三节 我国高血压防治指南的制订

随着高血压防治工作的不断扩大和进一步深入,广大工作人员迫切需要一本规范的、能反映学科最新理论和实践经验的工具书或指导手册。于是各国的高血压防治指南应运而生。国际上最早发布的高血压防治指南是美国国家联合委员会(Joint National Committee)1977 年报告,简称 JNC-1。该项报告在 1977—2015 年的 38 年中共修订了 7 次。WHO 和国际高血压学会(International Society of Hypertension,ISH)也在 20 世纪 90 年代相继推出了各自的高血压防治指南。由于各国的疾病谱和疾病危险因素不同,在一个地区人群中适用的指南并不完全适合其他地区人群的使用。为此,1997 年由 WHO 和 ISH 牵头的高血压指南委员会提出各国应根据当地情况制订地区性高血压防治指南的建议。1998 年中国高血压联盟建议制订中国高血压防治指南,并组成了以刘力生和龚兰生两位教授牵头的指南起草委员会。起草组专家来自中华医学会心血管病学分会高血压学组和中国高血压联盟。1999年《中国高血压防治指南》第1版完成并发表。内容涉及高血压流行病、诊断标准、治疗原则及特殊人群(包括继发性高血压)的防治等。该指南对我国高血压防治工作起到了重要推动作用。2005年该指南经补充修改完成了第1次全面修订(第2版)。2010年又进行第2次修订,于2011年发布《中国高血压防治指南》第3版。2016年进行第3次修订,参与修订工作的近80名专家来自中国高血压联盟、中华医学会心血管病学分会高血压学组和中国医师协会高血压专业委员会。与此同时,由国家心血管病中心王文教授和陈伟伟教授牵头组织编写了《中国高血压防治指南(2009年基层版)》。此版本受到基层高血压防治人员的好评。《中国高血压防治指南》和《中国高血压防治指南(2009年基层版)》发布后由国家心血管病中心领导组织了全国范围内的推广宣传工作,真正使指南落地生根,发挥了指导作用。《中国高血压防治指南》的编写和修订体现了我国高血压防治工作者齐心协力,与时俱进,努力引进国内外高血压防治最新证据和经验并付诸实践的精神。

(吴兆苏)

第四节　我国高血压防治的特色

我国高血压防治工作的一个显著特点是科研工作先行,科研与临床紧密结合。从20世纪70年代起,我国高血压临床科研人员在钙离子拮抗剂治疗高血压方面做出了突出的贡献。20世纪70年代前,钙离子拮抗剂的降压作用已明确。但以硝苯地平为代表的钙离子拮抗剂因其半衰期短,容易引起血压波动和其他副作用。因此国际上多数学者认为钙离子拮抗剂治疗高血压弊大于利,应予以否定。我国学者在分析前人工作的基础上,改进了硝苯地平的使用方法(剂量和剂型),充分发挥其降压作用而减少副作用,取得了明显的效果。上海龚兰生教授领导的上海硝苯地平治疗老年高血压研究(STONE)、北京刘力生教授领导的Syst-China研究和四川张廷杰教授领导的成都市高血压干预试验以充分的证据证明了钙离子拮抗剂的明显降压作用和效果。STONE研究(1987—1990年)为一项评估硝苯地平治疗老年高血压的单盲临床试验,共纳入1 632名60~79岁的高血压患者,经4周导入期后交替入组到硝苯地平和安慰剂组,随访30个月。其中有74例重度高血压患者在安慰剂导入期后重新入组到硝苯地平组。结果显示,硝苯地平组和安慰剂组心血管事件发生例数有显著差异。在剔除了74例重新入组的重度高血压患者资料后进行分析,所得结果类似。硝苯地平组发生心血管事件的相对危险度为0.41。Syst-China研究(1988—1990年)评估以硝苯地平为主的降压药治疗老年单纯收缩期高血压的效果。共纳入60岁以上老年单纯收缩期高血压患者2 394例。治疗组采用硝苯地平10~40mg/d。如降压效果不理想,则加服卡托普利12.5~50.0mg/d或氢氯噻嗪12.5~50.0mg/d,或同时加服两种药;对照组服用安慰剂。结果显示,随访2年后,对照组收缩压和舒张压分别下降10.9mmHg和1.9mmHg,治疗组收缩压和舒张压分别下降20.0mmHg和5.0mmHg。治疗组和对照组的组间差异为收缩压9.1mmHg、舒张压3.2mmHg,两组间有差异显著性。治疗组脑卒中事件发生人数下降38%,全死因死亡率下降39%,心血管病死亡率下降39%,脑卒中死亡率下降58%,所有致死和非致死心血管终点事件数下降37%。治疗组5年可预防55例死亡,39例脑卒中或59例重要心血管终点事件。我国学者的上述两项研究成果为国际学术界和各国高血压指南广泛引证,可以说我国学者的研究成果奠定了钙离子拮抗剂降压治疗的基础,为世界高血压防治作出了重要贡献。目前随着新型钙离子拮抗剂的研发和缓释技术的发展,钙离子拮抗剂已成为降压首选药之一。

我国学者还开展了多项高血压治疗临床试验,其中比较有影响的有脑卒中后降压治疗研究(PAT)、非洛地平降低事件研究(FEVER)、高血压综合防治研究(CHIEF)等。近年,由霍勇教授领衔的"依那普利 + 叶酸降低事件研究"(CSPPT)也取得了阶段性成果。该项研究在采用转换酶抑制剂依那普利降压的基础上,加用叶酸,结果显示联合用药(依那普利 + 叶酸)治疗的高血压患者的脑卒中事件发生率比单用依那普利组下降了 30%。据分析这种作用是叶酸降低同型半胱氨酸(保护血管内皮)所致,因为叶酸本身没有降压作用。此项研究结果还需要在更大人群范围和不同地区予以进一步证实。在国际协作大型临床研究工作中(如 PROGRESS,CREATE,ADVANCE,HYVET,HOPE-3,PURE 和 ONTARGET 等研究)我国学者也作出了重要贡献。

除了以上多项临床研究外,我国学者在高血压基础研究、血压测量和继发性高血压研究方面开展了深入的研究(表 1-4-1),取得了令人瞩目的成果。

表 1-4-1 我国学者近年进行的高血压相关研究

研究团队	研究方向
祝之明团队	细胞钙信号在高血压发病中的作用及瞬时受体电位通道在代谢性血管病中的作用与机制
王继光团队	动态血压监测方法、诊断标准及临床意义 晨间高血压的机制与临床意义
牟建军团队	盐敏感高血压发病机制 青少年高血压易患因素识别及防治
余静团队	高血压与性功能障碍
高平进团队	高血压相关基因及其在血管重塑中的机制 血管外膜中细胞分化与功能探讨以及与高血压的关系
米杰团队	儿童高血压诊断标准 儿童代谢综合征的诊断和预防及重要危险因素
霍勇团队	叶酸与降压药(转换酶抑制剂)联合应用的随机化临床对照试验
曾正陪团队	继发性高血压(主要是嗜铬细胞瘤和原发性醛固酮增多症)的诊断和治疗
朱鼎良和初少莉团队	继发性高血压及肾性高血压的诊断和治疗
李南方团队	继发性高血压研究,重点是睡眠呼吸暂停综合征的诊断治疗及发病机制的研究
吴寿岭团队	功能社区高血压及心血管病流行病研究及人群防治研究
陶军团队	内皮祖细胞功能与内皮修复功能的关系,重点是血管衰老的机制
廖玉华团队	用免疫学方法降压,降压免疫机制探讨和制剂研发
朱鼎良团队	上海闵行社区居民区高血压及慢性病综合防治研究

续表

研究团队	研究方向
蒋雄京团队	经皮经导管射频消融去肾交感神经术治疗难治性高血压
徐新娟团队	维生素缺乏与高血压的关系
赵连友团队	内质网应激与高血压的关系及防治研究
李玉明团队	盐敏感性高血压发病机制 妊娠期高血压疾病与母子两代心血管疾病防治研究

过去半个世纪,通过几代人的努力,我国高血压和心血管病防治研究工作取得了前所未有的成就,但就目前心血管病增长的势头和年轻化的趋势来看,我们的任务仍然十分艰巨。所幸,我国已初步建立起一套非传染病防控体系,正在发挥着应有的作用。从国家层面到各级中心医院和疾病控制中心,再到基层卫生服务站,现已建立起有效的非传染病三级防治网。高血压防治是心血管病防治的主旋律,基层卫生机构是主战场,基层防治人员是主力军。我们必须牢牢把握住这个大方向,在政府主导下,充分发挥专家的业务指导作用,通过全体卫生防治人员的努力和群众的配合,征服高血压和心血管病的目标定能实现。

（吴兆苏）

● 参考文献

［1］Veterans Administration Cooperative Study Group on Antihypertensive Agents. Effects of treatment on morbidity in hypertension. Results in patients with diastolic blood pressures averaging 115 through 129 mmHg［J］. JAMA,1967,202（11）:1028-1034.

［2］Guidelines Subcommittee 1999. World Health Organization – International Society of Hypertension Guidelines for the manegement of Hypertension［J］. J Hypertens,1999,17（2）:151-183.

［3］GONG L,ZHANG W,ZHU Y,et al. Shanghai trial of nefidipine in the elderly（STONE）［J］. J Hypertens,1996,14（10）:1237-1245.

［4］LIU L,WANG J G,GONG L,et al. Comparison of active treatment and placebo in older Chinese patients with isolated systolic hypertesion. Systolic hypertension in China（Syst-China）collaborative group［J］. J Hypertens,1998,16（12）:1823-1829.

［5］PATS Collaborating Group. Poststroke antihypertensive treatment study. A preliminary result［J］. Chin Med J,1995,108（9）:710-717.

［6］LIU L,ZHANG Y,LIU G,et al. The felodipine event rduction（FEVER）study:a randomized long-term placebo controlled trial in Chinese hyertensive patients［J］. J Hypertens,2005,23（12）:2157-2172.

［7］HUO Y,LI J,QIN X,et al. CSPPT Investigators. Efficacy of folic acid therapy in primary prevention of stroke among adults with hypertension in China:the CSPPT randomized clinical trial［J］. JAMA,2015;313（13）:1325-1335.

［8］BECKETT N S,PETERS R,FLETCHER A E,et al. Treatment of hypertension in patients 80 years of age or older［J］. N Engl J Med,2008,358（18）:1887-1898.

［9］YUSUF S,ISLAM S,CHOU C K,et al. Use of secondary prevention drugs for cardiovascular disease in the community in high-income,middle-income,and low-income countries（the PURE Study）:a prospective epidemiological survey[J]. Lancet, 2011, 378 (9798): 123-143.

[10] ONTARGET I, YUSUF S, TEO K K, et al. Telmisartan, ramipril, or both in patients at high risk for vascular events[J]. N Engl J Med, 2008, 358 (15): 1547-1559.

[11] LI Y, WANG J G, DOLAN E, et al. Ambulatory arterial stiffness index derived from 24h ambulatory blood pressure monitoring[J]. Hypertension, 2006, 47 (3): 359-364.

[12] MA R, YU J, XU D, et al. Effet of felodipine with irbesartan or metoprolol on sexual function and oxidative stress in women with essential hypertension[J]. J Hypertens, 2013, 30 (1): 210-216.

[13] 米杰, 王天有, 孟玲慧, 等. 中国儿童少年血压参照标准的研究制定[J]. 中国循证儿科杂志, 2010, 5 (1): 1-14.

[14] 盛红宇, 李南方, 孔剑琼. 阻塞性睡眠呼吸暂停低通气综合征合并高血压的诊治进展[J]. 中华高血压杂志, 2015, 23 (6): 589-593.

[15] XIA W H, YANG Z, XU S Y, et al. Age-related decline in reendothelialization capacity of human endothelial progenitor cells is restored by shear stress[J]. Hypertension, 2012, 59 (6): 1225-1231.

[16] 蒋雄京. 经皮经导管射频消融去肾交感神经术治疗难治性高血压: 挑战与机会并存, 现实离期望多远?[J]. 中华高血压杂志, 2013, 21 (5): 401-402.

[17] ZHANG Z, WEI C, ZHOU Y, et al. Homocysteine induces apoptosis of human umbilical vein endothelial cells via mitochondrial dysfunction and endoplasmic reticulum stress[J]. Oxid Med Cell Longev, 2017, 2017: 5736506.

[18] LEI Q, ZHOU X, DUAN D M, et al. Trimester-Specific Weight Gain and Midpregnancy Diastolic Blood Pressure Rebound During Normotensive Pregnancy[J]. Hypertension, 2017, 70 (4): 804-812.

第二章 我国高血压流行病学特征

高血压是我国心血管疾病最主要的危险因素,也是我国心血管疾病死亡的主要原因,积极预防和控制高血压可以降低心血管疾病的发病率和死亡率。

第一节 现状及流行趋势

一、高血压发病率及其变化趋势

表 2-1-1 总结了我国有限的高血压发病率数据。中国心血管疾病流行病学多中心协作研究曾对我国部分地区 10 组人群进行了前瞻性研究,该研究的基线在 1982—1985 年,对北京、河北、黑龙江、山西、陕西、江苏、广西和浙江居民进行血压测量,共纳入了 25 656 名年龄为 35~59 岁的当地居民。该研究发现男性高血压年发病率为 3.3%,女性发病率低于男性,为 2.7%。中国多省市心血管疾病危险因素前瞻性队列研究在 1992 年纳入北京、天津、内蒙古、辽宁、黑龙江、河南、宁夏、上海、浙江、广东及四川年龄为 35~64 岁无心血管疾病的汉族人群。该研究同样发现男性高血压年发病率高于女性,分别为 3.2% 和 2.9%。

利用中国健康与营养调查研究数据,Yang 等分析了我国居民高血压发病率的变化趋势,在调整了基线年龄、性别、地区、吸烟、饮酒、体力活动和体重指数(BMI)之后,发现在 1991—2009 年间,我国居民高血压发病率呈现上升趋势($P=0.024$)。其中,上升趋势在 18~39 岁年龄组、女性、农村地区、BMI 正常的亚组人群中更为显著。

表 2-1-1 我国居民高血压发病率数据

研究	年份 / 年		省(自治区、直辖市)	年龄 / 岁	性别	基线人数 / 人	年发病率 /%
	基线	复查					
中国心血管疾病流行病学多中心协作研究	1982—1985	1988—1989	8	35~59	男性	9 743	3.27
					女性	8 332	2.68
中国多省市心血管疾病危险因素前瞻性队列研究	1992	2007	11	35~64	男性	1 794	3.18
					女性	2 105	2.92
全国高血压调查流行病学随访研究	1991	1999—2000	9	≥40	男性	5 280	3.61
					女性	5 245	3.36

续表

研究	年份/年		省（自治区、直辖市）	年龄/岁	性别	基线人数/人	年发病率/%
	基线	复查					
中国健康与营养调查研究	1991	1997	9	≥18	男性	1 908	3.4
					女性	2 199	2.6
	1993	2000			男性	1 858	3.2
					女性	2 210	2.6
	1997	2004			男性	1 910	3.5
					女性	2 231	2.7
	2000	2006			男性	2 101	3.8
					女性	2 594	2.8
	2004	2009			男性	2 017	6.0
					女性	2 506	4.7

二、患病率及其变化趋势

高血压的患病率是反映我国高血压公共卫生负担的重要指标,同时也是政府出台高血压和心血管疾病防治政策的重要依据(表2-1-2)。我国分别于1959年、1979年和1991年开展了3次全国15岁以上人群的高血压抽样调查,第4次全国高血压抽样调查纳入了中国居民营养与健康调查。在2002年中国居民营养与健康调查数据发布后,又有4个具有全国代表性的大规模横断面研究数据发布。这4项研究的血压测量方法和高血压定义与中国居民2002年营养与健康状况调查具有可比性。从表2-1-2中我们可以发现,在进入21世纪之后,我国的高血压患病率和患病人数依然处于快速增长的阶段,2013—2014年我国高血压患者约为2.92亿人,比2002年增加了1.39亿人。

中国居民2002年营养与健康状况调查分析结果显示,2002年我国成年人高血压患病率为18%,其中男性为20%,女性为17%,估计2002年我国有1.53亿成年人患有高血压。中国慢性病前瞻性研究项目是中国医学科学院与英国牛津大学联合开展的慢性病国际合作项目,研究结果显示我国30~79岁居民高血压患病率为35.2%,其中男性为37.5%,女性为33.6%。中国糖尿病和代谢紊乱研究由中日友好医院内分泌科牵头,研究结果显示,我国20岁及以上成年人高血压患病率为26.6%,其中男性为29.2%,女性为24.1%。中国慢性肾病流行病学调查发现我国成年人高血压患病率为29.6%,其中男性为31.2%,女性为28.0%。中国慢性病及其危险因素监测调查发现我国27.8%的成年人患有高血压,其中男性患病率为34.5%,女性为29.5%。

表 2-1-2　我国居民高血压患病率数据

研究	高血压定义	年份 / 年	省（自治区、直辖市）	年龄 / 岁	调查人数 / 人	患病率 /%
第 1 次全国高血压抽样调查	不统一	1958—1959	13	≥15	739 204	5.11
第 2 次全国高血压抽样调查	≥160/95mmHg 为确诊高血压，140~159/90~95mmHg 为临界高血压	1979—1980	29	≥15	4 012 128	7.73
第 3 次全国高血压抽样调查	≥140/90mmHg 或近 2 周服降压药	1991	30	≥15	950 356	13.58
中国居民 2002 年营养与健康状况调查	≥140/90mmHg 或近 2 周服降压药	2002	31	≥18	141 892	18
中国慢性病前瞻性研究	≥140/90mmHg 或已确诊或近 2 天服降压药	2004—2008	10	30~79	512 891	35.2
中国糖尿病和代谢紊乱研究	≥140/90mmHg 或现在正服降压药	2007—2008	14	≥20	46 239	26.6
中国慢性肾病流行病学调查	≥140/90mmHg 或近 2 周服降压药	2009—2010	13	≥18	50 171	29.6
中国慢性病及其危险因素监测调查	≥140/90mmHg 或近 2 周服降压药	2013—2014	31	>18	174 621	27.8

三、知晓率、治疗率和控制率及其变化趋势

高血压患者知晓率、治疗率和控制率是反映高血压防治状况的重要指标。从表 2-1-3 中可以发现，自 1991 年以来，我国居民高血压知晓率、治疗率和控制率均有显著提升，知晓率由 1991 年的 26.3% 提高到 45.0%，治疗率由 12.1% 提高到 36.2%，控制率由 2.8% 提高到 12.4%。尽管如此，目前我国高血压的知晓率、治疗率和控制率仍然处于全球平均水平以下。从上述研究的分析结果来看，在知晓自己患有高血压的人群中，治疗率高达 80% 左右，是高血压人群整体治疗率的 2 倍多，可见提高知晓率是改善我国高血压防治的关键所在。

表 2-1-3　我国居民高血压知晓率、治疗率和控制率数据

研究	年份 / 年	省（自治区、直辖市）	年龄 / 岁	调查人数 / 人	知晓率 /%	治疗率 /%	控制率 /%
第 3 次全国高血压抽样调查	1991	30	≥15	950 356	26.3	12.1	2.8
中国居民 2002 年营养与健康状况调查	2002	31	≥18	141 892	24.0	18.7	4.6
中国慢性病前瞻性研究	2004—2008	10	30~79	512 891	33.1	36.1	12.4

续表

研究	年份 / 年	省（自治区、直辖市）	年龄 / 岁	调查人数 / 人	知晓率 /%	治疗率 /%	控制率 /%
中国糖尿病和代谢紊乱研究	2007—2008	14	≥20	46 239	45.0	36.2	11.1
中国慢性肾病流行病学调查	2009—2010	13	≥18	50 171	42.6	34.1	9.3
中国慢性病及其危险因素监测调查	2013—2014	31	>18	174 621	31.9	26.5	9.2

（解武祥 武阳丰）

第二节 高血压患病率的分布特征

一、地区分布特征

（一）北方高于南方

我国各地区高血压患病率差异显著,总体上是北高南低。1991 年第 3 次全国高血压抽样调查数据显示,北京、天津、河北、山东、吉林、辽宁、黑龙江、内蒙古等地高血压患病率较高,均超过 11%;广东、广西、上海、浙江、江苏等地高血压患病率较北方低,均低于 10%;西藏患病率最高,为 15.8%,这可能与西藏居民食用盐量高有关;海南最低,为 5.9%。中国居民 2002 年营养与健康状况调查数据同样显示了高血压患病率北方高于南方的特征,武阳丰等按照我国地理规划把全国 31 省(直辖市、自治区)划分为 6 个地区,分别为华北、华东、东北、西北、西南和中南。其中,华北地区成年人高血压患病率最高,达到 27%;其次是东北地区,患病率为 25%;华东、西北、中南、西南地区成年人患病率均低于 20%,分别为 19%、17%、17%、12%。患病率最高的华北地区是最低的西南地区的 2 倍以上,这充分反映了我国高血压患病率的地区分布差异。既往研究表明,日常饮食高盐摄入是高血压的危险因素,高血压患病率呈现北高南低的分布,可能与我国北方居民盐的摄入量高于南方有关。

（二）城市和农村

随着农村经济发展,农民生活方式和农作方式正在发生改变,而健康知识的缺乏和基础医疗保健系统相对不完善导致农村的高血压患病率上升迅速并超过城市。如表 2-2-1 所示,1991 年第 3 次全国高血压抽样调查数据显示,我国城市地区高血压患病率为 16.3%,要显著高于农村地区(11.12%),差异有统计学意义(P<0.001)。近年来具有全国代表性的抽样调查结果显示,随着农村居民收入水平提高、生活方式改变,农村地区患病率已经接近甚至超过城市地区。

二、人群分布特征

（一）男性高于女性

我国所有大规模高血压患病率调查研究均显示,男性患病率显著高于女性。1991 年第 3 次全国高血压抽样调查数据显示男性高血压患病率为 14.39%,显著高于女性(12.84%),后续的 4 次具有全国代表性的大型横断面研究也均证实我国男性居民高血压患病率要显著高于女性,详细结果见表 2-2-1。在这里我们需要注意的是,性别差异受到年龄和女性绝经期的影响,即在女性绝经期之前,男性高血压患病率要高于女性,在进入绝经期后,女性高血压患病率逐渐接近并最终超过男性。

表 2-2-1 我国居民高血压患病率比较

研究	高血压患病率 /%		P 值	高血压患病率 /%		P 值
	城市	农村		男性	女性	
第 3 次全国高血压抽样调查	16.3	11.12	<0.001	14.39	12.84	<0.001
中国居民 2002 年营养与健康状况调查	20.5	17.0	<0.001	20	17	<0.001
中国慢性病前瞻性研究	32.1	35.1	<0.001	37.5	33.6	<0.001
中国糖尿病和代谢紊乱研究	28.1	25.2	<0.001	29.2	24.1	<0.001
中国慢性肾病流行病学调查	32.0	29.0	<0.001	31.2	28.0	<0.001
中国慢性病及其危险因素监测调查	32.3	31.6	0.37	34.5	29.5	<0.001

(二)随年龄增长而增长

高血压患病率随着年龄增长而增长的分布特征早已得到国内外研究者一致认可。中国慢性病及其危险因素监测调查结果表明,18~49 岁年龄组患病率一直保持在 20% 以内,而 50~59 岁、60~69 岁、≥70 岁组患病率分别为 33.8%、8.0%、61.1%,呈现显著增长,同时该研究也发现患病率与年龄组之间存在正向线性趋势(趋势性检验 $P<0.01$)。

(三)民族差异

1991 年第 3 次全国高血压抽样调查覆盖了我国 56 个民族,除汉族外共调查少数民族 93 477 人,调查人数超过 1 000 人的民族共 19 个。调查结果显示这 19 个民族高血压患病率差异显著,患病率最高的分别为朝鲜族(22.95%)、藏族(21.04%)、蒙古族(20.22%),最低的分别为彝族(3.28%)、哈尼族(4.82%)、黎族(6.05%)。朝鲜族高血压患病率较全国平均患病率高将近 1 倍,是患病率最低的彝族的 3.8 倍。造成民族差异的原因很可能是所居住的环境不同和生活习俗的差异,此外也有可能有一定的遗传因素作用。目前的研究大多认为民族之间的差距主要是生活方式等差异导致,尚无证据表明血压的民族差异来自民族间遗传背景的差异。

(四)社会经济状况

受教育程度、家庭经济收入等社会经济指标均与高血压的发生密切相关,但这些指标在社会的不同发展阶段、在不同人群中,与高血压患病率的关系不尽相同。1991 年第 3 次全国高血压抽样调查并未发现我国居民高血压患病率与受教育程度和家庭经济收入存在显著的正向关联性。更多研究证据表明,高血压患病率与社会经济状况存在一定关联性,这可能是由于社会经济状况与家庭和个人的高血压预防知识、饮食习惯及体力活动等存在密切关系,而这些因素又会影响高血压的发病率。

（解武祥　武阳丰）

第三节　高血压知晓率、治疗率和控制率的分布特征

我国大规模高血压调查研究发现城市地区高血压知晓率要远高于农村地区,如中国慢性病前瞻性研究报道城市地区人群知晓率为 38.0%,而农村地区仅为 27.7%。知晓率的差异直接导致城市和农村地区,以及女性和男性之间的治疗率和控制率差异。另外,我国研究同样发现高血压"三率"(知晓率、治疗率和控制率)与受教育程度和家庭经济收入水平呈现正向关联性,同时我国居民目前尚缺乏足够的高血压相关知识,这就使高血压健康教育,尤其是低收入地区的高血压健康教育在未来工作中变得尤其重要。

一、城市高于农村

从表 2-3-1 中我们可以发现,尽管各个研究在知晓率、治疗率和控制率的数值上存在差异,但在各研究中这"三率"均呈现城市高、农村低的分布特征。

表 2-3-1　我国城市和农村地区高血压知晓率、治疗率和控制率比较

研究	知晓率 /%		治疗率 /%		控制率 /%	
	城市	农村	城市	农村	城市	农村
中国居民 2002 年营养与健康状况调查	41.1	22.5	35.1	17.4	9.7	3.5
中国慢性病前瞻性研究	38.0	27.7	40.3	30.9	15.7	12.8
中国慢性肾病流行病学调查	50.9	39.9	46.7	30.1	18.5	6.4
中国慢性病及其危险因素监测调查	32.5	20.1	26.8	14.9	10.1	5.5

二、女性高于男性

从表 2-3-2 中可以看出,女性"三率"明显高于男性,这可能与女性更加关注自己的身体健康状况有关。

表 2-3-2　我国男性和女性高血压知晓率、治疗率和控制率比较

研究	知晓率 /%		治疗率 /%		控制率 /%	
	男性	女性	男性	女性	男性	女性
中国居民 2002 年营养与健康状况调查	27.2	33.1	21.6	27.7	5.6	6.5
中国慢性病前瞻性研究	29.6	34.9	–	–	–	–
中国糖尿病和代谢紊乱研究	42.5	47.9	32.7	40.2	10.5	11.8
中国慢性肾病流行病学调查	35.1	51.0	26.8	42.3	7.6	11.3
中国慢性病及其危险因素监测调查	24.2	27.5	18.5	22.0	7.2	7.9

注:– 表示未报道。

三、受教育程度和家庭收入水平

这两个社会经济学指标之间存在显著关联性,研究表明这两个指标均与高血压患者的知晓率、治疗率和控制率呈现显著正相关。中国慢性病及其危险因素监测调查发现,文盲、小学、初中、高中、大学及以上受教育者的高血压知晓率分别为21.1%、24.2%、26.5%、31.6%、33.6%,高血压知晓率随着受教育程度的上升而增高,趋势性检验具有统计学意义;该研究还发现高血压"三率"与家庭年收入也存在显著正相关。

(解武祥　武阳丰)

第四节　高血压的危险因素

高血压是一种由遗传多基因与环境多危险因子交互作用而形成的慢性全身性疾病,一般认为遗传因素大约占40%,环境因素大约占60%。这些因素中,有些已被大量研究确认为高血压的危险因素,另外一些因素则属于可能或不确定的危险因素。

一、遗传因素

遗传流行病学研究表明,高血压具有家族聚集性。儿童血压水平明显受父母血压水平的影响,父母患高血压,其子女患高血压的概率增加。目前,关于高血压具有可遗传性的观点已被大多数人所接受,但高血压的遗传方式、遗传标记及遗传因素的作用机制目前尚未完全明确。在遗传因素的作用机制方面,目前较为公认的是高血压遗传基因通过其与环境因素的相互作用而导致高血压的发生,但具体的作用方式、作用机制和途径尚需进一步研究以明确。

二、基线血压

多个研究均明确提示,在未患有高血压的人群中,基线血压是影响未来高血压发生的重要危险因素,基线的收缩压和舒张压越高,未来发生高血压的风险越大。中国心血管疾病流行病学多中心协作研究显示,基线收缩压水平与高血压发病风险存在明显的剂量反应关系,随着基线收缩压升高,高血压发病风险迅速上升,且受到年龄的影响。年龄越大,高血压发病风险的RR值随基线收缩压上升的幅度和速度越大。基线舒张压水平对高血压发病风险的影响与收缩压相似,但对发病率的影响较收缩压为弱。

三、超重和肥胖

随着我国经济高速增长,国民收入水平大幅度提高,居民膳食结构发生变化,脂肪摄入量过多,平均膳食脂肪供能比超过30%。我国南方人群血压水平和高血压患病率均低于北方人群,这与南北方人群体重指数的差异一致。中国肥胖问题工作组数据汇总分析结果显示,体重指数大于$24kg/m^2$的人群,其患高血压的风险是体重正常者的3~4倍,基线体重指数每增加$3kg/m^2$,男性未来4年发生高血压的风险增加50%,女性则增加57%。中国心血管疾病流行病学多中心协作研究结果表明,在调整了年龄、性别、饮酒等混杂因素后,体重指数仍然与高血压发病风险存在独立相关,体重指数每增加$1kg/m^2$,高血压发病风险增加10.8%。

四、高盐摄入

世界卫生组织建议每人每天盐摄入量不超过 6g,与我国的《中国居民膳食指南(2016)》一致。既往在我国人群中开展的观察性研究和临床试验,均发现高盐饮食与高血压存在关联性。刘力生等曾对来自我国南北方 16 个城市和地区的 3 248 名男女居民(20~59 岁)进行血压测量,同时收集夜尿换算成 8 小时尿量计算尿钠、钾排出量,结果显示北方人群钠 / 钾比高于南方人群,南方人群尿钾显著高于北方人群,这个结果也与北方高血压患病率显著高于南方相吻合。这些证据均表明饮食高盐摄入与血压水平存在关联性,限盐将是我国防控高血压的重要干预手段之一。

五、过量饮酒

饮酒是中国居民日常生活中的一种重要社交文化。随着我国居民收入的提高,酒的消费量一直在持续上升,1952 年 15 岁以上人群酒精年均消费量是 0.4L,1978 年上升为 2.5L,2009 年则上升为 4.9L。1991 年全国高血压抽样调查数据表明,饮酒量与高血压患病率呈剂量反应关系。不饮酒组临界以上高血压患病率 12.9%,轻度饮酒组(50~1 500g/ 月)患病率为 13.7%,中度饮酒组(1 500~3 000g/ 月)患病率为 17.8%,重度饮酒组(3 000g/ 月)患病率则为 26.0%。武阳丰等曾利用中国 10 组人群数据分析男性饮酒与缺血性脑卒中发病率之间的关系,研究发现,以不饮酒人群作为参照,每日酒精摄入量超过 60g 的人群缺血性脑卒中的发病风险增加 96%。2006 年,世界卫生组织已把少量饮酒有利健康的观点改为饮酒越少越好。

六、体力活动

随着我国工业化水平的不断提高,我国居民的劳动模式从体力劳动向脑力劳动转变,这就意味着,随着社会的进一步发展,我国居民日常生活中需要消耗能量的活动机会越来越少。《中国居民营养与慢性病状况报告(2015 年)》报道我国成人经常锻炼率仅为 18.7%。有研究显示,缺乏运动导致我国 5 种重要慢性病(冠心病、脑卒中、高血压、癌症和 2 型糖尿病)的归因危险度为 12%~19%,占我国慢性病医疗费用支出的比例高于 15%。

七、社会心理因素

社会心理因素包括社会结构、经济条件、职业分工和各种社会生活事件等,心理因素和个人的性格特征也有关。长期的精神压力和抑郁是引起高血压的重要原因之一。另一方面,精神压力和抑郁同样会导致高血压患者选择酗酒、吸烟、暴饮暴食等不良生活方式,并降低患者对降压药物的治疗依从性,从而导致血压控制率的下降。

八、其他因素

全国高血压调查流行病学随访研究发现基线心率是 8 年高血压发病风险的独立危险因素,此外,其他可能导致高血压发生的危险因素还包括阻塞性睡眠呼吸暂停综合征、口服避孕药、大气污染、血铅水平、吸烟、高同型半胱氨酸血症等。

（解武祥　武阳丰）

第五节　高血压在心血管疾病发病中的作用

根据大规模长期队列研究,建立心血管疾病发病风险预测模型,能够有效地筛检出心血管疾病高风险者,在国内外已发表的心血管疾病风险预测模型中高血压或者血压水平都是必不可少的预测变量。

D'Agostino 等首先提出了心血管事件发病风险的预测模型,基于该模型理论,我国学者同样也建立了大规模长期随访队列来探索影响我国居民心血管疾病发病风险的危险因素,并建立 10 年风险预测模型,本节将对这些模型进行简要介绍,并重点阐述高血压或血压水平在其中起到的关键作用。

一、冠心病 10 年发病风险预测模型

首都医科大学附属北京安贞医院刘静等利用中国多省市心血管疾病危险因素前瞻性队列研究的数据,对弗莱明翰心脏研究的冠心病 10 年发病风险预测模型进行了调整,结果显示改进后的模型更适用于中国人群。中国多省市心血管疾病危险因素前瞻性队列建立于1992 年,共招募 27 003 人,1996 年和 1999 年分别再次招募 2 139 人和 979 人,该队列人群合计 30 121 人。根据该队列 10 年随访数据,研究者分别建立了适用于我国男性和女性的冠心病 10 年发病风险预测模型。

由于该模型是完全仿照弗莱明翰心脏队列研究建立,模型中的变量与其冠心病 10 年发病风险预测模型完全一致,仅仅是对回归系数进行了校正。纳入的变量包括年龄、血压水平分级、总胆固醇水平分级、高密度脂蛋白胆固醇水平分级、吸烟、糖尿病。不论是男性还是女性,血压水平都是非常重要的独立预测因素。

二、缺血性心血管疾病 10 年发病风险预测模型

武阳丰等基于中美心肺疾病流行病学合作研究队列人群的数据,建立国人缺血性心血管疾病(ischemic cardiovascular disease,ICVD)的 10 年发病风险预测模型。研究者充分考虑到科学性和临床实用性的双重要求,在文中提出了最优模型、简易模型和简易评分系统 3 套工具。在最优模型中,收缩压作为连续型变量纳入模型,男性收缩压每增高 20mmHg,冠心病的 10 年发病风险增加 66.3%,缺血性脑卒中 10 年发病风险增加 103.4%,ICVD 事件 10 年发病风险增加 95.6%;女性收缩压每增高 20mmHg,冠心病 10 年发病风险增加 49.1%,缺血性脑卒中 10 年发病风险增加 97.9%,ICVD 事件 10 年发病风险增加 83.9%。不论男性还是女性,收缩压都是非常重要的预测变量,与多省市队列预测模型结果类似,血压在男性中的预测能力要强于女性,特别是预测 10 年冠心病发病风险。利用该模型,武阳丰等还研究制定了适用于中国人群的 ICVD 10 年发病风险简易评分系统,根据该评分系统能够算出个体未来 10 年 ICVD 的发病风险,具体见图 2-5-1。从图中我们可以看出,不论是男性还是女性,收缩压的评分权重都是最高的,特别是在男性,收缩压≥180mmHg 的人群危险评分为 8 分,接近其他所有危险因素的总和。

（男性）

| 第一步：评分 | | | 第二步：计算总分 | | 第三步：查找绝对风险 | |

年龄/岁	得分/分
35~39	0
40~44	1
45~49	2
50~54	3
55~59	4

收缩压/mmHg	得分/分
<120	−2
120~129	0
130~139	1
140~159	2
160~179	5
≥180	8

BMI/(kg·m⁻²)	得分/分
<24	0
≥24	1

总胆固醇/(mmol·L⁻¹)	得分/分
<5.17	0
≥5.17	1

吸烟	得分/分
否	0
是	2

糖尿病	得分/分
否	0
是	1

第二步：计算总分

危险因素	得分/分
年龄	_____
收缩压	_____
BMI	_____
总胆固醇	_____
吸烟	_____
糖尿病	_____
总分	_____

男性10年ICVD的绝对风险		
年龄/岁	平均风险	最低风险
35~39	0.2	0.1
40~44	0.4	0.1
45~49	0.6	0.2
50~54	0.9	0.3
55~59	1.3	0.5

第三步：查找绝对风险

总分/分	10年风险/%
−2	0.3
−1	0.4
0	0.5
1	0.7
2	1.0
3	1.4
4	1.9
5	2.6
6	3.6
7	5.0
8	7.0
9	9.6
10	12.2
11	16.7
12	21.5
13	27.1
14	36.0
15	43.0
≥16	≥54.9

（女性）

第一步：评分

年龄/岁	得分/分
35~39	0
40~44	1
45~49	2
50~54	3
55~59	4

收缩压/mmHg	得分/分
<120	−2
120~129	0
130~139	1
140~159	2
160~179	3
≥180	4

BMI/(kg·m⁻²)	得分/分
<24	0
≥24	2

总胆固醇/(mmol·L⁻¹)	得分/分
<5.17	0
≥5.17	1

吸烟	得分/分
否	0
是	1

糖尿病	得分/分
否	0
是	2

第二步：计算总分

危险因素	得分/分
年龄	_____
收缩压	_____
BMI	_____
总胆固醇	_____
吸烟	_____
糖尿病	_____
总分	_____

女性10年ICVD的绝对风险		
年龄/岁	平均风险	最低风险
35~39	0.2	0.1
40~44	0.4	0.1
45~49	0.6	0.2
50~54	0.9	0.3
55~59	1.3	0.5

第三步：查找绝对风险

总分/分	10年风险/%
−2	0.1
−1	0.1
0	0.2
1	0.3
2	0.4
3	0.6
4	1.0
5	1.4
6	2.2
7	3.3
8	5.0
9	7.8
10	12.1
11	18.3
12	27.6
13	40.2
≥14	≥49.2

图 2-5-1　适用于中国人群的 ICVD 10 年发病风险简易评分系统

三、动脉粥样硬化性心血管疾病 10 年发病风险预测模型

2013 年,美国心脏病学会和美国心脏协会共同发布了新一版适用于美国人群的动脉粥样硬化性心血管疾病(atherosclerotic cardiovascular disease,ASCVD)10 年发病风险预测模型。在

此模型中,连续型变量在进入模型前均要对其原始值取自然对数,并构建与年龄(取对数后)的交互项,利用 Cox 回归来判断交互项是否有意义,如果有统计学意义则纳入该交互项,如果无统计学意义则不纳入该交互项。利用这种方法建立的模型比传统模型具有更高的精确度,但不易于理解。2016 年,我国学者基于亚洲心血管疾病国际合作研究和中国心血管疾病流行病多中心协作研究数据,建立了适用于我国人群的 ASCVD 10 年发病风险预测模型。在此预测模型中,收缩压根据是否服用降压药拆分成两个变量进入模型,分别是治疗的收缩压和未治疗的收缩压。由于原始值取了对数,所以不能直观地通过模型中回归系数大小来解释变量的预测能力。但我们依然能发现,不论男性还是女性,年龄和收缩压的交互项均被纳入模型,这在一定程度上也意味着收缩压水平对我国人群 ASCVD 10 年发病风险预测模型的重要性。

四、心血管疾病终生风险预测模型

如前所述,我国已有多个心血管疾病风险评估模型来综合评估个体未来 10 年发生心血管疾病的绝对危险,目前已被心血管疾病防治指南所采用并用于指导临床实践,对处于不同危险等级的个体分别进行不同程度的干预。然而,目前在心血管疾病预防中被广泛应用的 10 年发病风险预测模型可能并不适用于年轻个体。年龄是预测心血管疾病发病风险最重要的危险因素之一,对于年轻个体,尽管合并 3 种心血管疾病危险因素,10 年心血管疾病绝对风险仍然小于 10%。仅有 10 年发病风险的预测很容易使年轻个体忽略对心血管疾病的重视和生活方式的改进,不利于心血管疾病的早期预防。为解决上述问题,美国学者 Lloyd Jones DM 等在 1999 年首次提出了心血管疾病终生风险概念,并利用弗莱明翰心脏研究队列人群建立了美国居民的心血管疾病终生风险模型。心血管疾病终生风险评估方法可以评估被观察个体整个生命周期发生心血管疾病的风险。目前美国、日本、荷兰等国已有心血管疾病终生风险的研究报告。2013 年,国际动脉粥样硬化学会发布的全球血脂异常管理指南提出用心血管疾病终生风险取代 10 年风险评估作为缺血性心血管疾病危险分层和干预的依据。近年来,中国多省市心血管疾病危险因素前瞻性队列研究团队也提出了适用于我国居民的心血管疾病终生风险模型,在这里给大家做一个简要介绍,主要关注血压在终生风险模型中的关键作用。

2015 年,王瑛等基于中国多省市心血管疾病危险因素前瞻性队列研究的数据,建立了适用于我国居民的心血管疾病终生风险预测模型。基线调查在 1992 年,一直随访至 2010 年年底,共随访 263 016 人年。在校正死亡导致的竞争风险后,35~44 岁男性发生心血管疾病的终生风险为 24.4%,35~44 岁女性为 20.2%;45~54 岁男性心血管疾病终生风险为 23.8%,45~54 岁女性为 19.9;55~64 岁男性心血管疾病终生风险为 21.9%,女性为 18.8%。单因素分层分析发现,不论是男性还是女性,心血管疾病终生风险均随着血压水平的上升而上升。不论是男性还是女性,Ⅱ~Ⅳ级高血压组人群是本研究所有亚组人群(按传统危险因素分层)中终生风险最高的人群。我国的终生风险研究显示,若个体能够将所有危险因素均保持在理想水平,其整个生命过程发生心血管疾病的风险就可以保持在极低水平(35~44 岁男性4.1%,女性 1.9%),甚至很大程度上克服年龄因素导致的心血管疾病风险增加。然而,该研究数据显示,男性所有危险因素处于理想状态的比例仅为 3.7%,女性为 13.7%,而这些人中70% 年龄小于 45 岁,所以如果危险因素水平处于理想状态的年轻人比例增多将有效地减轻我国未来心血管疾病的负担,特别是血压水平。然而,如果个体的各个主要危险因素水平轻微升高,即使还处于正常范围,其心血管疾病终生风险也已经远高于所有危险因素均为理想水平者,由此产生的心血管病风险的差距用 10 年的观察时间可能还不能发现,随着时间的进一步延长,差距才逐渐加大。我国的中青年人如果具有两种以上明显升高的危险因素,超过半数会发生心血管疾病。

（解武祥　武阳丰）

● 参考文献

［1］吴锡桂,武阳丰,周北凡,等.我国十组人群高血压发病率及其影响因素[J].中华医学杂志,1996（1）:24-29.

［2］李国奇,刘静,王薇,等.中国 35~64 岁人群 15 年高血压发生风险预测研究[J].中华高血压杂志,2014,22（10）:265-268.

［3］GU D,WILDMAN R P,WU X,et al. Incidence and predictors of hypertension over 8 years among Chinese men and women[J]. J Hypertens,2007,25（3）:517-523.

［4］LIANG Y,LIU R,DU S,et al. Trends in incidence of hypertension in Chinese adults,1991-2009:the China Health and Nutrition Survey[J]. Int J Cardiol,2014,175（1）:96-101.

［5］刘力生.中国高血压防治指南 2010［J］.中华高血压杂志,2011,19（8）:701-743.

［6］全国血压抽样调查协作组.中国人群高血压患病率及其变化趋势[J].高血压杂志,1995,10（1）:9-15.

［7］WU Y,HUXLEY R,LI L,et al. Prevalence,awareness,treatment,and control of hypertension in China:data from the China National Nutrition and Health Survey 2002［J］. Circulation,2008,118（25）:2679-2686.

［8］郭杰,余灿清,吕筠,等.中国 10 个地区人群高血压患病率,知晓率,治疗率和控制情况分析[J].中华流行病学杂志,2016,37（4）:469-474.

［9］GAO Y,CHEN G,TIAN H,et al. Prevalence of hypertension in china:a cross-sectional study［J］. PloS one,2013,8（6）:e65938.

［10］WANG J,ZhANG L,WANG F,et al. Prevalence,awareness,treatment,and control of hypertension in China:results from a national survey[J]. Am J Hypertens,2014,27（11）:1355-1361.

［11］LI Y,YANG L,WANG L,et al. Burden of hypertension in China:A nationally representative survey of 174,621 adults[J]. Int J Cardiol,2017,227:516-523.

［12］李立明,饶克勤,孔灵芝,等.中国居民 2002 年营养与健康状况调查[J].中华流行病学杂志,2005,17（7）:478-484.

［13］ZHANG J,CHAABAN J. The economic cost of physical inactivity in China[J]. Prev Med,2013,56（1）:75-78.

［14］CHIDA Y,STEPTOE A. Greater cardiovascular responses to laboratory mental stress are associated with poor subsequent cardiovascular risk status:a meta-analysis of prospective evidence[J]. Hypertension,2010,55（4）:1026-1032.

［15］D'AGOSTINORB S R,GRUNDY S,SULLIVAN L M,et al. Validation of the Framingham coronary heart disease prediction scores:results of a multiple ethnic groups investigation[J]. JAMA,2001,286（2）:180-187.

［16］LIU J,HONG Y,D'AGOSTINORB S R,et al. Predictive value for the Chinese population of the Framingham CHD risk assessment tool compared with the Chinese Multi-Provincial Cohort Study[J]. JAMA,2004,291（21）:2591-2599.

［17］WU Y,LIU X,LI X,et al. Estimation of 10-year risk of fatal and nonfatal ischemic cardiovascular diseases in Chinese adults[J]. Circulation,2006,114（21）:2217-2225.

［18］GOFF D C,LLOYD-JONES D M,BENNETT G,et al. 2013 ACC/AHA guideline on the assessment of cardiovascular risk:a report of the American College of Cardiology/American Heart Association Task Force on Practice Guidelines[J]. J Am Coll Cardiol,2014,63（25 Pt B）:2935-2959.

第三章 高血压危险因素及预测因子

第一节 高血压危险因素

国内外大量流行病学和临床研究证明,高血压是遗传易感性和环境因素相互影响的结果。高血压危险因素分为不可改变的和可改变的两类,前者主要包括遗传因素、年龄等,后者主要由不良生活方式引起。

一、年龄

年龄是高血压不可改变的危险因素之一。2002 年相关研究结果表明,与 15~24 岁的男性相比,65~74 岁的男性患病风险是其 22 倍;对于女性而言,65~74 岁的患病风险高达 15~24 岁的 57 倍(表 3-1-1)。

表 3-1-1 不同年龄中国人群高血压患病风险

年龄 / 岁	男性		女性	
	患病率 /%	$OR(95\%CI)$	患病率 /%	$OR(95\%CI)$
15~24	4.76	1.00	2.13	1.00
25~34	9.45	2.09(1.85~2.36)	3.82	1.82(1.56~2.13)
35~44	17.27	4.18(3.72~4.68)	11.88	6.19(5.37~7.14)
45~54	27.24	7.49(6.69~8.39)	28.42	18.25(15.89~20.95)
55~64	40.79	13.78(12.30~15.43)	43.66	35.61(30.97~40.95)
65~74	52.46	22.07(19.64~24.79)	55.70	57.77(50.09~66.63)

注:OR 为比值比,表示疾病与暴露之间关联强度的指标。$OR>1$,表示该因素是危险因素。

二、生活方式相关的危险因素

(一)高钠低钾膳食

近年来多项研究表明,高钠低钾膳食是中国人群高血压的重要危险因素,且中国人群普遍对钠敏感。WHO 建议将盐(氯化钠)摄入量小于 5g/d(钠摄入量小于 2g/d)作为人群营养摄入的目标。

1. 我国居民食盐摄入情况 我国居民的平均食盐摄入量远远高于 WHO 推荐量。《中国居民营养与慢性病状况报告(2015 年)》指出,2012 年我国 18 岁及以上居民平均烹调盐摄入量为 10.5g,虽然低于 1992 年的 12.9g 和 2002 年的 12.0g,但居民烹调盐摄入量水平依旧过高。

2. 危险因素研究 钠盐与血压国际研究试验(INTERSALT)通过 24 小时尿钠量来评价食盐摄入与血压之间的关系,我国有 3 个中心(北京、天津和广西)共 600 人参与该研究。调整年龄和性别后,39 个样本的钠排泄量和收缩压呈正相关,但无统计学意义;15 个样本人群中显著正相关。除了钠排泄量非常低、血压低、未发现血压随年龄升高的 4 个人群,其余 48 个人群样本中,钠与血压随年龄增高的斜率显著正相关。研究人群 24 小时尿钠排泄量中位数增加 2.3g(100mmol/d),收缩压 / 舒张压中位数平均升高(5~7)/(2~4)mmHg。人群交叉分析中,INTERSALT 研究人员估计 30 年期间(如 25~55 岁)血压随年龄而升高,当钠摄入量每日增加 50mmol 则平均收缩压增加 5mmHg、舒张压增加 3mmHg。

全球营养和慢性疾病专家组发布的全球钠消耗量和心血管原因死亡报告显示,2010 年全球平均钠消费水平为 3.95g/d。全球每年有 165 万因心血管疾病死亡的人可归因于钠摄入量超过推荐钠摄入水平(2g/d)。强有力的证据支持减少钠摄入量和血压之间的线性量效关系,钠摄入量每减少 2.3g/d(100mmol/d),收缩压下降 3.82mmHg。

研究显示,减少钠摄入(<2.3g/d)、DASH 饮食均能降低血压,但两者联合的降压效果优于单一降压效果。2013 年 AHA/ACC 生活方式管理指南提出,相比于 24 小时尿钠排泄量为 3.3g/d,2.4g/d 时血压降低 2/1mmHg;1.5g/d 时降低 7/3mmHg。指南推荐每天钠摄入量不超过 2.4g,继续减少钠摄入至 1.5g/d 可进一步降低血压。减少钠摄入不仅能够降低血压,而且能够降低远期心血管事件发生风险。TOHP I 和 TOHP II 研究发现干预组(减少钠摄入量)心血管事件发生风险降低 30%。

与天然食品相比,加工食品钠含量高,钾含量低,在某些以天然食品为主的人群中,人均每日钾摄入量超过 150mmol,而钠摄入量仅为 20~40mmol(饮食中钾钠比大于 3.0,经常接近 10.0)。而经常食用加工食品的人群,人均每天钾摄入量为 30~70mmol,钠摄入量多达 100~400mmol。

高血压患者和高危人群应该减少膳食中钠摄入量,增加钾摄入。针对中国人群,盐摄入主要来自家庭烹饪用盐,因此限盐首先要减少烹调用盐及含盐高的调味品。同时随着加工食品中盐摄入的增加,避免或减少含钠盐量较高的加工食品,如咸菜、火腿、各类炒货和腌制品也是重要的限盐方法。《中国高血压防治指南》建议,烹调时尽可能使用定量盐勺,以起到警示的作用。也可使用低钠富钾替代盐,降低钠摄入并增加钾的摄入,促进钠从肾脏排泄。肾功能不全者使用替代盐需咨询医生。增加钾摄入量的最佳方法是增加新鲜蔬菜、水果在食物中所占比例。此外,限盐应该从生命早期开始,培养少年儿童健康饮食习惯。

(二)过量饮酒分级

1. 饮酒的程度分类 长期大量饮酒显著增加高血压的发病风险。按照世界卫生组织《国际酒精消费及危害监测指南》对饮酒者平均每天纯酒精摄入量进行分级,过量饮酒为男性 >25g 并且 <41g,女性 >15g 并且 <21g;危险饮酒为男性 ≥41g 并且 <61g,女性 ≥21g 并且 <41g;有害饮酒为男性 ≥61g,女性 ≥41g。国内外多项研究表明,过量饮酒(包括危险饮酒和有害饮酒)是高血压重要危险因素之一。

2. 我国居民过量饮酒现况 《中国居民营养与慢性病状况报告(2015 年)》中指出,2012 年 18 岁及以上居民饮酒者中有害饮酒率为 9.3%;男性显著高于女性,分别为 11.1% 和 2.0%;

城市和农村居民饮酒者中有害饮酒率分别为 7.5% 和 10.2%,农村高于城市;有害饮酒率最高的年龄组为 45~59 岁组(13.1%),其次为 60 岁及以上组(11.4%)。由此可见,男性、农村和 45 岁以上居民是过量饮酒率较高的人群。

3. 危险因素研究　2006—2010 年,一项前瞻性研究选取开滦集团 32 389 名男性煤矿工人随访 4 年,根据其每天的饮酒量分为 6 组:0g、1~24g、25~49g、50~99g、100~149g 和 ≥150g 组,各组高血压累计发生率分别为 25.03%、28.82%、30.10%、37.07%、40.14% 和 42.49%。调整年龄、体力活动、吸烟情况、工作类型、食盐摄入量后,高血压的发生风险随着饮酒量的增加而增加。进一步调整体重指数(body mass index,BMI)、高胆固醇和糖尿病史后,饮酒量与高血压发生风险之间呈正相关。

荟萃分析结果显示,限制饮酒与血压水平下降显著相关。酒精摄入量平均减少 67%,收缩压下降 3.31mmHg,舒张压下降 2.04mmHg。饮酒和血压水平及高血压患病率之间呈量效关系。过量饮酒不仅导致血压升高,还可诱发心脑血管事件发生。

一项前瞻性研究结果表明,长期大量饮酒显著增加男女性高血压发病风险。关于少量饮酒有利于健康的说法证据尚不足。荟萃分析显示,即使对少量饮酒的人而言,减少酒精摄入量也能够改善心血管健康,减少冠状动脉硬化性心脏病(冠心病)风险,降低血压与 BMI。酒精摄入有未知风险,因此研究不建议不喝酒的人少量饮酒以增加健康益处。

针对过量饮酒的危险因素,我国高血压防治指南建议高血压患者不饮酒。如饮酒,则应少量并选择低度酒,避免饮高度烈性酒。每日酒精摄入量男性不超过 20~30g,女性不超过 10~20g;每周酒精摄入量男性不超过 140g,女性不超过 80g。未成年人、孕妇、哺乳期妇女不饮酒。

(三)缺乏体力活动

1. 我国居民体力活动现状　适当的体力活动可以降低高血压及心血管疾病的发生风险,体力活动类型可以是体力劳动、有计划地锻炼、体育活动或者兼而有之。目前无论是城市居民还是农村居民,体育锻炼占体力活动比例增加。国家体育总局提供的 2013 年数据显示,我国 20~69 岁居民体力活动现状不容乐观,经常锻炼率仅为 18.7%,其中男、女性分别为 18.6% 和 18.9%,城市为 22.2%,农村为 14.3%,城市比农村高 7.9%。

2. 危险因素研究　适当体育运动可以改善血压水平,预防 36% 的脑卒中。对中国九省居民膳食、体力活动与血压水平关系的纵向分析研究结果显示,中重度体力活动时间与男女性收缩压和女性舒张压均呈负相关;随着个体中重度体力活动时间的增加,男女性收缩压和女性舒张压会降低。2016 年一项荟萃分析研究结果显示,跳舞运动疗法可以分别降低高血压患者收缩压和舒张压 12.01mmHg 和 1.31mmHg,降压程度均显著高于对照组。

在一项纳入 133 名久坐超重、血压处于正常高值或 1~2 级高血压的男性和女性的干预性研究中,将研究对象随机分为单纯有氧运动组、行为疗法体重管理组(结合运动)、对照组 3 组,干预 6 个月。结果表明,积极干预的两组相较于对照组血压显著下降,减重管理组降压效果更显著。减重管理组收缩压 / 舒张压下降 7.4/5.6mmHg,单纯有氧运动组血压下降 4.4/4.3mmHg。研究还发现运动和减重组外周阻力降低,心输出量增加;减重组的外周阻力下降最明显,其空腹和餐后血糖及胰岛素水平均显著低于其他两组。说明有氧运动结合减重管理的降压效果优于单一的运动。此外,运动不仅能够降低高血压患者的血压水平,对正常血压也有一定降压作用。对于所有成年男性和女性,无论是否有高血压,有氧运动平均降低收缩压 2~5mmHg，舒张压 1~4mmHg。

增加体力活动，不仅仅有利于高血压，还对整体健康有益。针对缺乏体力活动这项危险因素，世界各国指南中均制定相应措施。2016 年加拿大高血压指南推荐，无高血压人群（为了减少发展为高血压的可能性）或高血压患者（为了降低血压）在日常生活运动基础上进行每周 4~7 天，每次 30~60 分钟中等强度动力性运动（例如步行、慢跑、骑自行车或游泳）。2013 AHA/ACC 指南推荐，成年人运动量为每周 3~4 次，平均每次 40 分钟的中高强度的体育运动。

除了有氧运动之外，高血压患者可配合抗阻和伸展等形式的锻炼，包括步行、慢跑、打太极拳、打门球、拉伸、骑自行车、游泳等。需要注意的是，对于高血压患者，高强度运动并不增加获益，反而能导致血压增高，故高血压患者应避免剧烈运动。另外，高危患者在运动前要进行评估，以选择合适的运动种类、强度、频度和持续运动时间。若有不适应立即终止运动。对于无高血压人群，锻炼和增加体力活动能够帮助他们增强体质，降低发展为高血压的风险。

典型的体力活动计划包括三个阶段：① 5~10 分钟的轻度热身活动；② 20~30 分钟的耐力活动或有氧运动；③放松阶段，约 5 分钟，逐渐减少用力，使心脑血管系统的反应和身体产热功能逐渐稳定下来。运动强度须因人而异，常用运动时最大心率来评估运动强度，中等强度运动为能达到最大心率（220 减去年龄）60%~70% 的运动。精确估计则需要用最大心率的 60%~75% 作为运动时的适宜心率，高血压患者和年纪较大者需在医生指导下进行。

（四）超重和肥胖

超重和肥胖是高血压的重要危险因素，身体脂肪含量和高血压水平呈正相关。目前临床常用的肥胖诊断指标为 BMI［计算公式为：体重（kg）/ 身高（m²）］和腰围（waist circumference，WC）。BMI 表示全身肥胖程度，WC 主要反映腹型肥胖或中心型肥胖的程度。中国成年人正常 BMI 为 18.5~23.9kg/m²，24.0~27.9kg/m² 为超重，≥28.0kg/m² 为肥胖；WC≥90/85cm（男 / 女）为腹型肥胖。中国成年人超重和肥胖与高血压发病关系研究共纳入 13 739 名研究对象，平均随访 8.1 年。以正常体重组为参照，调整协变量，男性超重组和肥胖组的 RR 值（95%CI）分别为 1.22（95% CI：1.13~1.30）和 1.28（95%CI：1.16~1.42）；女性分别为 1.16（95%CI：1.09~1.23）和 1.28（95% CI：1.18~1.38）。研究结果表明随着体重指数的增加，高血压发病风险增加。

2015 年发表的另一项类似前瞻性队列，对开滦集团 18~30 岁的 4 765 位员工平均随访 5.8 年后，校正性别、年龄、吸烟、饮酒、体育锻炼、受教育程度、基线收缩压水平、高血压家族史等混杂因素后，超重组和肥胖组高血压发生风险分为体重正常组的 1.60（95%CI：1.36~1.87）和 2.88（95%CI：2.44~3.39）倍。

减重对健康的益处是巨大的。荟萃分析结果显示，通过控制能量摄入和 / 或增加体力活动，在人群中平均体重下降 5~10kg，收缩压可下降 5~20mmHg。2013 年 AHA/ACC/TOS 成人超重和肥胖管理指南中指出，在心血管疾病风险增加的超重（25.0kg/m²<BMI≤29.9kg/m²）或肥胖（BMI≥30.0kg/m²）人群中，生活方式适度改变或合并使用奥利司他使体重下降 5%，收缩压和舒张压分别下降 3mmHg 和 2mmHg，体重下降越多，血压改善越明显。超重或肥胖

往往伴随多种代谢紊乱,是高血压患者总胆固醇和血糖异常的危险因素。2009—2010 年,一项横断面研究整群抽取浙江省玉环市≥35 岁 125 479 人,其中高血压患者 36 560 人纳入研究,分析其 BMI 与血糖、血脂之间的关系。研究结果表明校正混杂因素(年龄、性别、职业、文化程度、吸烟、饮酒、高盐膳食、体育锻炼和高血压家族史)后,与 BMI<18.5kg/m^2 的患者相比,超重和肥胖高血压患者血糖异常的风险分别增加 0.67 倍和 1.03 倍,总胆固醇异常的风险分别为增加 0.58 倍和 0.67 倍。重庆市高血压研究所分析 1 863 例高血压患者显示,合并代谢紊乱者占 80.6%。对我国 24 万成人随访资料分析显示,超重者高血压发生风险是体重正常者的 3~4 倍,超过 2 项危险因素聚集风险增加 2~3 倍;肥胖者 90% 以上患有高血压或者糖脂代谢紊乱或者多项危险因素聚集;腹型肥胖者高血压发生风险是正常 WC 者的 4 倍以上,超过 2 项危险因素则聚集风险增加 3 倍以上。

相比于全身肥胖,内脏性肥胖与高血压的关系更加密切。内脏型肥胖不仅可导致血压升高,而且可以导致糖、脂代谢异常,与代谢综合征密切相关。Framingham 研究证明,BMI 相同,血压随内脏脂肪量增加而增加;超重和肥胖人群中,高血压、空腹血糖异常和代谢综合征的患病率随着内脏脂肪增加而增加。对 11 529 名中年人(35~64 岁)的研究表明,调整年龄、吸烟、酒精摄入量等混杂后,体脂率(percentage of body fat,PBF)和内脏脂肪指数(visceral fat index,VFI)均与高血压和高血压前期显著正相关(在不同模型中);当调整为相同的多变量模型时,VFI 仍与高血压和高血压前期显著正相关,PBF 不再显著,VFI/PBF 比值也呈现显著正相关。过量的内脏脂肪与高血压和高血压前期风险增加紧密相关,测量 VFI 和 VFI/PBF 比值可以更好地了解高血压和高血压前期的肥胖相关风险。

健康膳食与适量运动是最主要的生活干预方式。2013 年 AHA/ACC/TOS《成人超重与肥胖管理指南》中指出,生活方式改善,即使适度变化,维持体重减少 3%~5% 就可以明显改善糖脂代谢,体重下降越多,血压改善越明显。控制体重对于超重和肥胖高血压患者至关重要。控制体重的方法一方面是合理膳食,在膳食平衡基础上减少每日摄入的总热量,以减少脂肪为主,适当控制碳水化合物的摄入,增加新鲜蔬菜和水果在膳食中的比重,建议男性每日摄入总热量为 6 278~7 535kJ,女性每日摄入总热量为 5 023~6 278kJ;另一方面需增加每天的运动量,减少久坐时间(如长时间看电视或使用计算机等)。有氧活动可减少体重和血压,对高血压患者提倡采用规律的中低强度的有氧活动,如走路、骑车、慢跑、游泳、跳舞等。

(五)社会心理因素

社会心理因素是心血管疾病的重要危险因素。世界卫生组织指出,心理疾病已成为世界第四大疾病。目前主要认为 A 型行为中过度的敌意(愤怒)是主要的危险因子,它导致心血管高反应,容易引起高血压;此外职业紧张、心理压力可增加高血压的发生风险。

工作压力持续过大,长期精神紧张也是高血压的危险因素之一。美国一项前瞻性研究显示,持续暴露于工作压力会显著升高男性白领的收缩压,增加高血压发生风险。2014 年 11 月,一项荟萃分析纳入 13 个横断面研究共 151 389 名研究对象,结果显示精神紧张者高血压发生风险是正常人群的 1.18 倍;该研究同时对 8 个前瞻性研究共 80 146 例研究对象进行分析,结果显示精神紧张者高血压发生风险是正常人群的 1.55 倍,研究结果再次证实精神紧张是高血压患病的危险因素。

高血压合并焦虑或抑郁等会对高血压的控制和治疗产生不利影响。因此,心血管医生在处理高血压的同时应该对心理疾病或状态采取一定措施,如对高血压患者进行压力管理,指导患者进行个体化认知行为干预,指导患者减轻精神压力和改变心态,积极参加社会和集体活动等。必要时建议患者到专科医疗机构就诊,采取心理治疗联合药物治疗缓解焦虑和精神压力,避免由于精神压力导致的血压波动和血压骤然升高。

三、环境因素

近些年随着环境污染现象日益严重,大气污染对心血管事件的发生风险及影响备受关注。有相关研究指出暴露于 $PM_{2.5}$、PM_{10}、SO_2 和 O_3 等污染物中均会增加心血管疾病的死亡率。

2016 年,一份综述分析相关大量流行病学、生物医学和临床研究,指出环境空气污染颗粒物(particulate matter,PM)与心血管疾病,如心肌梗死、心律失常、缺血性脑卒中、血管功能障碍、高血压和动脉粥样硬化密切相关。建议环境污染严重时应该尽量减少空气暴露的时间,做好个人防护措施。

四、遗传因素

高血压是遗传因素和环境因素长期作用的结果,高血压家族史是高血压患病的一项不可改变的危险因素。2002 年相关调查显示,有高血压家族史的患病风险是没有家族史的1.96 倍。

一项针对高血压患者子代亲属高血压患病率及影响因素的调查结果显示,在控制其他危险因素的影响下,有高血压家族史的人群高血压的患病率明显高于没有家族史人群(表 3-1-2)。

表 3-1-2 高血压患者子代亲属高血压患病率情况

危险因素	高血压患病率 /%		OR(95%CI)
	对照组	子代组	
超重 + 腹型肥胖	17.14	30.87	3.11(2.23~3.91)
饮酒	13.21	29.23	2.28(1.14~3.76)
吸烟	10.71	23.65	2.11(1.15~3.77)
高盐饮食	31.43	33.33	3.83(2.17~4.21)

五、其他

除了以上危险因素外,性别、种族也是高血压的危险因素。此外,有研究显示高血脂与高血压患病率增加有关,通过阿托伐他汀钙治疗降低血脂水平可有效降低收缩压和舒张压。

(王增武)

第二节　高血压预测因子

高血压的危险因素较多,且每一种高血压危险因素均对疾病的发生有着不可忽视的影响,所以高血压患病的概率预测应全面考虑危险因素的种类和数量。以最有名的 Framingham 高血压预测模型为代表,近年来,国内外学者研究的疾病预测模型为临床中高血压风险评估提供了理论依据。

一、基于危险因素的预测模型

(一)危险因素聚集数目

通常,上述危险因素并不是单独存在的,多个危险因素同时聚集称为"危险因素聚集"。上海市一项研究显示,随着高血压危险因素(超重与中心性肥胖、家族遗传史、不适量饮酒、吸烟、血脂异常和高血糖)聚集数目的增加,高血压的患病风险 *OR* 值(按年龄调整)增大,具体内容见表 3-2-1。因此,对于高血压的防治并不是单一因素的防治,而是需要多种危险因素的联合防治,因地制宜,以达到事半功倍的效果。

表 3-2-1　危险因素聚集数目与高血压患病的关联

危险因素聚集数目	男性			女性		
	患病率 /%	*OR*(95%*CI*)	*P* 值	患病率 /%	*OR*(95%*CI*)	*P* 值
0	9.2(35/380)	1.000	–	10.7(128/1 196)	1.000	–
1	24.8(294/1 185)	3.157(2.152~4.630)	<0.001	26.9(784/2 915)	2.917(2.374~3.585)	<0.001
2	39.2(707/1 804)	6.428(4.435~9.319)	<0.001	47.4(1 375/2 900)	6.499(5.307~7.959)	<0.001
3	52.5(922/1 755)	11.797(8.135~17.105)	<0.001	69.9(1 029/1 473)	15.717(12.609~19.591)	<0.001
4	63.4(581/916)	19.723(13.414~29.000)	<0.001	83.1(222/267)	31.719(21.744~46.270)	<0.001
≥5	73.3(269/367)	33.051(21.449~50.930)	<0.001	–	–	–

(二)高血压预测模型

中国台湾地区人口新发高血压预测模型推荐在大规模筛查高血压风险时应用。基于积分的临床模型是识别中国人高血压高危人群的第一步(表 3-2-2、表 3-2-3)。

Framingham 心脏研究队列基于对 1 717 名无糖尿病和高血压的高加索人随访 3.8 年的数据提出了高血压预测模型。该模型中包括了性别、年龄、BMI、收缩压、舒张压、高血压家族史,以及年龄和舒张压的交互作用。上述中国台湾地区人口新发高血压预测模型与 Framingham 模型近似,但在前者中年龄和舒张压的交互作用无显著统计学意义。

表 3-2-2　临床模型简单积分系统及基于研究人群的高血压风险预测（一）

危险因素	类别	分数
性别	男性	2
	女性	0
年龄 / 岁	35~39	0
	40~44	1
	45~49	2
	50~54	3
	55~59	4
	60~64	5
	65~69	6
	70~74	7
	≥75	8
BMI/（kg/m²）	<18	0
	18.0~19.9	2
	20.0~21.9	3
	22.0~23.9	5
	24.0~25.9	6
	26.0~27.9	8
	≥28.0	10
SBP/mmHg	<105	0
	105~109	3
	110~114	5
	115~119	10
	120~124	11
	125~129	14
	130~134	16
	135~139	19
DBP/mmHg	<65	0
	65~69	2
	70~74	3
	75~79	4
	80~84	5
	85~89	7

注：BMI，体重指数；SBP，收缩压；DBP，舒张压。

表 3-2-3　临床模型简单积分系统及基于研究人群的高血压风险预测（二）

总分	1 年风险 /%	4 年风险 /%	5 年风险 /%	10 年风险 /%
0	0.3	3.0	4.4	13.4
1	0.3	3.3	4.8	14.6
2	0.4	3.6	5.2	15.9
3	0.4	3.9	6.6	17.2
4	0.4	4.3	6.8	18.7
5	0.5	3.7	7.4	20.3
6~42 略	略	略	略	略
43	13.4	77.6	88.7	99.9
44	14.5	80.5	90.8	100
45	15.7	83.3	92.6	100
46	17.2	85.9	94.3	100

二、生理指数

（一）肥胖指数

1. 体重指数、腰围和腰臀比　国内外诸多研究显示，BMI、WC 和腰臀比（waist hip ratio，WHR）是预测心血管疾病（包括高血压、高血脂和糖尿病）的重要指标，但三者预测心血管疾病的能力强弱存在争议。目前认为 BMI、WC 和 WHR 存在一定的交互作用，BMI 是高血压最佳的预测因子，WC 在非腹型肥胖人群中对高血压具有较好的预测作用。

一项研究利用我国 1995—1997 年糖尿病流行病学调查资料，探讨 BMI、WC 和 WHR 对高血压预测的实用价值。以高血压为结果变量，BMI、WC 和 WHR 为分析变量，在调整了年龄、性别、文化程度、职业性体力活动、休闲性体力活动和家族史的影响后显示：BMI、WC、WHR 是患高血压的预测因子，提示肥胖指标的重要性和高血压预测能力顺序为 BMI>WC>WHR，详见表 3-2-4。

表 3-2-4　BMI、WC、WHR 在 logistic 回归多因素分析中的结果

变量	回归系数	标准误	*Wald* 值	*OR* 值	*P* 值
BMI	0.726 5	0.172 2	431.07	2.07	0.000 1
WC	0.487 1	0.109 6	149.23	1.63	0.000 1
WHR	0.300 2	0.082 0	76.48	1.35	0.000 1

注：赋值标准为 BMI<25kg/m² 和 ≥25kg/m² 分别为 1、2；男性腰围（WC）<90cm 和 ≥90cm，女性 WC<80cm 和 ≥80cm 分别为 1、2；男性腰臀比（WHR）<0.9 和 ≥0.9，女性 WHR<0.8 和 ≥0.8 分别为 1、2。

2. 内脏脂肪指数和身体脂肪百分比　除上述基本肥胖指标外,内脏脂肪指数(visceral fat index,VFI)和体脂百分比(percentage of body fat,PBF)也是高血压重要的预测因子之一。2009—2010年,在我国12个地区11 529人进行的一项心血管疾病危险因素横断面研究结果显示,随着VFI、PBF的增加,高血压、高血压前期的患病风险均增加。将VFI和PBF同时放入上述调整模型中后,只有VFI与高血压、高血压前期患病风险呈正相关。另外,高血压、高血压前期的患病风险随着VFI/PBF比值的增加而增加,详见表3-2-5。

表3-2-5　不同模型下高血压/高血压前期与PBF和/或VFI的OR值

模型	预测指标	男性		女性	
		$OR(95\%CI)$	P值	$OR(95\%CI)$	P值
模型1	PBF	4.47(3.42~5.83)	<0.000 1	7.81(5.50~11.08)	<0.000 1
模型2	VFI	3.80(3.28~4.40)	<0.000 1	3.13(2.77~3.53)	<0.000 1
模型3	PBF	0.78(0.55~1.11)	0.163 1	0.41(0.25~0.69)	0.000 7
	VFI	4.15(3.42~5.03)	<0.000 1	3.89(3.26~4.64)	<0.000 1
模型4	VFI/PBF	4.51(3.76~5.42)	<0.000 1	3.73(3.24~4.30)	<0.000 1

注:PBF,体脂百分比;VFI,内脏脂肪指数。所有模型均调整了年龄、吸烟、酒精摄入、受教育程度、地理位置(北方或南方)、糖尿病和家族史等混杂因素。

(二)血脂

一项对1 482名成年人随访7年的前瞻性研究显示,三酰甘油(triacylglycerol,TG)每增加1个标准差[110mg/dl(1.24mmol/L)],调整年龄后高血压发生相对风险增加42%,差异有统计学意义;HDL-C水平每增加1个标准差[11mg/dl(0.28mmol/L)],调整年龄后高血压发生相对风险降低18%,但降低不显著。

San Antonio心脏研究结果显示,较高基线TG水平可显著增加高血压发生风险,相反,低基线HDL-C水平,高血压发生风险显著增加;然而,研究并未发现基线TC和LDL-C水平较高与高血压发生风险增加之间有显著联系。大量流行病学研究显示,高血压与血脂水平存在关联,且高血压和血脂异常是心血管疾病的两个重要危险因素,高血压合并血脂异常时,其心血管疾病发病风险进一步增加。

(三)高尿酸血症

近年来,多项临床和流行病学研究认为,血尿酸水平升高是高血压的一个独立危险因素。

日本学者于2000—2010年对26 442名18~62岁男性、非高血压患者(或其他心血管疾病)开展关于血清尿酸水平与高血压患病风险的前瞻性研究。研究根据血尿酸将入组男性分为3组,尿酸值分别为0.1~5.3mg/dl、5.4~6.2mg/dl和6.3~11.6mg/dl。结果显示,三组男性高血压累计发病率依次增加,分别为37.4%、41.0%和50.8%;三组男性高血压累计发病率依次增加,分别为37.4%、41.0%和50.8%,Log-rank检验$P<0.000\ 1$。调整混杂因素(总胆固醇、三酰甘油、肌酐、蛋白尿、空腹血糖、吸烟和饮酒)后,高尿酸组(6.3~11.6mg/dl)高血压发生

风险是第一组的 1.15 倍；对于 40 岁以上的研究对象，高尿酸组发生高血压的风险更大，为 1.48 倍。

（四）高敏 C 反应蛋白

C 反应蛋白（C reactive protein，CRP）是一种由肝脏产生、受血浆白细胞介素 6（IL-6）水平调控的炎症相关蛋白。研究证实 CRP 可用于预测心血管事件的发生及预后。对 2006—2007 年某集团公司 33 913 名高血压前期员工进行的前瞻性研究表明，基线血清高敏 C 反应蛋白（hsCRP）每增加 1 个单位，第二次体检时收缩压增加 0.39mmHg。hsCRP 是高血压前期进展至高血压的独立危险因素，对高血压前期进展至高血压具有一定的预测价值。研究还发现，hsCRP 水平对第二次体检时收缩压的升高有统计学意义，而对舒张压的升高无统计学意义。CRP 水平与动脉粥样硬化程度有一定的关系，动脉粥样硬化程度越重，CRP 水平越高，而动脉硬化程度增加是收缩压升高的重要原因之一。

（王增武）

● 参考文献

［1］李立明 . 中国居民营养与健康状况调查报告［M］. 北京：人民卫生出版社，2002：150-171.

［2］王继光，吴兆苏，孙宁玲，等 . 动态血压监测临床应用中国专家共识［J］. 中华高血压杂志，2015，23（8）：727-730.

［3］SACKS F M，SYETKEY L P，VOLLMER W M，et al. Effects on blood pressure of reduced dietary sodium and the Dietary Approaches to Stop Hypertension（DASH）diet［J］. N Engl J Med，2001，344（1）：3-10.

［4］COOK N R，CUTLER J A，OBARZANEK E，et al. Long term effects of dietary sodium reduction on cardiovascular disease outcomes：observational follow-up of the trials of hypertension prevention（TOHP）［J］. BMJ，2007，334（7599）：885-888.

［5］PENG M，WU S，JIANG X，et al. Long-term alcohol consumption is an independent risk factor of hypertension development in northern China：evidence from Kailuan study［J］. J Hypertens，2013，31（12）：2342-2347.

［6］SESSO H D，COOK N R，BURING J E，et al. Alcohol consumption and the risk of hypertension in women and men［J］. Hypertension，2008，51（4）：1080-1087.

［7］HAO G，WANG Z，ZHANG L，et al. Relationship Between Alcohol Consumption and Serum Lipid Profiles Among Middle-Aged Population in China：A Multiple-Center Cardiovascular Epidemiological Study［J］. Angiology，2015，66（8）：753-758.

［8］冯宝玉，陈纪春，李莹，等 . 中国成年人超重和肥胖与高血压发病关系的随访研究［J］. 中华流行病学杂志，2016，37（5）：606-611.

［9］赵楚敏，王希柱，宋巧凤，等 . 18~30 岁人群体质量指数与高血压发病的关系［J］. 中华高血压杂志，2015，23（4）：343-348.

［10］WANG Z，ZENG X，CHEN Z，et al. Association of visceral and total body fat with hypertension and prehypertension in a middle-aged Chinese population［J］. J Hypertens，2015，33（8）：1555-1562.

［11］王耕，李立明，胡永华，等 . 上海市社区人群高血压危险因素聚集与患病关系的研究［J］. 中华流行病学杂志，2013，34（4）：307-310.

［12］CHIEN K L，HSU H C，SU T C，et al. Prediction models for the risk of new-onset hypertension in ethnic

Chinese in Taiwan[J]. J Hum Hypertens,2011,25(5):294-303.

[13] HAFFNER S M,FERRANNINI E,HAZUDA H P,et al. Clustering of cardiovascular risk factors in confirmed prehypertensive individuals[J]. Hypertension,1992,20(1):38-45.

[14] 吴寿岭,王娜,赵海燕,等. 高敏 C 反应蛋白对高血压前期人群进展至高血压的预测价值[J]. 中华高血压杂志,2010,18(4):390-394.

第四章　高血压发病机制

高血压是一种由多基因与环境危险因子交互作用而形成的慢性疾病,主要与交感神经、肾素-血管紧张素-醛固酮系统(RAAS)、肾性水钠潴留、胰岛素抵抗有关,还包括内皮细胞功能、中枢调控、炎症反应及细胞免疫等机制。

第一节　交感神经系统活性亢进与高血压

动物实验和临床研究均证实增强的交感神经系统(sympathetic nervous system,SNS)活性在高血压的发生发展过程中发挥着重要作用。

SNS激活是多因素、复杂的过程。有观点认为与生理性肾上腺素能兴奋的抑制功能的减退有关。Grassi研究发现,动脉压力感受器/心肺感受器等的功能异常会导致SNS过度激活。也有观点认为,SNS激活与高血压合并代谢功能紊乱有关,如高胰岛素血症、血清瘦素水平增高等。胰岛素可直接影响中枢神经系统的交感激活产生肾上腺素能的兴奋。还有观点认为,胰岛素交感兴奋作用是对胰岛素引起的血管舒张作用的补偿反应。瘦素分泌增加可刺激下丘脑及与黑皮素4受体的相互作用,导致去甲肾上腺素(norepinephrine,NE)和肾上腺素的聚集。

血压的高低取决于心排血量和血管外周阻力,凡是使心排血量增加及血管外周阻力增加的因素均可导致血压升高。SNS活性增加,心率增快,心肌收缩力增强,心排血量增加可致血压增高。肾交感神经(renal sympathetic nerve,RSN)活性增强可增加近端小管的 α_1 受体介导的水钠重吸收、使肾血管收缩导致肾血流量减少,还可激活 β_1 受体使肾素释放激活RAAS,还可作用于延髓头端腹外侧核神经元引起RSN的激活产生正反馈作用,这些因素均可增加心排血量及外周阻力使血压增高。

研究发现,SNS不但与高血压的发生发展密切相关,还与血压升高的幅度正相关。特别是中青年高血压患者,当血压出现小范围上升时,血浆中NE含量已增加,提示SNS活动增强。在因高血压诱发的靶器官损害中,也存在特征性的SNS活动增强。SNS可通过 α 与 β 受体引起心肌纤维化及心肌肥厚,严重损伤心肌细胞;在高血压伴心室肥厚患者中,心室肥厚程度与SNS活性增强程度正相关;在高血压伴心力衰竭患者中,轻、中度心力衰竭SNS活性已增强,且随心力衰竭程度的加重而增强。动脉血管压力反射是调节心血管活动的主要机制,反映心脏SNS活动状况,在高血压伴心脑血管疾病患者中存在动脉压力敏感性异常,通过调节动脉压力敏感性预防高血压及其并发症已成为高血压治疗的新目标。

高血压的病因是多因素的,SNS过度激活是其中之一,贯穿于高血压的发生发展的始终,并且其激活程度与高血压严重程度相平行,但SNS活性对高血压患者的具体价值仍需进一步研究。

(王先梅　赵连友)

第二节 肾素 - 血管紧张素 - 醛固酮系统平衡失调与高血压

肾素 - 血管紧张素 - 醛固酮系统(enin-angiotensin-aldosterone system,RAAS)是人体血压调节的重要系统,当循环血量减少、血钾增多或血钠减少时,即可引起 RAAS 的激活。血管紧张素Ⅱ(angiotensinⅡ,ATⅡ)是 RAAS 中最重要的成分,具有强烈的血管收缩作用,还可刺激醛固酮的分泌,促使水钠潴留,最终引起血压升高。ATⅡ可直接使小动脉平滑肌收缩,外周阻力增加;还可使 SNS 冲动发放增加;醛固酮分泌增加,体内水钠潴留,最终导致血压升高。虽然其与高血压病的发病机制还不明确,但其在心脏重构中的意义已经得到肯定。

肾脏分泌的肾素可将 AT 原转变为 AT,后者在 AT 转化酶(angiotensin converting enzyme,ACE)的作用下转化成 ATⅡ,后者可进一步转化成 ATⅢ。AT 也可经非 ACE 的途径合成,如胃促胰酶等也可将 ATI 转化成 ATⅡ,而组织蛋白酶等可直接将 AT 转化成 ATⅡ。此外,脑、心、肾等多种器官均存在完整的 RAAS,称为组织 RAAS。

在 RAAS 中 ATⅡ是最重要的活性成分,其主要通过和Ⅰ型受体结合促进血管收缩,醛固酮分泌增加,水钠潴留,增加 SNS 活力,最终导致血压上升。部分作用通过Ⅱ型受体调节的。ATⅡ在高血压的发生发展、靶器官的组织重构及并发症的出现等诸多环节中都有重要作用。

(王先梅　徐梦云　赵连友)

第三节 肾性水钠潴留与高血压

正常人水钠的摄入量和排出量处于动态平衡状态。水钠排出主要通过肾脏,所以水钠潴留基本机制是肾脏调节功能障碍。肾小球滤过率(glomerular filtration rate,GFR)下降、肾小管对钠的重吸收增加、肾上腺皮质激素及血管升压素分泌增加都是水钠潴留的原因。

(一)GFR 下降

GFR 主要取决于有效滤过压、滤过膜的通透性和滤过面积,任何一方面发生障碍都可导致 GFR 下降。在心力衰竭、肝硬化腹水等有效循环血量下降情况下,一方面动脉血压下降,反射性兴奋 SNS;另一方面由于肾血流减少,激活了 RAAS,进一步收缩入球小动脉,使肾小球毛细血管血压下降,有效滤过压下降;急性肾小球肾炎,由于炎性渗出物和肾小球毛细血管内皮肿胀,肾小球滤过膜通透性降低;慢性肾小球肾炎时,大量肾单位破坏,肾小球滤过面积减少,均导致 GFR 下降,水钠潴留。

(二)近曲小管重吸收钠水增多

在有效循环血量下降时,除了肾血流减少、SNS 兴奋、RAAS 激活外,ATⅡ增多使肾小球毛细血管血压升高,肾血流量减少,比 GFR 下降更显著,即 GFR 相对增高,滤过分数增加。这样从肾小球流出的血液,因在小球内滤出增多,其流体静压下降,而胶体渗透压升高,具有以上特点的血液分布在近曲小管,使近曲小管重吸收钠水增多。

(三)远曲小管、集合管重吸收水钠增多

远曲小管和集合管重吸收水钠的能力受血管升压素和醛固酮(aldosterone,ADS)的调节,各种原因引起的有效循环血量下降,是血管升压素、ADS 分泌增多的主要原因。此外,当肝功能障碍时,两种激素灭活减少。血管升压素和 ADS 在血中含量增高,导致远曲小管,集合管重吸收钠水增多,水钠潴留。

(四)体内钠过多

体内钠过多除与摄入有关外,肾脏排钠障碍也是重要原因,正常人在血压上升时肾脏钠水排出增加,血压得以恢复正常,这称为压力-钠利尿现象。除了肾本身功能异常可能影响这一过程外,许多神经体液因子如血管升压素、醛固酮、肾素、心房肽、前列腺素等对此也有影响。但是研究发现,改变摄盐量和血钠水平,只能影响一部分个体血压水平,饮食中盐的致病是有条件的,对体内有遗传性钠转运缺陷使之对摄盐敏感者才有致高血压的作用。

水钠潴留通过全身血流自身调节使外周血管阻力和血压升高,压力-利尿钠机制再将潴留的水钠排出去。也可能通过排钠激素分泌增加,在排泄水钠的同时使外周血管阻力增加。此理论的意义在于将血压升高作为维持体内水钠平衡的一种代偿方式。

(王先梅　徐梦云　赵连友)

第四节　胰岛素抵抗与高血压

胰岛素抵抗值必须以高于正常的血胰岛素水平来维持正常的糖耐量,机体对胰岛素反应性降低甚至丧失而产生一系列病理生理变化,表现为外周组织对葡萄糖摄取减少和抑制肝脏葡萄糖输出减少。近年来,肥胖、高脂血症患者增多,使得胰岛素抵抗的患者逐渐增多,加快了高血压的发生。其发病机制由复杂的遗传背景和不良环境因素共同作用产生,其中胰岛素信号转导障碍是导致胰岛素抵抗形成的重要环节。胰岛素合成、胰岛素与胰岛素受体结合到最终生理功能实现的一系列过程发生异常均可导致胰岛素抵抗。胰岛素抵抗可通过以下原因导致高血压的产生。

1. **SNS** 胰岛素可刺激下丘脑腹侧正中 SNS 活性,主要作用在肾脏,促进肾上腺分泌肾上腺素和 NE,使心排血量和外周血管阻力增加,直接或间接促进血管平滑肌增厚,以致管腔狭窄,导致血压升高。

2. **血管平滑肌细胞增殖** 胰岛素可通过多种生长因子促进血管平滑肌细胞增殖、迁移,长期作用可刺激动脉内膜增厚,管壁僵硬度增加,阻力增大,从而使血压增高。

3. **RAAS** ACEI 对血的良好作用提示胰岛素与 RAAS 的重要关系。研究显示,阻断 RAAS 可减少 2 型糖尿病发生。AT II 作为 RAAS 的有效成分,具有诱导心肌纤维化的作用,进一步导致心脏病变,血压难以控制。

4. **水钠潴留** 高胰岛素血症引起肾小管对钠和水的重吸收增加导致容量负荷和心输出量增加。且高胰岛素可增加肾脏钠的重吸收和细胞内 Na^+、Ca^{2+} 浓度,使 NE 和 AT II 对血管活性增加,产生强大的缩血管效应。

5. **影响扩血管物质的合成与作用** 胰岛素抵抗主要通过影响内皮素(endothelin,ET)和前列腺素(prostaglandin,PG)来影响扩血管物质发挥作用。胰岛素能刺激主动脉内皮细胞合成和分泌 ET,且与胰岛素浓度呈正相关。胰岛素可增强人体内一氧化氮合酶(nitric oxide synthase,eNOS)的表达,迅速增加 NO 诱导内皮性血管扩张。胰岛素抵抗状态下,eNOS 活性降低,NO 介导的血管扩张受损。在高胰岛素血症状态下,胰岛素与内皮细胞膜下的受体结合,激活酪氨酸激酶(protein kinase C,PKC),使 ET 合成分泌增加,引起外周阻力增加,促进肾小管对钠水重吸收,还可促进平滑肌及心肌增殖,引起心血管重塑。高胰岛素血症通过激活 PKC 抑制 PI-3K 激酶,抑制 eNOS 表达,影响 NO 分泌,导致血管舒张作用受损。研究指出,高胰岛素血症状态下红细胞膜流动性受限,使血流阻力增加,引起高血压。反过来,高血压又可加重内皮损伤和高血压发展,形成恶性循环。PGI$_2$ 和 PGE$_2$ 都是扩血管物质,胰岛素抵抗抑制 PGI$_2$ 和 PGE$_2$ 的生成。

6. 对细胞膜钠钾泵和钙泵活性的影响 胰岛素可直接作用钠钾泵,使其活性增强,也可通过增加细胞膜钙调蛋白和 / 或钙调蛋白磷酸化而影响钙泵。高胰岛素血症时,Na$^+$-K$^+$-ATP 酶和 Ca^{2+}-ATP 酶活性降低,细胞内 Na$^+$ 与 Ca^{2+} 增高,同时直接作用于血管平滑肌细胞,使细胞内 Ca^{2+} 聚集,抑制血管舒张及葡萄糖摄取。当胰岛素抵抗存在时,上述两泵活性下降,血管平滑肌细胞内钠和 / 或钙含量增加,使血管壁紧张性及对血管收缩物质反应性都增加,导致血压升高。

(王先梅 徐梦云 赵连友)

第五节 内皮细胞受损与高血压

血管内皮细胞具有调节血管的通透性、分泌多种血管活性物质、调节血管平滑肌细胞的生长及增殖、介导炎症与免疫反应、参与调节抗凝系统等功能。各种内源性或外源性损害因素,均可引起内皮功能障碍。血管内皮功能障碍被认为是高血压的早期病理生理学特征。内皮细胞通过增殖、凋亡、迁移、衰老对血管产生损伤与重构,导致高血压的发生发展;内皮细胞存在的功能障碍与高血压具有互为因果的作用,使高血压加重并形成恶性循环。

内皮功能障碍主要表现为屏障作用减弱,血液中所携带的脂质易渗入血管壁。当血管内皮下胶原组织暴露后,可引起血小板的黏附、聚集而造成血栓形成和炎症细胞浸润。信息传递及分泌功能下降,对体液或神经调节因素反应迟钝或过度,分泌舒血管物质能力下降,缩血管物质释放增多,血管的舒缩功能失衡导致高血压。另外,血管内皮生长因子(vascular endothelial growth factor,VEGF)参与增强子结合蛋白(tonicity-responsive element binding protein,TonEBP)/ 血管内皮生长因子 C(VEGF-C)信号通路,加速了高血压的发展。

ET 与 NO 是在调节血管舒缩中起主导作用的一对影响因子,高血压的病理生理直接表现为血液中 ET/NO 比值失衡。原发性高血压人群中血 ET/NO 比值明显高于正常人,表明 ET/NO 比值失衡是高血压发病的重要因素。通过改善 ET/NO 的比值失衡,可改善高血压进一步发展。

内皮细胞既可以分泌扩血管物质如 NO、PGI$_2$ 等,又可以分泌缩血管物质如 ET、AT Ⅱ、PGE$_2$ 等,共同调节血管张力和血管平滑肌细胞增殖状态。当血管内皮损伤,ET 大量释放入血使血管平滑肌强烈持久收缩;同时,血管内皮细胞合成 NO 障碍使其 NO 的降压作用减弱,共同导致了高血压的形成和发展。

NO 是内皮细胞在外界刺激下由左旋精氨酸在 eNOS 作用下合成的。生理状态下,血管内皮细胞不断释放 NO,使血管平滑肌维持舒张状态,发挥对血压调控的作用。内皮细胞还可产生 PGI$_2$,它可以激活腺苷酸环化酶,使平滑肌细胞内环腺苷酸增高,从而导致血管舒张。ET-1 除缩血管外还具有促进平滑肌增殖作用。目前认为 ET 升高是导致原发性高血压患者内皮依赖性血管舒张功能损伤的原因之一。已证明血管内皮细胞内存在 RAS,生成的 AT Ⅱ

与平滑肌细胞膜的 AT Ⅱ 受体结合导致血管收缩。

适量运动可以通过改善内皮细胞结构调节 NO 分泌。大强度的训练会损伤血管内皮，只有持续的中强度训练才能对内皮起到正性作用。部分特异性 micro RNA 可通过对血管内皮细胞功能的调节实现对患者血压的调控，与高血压具有重要关系。研究高血压血管内皮损伤的发生发展，是目前高血压防治的关键。

（王先梅　徐梦云　赵连友）

第六节　中枢调控与高血压

中枢调控在高血压的发生发展中具有重要作用。下丘脑旁室核（paraventricular nucleus，PVN）主要控制交感神经传输和动脉血压。室旁核中炎症细胞因子（proinflammatory cytokines，PIC）、活性氧簇（reactive oxygen species，ROS）、RAS、神经递质（neurotransmitter，NT）及核因子 κB（nuclear factor-κB，NF-κB）等共同参与高血压的病理生理过程。

一、下丘脑室旁核 PIC

在生理情况下，外周及中枢 PIC 均维持在一个较低水平。高血压时中枢神经系统（central nervous system，CNS）PIC 显著高于基础水平，在高血压的发生发展中起重要作用。目前，中枢 PIC 的作用机制还不完全清楚，有报道称 PVN 可调控心脏交感传入反射（cardiac sympathetic afferent reflex，CSAR），而 CSAR 的增强可导致血压的升高。提前应用 TNF-α 和 IL-1β 对 PVN 进行预处理，去除抗炎因子 IL-4 和 IL-13 后，AT Ⅱ 协同增加，导致平均动脉压升高，心肾 SNS 的活动增加。综上所述，PVN 中 PIC 的升高不仅可以使 SNS 活性增加，导致血压升高，还可以通过与 AT Ⅱ 的协同作用增强其升压作用。

二、下丘脑室旁核 ROS

在高血压的发病机制中，ROS 不仅可以增加神经元的活动度和 SNS 的兴奋性，还影响外周器官的生理活动。大脑抗氧化防御机制的失衡可引起 ROS 的生成，导致氧化应激及 SNS 过度活跃，可能是神经源性高血压的发病机制。在分子水平，ROS 通过下调 Kv4.3 通道蛋白的表达，使神经细胞的兴奋性增加；从而延缓钾离子通道的开放或延长 L- 型钙离子门控通道的开放，导致 SNS 持续兴奋。另外，AT Ⅱ 通过 AT_1R 介导，可刺激 NADPH 氧化酶，进而使 ROS 的水平升高，ROS 又通过刺激核因子来激活 NO 和细胞因子，导致内皮功能障碍和血管炎症反应。研究发现，高盐引起的高血压促进 PVN 部位 ROS 表达量增多，从而激活氧化应激反应，使中枢 PIC 增多的同时激活 RAS，导致 SNS 活动增强，引起血压升高。

三、下丘脑室旁核 RAS

RAS 相关的组分在脑神经元和胶质细胞中均有表达，其产物 AT 可激活非选择性阳离子通道和其他突触后通道，还可作用于 PVN 中重要的交感兴奋性神经元。AT Ⅱ 是 RAS 分泌的强力增压产物，通过作用于其受体，使炎症因子和核因子的表达水平增加，并且可以介导 AT Ⅱ 的大部分反应。高血压时，AT_1R 可刺激 PVN NAD（P）H 氧化酶产生、上调 ROS 的表达、兴奋 SNS，使平均动脉压升高；相反，AT_2R 可介导抗增殖、抗炎、血管舒张、对抗 AT_1R

产生的副作用。有研究表明,给大鼠输注 ATⅡ会使促高血压 RAS 成分在 PVN 中的表达增加,而抗高血压 RAS 成分减少;通过抑制 PVN 的 TNF-α,可抑制由 ATⅡ引起的 NAD(P)H 和超氧化物的增多,减轻氧化应激反应。因此,PVN RAS 激活诱导 PIC、ROS 的产生,协同参与高血压的发生发展。

四、下丘脑室旁核 NF-κB

NF-κB 是一种蛋白质复合物,在细胞质中可以被多种 PIC 激活。ROS 可通过抑制蛋白 IκB(inhibitor kappa B,IκB)磷酸化,进而激活 NF-κB 信号通路,NF-κB 是 PIC 和氧化应激强有力的诱导物质。NF-κB 家族的 8 个成员中,NF-κB p65 是 CNS 的各种细胞类型中功能最为显著的一种。IκB 的磷酸化可激活 NF-κB p65,促进不同的 PIC 的合成,随后激活 RAS,诱导氧化应激,从而改变 PVN ROS 和 NO 的平衡,引起 SNS 兴奋和升压反应。ATⅡ作用于 AT₁R,可激活 TLR4-MyD88-NF-κB 信号通路。NF-κB 是 PIC 和 iNOS 的转录因子,可调控血压。研究发现,给予自发性高血压大鼠 PVN 替米沙坦治疗,通过降低 TLR4、MyD88 和 NF-κB 表达水平可减少 PIC、降低平均动脉压、改善心肌肥厚。长期抑制 PVN NF-κB 活性,可上调抗炎细胞因子表达,减少促炎症细胞因子产生,从而抑制 NF-κB p65 和 NAD(P)氧化酶,减轻 SNS 亢进、炎症反应、氧化应激、延缓高血压的发生发展和减轻心肌肥厚。由此推断,PVN NF-κB 与高血压的发生发展过程密切相关。

五、下丘脑室旁核 NT

研究表明,高血压与谷氨酸(glutamate,Glu)及循环 NE 等 PVNNT 兴奋性水平升高,与 γ-氨基丁酸(gamma aminobutyric acid,GABA)系统的活性降低有关。GABA 主要抑制 PVN 神经元的活性,进而降低血压。相反,Glu 作用于 AMPA 和 NMDA 离子通道受体,是重要的神经兴奋性递质。通过 ATR 1 的激活抑制星形胶质细胞中谷氨酸盐的浓度,增加早期 PVN 神经元细胞外 Glu 的浓度,从而间接激活 PVN 神经元,增强 PVN 神经元的电活动,促进高血压的发生发展。研究表明,NE 能神经元纤维可上行到 PVN 的神经元。发生高血压时,上行神经元活动明显增强,末梢释放的 NE 在 PVN 水平增加,随后外周 NE 水平提高,导致外周 SNS 活动增强。ATⅡ诱导的高血压大鼠 PVN 兴奋性 NT Glu 和 NE 增多和抑制性 NT GABA 水平降低。通过长期静脉输注 ATⅡ发现 PVN 的 Glu 和 NE 水平增加,但 GABA 水平降低;说明 ATⅡ输注导致 PVN 的兴奋性和抑制性 NT 之间的不平衡,并出现血压升高、心率加快。

结合相关研究发现,PVN 部位 PIC、ROS、RAS、NF-κB 及 NT 相互作用,最终导致外周 SNS 活动增强,参与高血压的发生发展。

(王先梅 徐梦云 赵连友)

第七节 炎症反应与高血压

炎症反应与高血压的发病机制有关,其中 PIC 在高血压病程中起重要作用。其中,与高血压密切相关的促炎因子包括 IL-6、TNF-α、CRP、趋化因子等,共同参与高血压的病理生理机制。

一、白细胞介素及肿瘤坏死因子

高血压患者的 IL-1α、IL-2、IL-8、TNF-α、VEGF、干扰素 γ（IFN-γ）和表皮生长因子（EGF）水平均增高，而 IL-10 的水平降低。虽然没有相关证据显示 IL-α 与高血压之间有关联，但它是影响血压的因素之一。IL-1α 浓度相比其他炎症因子，在高血压前期与 II 期高血压的患者中显著增高，表明 IL-1α 可能来源于血管平滑肌且参与高血压初期的发展。TNF-α 激活影响血压。通过缩短 eNOS 的半衰期，可使 TNF-α 表达减少，生物利用度降低，导致内皮功能障碍及血压升高。研究表明外周血单核细胞的 TNF-α 与 VEGF 表达相关。VEGF 能增加血管炎性反应和内皮细胞及血管平滑肌细胞的增殖，提示 VEGF 与炎症标记物有一定的生物学联系。

二、C 反应蛋白

C 反应蛋白（C reactive protein，CRP）属于穿透素蛋白家族的成员，当组织坏死、创伤、感染等病变发生时，CRP 能刺激平滑肌细胞增殖和诱导肝细胞产生大量 CRP，并且调控 TNF-α 和 IL-1β 的表达，产生多种炎症因子。CRP 促进粥样硬化 AT 的活性增加，直接或间接影响动脉壁结构和功能，使血管重塑、硬化、增加外周血管阻力，使血压升高。CRP 还能刺激血管细胞快速合成 ROS，诱发氧化应激反应。在粥样硬化的血管内膜下，泡沫细胞形成并包裹着炎性介质，刺激细胞因子和 CRP 的合成。CRP 本身具有促炎性，可自身合成，还可刺激巨噬细胞和泡沫细胞释放各种炎症因子。

三、趋化因子

趋化因子具有调控白细胞迁移的能力，还能参与血管壁的炎症反应，主要有 CXC、CC、C 和 CX3C，由组织对细菌毒素和炎症因子的应答所产生。趋化因子的主要功能为诱导白细胞迁移到受损的血管壁并使配体与受体在白细胞内结合。在高血压的发病机制中，趋化因子可控制血管壁的炎症反应。在趋化因子的作用下，单核细胞浸润组织并分化为巨噬细胞，且自身分泌的趋化因子及细胞因子加重血管壁的炎性浸润和氧化应激，使得血压的升高；趋化因子还对 NO 活性产生负面影响，加重内皮功能障碍，导致血管收缩和血压升高。高血压还与动脉中单核细胞趋化因子 -1（monocyte chemotactic factor -1，MCP-1）表达增加有关。MCP-1 由氧化应激、细胞因子与生长因子诱导产生，还可在血管、心肌和肾脏的细胞内合成。脑卒中或脑血管意外是高血压最严重的并发症之一，无法控制的高血压可导致大脑损伤及炎症的产生。大脑、神经炎症反过来加剧血压的升高及外周炎症反应。趋化因子 CXCL8（IL-8）可与 CXCR_1 和 CXCR_2 受体相互作用。在自发性高血压的机制中，AT II 诱导平滑肌细胞中 CXCL8 的表达，促进血管内皮细胞的增殖并抑制其凋亡；在动脉粥样硬化早期阶段，CXCL8 驱使白细胞迁移进入血管壁，在调节血压中起到重要的作用。干扰素诱导蛋白 -10（interferon inducible protein，IP-10）可影响血管平滑肌细胞的迁移和内皮细胞层的通透性。趋化因子受体 CXCR_3 在活化 T 细胞的迁移中极为重要，特别是炎性 Th1 型 T 细胞通过分泌 IFN-γ 和 TNF-α 加重炎症反应。

长期低强度的炎症反应使炎症细胞渗入血管壁，损害血管内皮的多糖 - 蛋白质复合物，造成血管内皮的功能紊乱；且有利于巨噬细胞吞噬血浆低密度脂蛋白，形成泡沫细胞；从而使血管平滑肌增殖加快并合成更多的细胞外基质。血管壁的炎症细胞活动增加导致平滑肌细胞凋亡增多。综上所示,炎症促进高血压的发生,其中各种细胞炎性因子在高血压病程中均起作用。

（王先梅　徐梦云　赵连友）

第八节　免疫系统与高血压

免疫系统在各种形式高血压的发展中均有重要作用。激活的天然免疫系统和获得性免疫系统可引起终末器官损伤和功能障碍,最终导致高血压及其并发症。

一、获得性免疫系统

免疫系统特异性抗原引起适应性免疫应答,它在高血压中的作用包括呈递抗原,活化淋巴细胞及抗体的生成。通过 B7(CD80)配体的联合刺激 T 细胞促进抗原的催化,从而激活 T 细胞。有效应的 T 细胞聚集在动脉外膜和肾脏可影响血管内皮功能和血管纤维化,其表型主要有 CD4$^+$ T、CD8$^+$ T 细胞。根据 CD4$^+$T 的活化标志物和产生的细胞因子可将其分为 4 个独立的谱系:Th1、Th2、调节 T 细胞(Treg)和 Th17 细胞系。

（一）CD4$^+$ T 细胞

1. Th1　可分泌 IL-2、IFN-γ 促进细胞内病原体免疫应答。AT Ⅱ 通过 AT$_1$ 和 AT$_2$ 受体发挥作用,这两种物质都存在于 T 细胞表面。输注 AT Ⅱ 可诱导 Th1 细胞介导的特异性免疫,使 INF-γ、IL-4 在脾脏和肾脏的表达增加。随后,大量的研究表明在靶器官的 T 淋巴细胞可促进炎症及高血压的产生。

2. Th2　可产生 IL-4、IL-5、IL-13,促进细胞外病原体的体液应答。

3. Treg　是 T 细胞中的一个亚群,由胸腺产生。在高血压模型中,Treg 的作用间接表明免疫系统参与高血压的发病机制。Treg 可抑制免疫反应和炎症反应,减少血管免疫细胞浸润,改善血管内皮舒张功能,进而调节血压。

4. Th17　可产生 IL-17、IL-21、IL-22、IL-6、TNF-α 和粒细胞 - 巨噬细胞集落刺激因子,促进炎症反应、中性粒细胞聚集和周围组织的清除。在野生型小鼠实验中,AT Ⅱ诱导 T 细胞浸润主动脉,增加血管氧化应激,使内皮功能发生障碍,导致血压升高;并且给小鼠直接输注 IL-17α,同样可以使内皮功能受损,介导高血压;而 IL-17 基因敲除的小鼠模型的情况则恰恰相反。

（二）细胞毒性 T 细胞(cytotoxic T cells,CTL)或 CD8$^+$ T 细胞

循环的促炎性 CD8$^+$ T 细胞可分泌不同的细胞因子,主要是 IFN、TNF、淋巴毒素,从而激活巨噬细胞产生炎症;其机制与 T 细胞炎症、衰老的相关表型(CD28)出现缺失和 CD57 被激活有关。患者表现为循环趋化因子增多。此外,临床和实验发现高血压与 B 细胞产生的 IgG、IgA 或 IgM 抗体升高有关。AT Ⅱ注入可活化 B 细胞产生抗体,B 细胞活化因子受体的遗传缺陷或使用药物清除 B 细胞可防止血压升高和终末器官损伤。

二、天然免疫系统

先天免疫系统作为防御机制、抵御感染或组织损伤的屏障直接导致炎症的产生。先天

免疫应答依赖于识别激活多聚蛋白复合物的分子模式,诱导促炎细胞因子的分泌和细胞死亡。此外,炎症细胞诱导有效的抗原呈递给幼稚 T 细胞,在随后的适应性免疫反应中起关键作用。在高血压的研究中,树突状细胞(dendritic cell,DCs)、巨噬细胞、自然杀伤(natural killer cells ,NK)T 细胞、Toll 样受体(Toll like receptor,TLR)均为先天免疫系统的组成部分。

(一)天然免疫细胞与高血压

1. **DCs**　高血压模型中发现 DCs 升高且渗透入血管壁及肾脏组织中,可产生超氧化物歧化酶和各种细胞因子(IL-1β、IL-6、IL-23);高血压的慢性氧化应激,导致免疫性蛋白的形成并产生 DCs 的积聚,使 T 细胞活化,促进 T 细胞向 CD4$^+$ T、IL-17 分化,导致氧化应激、内皮功能紊乱,血压升高。

2. **巨噬细胞**　在高血压模型中,巨噬细胞浸润主动脉、中动脉,释放炎症介质,通过 NOX2-NADPH 氧化酶产生自由基,改变血管稳态;而给予 CCR2 拮抗剂治疗,彻底扭转了巨噬细胞的大量涌入,显著降低了血压。

3. **NK 细胞**　NK 细胞可迅速释放 IFN-γ、TNF-α、IL-2、IL-4,在高血压相关的炎症反应中发挥重要作用。实验发现单核细胞和 NK 细胞在高血压中可相互激活;AT Ⅱ 诱导的炎症反应及血管功能障碍与主动脉壁 NK 细胞和巨噬细胞的聚集有关。

4. **TLR**　TLR 在高血压引起的炎症反应中起重要作用;TLR 在 T、B 淋巴细胞、抗原呈递细胞、内皮细胞和血管平滑肌细胞中均有表达,可激活巨噬细胞和单核细胞。随后通过呈递抗原激活 T 细胞刺激配体和释放具有趋化或调节功能的介质;同样,TLR 通过激活 NF-κB,活化细胞因子和趋化因子。研究发现成人自发性高血压 TLR4 的表达量增加,而抗 TLR4 抗体可以使 IL-6 水平下降、血管舒张,从而改善血压。

(二)补体系统与高血压

补体系统是一种复杂的天然免疫监视系统,广泛参与机体防御反应及免疫调节,是具有重要生物学作用的效应系统和效应放大系统。补体成分可通过组织和迁徙的免疫细胞产生。免疫细胞及其产生的补体成分和激活同源受体的裂解产物是产生先天免疫与适应性免疫的桥梁。典型的补体激活主要有三个途径:经典途径、甘露糖结合凝集素途径、替代途径,都参与适应性免疫反应和调节血压。补体受体 3 和 4 在补体结合和吞噬中起调节作用;在高血压病理变化中,刺激血管外膜发生迁移与分化,使血管外膜增厚,参与血管结构重塑。C3 可分泌促炎性趋化因子和 INF-γ 应答趋化因子,激活 Th1、细胞毒性 T 细胞和 NK 细胞,促进炎症反应的发生,诱导高血压血管损伤,进一步导致巨噬细胞浸润,加剧血管损伤及重构。

(王先梅　徐梦云　赵连友)

第九节　遗传因素与高血压

高血压是环境因素和遗传因素共同影响的疾病,有明显的家族聚集性,遗传因素对高血压的影响占 20%~55%,多个遗传基因的变异可增加其患病风险。

高血压的遗传因素包括单基因和多基因遗传。单基因遗传符合孟德尔遗传定律,又称孟德尔型高血压;其致病基因主要在肾脏及肾上腺内表达,致病基因的突变导致其特征和性状改变;从而影响水钠代谢。目前发现的致病基因包括 *CYP11B2*、*HSD11βII*、*NR3C2*、

SC-NN1B、*SCNN1G*、*WNK1* 和 *WNK4* 等。表观盐皮质类固醇激素过多综合征(apparent mineralocorticoid excess syndrome,AME)是常染色体的隐性遗传病,以早期中重度高血压为特征症状,由于缺失 HSD11β,使皮质醇失活,导致相同基因发生不同的突变,使患者还原酶功能减弱。Liddle 综合征是常染色体显性遗传病,由于上皮钠通道 *ENaC* 基因编码突变为 β 和 γ 亚基,降低血浆肾素活性,血浆醛固酮浓度、血钾和代谢活性;导致肾集合小管中钠和水的吸收增加,从而发展为高血压。Ⅱ 型假性醛固酮减少症,又称 Gordon 综合征,是常染色体显性遗传病,主要由于在肾脏表达的 WNK1 和 WNK4 基因,其突变影响 Na^+、Cl^- 和 K^+ 的转换与吸收,使血钾等升高,引起严重的容量型高血压。

单个基因位点对个体血压水平影响较小,但多个致病基因位点共同作用,可对血压有显著的影响。近年来国内外研究发现的与收缩压相关基因位点包括 *ATP2B1*、*MTHFR*、*CYP17A1*、*PLEKHA7* 等;与舒张压相关的基因位点包括 *SH2B3*、*ZNF652*、*PRDM8/FRF5*、*IntronCSK* 等;与高血压相关的基因位点包括 *CYP17A1*、*ATP2B1*、*MTHFR*、*PRDM8/FRF5*、*IntronCSK* 等。近年来,通过将全基因组的单核苷酸多态性(SNP)进行基因分型,对高血压相关的基因功能及变异位点进行研究,并发现多个高血压致病基因。遗传基因研究的不断发展,有助于对不同类型高血压发病机制的了解,能更准确地诊断及治疗。

(王先梅　徐梦云　赵连友)

● 参考文献

[1] GRASSI G. Assessment of sympathetic cardiovascular drive in human hypertension: achievements and perspectives[J]. Hypertension, 2009,54(4):690-697.

[2] YANG G H, ZHOU X, JI W J, et al. VEGF-C-mediated cardiac lymphangiogenesis in high salt intake accelerated progression of left ventricular remodeling in spontaneously hypertensive rats[J]. Clin Exp Hypertens, 2017, 39(8):740-747.

[3] KANG Y M, WANG Y, YANG L M, et al. TNF-alpha in hypothalamic paraventricular nucleus contributes to sympathoexcitation in heart failure by modulating AT1 receptor and neurotransmitters[J]. Tohoku J Exp Med, 2010, 222(4):251-263.

[4] GABOR A, LEENEN F H. Mechanisms mediating sodium-induced pressor responses in the PVN of Dahl rats[J]. Am J Physiol Regul Integr Comp Physiol, 2011, 301(5): 1338-1349.

[5] LI H B, LI X, HUO C J, et al. TLR4/MyD88/NF-kappaB signaling and PPAR-gamma within the paraventricular nucleus are involved in the effects of telmisartan in hypertension[J]. Toxicol Appl Pharmacol, 2016,305:93-102.

[6] AZIMI-NEZHAD M, STATHOPOULOU M G, BONNEFOND A, et al. Associations of vascular endothelial growth factor(VEGF)with adhesion and inflammation molecules in a healthy population[J]. Cytokine, 2013,61(2):602-607.

[7] TROTT D W, HARRISON D G. The immune system in hypertension[J]. Adv Physiol Educ, 2014,38(1):20-24.

[8] CHAN C T, MOORE J P, BUDZYN K, et al. Reversal of vascular macrophage accumulation and hypertension by a CCR2 antagonist in deoxycorticosterone/salt-treated mice[J]. Hypertension, 2012,60(5):1207-1212.

[9] LEVY D, EHRET G B, RICE K, et al. Genome-wide association study of blood pressure and hypertension [J]. Nat Genet, 2009, 41(6):677-687.

第五章　原发性高血压

第一节　原发性高血压诊断标准

高血压是以体循环动脉血压升高为主要表现的"心血管综合征",其与心脑血管事件发生密切相关。高血压诊断标准是人为界定的,与时代对疾病的认识和卫生经济水平相关。

目前我国沿用的是 2005 年成人高血压诊断标准,定义高血压为 18 岁以上的成人在未使用降压药物的情况下,非同日 3 次测量血压,收缩压≥140mmHg 和 / 或舒张压≥90mmHg;收缩压≥140mmHg 和舒张压 <90mmHg 为单纯性收缩期高血压;患者既往有高血压史,目前正在使用降压药物,血压虽然低于 140/90mmHg,仍诊断为高血压。

一、循证医学时代的高血压诊断标准

在 20 世纪 50 年代以前,人们将 <220/100mmHg 的高血压称为良性高血压,认为高血压是一种代偿机制,不需要治疗。直到 20 世纪 50 年代,随着人寿保险健康数据的积累,人们逐渐认识到所谓的良性高血压对健康的危害。1957 年著名的 Framingham 心脏队列研究清晰地显示高血压状态与心血管疾病的关联,并首次定义高血压为血压≥160/95mmHg,把高血压带进了数值时代。在之后半个世纪的发展中,高血压诊断标准不断变迁。

（一）1978 年世界卫生组织推荐的高血压诊断标准

1978 年世界卫生组织高血压专家委员会确定的高血压诊断标准作为第一个全球性标准逐渐为各国采用（表 5-1-1）。

表 5-1-1　1978 年世界卫生组织高血压专家委员会确定的高血压诊断标准

单位:mmHg

分类	收缩压	舒张压
确诊高血压	≥160	和 / 或≥95
临界高血压	141~159	和 / 或 91~94
正常高血压	≤140	≤90

（二）1982 年的成人轻度高血压标准

1982 年 9 月在瑞士的世界卫生组织及国际高血压学会讨论通过成人轻度高血压标准为舒张压 90~105mmHg,并提出治疗准则,强调关注舒张压对心血管疾病的风险。

（三）1993 年美国高血压联合会第五次报告（JNC5）

1993 年的 JNC5 具有重要进展,更加重视收缩压,并初步重视高血压患者的其他危险因素。其定义的高血压诊断标准见表 5-1-2。

表 5-1-2 1993 年美国高血压联合会第五次报告高血压诊断标准

单位:mmHg

分类	收缩压	舒张压
正常血压	<130	<85
正常高值血压	130~139	85~89
Ⅰ期(轻度)	140~159	90~99
Ⅱ期(中度)	160~179	100~109
Ⅲ期(重度)	180~209	110~119
Ⅳ期(极重度)	≥210	≥120

(四)1997 年的 JNC6 和 1999 年的 WHO/ISH 标准

1997 年 11 月的 JNC6 推出新的诊断标准并明确提出影响预后的危险因素(表 5-1-3)和高血压的危险分层,指出高血压患者的远期心血管风险不仅由血压的高度,也受其他主要心血管疾病危险因素、靶器官损害和临床心血管事件决定,分低、中、高风险组(表 5-1-4)。1999 年 2 月 WHO/ISH 采纳了该标准并在全球推广,我国于 1999 年制定了《中国高血压防治指南》。上述标准的基本框架沿用至今。

表 5-1-3 影响高血压患者心血管事件风险的因素

主要心血管疾病危险因素	靶器官损害或临床心血管事件
吸烟	心脏病
高脂血症	左心室肥厚
糖尿病	心绞痛或既往心肌梗死史
年龄≥60 岁	既往冠状动脉血管重建史
性别(男性或绝经后女性)	心力衰竭
早发心血管事件家庭史(女性≤65 岁,男性≤55 岁)	脑卒中或短暂性脑缺血发作
	肾脏病
	外周动脉疾病史
	视网膜病变史

表 5-1-4 高血压患者远期心血管事件风险

组别	患者特征
低风险组	指正常高限血压和 1、2、3 级高血压患者,不合并其他危险因素、靶器官损害、心血管疾病事件史
中风险组	指高血压患者合并 1 个以上非糖尿病危险因素,但不合并靶器官损害、心血管疾病事件史
高风险组	指高血压患者合并靶器官损害、心血管疾病事件史,合并/不合并其他危险因素

（五）2017 年美国 AHA/ACC 高血压诊断标准

2017 年美国 AHA/ACC 高血压指南重新定义了高血压,将高血压诊断标准下降到 ≥130/80mmHg。在全球引起争议,支持者认为高血压诊断标准和治疗目标的下移有助于心血管疾病防线前行,体现了更积极的防控态度;反对者认为过低的高血压诊断标准将使高血压患者大幅增加,并不契合世界绝大多数地区的卫生经济条件和高血压防控能力,而且过低的诊断和治疗标准也可能导致过度降压反而出现安全性问题。后续出台的 2018 年 ESC/ESH 高血压指南和《中国高血压防治指南 2018 年修订版》均未采用 130/80mmHg,而是坚持 140/90mmHg 诊断标准。

（六）我国的高血压诊断标准

我国的高血压诊断标准曾于 1959 年、1964 年及 1974 年先后进行了三次修订,这三次拟定的高血压诊断标准均与人的年龄相关,即收缩压大于(年龄 +100)mmHg 时或舒张压大于 90mmHg 时可诊断为高血压。1978 年世界卫生组织推荐的高血压诊断标准作为全球性标准逐渐为各国采用,我国于 1979 年在郑州心血管疾病防治工作座谈会后对高血压诊断标准进行了第四次修订,决定采用世界卫生组织推荐的标准,但我国规定临界高血压仍属高血压范畴。我国于 1999 年制定了第一部《中国高血压防治指南》,参考了 1997 年的 JNC6 和 1999 年的 WHO/ISH 高血压诊断标准(表 5-1-5)。这是我国第一部高血压治疗指南,标志着我国高血压防治进入了新的阶段。

表 5-1-5　1999 年《中国高血压防治指南》高血压诊断标准

单位:mmHg

分类	收缩压	舒张压
理想血压	<120	<80
正常血压	<130	<85
正常血压高值	130~139	85~89
高血压 1 级	140~159	90~99
高血压 2 级	160~179	100~109
高血压 3 级	≥180	≥110
临界高血压	140~149	90~94
临界收缩期高血压	140~149	<90

二、不同血压测量方法诊断成人高血压的标准及优劣

目前最常用的间接测量血压的方法包括诊室血压、动态血压监测(ambulatory blood pressure monitoring,ABPM)和家庭血压监测(home blood pressure monitoring,HBPM)3 种。诊室血压监测是目前高血压诊断和疗效评价的基础,前述高血压的诊断标准均是基于诊室血压进行定义。

（一）诊室血压

1. 诊断标准　目前诊室血压是各国高血压指南推荐用于诊断高血压的基本方法,其诊

断标准为 18 岁以上的成人在未服用降压药的情况,诊室收缩压和 / 或舒张压≥140/90mmHg 即为高血压。高血压分级标准目前我国沿用《中国高血压防治指南 2005 年修订版》的诊断标准。

2. 诊室测量基本方法

(1)选择符合计量标准的汞柱血压计,或者经过权威机构(BHS 和 AAMI、ESH)验证的电子血压计。

(2)使用大小合适的气囊袖带,气囊至少应包裹 80% 上臂。大多数成年人的臂围 25~35cm,可使用气囊长 22~26cm、宽 12cm 规格的袖带(目前国内商品汞柱血压计气囊的规格:长 22cm,宽 12cm)。肥胖者或臂围大者应使用大规格气囊袖带;儿童或臂围过小的成年人应使用小规格气囊袖带。

(3)测血压前,受试者应坐位安静休息至少 5 分钟,30 分钟内禁止吸烟或饮咖啡,排尿。

(4)受试者取坐位,最好坐靠背椅,裸露上臂,上臂与心脏处在同一水平,特殊情况下可以取卧位或站立位。首次就诊时应测量左、右上臂血压,以后通常测量较高读数一侧的上臂血压。健康人两上肢的血压可不相等,左右两侧血压相差 10~20mmHg,一般是右侧高,左侧低。

(5)首次就诊也需要测量双侧下肢血压,一般说来,下肢血压略高于上肢血压 20~40mmHg,至少不低于上肢血压。老年人、糖尿病患者及出现直立性低血压情况者,应加测立位血压。立位血压应在卧位改为立位后 1 分钟、3 分钟和 5 分钟时测量。一般认为由卧位到站立时收缩压下降 20mmHg 和 / 或舒张压下降 10mmHg,可出现低血压症状,为直立性低血压,也可出现直立性高血压,各研究机构定义不一。

(6)将袖带紧贴缚在被测者的上臂,袖带的下缘应在肘弯上 2~3cm 处。将听诊器探头置于肱动脉搏动处。

(7)使用汞柱血压计测压时,快速充气,使气囊内压力达到桡动脉搏动消失后,再升高 30mmHg,然后以恒定的速率(2~6mmHg/s)缓慢放气。心率缓慢者,放气速率应更慢些。获得舒张压读数后,快速放气至零。

(8)在放气过程中仔细听取柯氏音,观察柯氏音第Ⅰ时相(第一音)和第Ⅴ时相(消失音)汞柱凸面的垂直高度。收缩压读数取柯氏音第Ⅰ时相,舒张压读数取柯氏音第Ⅴ时相。<12 岁以下儿童、妊娠妇女、严重贫血、甲状腺功能亢进、主动脉瓣关闭不全及柯氏音不消失者,可以柯氏音第Ⅳ时相(变音)为舒张压。

(9)在临床使用时以毫米汞柱(mmHg)为单位,在我国正式出版物中注明毫米汞柱与千帕斯卡(kPa)的换算关系,1mmHg=0.133kPa。

(10)应相隔 1~2 分钟重复测量,取 2 次读数的平均值记录。如果收缩压或舒张压的 2 次读数相差 5mmHg 以上,应再次测量,取 3 次读数的平均值记录。

(11)使用汞柱血压计测压读取血压数值时,末位数值只能为 0、2、4、6、8,不能出现 1、3、5、7、9,并应注意避免末位数偏倚。

3. 诊室血压的优点 诊室血压是医护人员在诊室按统一规范进行测量而得的,与动态血压监测相比更容易完成,与家庭血压监测相比更容易控制质量;在临床实践和各种大型药物临床试验对血压状态评价和降压疗效评价均是基于诊室血压。诊室血压是目前评估血压水平的主要方法。

4. 诊室血压的缺点　诊室血压也称偶测血压,其结果不可避免地具有偶然性,不能完全代表全天和更长时间的血压状态,不能检出白大衣高血压和隐匿性高血压。

(二)动态血压监测

1. 诊断标准　目前欧美的相关指南和我国 2015 年通过的《动态血压监测临床应用中国专家共识》界定的诊断标准为 24 小时平均血压≥130/80mmHg,白天≥135/85mmHg 或夜间≥120/70mmHg。

2. 动态血压监测具体使用方法

(1)使用经 BHS、AAMI 和 / 或 ESH 方案验证的动态血压监测仪,并每年至少 1 次与汞柱血压计进行读数校准,采用 Y 形或 T 形管与袖带连通,两者的血压平均读数应 <5mmHg。

(2)测压间隔时间可选择 15、20 或 30 分钟。通常夜间测压间隔时间可适当延长至 30 分钟。血压读数应达到应测次数的 70% 以上,最好每个小时有至少 1 个血压读数。

(3)目前动态血压监测的常用指标是 24 小时、白天(清醒活动)和夜间(睡眠)的平均收缩压与舒张压水平,夜间血压下降百分率及清晨时段血压的升高幅度(晨峰)。24 小时、白天与夜间血压的平均值反映不同时段血压的总体水平,是目前采用 24 小时动态血压诊断高血压的主要依据,诊断标准包括:24 小时≥130/80mmHg,白天≥135/85mmHg,夜间≥120/70mmHg。

(4)动态血压监测结果的 24 小时趋势图可进一步分为深勺形、勺形、非勺形和反勺形,具体的划分标准是深勺形:夜间血压下降幅度超过白天血压的 20%;勺形:夜间血压下降幅度超过 10%,但未超过 20%;非勺形:夜间血压下降小于 10%;反勺形:夜间血压无任何下降,反而上升。

(5)血压晨峰现象是动态血压另一重要的监测指标。《中国高血压防治指南 2010 年修订版》的标准是,起床后 2 小时内的收缩压平均值—夜间睡眠时的收缩压最低值(包括最低值在内 1 小时的平均值)≥35mmHg 为晨峰血压增高。

3. 动态血压监测诊断高血压的优点　健康个体和多数高血压患者的血压呈现白昼高、夜间低的规律性变化。动态血压监测不仅可以全面反映不同时间段、不同状态下的血压水平与血压波动特点,还在早期诊断高血压、鉴别白大衣高血压和隐匿性高血压、评估降压药物效果及在特殊人群高血压的诊治中具有重要作用。我国 2015 年通过的《动态血压监测临床应用中国专家共识》也强调动态血压监测在高血压诊断和预后评价中的价值。

(1)识别白大衣高血压:白大衣高血压是指持续诊室血压升高,但是动态血压正常,其发生率约为 15%,占确诊高血压患者的三分之一以上,常见于女性、老人和轻度高血压患者。白大衣高血压诊断标准为未经治疗诊室血压 >140/90mmHg,24 小时动态血压均值 <130/80mmHg,清醒动态血压均值 <135/85mmHg,睡眠时动态血压 <120/70mmHg 或家庭自测血压 <135/85mmHg。仅依据诊室血压患者可能接受过度降压治疗。

(2)识别隐匿性高血压:隐匿性高血压是指诊室血压正常,但是动态血压或家庭血压升高,其发生率约 15%。隐匿性高血压诊断标准为未经治疗患者诊室血压 <140/90mmHg,24 小时动态血压均值 >130/80mmHg,清醒时动态血压 >135/85mmHg,睡眠时动态血压均值 >120/70mmHg 或家庭自测血压 >135/85mmHg;研究证实隐匿性高血压与左心室质量、颈动脉中层厚度和动脉硬化相关,是心血管疾病发生率和死亡率的独立和强预测因子。

4. 动态血压监测的缺点　动态血压监测目前已广泛应用于临床,新的指南中明显强调了它在高血压诊断中的地位,但是动态血压监测还存在一些局限性。技术上动态血压监测仍是间断性测压而不是连续性测压,无法做到完全动态,也无法获得短时血压波动信息;且动态血压监测诊断标准尚无法统一;另外,在测量过程中挤压上臂可能擦伤皮肤、干扰睡眠会引起患者不适,降低依从性。

（三）家庭血压监测

1. 诊断标准　现有各国家庭血压监测指南所建议的家庭血压正常值或高血压诊断标准并不完全一致。多数建议家庭血压≥135/85mmHg 时可以确诊高血压。ESH 建议的正常值为 130/80mmHg,而日本高血压学会建议的正常值为 125/80mmHg 为正常。我国家庭血压监测专家共识建议家庭血压≥135/85mmHg 时可以确诊高血压,<130/80mmHg 时为正常血压。

2. 家庭血压测量的方法

（1）频率（次数）与时间（天数）:目前欧洲高血压学会家庭血压监测指南建议,应在就诊前连续测量至少 3 天,最好 7 天,每日早、晚各测量血压 2 次,间隔 1~2 分钟。美国心脏协会家庭血压监测指南建议,应连续测量 7 天,每日早、晚各测量血压 2~3 次,间隔 1 分钟。我国于 2012 年推出的《家庭血压监测专家共识》建议每日早（起床后）、晚（上床睡觉前）各测量 2~3 次,间隔 1 分钟。初诊患者,治疗早期或虽经治疗但血压尚未达标或不稳定患者,应在就诊前连续测量 5~7 天;血压控制良好时,每周测量 1 天。

（2）家庭血压监测条件:如果采用上臂式血压计进行家庭血压监测,测量血压的一般条件和在诊室测量血压时大致相似。

（3）选择大小合适的袖带与气囊:应在采购血压计时要求销售者提供与血压计主要使用者匹配的大小合适的袖带。

（4）记录所测量的血压数值:测量完成后,应将测量结果完整地记录在笔记本上,以备需要时使用。记录内容应包括,测量血压者姓名,测量日期与时间,收缩压、舒张压与脉搏,如果血压计提供了平均压或脉压,也应记录。

（5）选择合适的血压计:目前主要推荐上臂式全自动电子血压计,其准确性和重复性较好,临床研究证据较多,测量方法易于掌握,是家庭血压测量的优先推荐。需要对家庭血压计进行定期校准,每年至少 1 次。

3. 家庭血压监测的优点

（1）家庭血压监测通常由被测量者自我完成,也可由家庭成员等协助完成,可以更准确、更全面地反映一个人日常生活状态下的血压水平。

（2）家庭血压监测也可以有效鉴别出白大衣高血压和隐匿性高血压。当诊室血压≥140/90mmHg 而家庭血压 <130/80mmHg 时,可诊断为白大衣高血压;而当诊室血压<140/90mmHg 而家庭血压≥135/85mmHg 时,可诊断为隐匿性高血压;当诊室血压≥140/90mmHg 而家庭血压在 130~134/80~84mmHg 范围内时,则应进行动态血压监测,以进一步明确诊断。

（3）其他:家庭血压监测可以监测较长时间的血压,测量不同时间的血压变异情况;可以提高患者管理血压的积极性,及时发现血压升高。

4. 家庭血压监测的缺点　家庭血压监测的主要缺点是不能确保测量获得的血压准确性。

部分患者测量血压后记录不准确、不完整,也会影响家庭血压监测的价值。另外,在部分患者中,自行测量血压导致焦虑,反复、过多地测量血压,影响生活质量,甚至导致发作性高血压。

(四)中心动脉压

中心动脉压是指升主动脉根部血管所承受的侧压力。一些大型研究,如 ASCOT-CAFE 研究强调中心动脉压具有独立的心血管疾病及相关并发症的预测价值。其测量方法包括直接测量方法和无创间接测量方法,因临床使用便捷性,主要选用无创方法。近年大量的临床研究关注中心动脉压与高血压靶器官损害和临床事件的关系,但尚无基于中心动脉压的高血压诊断标准。

(孙跃民)

第二节　原发性高血压分类及特点

原发性高血压可以从不同的角度分类。根据病理及病程进展特点分为良性与恶性高血压;根据发病机制可以分为盐敏感性与盐抵抗性高血压,低肾素、正常肾素与高肾素型高血压,高交感活性高血压、肥胖型高血压;根据血压升高特点分为单纯收缩期高血压、单纯舒张期高血压或两期型高血压;根据血压昼夜节律性分为单纯日间高血压和单纯夜间高血压。原发性高血压的异质性较明显,不同类型高血压其发病机制、病理生理、临床表现,对各类降压的反应性等都存在一定的差异。各类型高血压间存在交互的内在联系及影响,并不能截然分开。

一、良性与恶性高血压

这种分类的提出,要追溯到 20 世纪 30 年代或更早。长期以来,以良性高血压占绝大多数,而仅有 1%~5% 的原发性高血压发展为恶性高血压。良性高血压与恶性高血压,在病因、发病机制、临床特点、预后等方面虽有较大差别,但实际上,二者有时是高血压病程中的两个不同阶段,故均需予以高度重视。

(一)良性高血压

良性高血压(benign hypertension),又称缓进型高血压,是原发性高血压中最常见的一种类型,占 95% 以上。

良性高血压最重要的病理改变是小动脉病变。早期全身细小动脉痉挛,内膜逐渐缺血、缺氧,出现玻璃样变;中层因平滑肌细胞增殖肥大,管壁重塑、纤维化,最终致使管腔狭窄。在肾脏,其特征性的改变是良性肾小动脉硬化,主要小叶间动脉和入球小动脉发生玻璃样变;眼底视网膜动脉亦有相应的病变。

良性高血压的临床特点常为起病隐匿,进展缓慢。可中青年时起病,常有高血压家族史;症状可无或较轻,早期血压间断性或轻至中度升高,易受情绪、环境因素影响而波动;此后,血压可能持续逐年升高。血管病变的发生与发展及心血管疾病的预后,取决于高血压的水平与持续的时间、治疗的效果,同时还受年龄、并发症等诸多因素的影响。

良性高血压早期一般对治疗反应较好,坚持长期血压达标及危险因素综合控制,其大多数患者预后良好;但若早期不治疗或治疗不当,一旦引起血管病变,甚至发生心、脑、肾损害,则治疗难度加大;后期或引起靶器官损害至功能障碍,或进展成恶性高血压,则预后不良。

因此,良性高血压转归并非都"良性",故而不能忽视其血压控制及综合治疗的重要性,良性高血压的早期有效治疗,也会降低发生恶性高血压及心脑血管事件的风险。

(二)恶性高血压

恶性高血压(malignant hypertension)有 1%~5% 可以由良性高血压发展而来,亦可直接由急进性或恶性高血压起病。急进性高血压(accelerated hypertension)与恶性高血压被认为是重型高血压发展病程中的两个不同阶段。恶性高血压临床诊断标准必须包括:①血压重度升高,一般舒张压超过 120mmHg;②全身细小动脉病变,包括眼底、中枢神经、心、肾等,而以肾脏损害为主;③高血压视网膜病变,有Ⅳ级眼底病变(视神经乳头水肿)诊断恶性高血压,而有Ⅲ级眼底病变则诊断急进性高血压,但如果不积极治疗,病情急剧恶化,可迅速转为恶性高血压。

恶性高血压主要的病理改变:小动脉管壁损伤,短期内出现小动脉内膜增生、纤维素样坏死,甚至血栓形成,中膜平滑肌细胞增殖、胶原沉积、管壁变厚,局部血管痉挛或扩张,最终导致不可逆性的管腔狭窄,引起靶器官缺血,进一步加速高血压的发展。上述变化以肾脏细小动脉最明显,入球小动脉的纤维素样坏死和小叶间动脉的增生性内膜炎,是恶性高血压特征性病理改变,因此,认为引起恶性高血压有两个重要因素,一是血管毒性作用,二是血管痉挛。如治疗不当短期内即可进展至尿毒症,并伴随交感神经系统激活,形成恶性循环。

急进性、恶性高血压在临床上并非少见,一般占高血压患者的2%。多见于中青年人,其临床表现为发病急骤,可有良性高血压病史,在某些诱因下,如血压水平高,不采取药物治疗或中断治疗、劳累、睡眠不足、长期心理负担,甚至较低的社会地位,都可增加发生恶性高血压的风险。这些因素往往使血压骤然升高,促发一系列急性小血管病变。

与良性高血压不同,恶性高血压常伴有一些临床表现,其症状与体征与血压重度升高,急性、进行性的血管损伤及重要脏器功能障碍有关。患者常表现为血压急骤升高,血压持续在 200/130mmHg 以上。病情进展快,常伴有剧烈头痛,恶心、呕吐;视物模糊或下降、眼底出血、渗出或视神经乳头水肿,而眼底视网膜病变是恶性高血压必备的诊断标准;视神经乳头水肿是鉴别急进性与恶性高血压的标志。患者还常有持续性蛋白尿、血尿或管型尿,肾功能急剧减退,肾功能不全,甚至进展为尿毒症;累及心脑重要器官,可在短期内出现急性左侧心力衰竭、高血压脑病。

恶性高血压属于高血压急症,也常为难治性高血压。当血压重度升高,可以考虑静脉抗高血压药物治疗,力争在 1~2 小时内将舒张压降到治疗前的 15%~25%,在数小时或数天内将血压降到正常水平(<140/90mmHg)。但治疗过程中,要避免过快、过度降压,不加重靶器官的缺血程度。恶性高血压治疗中的抗高血压的药物选择,需根据病情个体化选择,其原则基本上与难治性高血压的治疗相近。

(陈 歆 初少莉)

二、低肾素、正常肾素与高肾素型高血压

(一)肾素分型概述

肾素 - 血管紧张素 - 醛固酮系统(RAAS)在血压调节中起重要作用,其主要组分包括肾素、血管紧张素、醛固酮。肾素主要由肾小球旁细胞分泌,能将肝脏产生的血管紧张素原水解为血管紧张素Ⅰ(AngⅠ);后者又在血管紧张素转换酶(ACE)的作用下转化为血管紧

张素Ⅱ（AngⅡ）。AngⅡ是参与血压调节的重要生物学效应分子,与血管紧张素Ⅱ型受体结合,作用小动脉血管床,使血管收缩,外周阻力增加;还直接作用肾近曲小管促进钠的重吸收;同时,刺激肾上腺皮质球状带分泌醛固酮,在肾远曲小管和集合管保钠排钾,引起水钠潴留。由此可见,RAAS对机体容量负荷、电解质平衡和血压的调节起重要作用。

原发性高血压根据血浆肾素活性(PRA)分型并无明确、公认的诊断标准,可参考Alderman MH 提出分型界值,即低肾素型 PRA<0.75ng/(ml·h),正常肾素型 PRA 0.75~4.49ng/(ml·h),高肾素型 PRA≥4.50ng/(ml·h)。在原发性高血压中,按绝对值分型,低肾素型约占30%、正常肾素型占50%、高血压肾素型占10%~20%。

肾素水平的影响因素多,且调节方式复杂。肾素的分泌具有周期性生理变化,月经周期、日间的不同时间,肾素水平都有所改变;还受年龄、种族、体位、钠盐的摄入量、肾功能及服用降压药物等诸多因素的影响。同一状态下,清晨 2~8 时肾素分泌最高,下午 12~18 时分泌量达低限。PRA 随年龄增长而降低,老年人可因 PRA 生理性降低,而常表现为低肾素型高血压;育龄期女性,在黄体期,由于具有利钠效应的孕酮升高,PRA 升高;而女性排卵期,PRA 最低;妊娠过程中,血浆肾素浓度升高,分娩后降至正常。黑种人 PRA 较白种人低;卧位 PRA 仅为立位时的 50%,立位后下肢的血流量增加,而肾血流量相对减少刺激球旁细胞分泌肾素增加;同时立位可刺激肾脏交感神经兴奋促进肾素,血管紧张素Ⅱ,醛固酮分泌增加。我国北方人群高盐摄入偏多,高容量负荷,易合并低肾素;各种原因引起的缺血性肾病,促进肾素分泌增加;而当肾功能严重受损(如尿毒症),因水钠潴留,PRA 可能受抑。

在高血压人群中检测肾素,具有重要意义。首先,筛查继发性高血压,常需要检测肾素水平,如原发性醛固酮增多症与继发性醛固酮增多症鉴别,前者为低肾素性,主要病变在肾上腺;而后者为高肾素性,主要病变在肾脏或肾血管,如肾球旁细胞瘤(肾素瘤)或肾动脉狭窄所致的缺血性肾病。其次,在原发性高血压中测定肾素的重要动因及价值是根据肾素水平分型,确定高血压患者可能对某些降压药物的敏感,以实现精准医疗。再者,不同肾素水平患者,靶器官损害的易感性及其发生心血病预后的风险不同。有报道年轻黑种人常为高肾素型原发性高血压,血压水平高,难以控制;低肾素型较高肾素型高血压患者的肾功能相对好;而高肾素型高血压患者心脏病发作及脑卒中事件增加。Laragh 等将高血压发病机制分为容量(volume,V)和肾素(renin,R)调节两种类型,据此也将降压药物分为抗 V 型和抗 R 型药两类(表 5-2-1)。前者是促进尿钠排泄,改善容量负荷为主要作用机制的药物,包括噻嗪类利尿剂和钙通道阻滞剂(CCB);后者抑制 RAAS 的药物,包括血管紧张素转换酶抑制剂(ACEI)、血管紧张素Ⅱ受体阻滞剂(ARB)、β受体拮抗剂。

表 5-2-1　抗 V 型和抗 R 型药

抗 V 型药	抗 R 型药
盐皮质激素受体拮抗剂	中枢 α_2 受体拮抗剂
噻嗪类利尿剂	β受体拮抗剂
襻利尿剂	肾素抑制剂
钙通道阻滞剂	血管紧张素Ⅱ受体阻滞剂(ARB)
	血管紧张素转换酶抑制剂(ACEI)

低肾素型高血压患者应用抗 V 型药效果较好,对于 ACEI 单药治疗通常反应较差;而高肾素型高血压患者应用抗 R 型药效果较好,因此首选 ARB、ACEI 类降压药。对于正常肾素高血压表示在容量、血管收缩方面介于两者之间,治疗上两大类药均可个体化应用,对于不同肾素水平的高血压,在选择敏感性药物同时,血压不达标时,仍需联合其他类降压药。

尽管依据肾素分型选择抗高血压药物具有一定的合理性,但亦有争议,且缺少循证依据。对于新发高血压患者,应排查继发性高血压,初步评价高血压发病机制、确定靶器官损害及相关的危险因素。当服降压药治疗前,测定肾素水平及 24 小时尿钠,可能有助于更有效地降压,这在肾素极端人群中,预测价值更高,可谓精准医疗。

(二)低肾素型高血压

低肾素型高血压,即原发性高血压,其血浆肾素活性低于 0.75ng/(ml·h)。我国目前尚无大样本量的人群高血压患者肾素水平的流行病资料,但国外有报道,低肾素型高血压总体上占高血压患者的 20%~30%,在顽固性高血压中较为常见,占 60%~70%,属于盐敏感性高血压、容量依赖性高血压。

低肾素型高血压的病理生理学特点较为复杂,因此,重要的问题仍是低肾素型原发性高血压与多种伴有低肾素的继发性高血压的鉴别。低肾素型高血压又可根据醛固酮水平分为低肾素 / 高醛固酮高血压、低肾素 / 低醛固酮高血压。

低肾素 / 高醛固酮高血压主要见于继发性高血压。原发性醛固酮增多症最常见,也包括家族性高醛固酮血症 1 型或 2 型(FH-Ⅰ,FH-Ⅱ),前者为常染色体显性遗传疾病,醛固酮水平受 ACTH 调节,被地塞米松所抑制。原发性醛固酮增多症是肾上腺皮质球状带异常地、自主性分泌高醛固酮,导致水钠潴留。假性醛固酮减少Ⅱ型,又称 Gordon 综合征,为罕见的常染色体显性遗传病,其 *WNK4* 基因 7 号外显子存在一个杂合点突变,导致肾小管对离通道抑制调节功能异常,致使对钠、氯重吸收增加,钾的分泌减少;水钠潴留使肾素受抑,因此,临床表现为高血压、高氯血症、高钾血症、代谢性酸中毒,低肾素,而醛固酮正常或偏高。

低肾素 / 低醛固酮高血压主要见于低肾素型原发性高血压。首先,年龄是影响肾素水平的一个因素。随着年龄增长,肾素分泌减少,因此,老年高血压患者多表现为低肾素型;加之老年人肾脏排钠功能减退,水钠潴留,肾素活性受抑,进而醛固酮分泌也减少。肾素另一常见的影响因素是过量钠盐的摄入。高钠、低钾是我国居民的饮食习惯,因而也是高血压发病的重要危险因素之一,长期高盐饮食,肾素受抑,醛固酮不高,因此,低肾素型高血压亦属于盐敏感性高血压。低肾素 / 低醛固酮高血压除可见于原发性高血压外,还可以见于继发性高血压,包括 Liddle 综合征、先天性肾上腺皮质增生症(如 11-β 羟化酶缺陷症)、表观盐皮质激素过多综合征,这几种继发性高血压均为单基因遗传性高血压,其他醛固酮以外盐皮质激素过多引起的高血压,也表现为肾素受抑、醛固酮不高。

低肾素型原发性高血压的临床特点:起病比较温和,进展相对缓慢,因此病程较长;多见于老年人高血压、盐敏感性高血压,尤其是高钠、低钾膳食习惯者;有色人种,如黑种人以低肾素型高血压多见;血压水平、左心室肥厚均与高肾素型高血压无明显差异,但心脏病发作、脑血管病发生风险及血管受损害程度可能少于高肾素型高血压。

低肾素型高血压的临床治疗要点:一般讲,低肾素型高血压往往伴有高容量,常见于老年患者,盐摄入偏高的盐敏感性高血压患者,因此优先选用 V 型药物,如利尿剂与钙通道阻滞剂。若血压未达标,再联合 R 型药如 ACEI/ARB、β 受体拮抗剂。对于低肾素型高血压患者,采用 ACEI 与 β 受体拮抗剂的联合方案,降压效果差,且进一步削弱 ACEI(或 ARB)的降压效果,故不推荐。对于 PRA 患者,研究认为这种相对低肾素水平,醛固酮不适当地增高,在除外继发性高血压后,仍考虑要选用 R 型降压药或醛固酮受体拮抗剂。

（三）高肾素型高血压

依据 PRA 的绝对值分型的标准,PRA>4.5ng/(ml·h)为高肾素型高血压。据国外文献报道,高肾素型高血压在原发性高血压中占 10%~20%。

高肾素型高血压的病理生理学特点:高肾素型高血压属于肾素依赖性血管收缩型、钠-容量非依赖性高血压。高肾素型原发性高血压发病机制为血浆肾素活性增高,使血管紧张素Ⅱ形成增加,一方面,使全身血管收缩,尤其是小动脉收缩,增加外周阻力;另一方面,血管紧张素Ⅱ刺激肾上腺皮质球状带分泌醛固酮,后者促进肾远曲小管对钠的重吸收,水钠潴留,引起容量型高血压。中青年高血压患者以高 PRA 为多见,由于高血压及管紧张素Ⅱ的直接与间接作用血管,尤其是管紧张素Ⅱ具有血管"毒性"作用,因此易造成全身血管的损伤。高肾素型高血压引起的肾脏损害主要表现为肾小动脉硬化,可分为"良性"和"恶性"血管硬化,"良性"血管硬化主要表现为肾小球玻璃样变、前小动脉硬化,最终导致肾小管、肾小球的病理变化,临床以缺血性肾病为主。"恶性"血管硬化主要表现为肾小动脉纤维素样坏死或小血管管腔狭窄及闭塞,导致肾脏灌注量明显减少,诱发肾素大量分泌,并伴有醛固酮增高。高肾素型高血压除可引起肾脏损害外,亦通过类似的血管损害,导致心脏、脑血管的病变。因高肾素型高血压以血管收缩性高血压为主,故与低肾素型高血压比较,具有较明显的血液浓缩(血细胞比容、血红蛋白、总蛋白水平偏高)、器官灌注不良等的表现。

诊断高肾素型高血压前应首先排除继发性高血压。其最常见的继发性高血压有肾血管性、肾实质性高血压。肾血管型高血压以动脉粥样硬化(90%)、大动脉炎(<10%),纤维肌性结构不良(<10%)为常见。肾实质性高血压最常见的原发病是急慢性肾小球肾炎。其他少见的继发性高血压如球旁细胞瘤(肾素瘤)属肾脏良性肿瘤,释放大量肾素,引起严重的、以动脉收缩为主的高血压。

高肾素型高血压临床特点:高肾素型高血压的发病人群相对年轻,以中青年高血压患者常见;以血管收缩性高血压为主,一般表现为血压水平较高,较难控制;常伴有肾脏损害、蛋白尿或肾功能受损。高肾素作为心血管危险因素,明显提高 Framingham 评分预测效能;同样,高肾素型高血压较低肾素型高血压,其心肌梗死发生的风险增加。

高肾素型高血压治疗特点:首选 R 型降压药,根据目前各权威高血压防治指南的推荐力度,在 R 型降压药中,以首选 ACEI 或 ARB 更合理。但当伴有交感兴奋或伴有缺血性心脏病、快速性心律失常时,应选用或加用 β 受体拮抗剂。在使用 R 型降压药的基础上,可联合 V 型降压药(利尿剂、钙通道阻滞剂)。利尿剂作为基础用药,适用所有无禁忌证的高血压患者,并且可通过机制互补使血压更快达标。CCB 通过拮抗钙通道,降低细胞内钙离子浓度,而发挥扩血管作用,因此适用于各类型高血压。而且 V 型降压药均具有反射性引起交感兴奋、轻度激活 RAS 的作用,与 R 型降压药作用机制互补,后者主要通过阻断 RAS,轻度抑制交感神经的作用,可同时扩张动脉与静脉。因此 CCB 与 ACEI(或 ARB)合用具有协同的降压作用,副作用相互抵消。

（四）正常肾素型高血压

正常肾素型高血压一般是指有高血压现象,但血肾素水平正常,可能是交感神经、

RAAS、容量因素均参与高血压的发生,使肾素水平维持在正常范围内。当高盐饮食(盐敏感)时,RAAS 系统本应受抑,但仍在正常水平,提示 PRA 仍相对激活,故提示 RAAS 仍参与发病机制,须积极联合 V 型 +R 型降压药。在临床实践中,高血压伴糖尿病、冠心病、肾病等高危患者常同时也常有容量和 RAAS 激活因素,故 V 型联合 R 型药物仍为最佳治疗方案。

综上所述,高肾素型原发性高血压属于肾素依赖性、钠 - 容量非依赖性高血压,血管收缩程度较低肾素者高;中青年高血压多见;高肾素型高血压时,血管损伤的程度相对较重;肾脏功能受损、心脏病发作等心血管疾病风险增高,治疗上应首选 R 型降压药(ACEI/ABR 或 β 受体拮抗剂),对于血压不达标、难治性高血压应积极采用 R 型 +V 型降压药联合治疗。

(左君丽　初少莉)

三、盐敏感性高血压

(一)盐敏感性高血压概念

1960 年 Dahl 用含不同盐浓度食物饲养大鼠,建立了遗传性盐敏感性高血压大鼠动物模型;20 世纪 70 年代末,Kawasaki 和 Luft 先后依据高血压患者和血压正常个体对高盐摄入的血压反应提出了血压的盐敏感性概念。与血压的盐敏感性相关联的高血压称为盐敏感性高血压。

盐敏感具有种族差异,50% 的中国盐敏感性高血压者和 74% 的黑种人盐敏感性高血压者有遗传因素参与,高于其他种族。黑种人、绝经期女性、老年人更容易发生盐敏感性高血压和心血管疾病。

在我国高血压患者和血压正常人群中,51% 的高血压患者和 26% 的正常人盐负荷后出现血压升高,即表现为盐敏感性。研究结果表明,人群中不同个体对盐的敏感性差异呈 S 形曲线。高血压发生率随着盐摄入量增加显著性升高。盐摄入量增加可导致氧化应激、血管内皮损伤、肾脏损伤、左心室肥厚、脑卒中等靶器官损伤。

(二)盐敏感性高血压临床特点

盐敏感性高血压除具有高血压的一般临床表现外,还有以下临床特征。

1. 盐负荷后血压明显升高,限盐或缩容后血压降低　盐敏感者对于急性或慢性盐负荷均呈现明显的升压反应,而短期给予利尿缩容或限制盐的摄入量则可使血压显著降低。

2. 血压的昼夜节律,多呈非勺型血压　盐敏感性高血压患者在高盐和低盐摄入时,均表现有夜间血压下降幅度小,24 小时血压曲线的夜间谷变浅或消失,甚至夜间血压高于白昼血压,呈典型的非勺型,甚至反勺型曲线;血压正常的盐敏感者在盐负荷时也呈非勺型趋势。

3. 靶器官损害出现早　盐敏感性高血压易于出现心、脑、肾等并发症,且进展较快,程度更为严重。盐敏感者较早出现左心室肥厚,主要表现为室间隔和左心室后壁的增厚。盐敏感性高血压患者的尿微量白蛋白排泄量增多,有较早发生肾功能损害的倾向。另外,盐敏感者呈现的非勺型血压波动,是脑血管病发生的危险因素。因此,针对这一部分患者,尽量减少血压波动幅度和降低夜间的血压是预防脑卒中的关键。

4. 血压的应激反应增强　盐敏感者于精神激发试验和冷加压试验后,血压的增幅明显高于盐不敏感者,且持续时间较长。

5. 血管内皮功能受损,血管僵硬度增加　盐敏感者脉搏波传导速度(pulse wave velocity,

PWV)增快,血流介导的肱动脉扩张性(flow-mediated dilatation,FMD)低于盐不敏感者,存在血管内皮功能障碍。

6. 胰岛素抵抗表现 盐敏感者有胰岛素抵抗表现,特别在盐负荷情况下盐敏感者的血浆胰岛素水平较盐不敏感者明显升高,胰岛素敏感性指数降低。

(三)盐敏感性高血压的病情评估

在总体人群中,盐敏感是呈正态分布的连续性变量。通常依据盐负荷后个体的血压变化幅度定义盐敏感和盐抵抗。但是不同研究中采用不同的方案。目前并没有一个公认的最佳区分盐敏感和盐抵抗的测量方法。传统的盐负荷试验通常设计为饮食低盐后再给予高盐饮食,观察不同盐负荷下的血压变化。

最早测量方法由 Kawasaki 等设计,在 19 名原发性高血压患者中,分别给予不同的盐摄入量各 1 周:正常摄入盐量(109mmol/d),然后低盐摄入(9mmol/d),随后再高盐摄入(249mmol/d);然后分别测量每 4 小时的卧位血压,比较低盐和高盐摄入后的平均血压差,血压值增加≥10% 为盐敏感性高血压,而 <10% 为非盐敏感性高血压。

也有应用 24 小时动态血压监测对比低盐和高盐 2 次的血压均值,高盐较低盐时血压增高,具有统计学意义,即为盐敏感性高血压,否则为非盐敏感性高血压。

对比静脉输入生理盐水(增加盐负荷)和次日低盐饮食及利尿(减少盐负荷)的平均压,如果平均压下降超过 10mmHg 为盐敏感,下降低于 5mmHg 或者不降反升者为盐拮抗或盐耐受,处于二者之间(6~9mmHg)为不确定。

(初少莉)

第三节 原发性高血压病情评估

一、病情程度的评估

现已明确,原发性高血压病情程度的评估不仅仅依据已增高的血压水平,还与患者伴发的其他危险因素有关。ICD-9 曾将高血压分为良性高血压(benign hypertension)、恶性高血压(malignant hypertension)和非特异性高血压(unspecified hypertension)三类。其中,良性高血压是与恶性高血压对应的。但由于良性高血压难以界定,为此,ICD-10 的编码在原发性高血压诊断栏目下,仍然提到良性高血压和恶性高血压名称。

(一)良性高血压

良性高血压病程长,进程缓慢,可达十余年或数十年。其早期阶段为功能紊乱期,全身细小动脉间歇性痉挛收缩、血压升高,因动脉无器质性病变,痉挛缓解后血压可恢复正常。临床表现血压升高,但常有波动,可伴有头晕、头痛,经过适当休息和治疗,血压可恢复正常。若长期的细小动脉痉挛和血压持续升高,逐渐引起细小动脉硬化,则此期患者血压进一步升高,失去波动性,休息后也不降至正常。随着细小动脉的硬化,高血压不断加重,内脏发生继发性病变,尤其是心、脑、肾和视网膜的病变,发生重要靶器官损伤时则预后需根据靶器官损伤程度进行进一步评估。

良性高血压预后取决于血压之外的其他危险因子,不存在其他危险因子者病程较长,预后较好。如果有心血管疾病家族史,血压升高时年龄较轻,出现心、脑、肾等并发症,预后较差。

（二）高血压急症与亚急症

1. 高血压急症和亚急症定义

（1）高血压急症（hypertensive emergency，hypertensive crises）指在某些诱因作用下，血压突然和显著升高，一般超过 180/120mmHg，同时伴有进行性心、脑、肾等重要靶器官功能不全的表现，可能危及患者生命的情况。原发性或继发性高血压患者均可包括在内。

高血压急症包括高血压脑病、颅内出血、脑梗死、急性心力衰竭、肺水肿、急性冠脉综合征、主动脉夹层动脉瘤、子痫等。需要注意的是，血压水平的高低与急性靶器官损害的程度并不成正比。部分高血压急症患者并不伴有特别高的血压值或仅为中度升高，如并发于妊娠期或某些急性肾小球肾炎、急性肺水肿、心肌梗死的患者，但如血压不及时控制在合理范围内，会对脏器功能产生严重影响，甚至危及生命，处理过程中需要给予高度重视。

（2）高血压亚急症（hypertensive sub-emergency，hypertensive urgency）指血压显著升高、但不伴有靶器官损害。患者可以有血压明显升高所引起的症状，如头痛、胸闷、鼻出血和烦躁不安等。

需要注意的是，血压升高的程度不是区别高血压急症和亚急症的标准，区别两者的唯一标准是有无新近发生的、急性进行性的严重靶器官损害。

2. 血压管理　高血压急症与亚急症的起始降压目标，不是使血压恢复正常，而是渐进地将血压调控至不太高的水平，最大限度地防止或减轻心、脑、肾等靶器官损害。由于已存在靶器官损害，过快或过度降压都容易导致组织灌注压降低，诱发缺血事件。

一般建议初始阶段（数分钟到 1 小时）血压控制的目标为平均动脉压降低幅度不超过治疗前水平的 25%。在随后的 2~6 小时内将血压降至较安全水平，一般为 160/100mmHg 左右。如果可耐受，临床情况稳定，在以后 24~48 小时逐步降低血压，以达到正常水平。降压时必须充分考虑患者的年龄、病程、血压升高的程度、靶器官损害和合并的临床状况，因人而异地制定具体方案。如急性冠脉综合征或既往无高血压病史的高血压脑病（如急性肾小球肾炎、子痫所致），初始目标血压水平可适当降低。如为主动脉夹层动脉瘤，在可耐受的情况下，收缩压应降低至 100~110mmHg，多需要联合使用降压药，并重视足量 β 受体拮抗剂的使用。

（三）恶性高血压

恶性高血压也称急进性高血压，较少见，多见于青壮年，可由良性高血压恶化而来，或起病即为急进性高血压。

恶性高血压特征性病理表现为细动脉纤维素样坏死和坏死性细动脉炎。恶性高血压临床上起病急，进展快，血压升高明显，常超过 230/130mmHg；可发生剧烈头痛，往往伴有恶心、呕吐、头晕、耳鸣等，视力迅速减退，眼底出血，渗出或视神经乳头水肿，肾功能急剧减退，持续性蛋白尿、血尿和管型尿、氮质血症或尿毒症，可在短期内出现心力衰竭，表现为心慌、气短、呼吸困难，本型高血压亦易发生高血压脑病、高血压危象，急性左侧心力衰竭和肾功能不全，与血压显著增高相关。恶性高血压预后较差，虽不及高血压脑病危急，但若不及时治疗，1 年生存率仅为 10%~20%，多数在 6 个月内死亡。如能采取积极、有效的治疗，5 年生存率有望达到 20%~50%。

二、高血压靶器官损害的评估

高血压的预后取决于靶器官功能损伤的情况,高血压容易引起损害的靶器官有大脑、全身血管、心脏、眼睛和肾脏等,因此,应当定期评估和检查靶器官损害的程度。

(一)心脏损害

高血压可使心脏的结构和功能发生改变。由于血压长期升高,左心室泵血的阻力也上升,长期处于超负荷状态,因代偿而使左心室壁逐渐肥厚,而左心室腔缩小;心脏舒张功能减退;但是高血压不能达到有效控制,最终发生左心房和左心室扩大。另据临床流行病学调查结果,非高血压人群中左心室肥厚的发生率为 1%~9%,而高血压患者中左心室肥厚的发生率高达 25%~30%。

(二)血管损害

血压升高后首当其冲遭受损害的就是全身的动脉血管,高血压可引起血管硬化和管腔狭窄。在长期的高压作用下,全身的动脉血管的管壁增厚、硬化和痉挛。高血压患者中冠心病患病率是血压正常者的 2~4 倍。实际上,高血压的血管损害是一个全身性的问题。脑、肾和视网膜损害均与高血压的血管损害密切相关。

(三)肾脏损害

肾脏是由无数个肾单位组成的,每个肾单位又由肾小球和肾小管组成;肾血管有入球小动脉、出球小动脉和静脉三种。高血压除造成肾小球动脉硬化外,还使肾小球内的滤过压升高,出现超滤过现象,长期的超滤过效应使肾小球发生硬化,最终出现肾衰竭。轻症高血压患者若不控制血压,5~10 年可以出现轻、中度肾小球动脉硬化;严重的高血压患者短期内就可引起肾损害。肾小动脉的硬化主要发生在入球小动脉,如无并发糖尿病,较少累及出球小动脉。当肾脏入球小动脉因高血压而发生管腔变窄,甚至闭塞时,会导致肾实质缺血、肾小球纤维化、肾小管萎缩等问题,使血压进一步升高且变得更加难以控制。

肾功能损害的最初表现为尿浓缩功能减退,夜尿增多,少量蛋白尿,若肾小球动脉硬化进一步发展,将出现大量蛋白尿,尿素氮,肌酐大幅度上升,此时肾脏病变加重、恶化高血压,形成恶性循环,舒张压高达 130mmHg 以上,肾单位、肾实质坏死,最终发生尿毒症或肾衰竭。

(四)脑卒中

高血压是脑卒中(脑出血、脑梗死)和一过性脑缺血的主要危险因素。在长期高血压作用下,脑部小动脉发生管壁痉挛、增厚、狭窄、硬化和微血管瘤,不仅容易破裂出血,而且还容易形成血栓、管腔狭窄或闭塞而导致脑梗死。高血压患者反复多次的脑梗死或脑出血,最终导致脑组织严重破坏,形成脑萎缩,使患者发展成痴呆症。

当脑部的小血管在高血压作用下可发生玻璃样变性,管腔完全堵塞,导致局部脑组织缺血坏死,坏死组织被分解吸收后形成小腔,这种脑梗死称为腔隙性脑梗死。腔隙性脑梗死与高血压的关系密切,据 Fishe 报道,腔隙性脑梗死患者 97% 为高血压患者。腔隙性脑梗死患者中合并糖尿病者占 12%~34%。

三、高血压合并相关疾病

(一)高血压合并冠心病

冠状动脉粥样硬化是多种原因共同作用的疾病,高血压是其中极重要的因素。收缩压

55

每升高 10mmHg,发生心肌梗死的风险可增加 31%,60%~70% 的冠状动脉粥样硬化者患有高血压,而高血压患者发生冠脉粥样硬化较血压正常者高出 3~4 倍。高血压可以加速及恶化冠状动脉发生粥样硬化病变,造成心肌耗氧量增加而加剧冠心病发展,可发生心绞痛甚或急性心肌梗死、心脏性猝死。此外,由于清晨是一天中血压最高的时段,猝死和心肌梗死等发病高峰均在觉醒前后 4~6 小时,清晨血压与冠心病的关系更为密切。因此高血压合并冠心病的患者血压控制需更加严格。

对于高血压合并冠心病患者,应全面考虑其他危险因素的管理,如合理膳食、体育锻炼、控烟和强化调脂、抗血小板等药物治疗。

(二)高血压合并糖尿病

高血压与血糖异常均为最常见的心血管危险因素,且常同时并存。两者合并存在将使心血管疾病的死亡率增加 2~8 倍。在糖尿病患者中,高血压患病率为 20%~40%,是非糖尿病的 1.5~2.0 倍。

糖尿病与高血压共同的发病因素是胰岛素抵抗。胰岛素抵抗的非糖尿病阶段有胰岛素血症,过高胰岛素促进肾小管对钠的重吸收,引起水钠潴留。高胰岛素也可刺激交感神经兴奋,促使血管收缩,长时间高胰岛素血症会使血脂增高,促进动脉硬化。因此高胰岛素血症对高血压的发生起重要作用。

60% 的高血压患者同时伴有胰岛素抵抗或 2 型糖尿病,高血压是糖尿病病情进展的强预测因子。两种疾病合并存在加速心、脑、肾脏、血管严重疾病的发生、发展,因此防治糖尿病的同时必须积极控制高血压。《中国糖尿病患者血压管理专家共识》指出,糖尿病患者血压控制在 130/80mmHg 以下最好。年轻糖尿病患者及病程 <5 年糖尿病病史的患者血压也应降至 130/80mmHg。

(三)高血压合并心力衰竭

高血压是引起心力衰竭的主要病因之一。长期和持续高血压导致病理性心肌细胞肥厚和心肌损伤(重构);同时伴有 RAAS 和交感神经系统的过度兴奋,一系列神经内分泌因子的激活;两种机制相互作用,形成恶性循环,最终导致心力衰竭。

而高血压首先损害心肌舒张功能,舒张功能减退先于收缩功能减退,表现为收缩功能尚存的心力衰竭。大约有一半的心力衰竭患者属于收缩功能尚存的心力衰竭,尤其是女性、老年人和具有其他心血管疾病危险因素的患者。收缩功能尚存的心力衰竭可与收缩功能低下的心力衰竭同时出现。收缩功能尚存的心力衰竭的发病机制具有其特殊性,因此治疗也与收缩功能低下的心力衰竭有所不同。

高血压所致的心力衰竭可表现为慢性心力衰竭,也可表现为伴有血压急剧升高的急性心力衰竭。心力衰竭的总体预后很差,一旦诊断心力衰竭,约有半数患者在 5 年内死亡,重症患者的 1 年死亡率高达 50%,在首次诊断心力衰竭后 90 天内的死亡率很高。

(四)高血压合并脑卒中

脑血管病是我国人口致残的主要原因之一,也是导致死亡的头号杀手。无论是脑出血还是脑梗死,高血压是最重要的危险因素之一。70% 以上的脑血管病是高血压造成的,因此,对高血压患者给予科学管理对预防脑血管病有着非常重要的现实意义。

脑卒中急性期的降压治疗应谨慎。急性脑卒中时,尤其是发病一周以内,血浆皮质醇和儿茶酚胺水平明显升高,患者出现颅内压增高、脑缺氧、疼痛及精神紧张等,此时机体本身产生一系列生理反应与调整,可引起反射性血压升高。如果在这一阶段过度降低血压,有可能加重脑组织缺血、缺氧,不利于病情恢复甚至引起更为严重的后果。因此,除非血压严重升高(超过 180/105mmHg),应暂时停用降压药物。一般认为,急性脑梗死发病一周以内时,血压维持在 160~180/90~105mmHg 之间最为适宜。如血压严重升高,应选用一些作用较弱的降压药物,使血压平稳缓慢地降低。

与缺血性脑卒中相比,出血性脑卒中的降压治疗更为复杂:血压过高会导致再次出血或活动性出血,血压过低又会加重脑缺血。对于这类患者,现认为将血压维持在脑出血前水平或略高更为稳妥。血压过高时,可在降低颅内压的前提下慎重选用一些作用较为平和的降压药物,使血压平稳缓慢地降低。一般 2 小时内平均动脉压下降不大于 25%。血压降低过快、过多均可能会对病情造成不利影响。急性脑出血时血压维持在 150~160/90~100mmHg 为宜。

无论是脑出血还是脑梗死,一旦病情恢复稳定,均应逐步恢复降压治疗,并将血压控制在 140/90mmHg 以下。

(五)高血压合并肾脏疾病

高血压患者常合并肾脏疾病,高血压通过损伤肾小球基底膜引起不同程度的蛋白尿,对肾小球动脉的损伤引起平滑肌增生和肾小动脉玻璃样变,进而出现肾小球硬化、肾小球萎缩和肾间质纤维化,表现为进行性肾小球滤过率下降和慢性肾病。当高血压与肾脏疾病共存时,两者互为因果、互相促进,导致肾脏病变的不断进展,以及心、脑、血管等重要靶器官的损伤。

高血压合并肾脏疾病的患者其心血管事件的发生率和病死率均较单纯高血压患者明显增高,尿蛋白排泄量增加、肾小球滤过率降低的程度与心血管事件均显著相关。在积极控制血压的同时早期干预蛋白尿,不仅可以延缓肾脏病变的进展,预防和治疗其他重要脏器的损伤,还可以显著改善长期心血管预后。

(六)围手术期高血压

围手术期高血压患者是指在外科手术住院期间(包括手术前、手术中、手术后,一般 3~4 天)伴发急性血压增高(收缩压、舒张压或者平均动脉压超过基线 20% 以上),其诊断需排除由于紧张、焦虑或者疼痛导致的生理性血压升高;围手术期高血压可增加手术出血、诱发或加重心肌缺血、导致脑卒中及肾衰竭等并发症。既往有原发性高血压病史者,围手术期间血压波动明显的患者,预后比无血压明显波动的高血压患者更差。

对于围手术期高血压患者,治疗目的为保护靶器官功能。降压取决于手术前患者血压情况。除紧急手术外,择期手术一般应在血压得到控制之后进行,并调整受损器官功能的稳定,尽可能把收缩压控制在 140~150mmHg 之下,舒张压控制在 100mmHg 以下。如能达到中青年患者 <130/85mmHg,老年患者 <140~150/90mmHg 则更好。

对于急诊手术患者,术前准备的同时适当控制血压。血压 >180/110mmHg 的患者,可在严密的监测下行控制性降压,调整血压至 140/90mmHg 左右。若不积极控制血压,该类人群更易发生出血、脑血管意外和心肌梗死等并发症。

术后应当密切监测血压。与气管插管相似,气管拔管也会刺激咽喉部产生强烈的心血管反应,导致血压上升。有学者在拔管前 5~10 分钟,静注维拉帕米 0.15mg/kg 和乌拉地尔 0.3~0.4mg/kg,能起到有效的预防作用。术后患者不能口服降压药,可采用鼻腔给药,舌下含服和静脉给药的方式。

（七）高血压合并代谢综合征患者

代谢综合征主要包括中心性肥胖、血脂代谢异常、血糖升高和/或胰岛素抵抗及高血压，中心性肥胖的影响最为关键，它与代谢综合征其他每个组分及胰岛素抵抗都独立相关，而其他组分都是在肥胖的基础上发生的。胰岛素抵抗是代谢综合征发病中的中心环节，中心性肥胖是胰岛素抵抗的重要危险因素，肥胖是引起代谢综合征的必要条件。

高血压合并代谢综合征意味着高血压患者同时有血脂异常、胰岛素抵抗、超重或肥胖等，这些因素的叠加都会大大增加心血管事件的发生率。高血压合并代谢综合征的患者其心血管事件的发生率是未合并代谢综合征患者的 2 倍。

（徐新娟）

● 参考文献

［1］SCHWARTZ G L，SHEPS S G. A review of the sixth report of the Joint National Committee on Prevention，Detection，Evaluation，and Treatment of High Blood Pressure［J］. Curr Opin Cardiol，1999，14（2）：161-168.

［2］中国高血压防治指南修订委员会. 中国高血压防治指南 2010［J］. 中华心血管病杂志，2011，39（7）：579-616.

［3］王继光，吴兆苏，孙宁玲，等. 动态血压监测临床应用中国专家共识［J］. 中华高血压杂志，2015，23（8）：727-730.

［4］王继光. 家庭血压监测中国专家共识［J］. 中国医学前沿杂志（电子版），2012，4（4）：43-47.

［5］MCENIERY C M，COCKCROFT J R，ROMAN M J，et al. Central blood pressure：current evidence and clinical importance［J］. Eur Heart J，2014，35（26）：1719-1725.

［6］米杰，王天有，孟玲慧，等. 中国儿童青少年血压参照标准的研究制定［J］. 中国循证儿科杂志，2010，5（1）：4-14.

［7］余振球，赵连友，惠汝太. 实用高血压学［M］. 北京：科学出版社，2007：925-941.

［8］LANE D A，LIP G Y，BEEVERS D G. Improving survival of malignant hypertension patients over 40 years［J］. Am J Hypertens，2009，22（11）：1199-1204.

［9］CHOBANIAN A V，BAKRIS G L，BLACK H R，et al. The Seventh Report of the Joint National Committee on Prevention，Detection，Evaluation，and Treatment of High Blood Pressure：the JNC 7 report［J］. JAMA，2003，289（19）：2560-2572.

［10］GONZALEZ M C，COHEN H W，SEALEY J E，et al. Enduring direct association of baseline plasma renin activity with all-cause and cardiovascular mortality in hypertensive patients［J］. Am J Hypertens，2011，24（11）：1181-1186.

［11］VIOLA A，MONTICONE S，BURRELLO J，et al. Renin and aldosterone measurements in the management of arterial hypertension［J］. Horm Metab Res，2015，47（6）：418-426.

［12］KAWASAKI T，DELEA C S，BARTTER F C，et al. The effect of high-sodium and low-sodium intakes on blood pressure and other related variables in human subjects with idiopathic hypertension［J］. Am J Med，1978，64（2）：193-198.

［13］DAWSON J，WYSS A. Chicken or the Egg？ Hyperuricemia，Insulin Resistance，and Hypertension［J］. Hypertension，2017，70（4）：698-699.

［14］ROUMIE C L，ZILLICH A J，BRAVATA D M，et al. Hypertension treatment intensification among stroke survivors with uncontrolled blood pressure［J］. Stroke，2015，46（2）：465-470.

第六章 继发性高血压

第一节 继发性高血压鉴别诊断

高血压患者中约有 15% 为继发性高血压(secondary hypertension)。继发性高血压涉及疾病较多,临床较为复杂,其中涉及内分泌原因、肾实质性疾病、肾血管性、大血管疾病及睡眠呼吸暂停综合征等疾病。此外,部分神经系统疾病、自身免疫疾病也是引起继发性高血压的重要原因。在继发性高血压的诊断方面首先应对高血压患者进行临床筛查,初步确定继发性高血压的疑似患者,再进行进一步的临床检查、诊断与鉴别诊断。

一、继发性高血压病因构成

随着临床实验室及功能检查方法的多样化,继发性高血压的检出率逐渐升高,而且病因构成也发生了很大的变化,继发性高血压的分类见表 6-1-1。

表 6-1-1 继发性高血压分类

分类	疾病
肾性	**肾实质性疾病**:急性肾小球肾炎、慢性肾小球肾炎、肾盂肾炎、遗传性肾炎、放射性肾炎、狼疮性肾炎、间质性肾炎、肾先天性异常、肾淀粉样变、多囊肾、肾盂积水、肾素分泌性肿瘤、糖尿病肾病、痛风性肾病、结缔组织病、肾肿瘤 **肾血管性**:纤维肌性动脉狭窄、动脉粥样硬化性动脉狭窄、肾梗死、多发性动脉炎、肾脏新血管生成 **肾外伤**:肾周围血肿、肾动脉血栓形成、肾动脉夹层 **输尿管、膀胱疾病**:膀胱输尿管反流
内分泌性	**甲状腺**:甲状腺功能亢进、甲状腺功能减退 **肾上腺**:皮质醇增多症(库欣综合征)、嗜铬细胞瘤、原发性醛固酮增多症、先天性肾上腺增生、类糖皮质激素反应性肾上腺功能亢进、类癌瘤 **肾上腺外嗜铬细胞瘤**:副神经节瘤、神经纤维瘤 **甲状旁腺**:甲状旁腺功能亢进 **垂体瘤**:肢端肥大症
神经源性	**脑部肿瘤** **脑炎** **呼吸性酸中毒** **延髓型脊髓灰质炎** **家族性自主神经功能异常** **急性卟啉症** **四肢麻痹(排尿性危象)**

续表

分类	疾病
机械性血流	**动静脉瘘** **主动脉瓣关闭不全** **主动脉缩窄** **动脉粥样硬化性收缩期高血压**
外源性	**中毒**:铅、铊 **药物**:交感神经胺类、单胺氧化酶抑制剂与麻黄碱或胺合用、避孕药、大剂量泼尼松、非类固醇类抗炎药物、含甘草的中药 **医源性**:围手术期高血压、过度输液
妊娠期高血压疾病	妊娠期高血压、子痫前期、子痫
呼吸道疾病	阻塞性睡眠呼吸暂停低通气综合征
其他	红细胞增多症、烧伤、类癌瘤综合征

二、继发性高血压的特点

(一)继发性高血压共同特点

继发性高血压患者的血压呈间断或持续性中、重度升高,甚至发展为高血压急症或亚急症,靶器官损害严重。血压常呈非勺型,对单纯药物治疗反应性差。去除病因治疗后血压可得到有效控制。

(二)继发性高血压特异性表现

1. 发病年龄具有特异性,不同年龄组继发性高血压的发生情况不同(表 6-1-2)。

表 6-1-2 不同年龄组的高血压人群中继发性高血压的发生情况

年龄组	继发性高血压所占比例 /%	常见病因
出生 ~12 岁	70~80	肾实质性、血管性疾病 主动脉缩窄
13~18 岁	10~15	肾实质性疾病 主动脉缩窄
19~39 岁	5	肌纤维发育不良 甲状腺疾病 肾实质疾病
40~64 岁	8~12	醛固酮增多症 甲状腺疾病 睡眠呼吸暂停综合征 皮质醇增多症 嗜铬细胞瘤
65 岁以上	17	动脉硬化导致肾动脉狭窄 肾衰竭 甲状腺功能减退

2. 继发性高血压典型的临床症状、体征及明确诊断采用的检查项目见表 6-1-3。

表 6-1-3　继发性高血压临床特征及检查项目

症状 / 体征	可疑诊断	明确诊断的检查
上下肢收缩压相差 >20mmHg 或股动脉延迟或消失、听诊杂音	主动脉缩窄	磁共振成像（成人） 经胸超声心动图（儿童）
使用 ACEI 或 ARB 后血肌酐升高 44.2~88.4mmol/L 或肾血管杂音	肾动脉狭窄	肾血管造影 肾动脉多普勒超声 钆增强磁共振造影
心动过缓或心动过速、畏寒或畏热、无规律性便秘或腹泻、月经周期紊乱	甲状腺疾病	甲状腺功能测定
低钾血症	原发性醛固酮增多症	肾素 醛固酮水平及醛固酮与肾素比值（ARR）
睡眠呼吸暂停、日间嗜睡、打鼾	睡眠呼吸暂停综合征	多导睡眠监测 夜间血氧饱和度进行睡眠暂停临床评分
面红、头痛、血压不稳、直立性低血压、出汗、晕厥	嗜铬细胞瘤	血浆游离肾上腺素 24 小时尿液检测肾上腺素
水牛背、向心性肥胖、满月脸、紫花纹	皮质醇增多症	24 小时血尿皮质醇测定 小剂量地塞米松试验

三、临床资料收集

在收集临床资料时应做到问诊的全面、体格检查的细致及辅助检查的准确这三方面。

（一）病史采集

临床中对可疑继发性高血压患者病史采集时，需围绕继发性高血压特点进行询问：首先，对患者起病年龄、病程、血压波动的特点、血压升高和变化的程度、血压控制情况、使用降压药物特别是近 2 周的用药情况进行详细询问。其次，要围绕患者的伴发症状详细进行问诊。在问诊时，要注意以下继发原因的特征性线索：如考虑嗜铬细胞瘤，应留意患者是否有阵发性血压升高，或者持续性血压升高的基础上血压阵发性上升、异常的交感神经激活表现。对临床怀疑皮质醇增多症的患者，应留意患者出现向心性肥胖、满月脸、水牛背等症状，或出现皮肤菲薄、易起瘀斑、皮肤紫纹等情况。对可疑原发性醛固酮增高症患者，注意询问患者血压控制情况，判断患者是否为难治性高血压，是否伴有呼吸睡眠暂停综合征，是否存在家族性早发高血压的特点及早发脑血管病家族史的特点。另需详细询问患者肾实质疾病及肾血管疾病的相关线索，是否有尿检异常或肾功能异常的病史，是否具有难以控制的高血压特点。

另外，外源性的因素在病史采集中也要予以关注。如是否服用交感神经胺类、避孕药、大剂量的泼尼松等药物。

（二）体格检查

在一般体检项目基础上，还需关注患者的身高、体重、体重指数（BMI）、腹围、臀围、腰臀比、四肢血压,皮肤外貌等。例如,是否具有皮质醇增多症外貌:向心性肥胖、满月脸、水牛背、皮肤菲薄、易起瘀斑、皮肤紫纹、皮肤色素沉着,以及女性患者出现多毛、男性化、痤疮、皮肤水肿、体毛增多等;是否具有嗜铬细胞瘤的特征:异常的交感神经激活表现,阵发性的心动过速、震颤、手抖、位置性低血压等。有关肾实质性疾病,在进行体格检查时,注意有无水肿情况和肾区的叩击痛是否阳性。主动脉缩窄的患者,体格检查时可以在病变部位如胸骨旁或背部脊柱两侧闻及血管杂音。

(三)辅助检查

辅助检查的进行需要按照一定的程序开展,依据临床的初步判断进行临床检验指标的检测,依据临床检验指标的改变,进行影像学的检查以明确诊断。

1. **肾上腺相关内分泌性疾病的诊断与鉴别诊断**　包括与肾上腺皮质、肾上腺髓质分泌功能相关的实验室检查和相关的影像学检查。肾上腺皮质分泌异常相关的疾病主要包括皮质醇增多症、原发性醛固酮增多症和其他原因引起的盐皮质激素增高,应进行临床实验室检查,主要包括血皮质醇测定、24 小时尿游离皮质醇测定、午夜唾液皮质醇测定、血皮质醇节律测定、小剂量地塞米松抑制试验、血浆促肾上腺皮质激素(adrenocoticotropin,ACTH)浓度、大剂量地塞米松抑制试验、促肾上腺皮质激素释放激素(CRH)兴奋试验,肾素 - 血管紧张素(基础 + 激发)试验,卧立位醛固酮试验。影像学的检查包括肾上腺、垂体和胸部检查、垂体的磁共振及增强磁共振检查、肾上腺 CT 及增强 CT 检查、胸部 CT 或磁共振检查。有关肾上腺髓质异常分泌的疾病,主要包括嗜酪细胞瘤 / 副神经节瘤、肾上腺髓质增生。

2. **甲状腺及甲状旁腺相关疾病引起的高血压**　包括甲状腺功能亢进、甲状腺功能减退及甲状旁腺功能亢进。对于甲状腺的检查临床需要测定甲状腺功能及甲状腺 B 超。甲状旁腺亢进的辅助检查需要测定甲状旁腺素水平、血钙、尿钙、X 线等检查。

3. **肾实质性高血压**　需要进行尿常规、24 小时尿蛋白检查及肾脏超声检查等。

4. **肾动脉狭窄引起的高血压**　需要进行肾动脉超声、肾动脉增强 CT 扫描、肾动脉造影检查明确诊断。

5. **主动脉性疾病引起的高血压**　需进行超声心动图检查、主动脉血管增强 CT 检查及血管造影明确诊断。

四、继发性高血压诊断程序

在继发性高血压的诊断中,对患者的病史、家族史、个人史进行详细询问、认真分析、仔细进行体格检查非常重要,从病史和体格检查中能够初步判断患者患继发性高血压的可能性大小,是临床中辨别继发性高血压的首要关口,必须认真对待。

临床在进行继发性高血压的诊断与鉴别诊断时虽然复杂,但有章可循(图 6-1-1)。

五、继发性高血压的鉴别诊断

(一)肾实质性高血压

多种肾实质性疾病包括急慢性肾小球肾炎、肾肿瘤、糖尿病肾病、多囊肾和肾移植后等,以及多种肾脏病变在终末期肾病阶段 80%~90% 均出现血压升高。临床医生通过详细询问病史、实验室检查和物理功能等检查一般容易做出鉴别诊断。

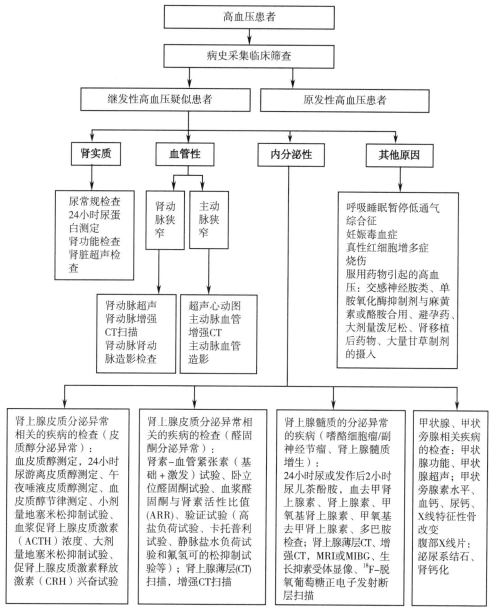

图 6-1-1 继发性高血压诊断与鉴别诊断流程

（二）肾血管性高血压

各种病因引起的一侧或双侧肾动脉主干及其分支狭窄进展到一定的程度,可引起肾血管性高血压。当临床怀疑肾血管性高血压时,可先采用非介入检查,如多普勒超声、磁共振及螺旋 CT 血管造影。必要时应用选择性肾动脉造影评价血流动力学和压力阶差,从而指导治疗。

（三）原发性醛固酮增多症

原发性醛固酮增多症（primary aldosteronism,PA）是肾上腺皮质增生或肿瘤,分泌过多醛固酮（ALD）,导致水钠潴留,血容量增多,肾素 - 血管紧张素活性受到抑制,其主要临床特点:

①血压呈中、重度升高,约 1/3 的患者表现为顽固性高血压;②常伴有低钾症状,如肌无力、周期性瘫痪、烦渴、多尿等症状;③实验室检查有低钾血症、高钠血症、代谢性碱中毒、血浆肾素活性低、血浆及尿醛固酮增多;④血浆醛固酮 / 血浆肾素活性(ARR)比值大于 30,且高钠试验(醛固酮抑制试验)阳性可明确诊断。另外,PA 还需要与假性醛固酮增多症(Liddle 综合征)和获得性假性醛固酮增多症相鉴别。

(四)皮质醇增多症

本病是由于促肾上腺皮质激素(ACTH)分泌过多导致肾上腺皮质增生或者肾上腺皮质腺瘤,引起糖皮质激素过多,分为 ACTH 依赖性和 ACTH 非依赖性,具体鉴别详见表 6-1-4。

表 6-1-4 不同分型皮质醇增多症实验室检查鉴别要点

试验目的	项目	ACTH 依赖性		非 ACTH 依赖性	
		垂体性皮质醇增多症	异位 ACTH 综合征	肾上腺皮质腺瘤	其他
筛选试验	皮质醇水平	↑	↑	↑	↑
	24 小时尿游离皮质醇水平(>150nmol /24h)	↑	↑	↑	↑
	皮质醇昼夜规律	消失	消失	消失	消失
	过夜地塞米松试验	阴	阴	阴	阴
定性试验	小剂量地塞米松试验	阴	阴	阴	阴
病因诊断	大剂量地塞米松	是	否	否	否
定位诊断	垂体或肾上腺 CT 或 MRI	垂体占位	肺、胸腺等非垂体部位占位	肾上腺占位	–
	下腔静脉插管分段取血测定 ACTH	–	+	–	–

(五)嗜铬细胞瘤

绝大部分嗜铬细胞瘤发生于肾上腺髓质(占 80%~90%)。肾上腺外的嗜铬细胞瘤可发生于自颈动脉体至盆腔的任何部位,但主要见于脊柱旁交感神经节(以纵隔后为主)和腹主动脉于分叉处的主动脉旁器(zuckerkandl organ)。

嗜铬细胞瘤的临床表现主要是由于大量儿茶酚胺作用于肾上腺素能受体所致,以心血管系统症状为主,兼有其他系统表现。儿茶酚胺及其代谢物测定为目前定性诊断嗜铬细胞瘤的一种特异方法,包括血、尿儿茶酚胺及其代谢产物香草基杏仁酸(VMA)、甲氧基肾上腺素(MN)和去甲氧基肾上腺素(NMV)测定,诊断敏感性为 96%、特异性为 95%。

(六)睡眠呼吸暂停综合征(SAS)

SAS 是以睡眠过程中反复、频繁出现呼吸暂停和低通气为特点,自 20 世纪 80 年代以来多项临床、流行病学、基础等研究证实 SAS 可导致和 / 或加重高血压。

(七)主动脉缩窄

主动脉缩窄是较为常见的先天性心脏大血管畸形,占全部先天性心脏病的 5%~8%,男性多于女性。主动脉缩窄包括先天性和获得性主动脉狭窄。获得性主动脉狭窄主要包括大动脉炎及动脉粥样硬化所致的动脉狭窄。

（邢爱君　吴寿岭）

第二节　继发性高血压分类及临床特征

一、肾实质性高血压

肾实质性高血压（renal parenchymal hypertension，RHT）是临床最常见的一种继发性高血压，占成人高血压的 5%，占儿童高血压的 1/3~2/3。包括急性和慢性肾小球肾炎、慢性肾盂肾炎、慢性肾间质性疾病、先天性肾脏病变（多囊肾、马蹄肾、肾发育不全）、肾结石、肾肿瘤、继发性肾脏病变（各种结缔组织病、糖尿病肾病、肾淀粉样变、放射性肾炎、创伤和泌尿道梗阻性疾病）等。

（一）发病机制

肾脏是调节血压的重要器官。由于任何原因导致的肾实质急慢性损伤可能导致肾脏肾单位大量丢失，使肾脏的"容量"功能和肾小球旁细胞分泌的"肾素"升高，即大多数学者公认的"容量依赖"和"肾素依赖"学说。在肾实质性高血压中，单纯的容积性高血压或单纯的阻力性高血压均少见，绝大多数患者系两种致病因素并存。肾实质性损害早期表现即为容量扩张和心排血量增加的结果，之后高血压的维持主要是周围血管阻力增高的结果。当慢性肾功能进展至终末期时，即使少量细胞外液的增加，也会对血压产生很大的影响。

（二）病理分类

2000 年中华医学会肾脏病学分会将肾脏疾病病理诊断分为肾小球疾病、肾小管疾病、肾小管间质疾病、肾血管疾病、移植肾疾病。国内一项回顾结果显示，原发性肾小球疾病是最常见的肾脏疾病，其病理类型中最多见者为系膜增生性肾小球肾炎（42.14%），其次为 IgA 肾病（26.18%）。继发性肾小球疾病占肾脏疾病的 19.44%，其病理类型中最多见者为狼疮性肾炎（33.74%），其次为紫癜性肾炎（32.20%），再次为乙肝病毒相关性肾炎（8.02%）。

（三）临床表现

1. 原发病的症状和体征

（1）原发性肾小球肾炎：急性肾小球肾炎患者常有发热、腰痛、水肿、蛋白尿和肉眼血尿等表现。慢性肾小球肾炎常有急性肾小球肾炎史或反复水肿、蛋白尿，蛋白尿出现在高血压之前，可伴有贫血、血浆白蛋白降低、氮质血症等。

（2）继发性肾小球疾病：患者有明确的继发肾损伤的病史，如糖尿病肾病、狼疮等。

2. 血压特点　CKD 患者夜间收缩压水平升高、日间舒张压水平较低、脉压增大；血压正常节律消失，表现为非勺型和反勺型；血压变异性增高、心率变异性明显降低；多表现为顽固性高血压，易进展成高血压急症。

3. 靶器官损害严重　肾实质疾病时除高血压外，还常常存在其他复合心血管危险因素，包括心脏损害、卒中等脑血管损害、眼底病变。

（四）诊断

肾实质性高血压诊断要点：①在未使用降压药物的情况下非同日测量血压 3 次，18 岁以上的成年人收缩压≥140mmHg 和 / 或舒张压≥90mmHg；②既往有肾病史；③查体可有眼睑和 / 或双下肢水肿、面色灰暗、贫血貌、肾区叩击痛后能叩及包块；④实验室检查：可见血尿、蛋白尿、中段尿细菌培养阳性、血糖、血脂异常、血尿酸、血肌酐升高，可有低钾或高钾血症；⑤超声可见或 CT/MRI 肾脏体积增大或缩小、肾肿瘤等；⑥眼底检查，有条件的医院可行肾组织活检及病理学检查。

应注意肾实质性高血压与原发性高血压继发肾损害的鉴别。病史对其鉴别非常重要。是高血压在先还是蛋白尿在先，对鉴别诊断起关键作用，后者诊断要点如下：①发病年龄多在 40 岁以上，出现肾脏损害前已有 5~10 年的持续性高血压病史；②肾脏损害进展缓慢，出现远段肾小管功能浓缩损失早于肾小球功能损伤；③多数病例蛋白尿轻（1g/d 左右），少数病例可出现大量蛋白尿（>3.5g/d），尿沉渣镜检有形成分少（少数变形红细胞及管型）；④常伴随高血压视网膜病变；⑤临床诊断确有困难时可行肾穿刺活检，肾组织病理检查对鉴别诊断有帮助。

（五）治疗

1. 非药物治疗　CKD 患者高血压的非药物干预包括低盐饮食、控制体重、适当运动、戒烟限酒等。通过改变不良生活方式干预高血压发病机制中的不同环节，从而使血压有一定程度的降低，控制危险因素和减轻靶器官损害。

2. **降压治疗**　CKD 患者血压 <140/90mmHg 为控制目标，合并显性蛋白尿（即尿蛋白排泄率 >300mg/24h）时血压≤130/80mmHg。60~79 岁老年 CKD 患者目标血压为 <150/90mmHg；如能耐受，目标血压为 <140/90mmHg。

儿童 CKD 患者血压应控制在同年龄、同性别及身高儿童青少年血压的第 95 百分位数（P_{95}）以下；如患儿合并心血管损害、糖尿病及中膜器官损害的高危因素时，血压应小于 P_{90}。CKD 患儿，尤其有蛋白尿者，建议血压控制在 P_{50} 以下。

3. **降压药物使用的基本原则**

（1）标准剂量起始：初始治疗时采用标准降压药物治疗剂量，并根据需要逐步滴定至耐受剂量。建议高龄老人降压药物从小剂量开始。

（2）根据血压分级和心血管风险分层决定单药或联合药物起始：血压轻度升高、风险分层低 - 中危的患者可以单药起始治疗；如单药达到足量时血压仍未达标，可以考虑更换降压药物种类或者联合使用两种降压药物；对于血压显著升高、风险分层高 - 很高危的患者，起始治疗时可联合使用两种降压药物；如药物达到足量时血压仍未达标，可以考虑使用 3 种降压药物。

（3）优先选择长效制剂：尽可能选择持续 24 小时降压的长效药物，有效控制夜间血压和晨峰血压，并减少心脑血管并发症发生。如使用中、短效制剂，应给药 2~3 次 /d，以实现平稳控制血压。

（4）个体化制订治疗方案：根据患者心、脑、肾靶器官损害，是否伴有高尿酸血症、高钾血症、容量负荷过重等情况选择降压药物种类控制血压。各类降压药物均可用于肾实质性高血压患者，药物治疗以阻断肾素 - 血管紧张素系统（RAS）为首选方法。用药原则上应避免肾损害药物、低剂量开始、联合用药。

4. **常用降压药物**

（1）RAAS 阻滞剂：RAAS 阻滞剂包括 ACEI、ARB、醛固酮拮抗剂和直接肾素抑制剂。

CKD 患者无论是否合并糖尿病,推荐 ACEI 和 ARB 作为优选降压药物,尤其出现蛋白尿后更加推荐。CKD 3~4 期患者可以谨慎使用 ACEI 或 ARB,建议初始剂量减半。使用 RAAS 阻滞剂需要严密监测血钾、血肌酐及肾小球滤过率的变化,及时调整药物剂量。难治性高血压患者联合降压药物治疗时可以考虑使用醛固酮拮抗剂(AA)。

(2)钙通道阻滞剂(CCB):CCB 分为二氢吡啶类与非二氢吡啶类,其中二氢吡啶类 CCB 常用于降压治疗。二氢吡啶类 CCB 尤其适用于有明显肾功能异常、单纯收缩期高血压、低肾素活性或低交感活性的高血压,以及合并动脉粥样硬化的高血压患者。此外,二氢吡啶类 CCB 降压作用不受高盐饮食影响,特别适用于盐敏感性高血压患者。

(3)利尿剂:利尿剂特别适用于容量负荷过重的 CKD 患者,与 ACEI 或 ARB 联用可以降低高钾血症的风险,因此利尿剂常作为联合降压治疗药物。噻嗪类利尿剂可用于轻度肾功能不全者(CKD 1~3 期),eGFR<30ml/(min·1.73m^2)时,推荐应用襻利尿剂。保钾利尿剂可应用于 CKD 1~3 期。eGFR<30ml/(min·1.73m^2)时慎用,且常与噻嗪类利尿剂及襻利尿剂合用。

(4)β 受体拮抗剂:β 受体拮抗剂一般不用于单药起始治疗肾性高血压,在临床上适用于伴快速性心律失常、交感神经活性增高、冠心病、心功能不全者。长期使用 β 受体拮抗剂者应遵循撤药递减剂量原则,避免停药反跳加重病情。

(5)α 受体拮抗剂:α 受体拮抗剂一般不作为降压治疗的首选药物。临床上特别适用于夜间服用 α 受体拮抗剂控制清晨高血压、老年男性高血压伴前列腺肥大患者。使用 α 受体拮抗剂时,应预防直立性低血压。

5. 联合降压药物治疗 肾性高血压的发生涉及多个发病机制,肾性高血压往往需要联合使用两种或两种以上降压药物。常用的两药联合降压治疗方案包括 ACEI 或 ARB+CCB、ACEI 或 ARB+ 噻嗪类利尿剂、二氢吡啶类 CCB+ 噻嗪类利尿剂。多数难以控制血压的患者可采用 ACEI 或 ARB+CCB+ 噻嗪类利尿剂组成的三药联合方案。经过这一方案足量充分治疗后若血压仍不达标,可以考虑加用 α 受体拮抗剂、β 受体拮抗剂、α/β 受体拮抗剂、中枢降压药等,但加用哪种药物疗效最佳尚缺乏充分研究,必须遵循个体化原则选择适合患者的降压药物。

(邢爱君 吴寿岭)

二、原发性醛固酮增多症

原发性醛固酮增多症(primary aldosteronism,PA)指肾上腺皮质分泌过量醛固酮,导致体内潴钠排钾,血容量增多,肾素 - 血管紧张素系统活性受到抑制,但不受钠负荷调节的疾病。PA 是一种以高血压、正常血钾或低钾血症、低血浆肾素活性及高血浆醛固酮水平为主要特征的综合征。

(一)分类

根据病因病理变化和生化特征,PA 有五种类型:

1. 肾上腺醛固酮腺瘤(aldosterone-producing adenoma,APA) 发生在肾上腺皮质球状带并分泌醛固酮的良性肿瘤,即经典的 Conn 综合征。APA 占 PA 的比例约为 35%,以单一腺瘤最多见,左侧多于右侧。患者血浆醛固酮浓度与血浆 ACTH 的昼夜节律呈平行,而对血浆肾素的变化无明显反应,此型患者其生化异常及临床症状较其他类型 PA 明显且典型。

2. 特发性醛固酮增多症（idiopathic hyper aldosteronism，IHA）　即特发性肾上腺皮质增生。IHA 在 PA 中所占的比例可达 60% 左右。其病理变化为双侧肾上腺球状带的细胞增殖，可为弥漫性或局灶性，增生的皮质可见微结节和大结节，增生的肾上腺体积较大，厚度、重量增加。IHA 患者血醛固酮的浓度与 ACTH 的昼夜节律不相平行。

3. 原发性肾上腺皮质增生（primary adrenal hyperplasia，PAH）　又称单侧肾上腺增生，约占 PA 的 2%。其病理形态上与 IHA 相似，可为单侧或双侧肾上腺球状带增生，但其生化改变与 APA 相似，本症对螺内酯治疗有良好的反应，肾上腺单侧或次全切除可纠正醛固酮过多的症状和生化异常。

4. 家族性醛固酮增多症　分为糖皮质激素可抑制性醛固酮增多症（glucocorticoid-remediable aldosteronism，GRA）、家族性醛固酮增多症 Ⅱ 型（familial hyperaldosteronism type Ⅱ，FH-Ⅱ）和 FH-Ⅲ 等类型。GRA 又称地塞米松可抑制性醛固酮增多症（dexamethasone suppressible hyperaldosteronism，DSH），是一种特殊类型的 PA（<1%），多于青少年起病，可为家族性或散发性，家族性者以常染色体显性方式遗传，主要特征为高血压、ACTH 依赖的醛固酮分泌、低肾素及高 ^{18}OHF。基因检测对 GRA 来说是一种敏感和特异的检查方法。

5. 分泌醛固酮的肾上腺皮质癌（aldosterone-producing carcinoma，APC）　它是肾上腺皮质腺癌的一种类型，在 PA 中所占的比例 <1%。

（二）发病机制

PA 的病理生理变化均由超生理需要量的大量醛固酮所致，主要为高钠血症、低钾血症、肾素 - 血管紧张素系统被抑制及碱中毒。

醛固酮是人体内最主要的盐皮质激素，它的主要生理作用是促进肾脏远曲小管和集合管对钠离子的重吸收及对钾离子排泄。PA 患者可分泌大量醛固酮，体内钠潴留，血容量增多，血管壁细胞内的钠浓度增高，管壁对血中去甲肾上腺素等加压物质的反应增强，动脉血管壁平滑肌细胞内水潴留，血管壁肿胀，管腔狭窄，外周阻力增加，导致高血压。

由于大量醛固酮促进远曲小管的钠重吸收增加，钾的排泄亦增加，尿中大量失钾，导致机体严重缺钾。细胞内大量钾离子丢失后，细胞外液的 Na 和 H 进入细胞内，引起细胞内液 pH 下降呈酸血症，细胞外液 pH 上升，CO_2 CP 增高呈碱血症。在 PA 患者中，尽管肾小管上皮细胞内缺钾，但由于大量醛固酮的潴钠排钾作用，远曲小管中 Na^+-K^+ 交换仍被促进，Na^+-H^+ 交换则被抑制，肾小管细胞分泌 H^+ 减少，故尿不呈酸性，而呈中性，甚至碱性或弱碱性。因此细胞内液酸中毒，细胞外液碱中毒及碱性尿就成为 PA 的特征。碱中毒时细胞外液游离钙减少，加上醛固酮促进尿镁排出故使血镁降低，同时 PA 患者高血容量，使入球小动脉的邻球装置细胞压力感受器兴奋性增高，抑制肾小球旁器细胞分泌肾素，从而减少血管紧张素的生成，故呈现典型的低肾素 PA 的临床表现。

（三）临床表现

30~50 岁为 PA 的高峰年龄。症状无明显特异性，可伴有头痛、乏力、四肢无力、肢体麻木、口渴、多尿、夜尿增多等。只有 9%~37% 的 PA 患者存在低钾血症。

1. 高血压　高血压是 PA 最常见的首发症状。PA 患者虽以水钠潴留血容量增加引起血压升高，但盐皮质激素"逃逸"现象的产生，使其多数患者高血压呈良性过程且不出现水肿。PA 早期血钾可以正常，随着疾病进展，血钾逐渐下降，当血钾在 3mmol/L 以下时可出现神经肌肉功能障碍的症状，如神经肌肉软弱和麻痹、阵发性手足搐搦及肌肉痉挛。长期低钾血症还可导致心电图 QT 间期延长、T 波地平、ST 段压低,甚至诱发心律失常。

2. 靶器官的损害 肾脏的损害,如失钾性肾病,是由于长期大量丢钾、细胞内低钾高钠和酸中毒,使近曲小管细胞空泡变性,远曲小管和集合管上皮细胞颗粒样变形成,造成肾小管浓缩功能减退,引起多尿、夜尿增多。醛固酮增多可导致尿钙和尿酸排泄增多,易发生肾结石、泌尿系感染、肾盂肾炎、肾间质瘢痕形成。由于长期醛固酮增多和继发性高血压可导致肾动脉硬化、蛋白尿、肾功能不全。心脏的损害,如左心室肥大被认为是 PA 的主要并发症。

(四)诊断

1. PA 的筛查 推荐对以下人群进行筛查:①持续性血压 >160/100mmHg、难治性高血压;②高血压合并自发性或利尿剂所致的低钾血症;③高血压合并肾上腺瘤;④早发性高血压家族史或早发(<40 岁)脑血管意外家族史的高血压患者;⑤一级亲属中有 PA 患者;⑥高血压合并阻塞性呼吸睡眠暂停。

PA 筛查前准备:①尽量将血钾纠正至正常范围;②维持正常钠摄入;③停用对 ARR 影响较大药物至少 4 周,包括醛固酮受体拮抗剂(螺内酯、依普利酮)、保钾利尿剂(阿米洛利、氨苯蝶啶)、排钾利尿剂(氢氯噻嗪、呋塞米)及甘草提炼物;④ ACEI、ARB 及 CCB 类药物可升高肾素活性,降低醛固酮导致 ARR 假阴性,需停用上述药至少 2 周再次进行检测,但如果服药时肾素活性 <1ng/(ml·h)或低于正常检测下限同时合并 ARR 升高,考虑 PA 可能性大,可维持原有药物治疗;⑤由于 β 受体拮抗剂、中枢 α_2 受体拮抗剂(可乐定或甲多巴)、非甾体抗炎药等可降低肾素活性,导致 ARR 假阳性,建议停用至少 2 周;⑥如血压控制不佳,建议使用 α 受体拮抗剂及非二氢吡啶类 CCB;⑦口服避孕药及人工激素替代治疗可能会降低直接肾素浓度(DRC),一般无须停服避孕药物,除非有更好更安全的避孕措施。

ARR 是 PA 最常用的筛查指标。不同中心所定 ARR 切点差异较大,当醛固酮单位为 ng/dl 时,最常用切点是 30ng/dl;当醛固酮单位为 pmol/L 时,最常用切点是 750pmol/L。也有中心强调 ARR 阳性同时满足血醛固酮水平升高[(醛固酮 >15ng/dl]以提高筛查试验的敏感性和特异性。

2. PA 的确诊 目前主要有 4 种确诊试验,包括生理盐水输注试验、卡托普利试验、口服高钠饮食及氟氢可的松试验。

这 4 项试验各有其优缺点:口服高钠饮食及氟氢可的松试验由于操作烦琐、准备时间较长,国内无药等原因,目前临床很少开展。生理盐水试验的敏感度和特异度分别达到 95.4% 及 93.9%,但由于血容量急剧增加,会诱发高血压危象及心力衰竭,对于那些血压难以控制、心功能不全及严重低钾血症的患者不应进行此项检查;卡托普利试验是一项操作简单、安全性较高的确诊试验,但此试验存在一定的假阴性,部分 IHA 患者血醛固酮水平可被抑制。

3. PA 的分型诊断 对确诊 PA 的患者,应行进一步的分型诊断检查,包括肾上腺 CT、双侧肾上腺静脉采血(adrenal venous sampling,AVS)及基因检测等。

(1)肾上腺 CT 检查:CT 扫描为首选的无创性定位方法,为 PA 分型诊断的第一步,以除外肾上腺皮质癌。应采用高分辨率 CT 连续薄层(2.5~3mm)扫描,必要时可进一步行增强 CT 扫描。若影像学检查未能发现明显占位,或病灶较小不能区分肾上腺腺瘤和增生,可选择双侧 AVS 进行 PA 症的分型诊断。

(2)双侧肾上腺静脉取血(AVS):AVS 是 PA 患者鉴别单侧和双侧肾上腺病变的金标准,

指南推荐对于确诊 PA 后选择手术治疗的患者,应行 AVS 以鉴别单侧(常为 APA)还是双侧肾上腺病变(常为 IPA),目前 AVS 的敏感性和特异性均可达到 90% 以上,明显优于肾上腺 CT。术前尽量纠正低血钾,避免低血钾对醛固酮分泌的抑制作用。

(3)基因检测:2016 年《原发性醛固酮增多症诊断治疗的专家共识》建议年龄在 20 岁以下 PA 的患者,或有 PA 或早发脑卒中家族史的患者,应做基因检测以确诊或排除 GRA。

(五)鉴别诊断

1. 原发性高血压 原发性高血压患者在口服利尿剂等原因后有时也会出现低血钾,此类患者停用利尿剂等引起低血钾的可逆因素后血钾可恢复正常,血、尿醛固酮水平正常。

2. 继发性醛固酮增多症 继发性醛固酮增多症是指因肾上腺以外的疾病引起醛固酮分泌过多的一组病症,是由于肾素 - 血管紧张素系统激活所致的醛固酮增多,并出现低血钾。肾动脉狭窄、恶性高血压、慢性肾脏疾病伴高血压等患者肾素活性增高。

3. 其他肾上腺疾病 如皮质醇增多症及先天性肾上腺皮质增生症(congenital adrenal cortical hyperplasia)等。

4. 假性醛固酮增多症 Liddle 综合征可引起假性醛固酮增多症。临床症状与醛固酮增多症相似,但是醛固酮分泌率很低,对螺内酯治疗无反应,对氨苯蝶啶或限盐治疗有效。本病呈常染色体显性遗传病。另外,甘草制剂可引起药物性假性醛固酮增多症。

(六)治疗措施

PA 的治疗有手术和药物两种方法。APA 及 PAH 首选手术治疗,如患者不愿手术或不能手术,可予以药物治疗,而 IHA 及 GRA 首选药物治疗。分泌醛固酮的肾上腺皮质癌发展迅速,转移较早,应尽早切除原发肿瘤。如已有局部转移,应尽可能切除原发病灶和转移灶,术后加用米托坦治疗。因醛固酮瘤或单侧肾上腺增生行单侧肾上腺切除术的患者,早期由于对侧肾上腺抑制作用尚未解除,建议高钠饮食;如有明显低醛固酮血症表现,需暂时服用氟氢可的松行替代治疗。

1. 手术治疗 主要为腹腔镜下单侧肾上腺切除。确诊为 APA 或 PAH 患者,选择单侧肾上腺全切术或是行保留部分肾上腺组织的 ASS 尚存在争议。若在手术过程中高度怀疑多发性醛固酮瘤或伴有结节样增生可能,应尽量行患侧肾上腺全切除术。

2. 药物治疗 确诊 IHA、GRA、手术治疗效果欠佳的患者,或不愿意手术或不能耐受手术的 APA 患者均可药物治疗。IHA 首选药物治疗。螺内酯作为一线用药,依普利酮为二线药物。螺内酯可阻断睾酮合成及雄激素的外周作用,可产生阳痿、性欲减退、男性乳房发育或女性月经紊乱。不能耐受的患者可改用依普利酮治疗。另外也可选用阿米洛利,通过阻断肾远曲小管的钠通道,促进 Na^+ 和 H^+ 的排泄,降低钾的排出。推荐 GRA 选用小剂量糖皮质激素作为首选治疗方案。常用剂量为 20~60mg/d,指南推荐最大剂量为 100mg/d。注意监测血钾,调整剂量。

(邢爱君 吴寿岭)

三、皮质醇增多症

皮质醇增多症,是由于多种病因引起肾上腺皮质长期分泌过量糖皮质激素(主要是皮质醇)所产生的一组症候群,主要表现为满月脸、多血质外貌、向心性肥胖、痤疮、紫纹、近端肌无力、情感和认知障碍(如易怒、伤感、抑郁、焦虑)、高血压、继发性糖尿病和骨质疏松等。本病年发病率为(2~3)/100万,就诊年龄多在25~45岁,青少年起病者罕见,仅占3.4%。

(一)发病机制

皮质醇增多症患者中75%~80%存在高血压,36.4%的患者以高血压起病。糖皮质激素引起高血压的机制包括激活肾素-血管紧张素系统、保钠排钾作用及胰岛素抵抗。

(二)分类

按其病因分为内源性和外源性两种。内源性皮质醇增多症可分为:① ACTH依赖性,包括垂体性皮质醇增多症、异位ACTH综合征、异位CRH综合征;②非ACTH依赖性皮质醇增多症,包括肾上腺皮质腺瘤、肾上腺皮质腺癌、非ACTH依赖性大结节增生(AIMAH)、原发性色素结节性肾上腺病(PPNAD)。外源性皮质醇增多症分为假库欣综合征和药源性皮质醇增多症,前者主要原因为大量饮酒、抑郁症、肥胖症等。

(三)诊断

1. 定性诊断 24小时尿游离皮质醇(24小时UFC)试验、午夜唾液皮质醇(MSC)检测、1mg过夜地塞米松抑制试验。

(1)24小时UFC试验:留取24小时的全部尿量进行皮质醇水平检测。避免使用包括外用软膏在内的肾上腺皮质激素类药物。因UFC在皮质醇增多症患者中变异很大,故至少应该检测2次24小时UFC。

(2)午夜唾液皮质醇检测:唾液皮质醇浓度与血游离皮质醇浓度相关,而与唾液分泌量无关。该检测方法尤适合于儿童检测。检测结果大于9.66nmol/L可诊断CS,小于4.14nmol/L可排除CS。该方法敏感性达到100%,特异性达到84.2%~100%。

(3)过夜小剂量地塞米松抑制试验:在检测8:00血清皮质醇之后,于次日0:00口服1mg地塞米松,次日晨8:00抽血检测血清皮质醇水平。以次日晨8:00血清皮质醇50nmol/L为切点具有较高的敏感性,可作为皮质醇增多症的第一线筛选试验。

2. 明确是否ACTH依赖

(1)血浆ACTH浓度:测定ACTH可用于CS患者的病因诊断,即鉴别ACTH依赖性和非ACTH依赖性皮质醇增多症。如8:00~9:00的ACTH<10pg/ml(2pmol/L)则提示为非ACTH依赖性皮质醇增多症;如ACTH>20pg/ml(4pmoL/L)则提示为ACTH依赖性皮质醇增多症。

(2)大剂量地塞米松试验:该检查主要用于鉴别垂体性皮质醇增多症和异位ACTH综合征,如用药后24小时UFC、24小时尿17-OHCS或血皮质醇水平被抑制超过对照值的50%则提示为垂体性皮质醇增多症,反之提示为异位ACTH综合征。诊断垂体性皮质醇增多症的敏感性为60%~80%,特异性较高;如将切点定为抑制率超过80%,则特异性<100%。

3. 定位诊断 影像学检查常用于皮质醇增多症定位诊断。

(1)鞍区磁共振成像:推荐对所有ACTH依赖性皮质醇增多症患者进行垂体增强MRI或垂体动态增强MRI。该检查可显示60%的垂体性皮质醇增多症患者的垂体腺瘤。

(2)肾上腺影像学检查:肾上腺影像学包括B超、CT、MRI检查,对于诊断ACTH非依赖性皮质醇增多症有很重要的意义。推荐首选双侧肾上腺CT薄层(2~3mm)增强扫描。

(3)双侧岩下窦插管取血(BIPSS):ACTH依赖性皮质醇增多症患者如临床、生化、影像学检查结果不一致,或难以鉴别垂体性皮质醇增多症或异位ACTH综合征时,建议行BIPSS以鉴别ACTH来源。岩下窦(IPS)与外周(P)血浆ACTH比值在基线状态≥2和CRH刺激

后 >3 则提示垂体性皮质醇增多症,反之则为异位 ACTH 综合征。

(四)治疗

皮质醇增多症的治疗目的是去除原发病、恢复皮质醇水平、消除症状和体征、治疗高皮质醇血症相关的并发症,提高患者生活质量及预期寿命。

对于垂体性皮质醇增多症、异位 ACTH 综合征或肾上腺肿瘤患者,建议首选手术切除病变,除非有手术禁忌或手术不能降低高皮质醇血症。对于术后内分泌未缓解或无法实施手术的患者,考虑二线治疗措施,包括再次经蝶窦入路手术、放射治疗、药物治疗、双侧肾上腺切除。对于隐匿性或转移性异位 ACTH 综合征、严重的 ACTH 依赖性皮质醇增多症建议双侧肾上腺切除。

皮质醇增多症合并高血压患者抗高血压药物治疗效果欠佳,ACEI 或 ARB 是治疗此类患者的首选药物。对于伴有盐皮质激素增高的皮质醇增多症患者,利尿剂是一种非常有效的降压药物。另外,钙通道阻滞剂单用效果差,可与 ACEI 或 ARB 联合使用。

(邢爱君　吴寿岭)

四、嗜铬细胞瘤 / 副神经节瘤

嗜铬细胞瘤(pheocromocytoma,PCC)和副神经节瘤(paraganglioma,PGL)(二者共同简称为 PPGL)是由神经嵴起源的嗜铬细胞产生的肿瘤,可合成、贮存和释放大量儿茶酚胺(CA),包括肾上腺素(E)、去甲肾上腺素(NE)和多巴胺(DA),引起血压升高,造成心、脑、肾等脏器的严重并发症,亦可因高血压的突然发作而危及生命。

PCC 来源于肾上腺髓质,占 80%~85%。PGL 位于肾上腺外,分布在颈动脉体、颈静脉球、主动脉球、全身交感神经链、嗜铬体(zuckerkandl 体)、膀胱等部位,占 15%~20%。后者常不产生 CA。

PPGL 呈家族性或散发性发病,家族遗传性占 35%~40%,其患者起病较年轻并呈多发病灶。PPGL 亦有良、恶性之分,当在骨、肝、肺等非嗜铬组织中发现转移病灶时则定义为恶性,占 10%~17%。

约 50% 的 PPGL 患者有基因突变,其中 35%~40% 为胚系突变,表现为家族遗传性;15%~25% 为肿瘤组织的体系突变。部分散发性 PPGL 患者的发病机制不甚清楚。

(一)临床表现

由于肿瘤持续性或阵发性分泌释放不同比例的 E 和 NE,故患者的临床表现不同。PPGL 常见的临床表现是高血压,其中阵发性高血压占 25%~40%,持续性高血压约占 50%,其中半数患者有阵发性加重;约 70% 的患者合并直立性低血压。有的患者同时伴有发作性多汗、心悸、头痛、四肢震颤、面色苍白等高 CA 的症状和体征,也有患者平素血压正常而在手术麻醉时出现高血压或高血压危象。

推荐对以下人群进行 PPGL 的筛查。

1. 有 PPGL 的症状和体征,尤其有阵发性高血压发作的患者。

2. 使用多巴胺 D_2 受体拮抗剂、拟交感神经类、阿片类、去甲肾上腺素或 5- 羟色胺再摄取抑制剂、单胺氧化酶抑制剂等药物可诱发 PPGL 症状发作的患者。

3. 肾上腺意外瘤伴或不伴有高血压的患者。

4. 有 PPGL 的家族史或 PPGL 相关的遗传综合征家族史的患者。

5. 有既往史的 PPGL 患者。

（二）实验室检查

激素及代谢产物的测定是 PPGL 定性诊断的主要方法，即测定血和尿 NE、E、DA 及其中间代谢产物甲氧基肾上腺素（metanephrine，MN）、甲氧基去甲肾上腺素（normetanephrine，NMN）和终末代谢产物香草扁桃酸（VMA）浓度。MN 及 NMN（合称 MNs）仅在肾上腺髓质和 PPGL 瘤体内代谢生成并且以高浓度水平持续存在，故是 PPGL 的特异性标记物。诊断 PPGL 的首选生化检验为测定血游离或尿 MNs 浓度，其次可检测血或尿 NE、E、DA 浓度以帮助进行诊断。

检测应在患者空腹、卧位或坐位，以及安静状态下抽血；患者应留取 24 小时尿量并保持尿液酸化状态再检测 MNs 和 CA 水平。收集标本前要考虑让患者停用可能导致假阳性或假阴性结果的药物及食物等影响因素。

（三）定位检查

应在首先确定 PPGL 的定性诊断后再尽快进行肿瘤的影像学检查，以明确 PPGL 的定位诊断，决定手术治疗方案。但由于 PPGL 可发生在体内有交感神经链的任何部位，分布很广，因此对肾上腺外的 PGL 定位尚有一定困难。

1. 计算机断层增强扫描。

2. 磁共振成像　MRI 探查颅底和颈部 PGL 的敏感性为 90%~95%，特异性为 67%。

3. ^{131}I- 间碘苄胍（metaiodobenzylguanidine，MIBG）闪烁扫描　是目前用于发现肾上腺外 PGL 的最好定位检查，其对肾上腺外、多发或恶性转移性病灶的定位亦有较高的诊断价值，可对 PPGL 同时进行定性和定位诊断。

（四）基因检测

1. 推荐应对所有诊断 PPGL 的患者进行基因检测，可根据患者的肿瘤定位和 CA 生化表型选择不同类型的基因检测。

2. 建议对所有恶性 PPGL 患者检测 SDHB 基因。

3. 建议对有 PPGL 阳性家族史和遗传综合征表现的患者可以直接检测相应的致病基因突变。

4. 建议应到有条件的正规实验室进行基因检测。

（五）治疗

80%~90% 的 PPGL 为良性，可经手术切除肿瘤而得以治愈；而恶性 PPGL 如能早期发现，及时手术治疗也可延缓患者生命，故应及早手术切除肿瘤。但手术前必须做好充分的药物治疗准备，否则可因手术中发生致命的高血压危象或肿瘤切除后出现顽固低血压而危及生命。

1. **手术前药物准备**　PPGL 患者术前均应首先服用 α 受体拮抗剂，绝对不能先用 β 受体拮抗剂。当服用 α 受体拮抗剂降低血压后，出现持续性心动过速（>120 次 /min）或室上性快速心律失常时，或伴有儿茶酚胺心肌病时可加用 β 受体拮抗剂，以减慢心率，降低血压。用 α、β 受体拮抗剂治疗时，用药剂量和时间应达到部分阻断 α 及 β 受体的作用。

患者应摄入高钠饮食和增加液体入量，以增加血容量，防止肿瘤切除后发生严重低血压。术前药物准备时间存在个体差异，至少 2 周。

2. 手术

（1）推荐对大多数 PCC 患者行腹腔镜微创手术,如肿瘤直径 >6cm 的侵袭性 PCC,应进行开放式手术确保完整切除肿瘤;为避免局部肿瘤复发,术中应防止肿瘤破裂。

（2）推荐对 PGL 患者行开放式手术,对小的、非侵袭性 PGL 可行腹腔镜手术。

（3）双侧 PCC 患者手术时应尽量保留部分肾上腺,以免发生永久性肾上腺皮质功能减退。

（4）术中应持续监测血压、心率、心电图及血流动力学变化。

（5）术后 24~48 小时要密切监测患者的血压和心率;术后 2~4 周应复查 CA 或 MNs 水平以明确是否成功切除肿瘤;肾上腺部分切除患者要注意可能存在肾上腺皮质功能减退的风险。

非恶性嗜铬细胞瘤患者手术后 5 年存活率为 95% 以上,复发率低于 10%;恶性嗜铬细胞瘤患者 5 年存活率小于 50%。对术后患者要进行终身随访,实行个体化管理,每年至少复查 1 次;对有基因突变的患者则应 3~6 个月随访 1 次,评估肿瘤有无复发、转移、或发生多内分泌腺瘤病。

（曾正培）

五、肾血管性高血压

肾血管性高血压（renovascular hypertension,RVH）是一种临床上常见的继发性高血压。各种病因引起的一侧或双侧肾动脉狭窄及其分支狭窄造成的肾脏血流减少而导致的血压升高,即可引起 RVH。本病经介入或手术治疗血压可改善或恢复正常。

（一）病因与发病机制

RVH 的常见病因有动脉粥样硬化、大动脉炎、纤维肌性结构发育不良等。动脉粥样硬化性肾动脉狭窄（atherosclerotic renal artery stenosis,ARAS）已经成为我国 RVH 的最常见病因,多见于年龄大（>55 岁）、合并心血管疾病危险因素的患者。患病率随着年龄的增长而递增,ARAS 的狭窄程度逐年增重,每年增长 7%~14%,狭窄程度大于 75% 的患者 5 年闭塞率高达 40%。肾动脉纤维肌性发育不良（fibromuscular dysplasia,FMD）是一种非动脉粥样硬化性、非炎症性动脉壁结构疾病,病因尚不明确,多见于年轻患者和女性。FMD 主要累及肾动脉的中远段,有时可延伸到肾动脉的分支,一般不累及主动脉。发展缓慢,很少引起肾动脉完全闭塞。大动脉炎多见于年轻女性,男女患病率约 1:4,主要累及主动脉及其一、二级分支,也可累及肺动脉,引起相应血管部位的血管壁增厚、管腔狭窄或闭塞。其他引起 RVH 的少见原因包括肾动脉血栓形成、肾动脉栓塞、移植肾动脉硬化等。RVH 的发生与肾素 - 血管紧张素 - 醛固酮系统（RAAS）激活、氧化应激,以及交感神经系统激活等有关。

（二）临床诊断

当患者具有以下一项或多项临床特点时需高度警惕 RVH:①高血压发病年龄低于 30 岁或者超过 55 岁;②合并低血钾;③腹部血管杂音;④急进性高血压;⑤顽固性高血压;⑥恶性高血压;⑦难以解释的肾萎缩或两肾大小相差 1.5cm 或肾功能不全;⑧给予血管紧张素转换酶抑制剂（ACEI）/ 血管紧张素受体拮抗剂（ARB）出现血肌酐的明显升高;⑨伴有全身动脉明显硬化者。具备上述特点的患者需要完善肾动脉的相关检查。

（三）相关检查

主要检查手段包括肾动脉超声、肾动脉断层成像、磁共振血管成像（MRA）、数字减影血管造影（DSA）、分侧肾静脉肾素活性测定（RVRR）、卡托普利试验肾显像等。

1. **肾动脉超声**　是普遍的一线筛查，可评估狭窄程度、部位，可测量收缩期峰值流速（PSV）、阻力指数（RI）。PSV>180cm/s 提示狭窄 >60%，PSV>220cm/s 则提示狭窄 >75%，敏感性 71%~98%、特异性 62%~98%。

2. **肾动脉断层成像**　敏感性、特异性 >90%，对肾动脉和副肾动脉显示清楚，在临床广泛应用。但若 eGFR<60ml/min 注意造影剂肾病，严重甲亢和对碘对比剂过敏的患者禁用。

3. **磁共振血管成像（MRA）**　敏感性、特异性同 CTA 注意肾源性系统性纤维化风险，透析患者患病率为 1%~6%，eGFR<30ml/min 的慢性肾病患者相对禁忌。

4. **数字减影血管造影（DSA）**　诊断肾动脉狭窄的金标准，该方法适合于计划行肾动脉介入治疗的患者。

5. **分侧肾静脉肾素活性测定（RVRR）**　分别在两侧肾静脉内取血测量肾素活性，患侧：健侧 >1.5、健侧：下腔静脉远端 <1.3 提示单侧肾动脉狭窄，同时可预测介入或者外科治疗成功率。但肾素测定影响因素多、假阴性率高（50%）。

6. **卡托普利试验肾显像**　该方法敏感性 62%~99%、特异性 91%~98%，结果阳性标准：①肾脏体积缩小；② 20 分钟清除率下降 >10%；③峰值比下降 >10%；④峰值时间延长 >2 分钟；⑤肾血流灌注时间延长，符合其中三项为阳性。

（四）治疗

RVH 的治疗主要包括药物治疗、肾动脉介入治疗和外科手术治疗，治疗方案的选择取决于肾动脉狭窄的不同病因、解剖结构的改变、狭窄的病理生理改变，以及患者的一般状态。药物治疗是基础，肾动脉介入治疗已经成为肾动脉狭窄血运重建的首选治疗方案，外科手术治疗对于局部肾动脉解剖特点不适合介入治疗、病变附近腹主动脉需要同时外科手术重建、介入治疗失败的补救、造影剂严重过敏、服用抗血小板药物有禁忌等情况的患者可以使用。

1. **药物治疗**　不论何种原因肾动脉狭窄所致的高血压，均需严格控制血压，目标血压140/90mmHg。降压药物的选择需要根据肾动脉狭窄累及的范围、程度和肾功能状态而定，双侧肾动脉狭窄禁用 ACEI 或者 ARB。① ARAS 患者，除降压治疗同前外，他汀类降脂治疗是基础，降脂目标低密度脂蛋白胆固醇（LDL-C）<2.6mmol/L。抗血小板治疗也是治疗常规，对于拟行肾动脉介入治疗的患者一般情况下需双联抗血小板治疗 3~6 个月，其后阿司匹林或者氯吡格雷长期维持。② FMD 引起的 RVH 降压药物的使用同前，因为该病本质上是一种非动脉粥样硬化性、非炎症性动脉壁结构疾病，他汀药物使用需要根据患者的血脂水平而定，而糖皮质激素目前尚无使用的证据，对于拟行介入治疗的患者可予阿司匹林一种抗血小板药物治疗。③ TA 累及肾动脉的患者，在炎症活动期糖皮质激素是核心治疗药物，降压药物选择同前。激素的使用可以遵循 2011 年中华医学会风湿病学分会制定的《大动脉炎诊断及治疗指南》，当常规激素治疗反应不佳或者复发时可加用免疫抑制剂。非炎症活动期拟行肾动脉介入治疗时，一般建议使用一种抗血小板药物治疗即可。

2. **肾动脉介入治疗**　包括肾动脉球囊扩张成形治疗和支架植入治疗，根据肾动脉狭窄的病因、局部的解剖特点和介入操作的具体过程决定采取何种介入治疗。一般情况下，动脉粥样硬化性肾动脉狭窄患者采取球囊扩张成形 + 支架植入治疗；大动脉炎累及肾动脉的患者,如果炎症不活动且稳定 2 个月以上,可给予球囊扩张成形治疗,除非合并肾动脉夹层或者难以恢复有效血流,一般不植入支架;而肾动脉纤维肌性发育不良的介入治疗也是以球囊扩张成形为主,尽量不植入支架。肾动脉狭窄介入治疗适应证如下:①具备至少一项临床指征:严重高血压(持续高血压 2~3 级)、恶性高血压、难治性高血压、高血压恶化或药物治疗不耐受;单功能肾或双侧狭窄合并肾功能不全;单功能肾或双侧狭窄肾功能恶化;一过性肺水肿;不稳定型心绞痛。②具备解剖指征:直径狭窄 >70%;直径狭窄 50%~70% 的患者,要有明确的血流动力学依据,一般以跨病变收缩压差 >20mmHg 或平均压差 >10mmHg 为准。③注意除外相对禁忌证:患肾长径≤7cm;尿液分析发现大量蛋白(≥2+);血肌酐≥3.0mg/dl;患肾 GFR≤10ml/(min·1.73m^2);肾内动脉阻力指数≥0.8;超声、肾动脉断层成像或 MRA 显示肾实质有大片无灌注区。

3. 外科手术治疗　外科手术治疗适用于肾动脉狭窄介入治疗失败、多分支狭窄或狭窄远端有动脉瘤形成及肾动脉起始部狭窄等情况。手术治疗包括肾血管重建术(肾血管旁路移植、搭桥)、动脉内膜切除术(剥脱术)、自身肾移植术等。如上述治疗无效,血压难以控制者,可作病肾切除术。据以往的临床观察,其远期疗效与介入治疗无显著差别。

(邢爱君　高竞生)

六、甲状腺疾病与高血压

(一)甲状腺疾病与血压的关系

大约 30% 的甲状腺功能亢进(简称甲亢)患者有高血压,血压特点为收缩压增高而舒张压减低、脉压增大、平均动脉压降低。甲亢导致血压升高的可能机制包括:血清甲状腺素对血管平滑肌的直接或间接作用,引起血管舒张;甲状腺素与甲状腺素受体结合影响心脏多种基因的表达,使心肌收缩力增强,心输出量增加;甲亢时心肌细胞复极化时间缩短、窦房结的激动自律性也增加,导致心率增快;甲亢时交感神经系统活性增强。

甲状腺功能减退(简称甲减)时甲状腺激素水平降低,心脏传导速度降低,心率减慢,心输出量减少。甲减可以促进血管动脉粥样硬化,血管弹性降低,从而使外周血管阻力增加。因此甲减患者常常表现为舒张压水平升高明显。甲减时存在脂质代谢紊乱、血液黏度增加,血流速度减慢,肾血流减少,肾小球滤过率减少,导致水钠潴留。

目前,亚临床甲状腺疾病是否对血压产生影响尚未取得一致结论。TSH 水平与人群高血压水平关系尚不明确,但亚临床甲状腺功能减退患者高血压患病风险增加。

(二)高血压合并甲状腺疾病的治疗

对于临床甲亢或甲减患者伴有高血压应积极治疗甲状腺疾病,尽快使甲状腺功能恢复正常,可以使一部分患者血压恢复正常。治疗甲状腺疾病同时应进行降压治疗,应根据高血压治疗指南结合患者病情进行个体化治疗。选择降压药物时,应尽量避免使用对肝功能影响较大的药物,防止与抗甲状腺药物合用导致肝损害,故应定期监测。

对于亚临床甲状腺疾病的治疗目前仍存在争议,亚临床甲状腺疾病可能存在很多潜在危害,但是药物治疗也可能带来一些副作用。如甲状腺素过量可导致骨质疏松、房颤发生率增加;抗甲状腺药物可能导致肝损害、粒细胞减少等。尤其是妊娠期妇女更应慎重权衡利弊。如果妊娠期亚临床甲减患者出现血压升高。

(邢爱君　刘业强)

七、阻塞性睡眠呼吸暂停低通气综合征与高血压

阻塞性睡眠呼吸暂停低通气综合征（obstructive sleep apnea- hypopnea syndrome，OSAHS）是以睡眠过程中频繁的呼吸暂停、血氧饱和度下降和睡眠紊乱为特征的临床综合征。

研究证实 OSAHS 是独立于年龄、肥胖、吸烟等引起高血压的危险因素之一，50%~92%的 OSAHS 患者合并有高血压，而 30%~50% 的高血压患者同时伴有 OSAHS 。合理规范诊断和治疗与 OSAHS 相关的高血压已成为高血压防治不容忽视的问题。

（一）OSAHS 相关性高血压的特点

OSAHS 相关性高血压的特点包括：

1. 夜间及晨起血压升高，日间高血压或日间血压正常　清晨睡醒时血压较睡前血压明显升高，白天及晚间睡前血压较低。有部分患者表现为隐匿性高血压。

2. OSAHS 患者血压水平失去昼夜变化节律　呈现为非勺型，甚至反勺型。

3. 单纯药物治疗降压效果较差　血压的控制依赖于 OSAHS 的有效治疗，一定程度上可减少降压药的使用量，少数患者甚至可以停服降压药物。

4. 血压周期性升高　合 ABPM 和多导睡眠图监测（polysomnography，PSG），可见夜间随呼吸暂停的反复发生，血压表现为反复发作的一过性升高。血压高峰值一般出现在呼吸暂停事件的末期、刚恢复通气时。

（二）OSAHS 引起高血压的发病机制

OSAHS 患者夜间反复发作的间歇性低氧、高碳酸血症、神经及体液调节障碍与交感神经系统过度兴奋相互作用，可引起心率增加，心肌收缩力增加，心输出量增加，全身血管阻力增加，这些均是导致高血压的重要机制，其中交感神经活性增强最为关键。交感神经活性增强，使血浆儿茶酚胺水平增加，阻力小动脉收缩增强，外周血管阻力升高而致高血压。引起高血压的机制还有睡眠结构紊乱、胸内负压增高所致的机械效应、氧化应激和炎症等。

（三）OSAHS 相关性高血压的诊断流程

阻塞性睡眠呼吸暂停相关性高血压临床诊断和治疗专家共识建议对合并下列情况的高血压患者应进行 OSAHS 筛查。

1. 肥胖。

2. 伴鼻咽及颌面部解剖结构异常。

3. 睡眠过程中打鼾，白天嗜睡明显，晨起头痛、口干。

4. 顽固性高血压或隐匿性高血压，晨起高血压，或血压节律呈非勺型或反勺型改变的高血压。

5. 夜间反复发作难以控制的心绞痛。

6. 夜间难以纠正的心律失常。

7. 顽固性充血性心力衰竭。

8. 顽固性难治性糖尿病及胰岛素抵抗。

9. 不明原因的肺动脉高压。

10. 不明原因的夜间憋醒或夜间发作性疾病。

具体诊断流程见图 6-2-1。

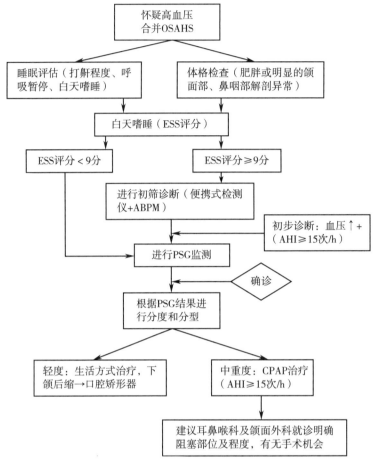

图 6-2-1 阻塞性睡眠呼吸暂停低通气综合征相关性高血压诊断流程

OSAHS:阻塞性睡眠呼吸暂停低通气综合征;ESS:Epworth 嗜睡量表;PSG:多导睡眠图监测;
AHI:平均每小时呼吸暂停与低通气次数之和。

(四) OSAHS 相关性高血压的治疗

OSAHS 相关性高血压的治疗主要分两部分,一部分为针对 OASHS 的治疗,另一部分为高血压治疗。同时启动两方面治疗才能有效控制血压。

1. 针对 OSAHS 的治疗 包括病因治疗、生活方式的改变、无创气道正压通气治疗、手术治疗和口腔矫治器等治疗。治疗的选择要根据患者的不同情况,制订个体化治疗方案。

(1)病因治疗:纠正引起 OSAHS 或使之加重的基础疾病,如应用甲状腺素治疗甲减等。

(2)改变生活方式:一般包括减肥、戒烟、戒酒、白天避免过于劳累、慎用镇静催眠药及其他可引起或加重 OSAHS 的药物、改仰卧位为侧位睡眠等。

(3)无创气道正压通气治疗:被认为是目前成人 OSAHS 疗效最为肯定的治疗方法,包括普通及智能型 CPAP(Auto CPAP)通气和双水平气道正压(BiPAP)通气,以 CPAP 最为常用,有 CO_2 潴留明显者建议使用 BiPAP 通气。临床观察发现 CPAP 治疗 OSAHS 后,多数患者夜间血压下降并恢复为正常的勺形,日间血压有所下降,甚至降至正常,顽固性高血压对治疗的反应较好。

（4）口腔矫治正器：适用于单纯鼾症及轻至中度的 OSAHS 患者，特别是有下颌后缩者。对于不能耐受 CPAP、不能手术或手术效果不佳者可以试用．也可作为 CPAP 治疗的补充治疗。禁忌证：重度颞下颌关节炎或功能障碍，严重牙周病、严重牙列缺失者。

（5）外科治疗：仅适合于手术确实可以解除上气道阻塞的患者，需要严格掌握手术适应证。可选用的手术方式包括腭垂腭咽成形术（UPPP）及改良术、下颌骨前徙术及颌面部前徙加舌骨肌切断悬吊术。

2. 抗高血压药物治疗　对于 OSAHS 相关性高血压患者，抗高血压治疗是有益的。按照目前的抗高血压治疗的方法，使 24 小时昼夜血压得到平稳控制，尤其对于那些有夜间血压增高的患者，降低其夜间血压更为重要。推荐选用 ACEI 或 ARB 类降压药物，因其有改善呼吸暂停和睡眠结构的作用，可降低 AHI，对纠正患者血压昼夜节律紊乱具有良好的影响。β 受体拮抗剂因可使支气管收缩而增加呼吸道阻力致夜间缺氧更加严重，进一步加重心动过缓甚至导致心脏停搏，故应慎用。

（五）随访

1. 血压的随访　治疗 OSAHS（包括 CPAP 和手术治疗）后，要密切观察患者的血压变化，对血压达到治疗标准的患者应及时减少或停用降压药物，并鼓励患者坚持治疗，增强对 CPAP 治疗的依从性；对手术患者要长时间随访和监测血压，避免患者术后血压下降，而呼吸暂停复发后血压再度升高。

2. CPAP 治疗的随访　给予 CPAP 治疗过程中，一般连续治疗 1~3 个月后作疗效评价，以后每 6~12 个月要定期复查 CPAP 的治疗压力，酌情调整 CPAP 治疗参数。

3. 口腔矫治正器及外科手术的随访　治疗后 3 个月、6 个月应复查 PSG，以了解其疗效，对于不能耐受或效果不佳的患者应尽快改用疗效更肯定的治疗方法，如 CPAP 等。

（邢爱君　侯利江）

八、肾素分泌瘤

肾素分泌瘤（renin secreting tumor）是一种罕见的疾病。目前国内外文献报道肾素分泌瘤不足百例，尚缺乏流行病学资料。肾素分泌瘤起源于肾小球旁细胞（又称颗粒细胞），多为局限单发，直径 0.2~5cm，包膜完整，与周围正常组织界限分明（图 6-2-2）。病理组织肾素活性测定表明，肾素活性明显增高，较周围实质增高 3~3 100 倍。

（一）临床表现

肾素分泌瘤主要的临床表现就是高血压相关症状，头痛与多尿最常见。血压升高明显，血压达（160~260）/（100~170）mmHg。是否伴高血压危象与血压升高幅度和速度相关。约有三分之二的患者可出现低血钾（血钾 1.9~3.2mmol/L）、高血钠，导致低钾性碱中毒，表现为夜尿多、烦渴、四肢无力，以下肢更明显，也可出现肠麻痹、心律失常等。

（二）辅助检查

1. 尿液检查　有蛋白尿，无细胞成分，尿醛固酮测定往往增高，高尿钾。

2. 生化检查　低血钾、高血钠。

3. 血浆肾素活性测定（PRA）　卧位时血浆肾素活性、管紧张素Ⅱ及醛固酮浓度均明显升高，但同一患者不同时间内 PRA 会有改变，肿瘤大小与 PRA 水平无相关性。立位激发试验肾素、血管紧张素、醛固酮升高更加明显。而低钠激发试验（20mmol/d）则表现为低反应

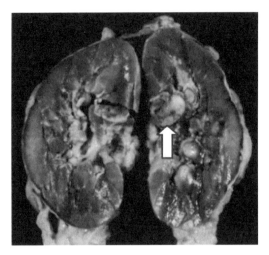

图 6-2-2 肾素分泌瘤(箭头)

性,为本病的一种特征性表现。

4. **肾静脉肾素比值(RVRR)测定** 临床怀疑肾素分泌瘤时,应行 RVRR 测定与计算,由于肿瘤一般位于单侧肾脏两极,分泌大量肾素,故 RVRR≥1.5 才具有诊断意义。但是 37.5% 的患者 RVRR<1.5。

5. **影像学检查** 多表现为占位性表现。超声学检查不足以检出所有肾素分泌瘤。CT 是最有效的检查手段,敏感性可达 100%。由于肿瘤与肾皮质密度相近,故需注入造影剂增强扫描。MRI 也可作为检出肾素分泌瘤的手段,但不如 CT 敏感(图 6-2-3、图 6-2-4)。

6. **血管造影** 可以明确诊断或除外肾动脉狭窄导致肾血管性高血压。肾素分泌瘤缺少血管,于肾上极或下极可见无血管的圆形占位性病变。

7. **其他** 免疫组化 CD_{34}、肌动蛋白、抗波形丝蛋白(vimentin)阳性对确诊肾素分泌瘤具有重要意义。

(三)诊断与鉴别诊断

1. 诊断标准

(1)无原发性高血压家族史。

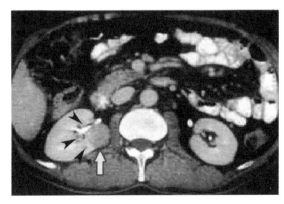

图 6-2-3 CT 平扫皮质区单发类圆形肿物

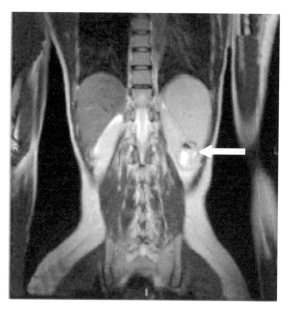

图 6-2-4　MRI 检查 T$_1$WI 为等信号；T$_2$WI 高信号软组织肿块（箭头）

（2）酷似醛固酮增多症的临床表现，呈重度高血压，低血钾，夜尿多，四肢乏力。

（3）血浆 PRA 明显增高，RVRR 仅轻度增高。

（4）影像学，特别是 CT 检查显示单侧肾上极或下极有圆形低密度占位性病变，也有肿瘤位于肾脏前侧或后侧者，需行左前斜位或右前斜位扫描方能发现肿瘤。

2. 鉴别诊断　由于本病分泌过量肾素引起继发性醛固酮增多症的系列病理生理改变，故应与下列疾病加以鉴别。

（1）原发性醛固酮增多症：原发性醛固酮增多症 PRA 受抑制，PRA 很低或测不出；而肾素分泌瘤 PRA 明显增高，可以鉴别诊断。CT 检查示原发性醛固酮增多症患者为肾上腺皮质腺瘤或增生，而肾素分泌瘤可见肾上极或下极呈圆形低密度占位性病变，结合临床表现，可以鉴别诊断。

（2）肾血管性高血压：二者 PRA 均增高，但以肾素分泌瘤增高更为明显。经血管造影及 CT 检查可以鉴别诊断。

（3）原发性高血压（高肾素型）：约 20% 的患者呈高肾素型，PRA 仅轻度增高，血钾正常，鉴别诊断并不困难。

（四）治疗

本病一旦确诊，应尽快手术摘除肿瘤或部分肾切除，文献报道中不论肾全切或者部分切除术均有良好的效果。摘除肾素分泌瘤后，24 小时 PRA 恢复正常，一般于 1 周内血压及血钾恢复正常，症状逐渐消失，但也有的患者术后血压逐渐降低，到 1 个月后血压才恢复正常。术前出现高血压危象必须应用静脉降压药物，将血压降至相对安全范围（160/110mmHg 左右），之后应口服降至目标值。首选阻断 RAAS 的降压药物。

（邢爱君　孙玉艳）

九、精神心理问题与高血压

随着世界范围的工业化发展,人们的精神心理疾病也呈现了激增,目前已成为全球重要的健康负担。精神心理问题与高血压发病之间的关系备受关注。流行病学资料显示,高焦虑和高抑郁均是发生高血压的危险因素。同样,高血压患者中抑郁症的发病率也在增加,且这部分患者血压更难以控制。

(一)精神心理障碍在高血压发病机制中的作用

抑郁、焦虑与高血压之间可能存在共同的病理生理学机制,有相同的神经生化、内分泌和神经解剖的改变。如下丘脑-垂体-肾上腺皮质即 HPA 轴兴奋性增加,交感神经和肾上腺的过度兴奋,心率变异性降低,血小板受体改变,炎性递质分泌增加,使血压升高、血流量增加、血小板聚集,糖脂代谢异常等。

(二)精神心理障碍识别

心内科医生面对患者时,应注意评估患者的心理状态,尤其是现有的客观检查不足以用躯体疾病来解释,此时应注意患者的情感状态。

1. 抑郁障碍的识别　在综合医院门诊,大部分抑郁症患者以躯体不适就诊,门诊医生应关注患者情绪和心理状态的习惯,主动询问患者睡眠情况、是否常常存在闷闷不乐、极易悲观等负面情绪。其中睡眠障碍,尤其早醒往往是抑郁症的特征性表现。此外,临床医生应主动询问患者是否有消极念头和自杀的想法,这对抑郁症的诊断和治疗非常重要。

2. 焦虑障碍的识别　焦虑是临床常见的心理障碍之一,焦虑患者交感神经系统活性更强,抑郁症患者则表现为自我评价过低。焦虑障碍有两种主要的临床形式:惊恐障碍和广泛性焦虑。

(1)惊恐障碍的识别:惊恐障碍是指急性焦虑发作,即突如其来的强烈恐惧体验,即将疯狂、濒临死亡感。惊恐发作也可作为继发症状,可见于多种不同精神障碍,如恐怖性神经症、抑郁症等。惊恐障碍应与某些躯体疾病鉴别,如癫痫、心脏病发作、内分泌失调等。

(2)广泛性焦虑障碍的识别:广泛焦虑障碍患者表现为缺乏刺激或是与外界刺激不相称的过分担忧,病程多在 6 个月以上。典型症状有紧张不安、失眠烦躁、易疲劳、注意力不集中等。

(三)治疗措施

合并精神心理问题的高血压患者常需心血管医生和精神心理医生合作。心血管医生能够早期识别,尽早请精神心理医生对患者进行心理安抚或尽早启用抗焦虑或抑郁治疗,可提高患者的依从性,血压控制率明显提高。

常用的抗精神心理问题的药物包括:①苯二氮䓬类药物,常用的有地西泮、艾司唑仑、阿普唑仑、氯硝西泮、劳拉西泮等。该类药物抗焦虑作用迅速可靠并能产生松弛作用,价格相对便宜,但应注意长期应用该类药物缺少抗抑郁作用,有成瘾性,长期应用影响认知和记忆。②三环类药物,常用的有阿米替林、多塞平、马普替林等。③选择性 5-羟色胺再摄取抑制药,常用的有氟西汀、帕罗西汀、舍曲林等。该类药物对心血管系统的毒副作用更小,安全性较三环类药物高。

(邢爱君　孙玉艳)

● 参考文献

［1］中国高血压防治指南修订委员会.中国高血压防治指南 2010［J］.中华心血管病杂志,2011,39（7）:579-616.

［2］CHEN X N,PAN X X,YU H J,et al. Analysis of cardiovascular disease in Chinese inpatients with chronic kidney disease［J］. Intern Med,2011,50（17）:1797-801.

［3］中华医学会内分泌学分会肾上腺学组.嗜铬细胞瘤和副神经节瘤诊断治疗的专家共识［J］.中华内分泌代谢杂志,2016,32（3）:181-187.

［4］中华医学会内分泌学分会.成人甲状腺功能减退症诊治指南［J］.中华内分泌代谢杂志,2017,33（2）:167-180.

［5］李南方,孙宁玲,何权瀛,等.阻塞性睡眠呼吸暂停相关性高血压临床诊断和治疗专家共识［J］.中国呼吸与危重监护杂志,2013,12（5）:435-441.

［6］李莉,吴海英,刘力生.睡眠呼吸暂停综合征与高血压治疗［J］.中华心血管病杂志,2004,32（1）:33-35.

第七章 特殊类型高血压

第一节 白大衣高血压

白大衣高血压(white coat hypertension,WCH)临床并非少见,有其特殊性的临床特点,对其正确诊断十分必要。因此,全面而准确认识白大衣高血压对合理地防控高血压有重要的临床价值。

一、白大衣高血压概念及分类

白大衣高血压最早由 Pickering 医生在 1988 年提出,也有人用孤立性诊室内高血压(isolated clinic hypertension)来描述诊室血压增高而动态血压正常这一现象。随着时间的推移,研究者们越来越多地认识到诊室血压测量并不能真正地反映人们在诊室外每日的血压水平。医生或护士在测量诊室血压的过程中,患者对医疗环境的戒备反应可能削弱了这一传统血压测量的准确性。由于联合诊室和诊室外血压测量(包括动态血压监测和家庭自测血压监测)能够更准确地评估个体的血压状态,故近年来在临床和科研上得到越来越多的应用,并被权威的高血压管理指南所推荐。2005 年美国心脏病协会(AHA)指南关于白大衣高血压的定义是指成人在未服用任何降压药物的条件下由医务人员测量的诊室血压≥140/90mmHg,而清醒状态下动态血压监测(ambulatory blood pressure measurement,ABPM)所测得的平均血压 <135/85mmHg。然而在临床实践及研究中,白大衣高血压大多基于诊室血压和白天动态血压平均值来诊断,部分研究者也采用全天血压平均值替代白天血压来诊断,故对于白大衣高血压的诊断标准并不统一。近年来多项研究证实夜间血压较白天血压与心血管风险的关系更为密切。即使是单纯夜间血压升高(一种隐匿性高血压),其心血管风险也显著增加。所以,考虑到夜间血压的重要性,以及家庭自测血压(home blood pressure monitoring,HBPM)和动态血压的普及,2013 年欧洲心脏学会(ESC)/欧洲高血压学会(ESH)高血压管理指南中进一步更新和完善了白大衣高血压的定义,即白大衣高血压是指未服用降压药物的患者诊室内测量血压≥140/90mmHg 而动态血压测量和 / 或家庭血压测量正常的现象。并且欧洲高血压学会动态血压监测指南进一步明确动态血压正常是指全天、日间和夜间血压均正常,从而和隐匿性高血压进行区分。而根据不同的诊室外血压测量结果,进一步将白大衣高血压分为部分白大衣高血压(诊室血压高而 ABPM 或 HBPM 正常)和真性白大衣高血压(诊室血压高而 ABPM 和 HBPM 均正常)两种。

应注意的是白大衣高血压与白大衣效应(white coat effect)不同,后者是医务人员在场时受试者血压上升的现象,是一个量的概念,可以发生在正常人群、白大衣高血压人群、持续性高血压人群乃至孕妇等。并应该强调的是白大衣高血压只适用于未进行降压治疗的患者,对于已经接受降压治疗的患者诊室血压高而诊室外血压正常者属于白大衣效应。

　　另外,白大衣高血压需与隐蔽性高血压(masked hypertension)的概念进行区别,后者是指诊室内血压正常,而诊室外血压增高的现象。这类患者常合并有左心室肥厚、血肌酐升高、蛋白尿等靶器官损害的情况,心血管事件的发生率也较高。同白大衣高血压类似,隐蔽性高血压也只适用于尚未进行降压治疗的患者,对已经接受降压治疗的患者如果诊室外血压增高应称为隐蔽性未控制高血压(mask uncontrolled hypertension)。

二、白大衣高血压流行病学特点及发病机制

(一)流行病学特点

　　既往欧洲人群调查显示在一般人群中白大衣高血压的患病率为9%~16%,而在高血压人群中的患病率更高,达到25%~46%。近期,一项纳入全球27个国家14 143名患者的动态血压远程监测注册研究(the ambulatory blood pressure registry telemonitoring of hypertension and cardiovascular risk,ARTEMIS)数据显示,49%的患者为持续性高血压;白大衣高血压患者(诊室血压高,24小时平均血压<130/80mmHg)大约是隐匿性血压患者的2倍。在5 523名未治疗的诊室血压升高的患者中,白大衣高血压的患病率约为23%。另一项西班牙动态血压注册研究数据显示,白大衣高血压患病率为24%。我国目前缺乏大型的流行病学数据,少数调查显示我国白大衣高血压的患病率为10.3%左右,肾脏疾病、糖尿病等基础疾病与白大衣高血压患病率也有关,分别达到14.9%和18.3%。而在中国台湾地区一项基于1 257名社区人群的心血管调查研究发现,白大衣高血压患病率大约为12%。国外的调查数据显示,年龄大、女性和不吸烟者白大衣高血压的患病率更高。同时白大衣高血压的患病率也与诊室血压的水平相关,1级高血压的患者发生白大衣高血压的比例最高达到55%,3级高血压患者白大衣高血压比例为10%。另外,是否存在靶器官损害、诊室血压测量的次数、测量人员也会影响白大衣高血压的检出。

　　需要注意的是,大多数研究和临床调查提供的白大衣高血压流行病学数据是基于单次ABPM记录。身体活动程度,环境刺激,睡眠的持续时间和质量及季节温度的变化均会影响ABPM的内在变异性。显然,这种变异性可能通过影响平均动态血压的水平从而降低诊断白大衣高血压的稳定性。研究也确实发现如果间隔几天或几周的时间给受试者再次行ABPM检查后,部分患者并不满足白大衣高血压的标准。例如威尼斯高血压与动态血压研究(hypertension and ambulatory recording venetia study,HARVEST)显示,565名患者间隔3个月行ABPM检查,首次白大衣高血压患病率为16%,第二次则变为7%。动态血压1~4周的短期重复性研究发现,首次诊断白大衣高血压患者,有25%~50%第二次满足持续性高血压标准。因此,目前指南建议对于怀疑白大衣高血压的患者应该3~6个月后重复动态血压加以确认。

(二)白大衣高血压的发病机制

　　关于白大衣高血压的发病机制目前尚不清楚,调查研究显示白大衣高血压患者存在以下特征:①女性、不吸烟者、老年人的发生率更高;②往往伴随血脂、血糖等代谢紊乱的危险因素;③临床白大衣高血压也常见于医疗环境处于高度紧张的患者。基于上述白大衣高血压的分布特征,人们对其发病机制存在以下几种看法:①与交感神经的过度活跃有关。有一项研究利用微神经图比较白大衣高血压组、正常组、持续性高血压组之间的肌肉交感活性,结果显示白大衣高血压组均高于正常组,但其心脏压力感受器反射活性与正常组差异无统

计学意义,故认为白大衣高血压的形成与交感神经过度活跃有关。②情绪因素(如焦虑、应激等)也可能是白大衣高血压发生的机制之一。研究发现当医生为患者测量血压时,处于高度紧张的患者皮肤交感神经的传出活性显著增强。而皮肤的这种反应与动物模型中受到情绪压力表现出来的"防御反应"类似。并且与正常血压个体和持续性高血压患者相比,白大衣高血压患者显示出更高的焦虑水平,但这种现象在女性中更为常见。③与下丘脑-垂体肾上腺的过激反应有关。④有学者发现 N 型钙离子通道阻滞剂可降低白大衣效应,从而推测白大衣高血压的产生可能与 N 型钙离子通道有关。

三、白大衣高血压临床特点及诊断

(一)白大衣高血压的临床特点

1. 白大衣高血压对靶器官损害的关系 对于白大衣高血压与靶器官损害之间的关系一直存在争议,以往认为白大衣高血压是良性的,不会加重靶器官损害的程度。近年来,越来越多的研究发现白大衣高血压与靶器官损害可能有关,其损害程度介于正常人群和持续性高血压患者之间。但是白大衣高血压引起各种靶器官损害的研究结果并不完全一致。大部分研究显示,白大衣高血压患者较正常人具有更高的左心室质量指数(left ventricular mass index,LVMI),并且通过二维超声及三维超声观察心脏应力形变发现左心室纵向和环向应变能力从正常血压,白大衣高血压,到持续性高血压逐渐减少。主要表现在心内膜和心肌中层的左心室纵向和环向应变能力降低而心外膜层没有差异。在血管损害方面,部分调查发现白大衣高血压患者的大动脉顺应性不如正常人。白大衣高血压与主动脉硬化相关,主要表现为大动脉厚度增加及弹性下降和中心动脉压升高,这与持续性高血压患者引起的大动脉改变一致。并且发现血管过动脉变化男女存在差异。女性显示出更大的同心重塑倾向、更高的壁应力和脉搏波传导速度。另外,也发现血压形态为非勺形的白大衣高血压患者大动脉顺应性下降更明显。HARVEST 研究发现,白大衣高血压患者基线和随访过程中颈动脉内-中膜厚度(carotid intima-media thickness,IMT)及增加速度均显著高于正常人。但日本人群的横断面调查显示两者并无差异。在血管因子(如一氧化氮、同型半胱氨酸、非对称二甲基精氨酸水平等)方面也出现类似的结果。

2. 白大衣高血压与新发糖尿病的关系 白大衣高血压患者新发糖尿病和高血压的风险明显增加。如前所述,白大衣高血压患者往往伴随血脂、血糖等代谢紊乱的情况,PAMELA 和 OHASAMA 两项大型研究均发现白大衣高血压患者空腹血糖受损、糖耐量受损、糖尿病发生率均高于正常人群,并且白大衣高血压更容易发展为持续性的高血压。在 Finn-Home 研究中,随访 11 年发现白大衣高血压患者较正常血压患者发展为持续性高血压的风险高 3 倍。

3. 白大衣高血压与心血管事件的关系 在心血管事件方面,尽管进行了许多临床研究,仍然没有达成关于白大衣高血压是否是心血管事件危险因素的共识。同样,白大衣高血压和心血管事件关系的研究结果也不一致。在许多情况下,研究者难以匹配血压正常组与白大衣高血压患者对未来心血管事件风险的影响因素。其中,最容易识别的差异通常是正常血压组中血压水平低于白大衣高血压组。流行病学数据发现收缩压 >115mmHg 时心血管事件风险开始增加。例如,在家庭血压与心血管终点国际数据库(international database on home blood pressure in relation to cardiovascular outcome,IDHOCO)的荟萃分析中报道了未治疗患者的白大衣高血压患者存在更高的心血管事件风险,其中正常血压组的平均收缩压为 114.2mmHg,而白大衣高血压组为 123.6mmHg。两者血压的差距足以引起白大衣高血压组发生统计学意义的心血管事件风险增加。而在各项荟萃分析研究中结果同样不一致,在关于心血管结局的动态血压国际数据库中(international database on ambulatory blood pressure in relation to cardiovascular outcomes,IDACO)没有证据表明白大衣高血压患者中无论是否接受治疗,其心血管事件发生风险增加。而近期另一项荟萃分析显示,与血压正常者相比白大衣高血压患者心血管疾病的发生率和死亡率更高,但全因死亡率和脑卒中风险无明显差异。而在亚洲人群中,日本 2005 年的 OHASAMA 研究显示,白大衣高血压组和血压正常组脑卒中和心血管事件的发生风险并无差异。然而在近期发表的研究中,同样来自 OHASAMA 研究人群,平均随访 17.1 年,发现真性白大衣高血压患者首次脑卒中风险是血压正常人的 1.38 倍,而部分白大衣高血压患者是血压正常者的 2.16 倍。可以看出白大衣高血压是否能够增加心血管事件的发生受到诸如人种、诊断方法、研究设计等诸多因素的影响,未来还需要更多的调查进行确认。

综上所述,目前比较认可的白大衣高血压患者临床特点主要包括以下几点:①诊室外血压值更高;②无症状的靶器官损害,如左心室肥厚可能更常见;③伴血脂或血糖代谢因素紊乱可能更常见;④新发糖尿病或高血压的风险更高。

(二)白大衣高血压的诊断

对于白大衣高血压的诊断,2014 年欧洲高血压学会动态血压监测指南中进一步更新和完善了诊断标准,要求诊室血压≥140/90mmHg,动态血压全天平均血压 <130/80mmHg 且日间平均血压 <135/85mmHg、夜间血压 <120/70mmHg;或诊室血压≥140/90mmHg,家庭自测血压均值 <135/85mmHg。指南强调诊断对象应未服用任何抗高血压药物;诊室血压要求为非同一时间至少 3 次,由专业医务工作人员所测;对于怀疑白大衣高血压的患者应该 3~6 个月后重复动态血压加以确认。对于 ABPM 和 HBPM 两种诊室外血压测量方法的选择取决于医疗硬件条件、费用成本和患者意愿等因素的影响。通常情况下 HBPM 可能在基层卫生中心更多应用,而 ABPM 主要在上级专科医院进行。但应注意的是,如果患者不熟悉血压自我测量方法、依从性差或精神焦虑,则 HBPM 并不合适。

需要提醒的是,临床关于白大衣高血压的临床诊断应谨慎。因为即使临床研究和荟萃分析发现白大衣高血压与心血管事件增加相关,医生和患者可能都会认为这一结果并不是适用于所有白大衣高血压患者。然而,因为诊断中包含"高血压"一词,高血压诊断可能对健康状况具有负面影响。部分医生可能倾向于治疗白大衣高血压而不管 ABPM 或 HBPM 情况。另一方面,由于部分患者认为"高血压"有增加心血管事件的风险而可能向医生表达关注。在现有的医疗环境下,即使医生认为白大衣高血压与持续性高血压不一样,医生也可能倾向给予治疗,以避免这些患者偶发的心血管事件引起的法律诉讼。同时,部分患者可能很关注自己"高血压"的诊断,互联网时代患者可以容易获得多个健康关键词的相关信息,被诊断白大衣高血压的患者可能出现同持续性高血压与之相关常见的症状,如头痛、疲劳增加等。这样白大衣高血压的诊断可能对医生和患者均产生无意的负面效果。所以近年来部分研究者也建议使用白大衣现象取代白大衣高血压诊断(white coat phenomenon)。因此,可见未来白大衣高血压的临床诊断带来的影响将会受到关注,还需进一步规范白大衣高血压的诊断标准和流程。

四、白大衣高血压的治疗策略

与持续性高血压相比,白大衣高血压患者靶器官损伤的发生不太普遍。众多的前瞻性研究也证实,白大衣高血压患者心血事件发生比持续性高血压患者低。白大衣高血压患者是否可以等同于血压正常者仍在争论中,虽然部分研究发现白大衣高血压长期心血管风险位于持续性高血压和血压正常之间。目前,还缺乏足够的证据证实白大衣高血压患者接受降压药物治疗的临床获益。SYSTEUR 研究的亚组分析发现,白大衣高血压患者药物治疗降低血压和心血管事件的发病率和死亡率不如持续性高血压患者。而在老年高血压研究中(hypertension in the very elderly trial,HYVET)显示,降压治疗能降低总死亡率和心血管事件,该研究大约 50% 的患者在入组时满足白大衣高血压的标准,这提示老年白大衣血压患者降压治疗可能获益。有意思的是,欧洲拉西地平动脉粥样硬化研究(European lacidipine study on atherosclerosis,ELSA)显示,在为期 4 年的长期降压药物治疗过程中,持续性高血压患者诊室血压和动态血压都明显下降,而白大衣高血压患者诊室血压下降而动态血压却无明显改变,这种诊室血压与动态血压的差距缩小是否带来心血管事件的获益还不清楚。

在具体的临床实践过程中,以下因素可能有助于白大衣高血压患者治疗决策的选择。白大衣高血压患者可能经常有代谢紊乱的危险因素(如肥胖、血脂异常、糖耐量异常等)和一些无症状性的靶器官损害(如左心室肥厚、颈动脉内中膜厚度增加或斑块、微量蛋白尿等)。上述危险因素是心血管事件发生的风险因素。新近一项 IDACO 研究分析发现,同样是心血管事件风险高危人群(指具备 3~5 个新心血管危险因素 / 糖尿病 / 既往发生过心血管事件),在匹配年龄和样本量等因素后,平均随访 10.6 年,白大衣高血压患者发生心血管事件风险是血压正常患者的 2.06 倍,进一步的亚组分析发现仅在 60 岁以上的老年人中才存在这一现象。同样,日本 HONEST 研究,在对 4 426 名糖尿病患者和 4 346 名慢性肾病患者的随访过程中也发现,在接受降压治疗的慢性肾病和糖尿病患者中,伴有白大衣高血压的患者心血管事件风险分别是血压控制正常人群的 2.14 倍和 2.73 倍,提示对于心血管事件高危人群白大衣高血压增加了心血管事件发生风险。因此,对于心血管事件高风险的白大衣高血压患者来讲,在改善生活方式(如有氧运动、减重、减少盐分摄入、戒烟等)的基础上可以考虑给予药物治疗。而当诊室血压增加患者出现 ABPM 正常伴 HBPM 升高或 HBPM 正常伴 ABPM 异常(即隐匿性高血压)时,考虑到这种情况有增加心血管风险的特点,可给予药物治疗。如果无上述心血管风险因素,干预可能仅限于改善生活方式。并且至少每年随访一次测量诊室和诊室外血压,以及评估心血管事件发生风险。

(陈晓平)

第二节　隐匿性高血压

随着动态血压监测的普及、对家庭血压监测的重视,人们对高血压的认识不断深入,发现了人类的血压存在昼夜变化规律及具有波动性,同时也发现了一些血压变化的特殊类型,如白大衣高血压、夜间高血压、晨峰高血压及隐匿性高血压(masked hypertension,MH)等。迄今为止,临床上大多数高血压的检出仍然有赖于诊室血量测量,而 MH 的重要特征之一就是诊室内血压正常。因此,MH 最容易被忽视和漏诊。

MH 也称逆白大衣高血压（reverse white-coat hypertension，RWCH），是指孤立性动态血压升高，即患者诊室血压（office blood pressure，OBP）正常，而动态血压（ambulatory blood pressure，ABP）或家庭自测血压（home blood pressure，HBP）升高的临床现象。MH 是特殊类型的高血压，常见于未经降压治疗的患者，也可以见于降压治疗的高血压患者。最新研究发现，MH 并非少见，其发生靶器官损害和心血管疾病的危险性显著增加。研究证实，MH 的心血管疾病危险性比正常者或血压控制良好的患者高 1.5~3.0 倍，危险性堪与持续性高血压相比。因此，在测量、评估血压变化及诊断高血压时要警惕 MH 这种特殊类型高血压的存在。

一、诊断标准和分型

（一）诊断标准

目前，有关 MH 的诊断标准尚存在争议。根据欧洲心脏学会 / 欧洲高血压学会血压监测工作组发布的指导性文件规定，MH 诊断标准为：诊室血压（OBP）<140/90mmHg，动态血压监测的日间平均收缩压≥135/85mmHg，和 / 或家庭自测血压≥135/85mmHg。MH 的概念，最早由 Pickering 等学者于 2002 年提出。该概念的提出对高血压流行病学的研究及治疗，尤其是心血管疾病的一级预防有着非常重要的意义，对提高公众防病、治病的意识也有很大作用。

（二）临床类型

有学者根据动态血压监测结果和发病机制，将 MH 分为三个亚型。

1. 清晨高血压　为最常见类型，主要见于自然生理节奏变化，夜间饮酒和服用短效降压药等情况，并与清晨交感神经的兴奋性增高有关。清晨高血压是当今高血压治疗的热点，大量循证医学证据揭示，心脏性猝死、心肌梗死、不稳定型心绞痛和出血性脑卒中，以及缺血性脑卒中多发生在清晨和上午时段，约 40% 的心肌梗死和 29% 的心脏性猝死发生在清晨，此时段脑卒中发生率是其他时段的 3~4 倍。

（1）清晨血压的定义：清晨血压指清晨醒后 1 小时内、服药前、早餐前的家庭血压测量结果或动态血压记录的起床后 2 小时或清晨 6:00~10:00 之间的血压。与血压晨峰相比，清晨血压定义更明确，可通过家庭血压测量、24 小时动态血压监测及诊室血压测量手段获得，操作简便易行，可在临床工作中广泛使用。

（2）清晨血压的测量：①家庭血压：觉醒后 1 小时内、早餐及服药前进行 2~3 次血压测量，取其均值，连续测量 5~7 天，以后每周测量 3~4 天，并长期坚持。② 24 小时动态血压监测：起床后 2 小时内或清晨 6:00~10:00 之间所测量的血压值。③诊室血压：清晨 6:00~10:00 之间所测量的血压值。

（3）清晨高血压的诊断：①诊室血压≥140/90mmHg。②家庭血压或 24 小时动态血压≥135/85mmHg。两项指标符合其中之一即可诊断为清晨高血压。它可分为狭义和广义的清晨高血压。此处的清晨高血压是狭义的，即仅在清晨时段血压升高，其他时段血压正常，属于 MH 的一个亚型。

2. 日间高血压　主要见于生活方式不健康的高血压患者，如吸烟、精神压力过大和过度劳累等。作为 MH 的一个亚型，其 24 小时 ABPM 特点是：全天血压均值 <130/80mmHg，夜间血压 <120/70mmHg，但白天（日间）血压≥135/85mmHg。主要原因是交感神经兴奋性增高。

3. 夜间高血压　见于高盐饮食摄入、肾功能不全、肥胖和睡眠呼吸暂停综合征(sleep apnea syndrome,SAS)等高血压患者。我国指南建议采用 24 小时动态血压诊断高血压,其诊断标准为:24 小时血压平均值≥130/80mmHg,白天(日间)血压均值≥135/85mmHg,夜间血压均值≥120/70mmHg。由此可见,只要夜间血压水平≥120/70mmHg 即可诊断夜间高血压。严格意义上的夜间高血压应符合:全天血压均值 <130/80mmHg,白天(日间)血压 <135/85mmHg,但夜间血压≥120/70mmHg。美国心脏协会的夜间血压的诊断参考标准:夜间血压 <115/65mmHg 为最优,<120/70mmHg 为正常,>125/75mmHg 即为夜间血压升高。

(三)患病率

随着高血压诊治的进展,MH 逐渐被人们认识及重视,检出率亦不断升高,一般人群中 MH 的患病率为 8%~23% 之间,可发生在儿童、成年人、老年人,且随着年龄增长,MH 患病率明显增加。Verberk 等研究表明儿童 MH 患病率为 7.0%,成年人为 19.0%,男性发病率高于女性。不同国家或地区,以及不同种族间 MH 患病率未见显著差异。PAMELA 研究共纳入 3 200 例患者,发现 MH 患病率占 9.0%。Hǎinninen 研究入选 1 459 例 45~74 岁芬兰人,发现成人 MH 的患病率是 8.1%。Kim 等研究提示,MH 的发生率为 25.6%。MH 的检出有赖于动态血压检测或家庭血压监测,因此,24 小时平均血压和白昼平均血压的正常值对 MH 的诊断有非常大的影响。早期的研究中,由于诊断标准各不相同,研究结果差异较大,甚至出现矛盾。一般来说,标准定得过高其漏诊率增加;若标准定得过低会使误诊率增加。虽然家庭自测血压和 24 小时动态血压监测均可发现 MH,但两者的测定结果不同。

一项针对 1 级高血压的中老年患者进行为期 6 个月的研究观察发现,与动态血压监测相比,患者自测血压能更好地监测降压治疗效果。Stergiou 等分别采用家庭自测血压和动态血压对 438 名患者进行研究,结果家庭自测血压法,MH 的检出率为 11.9%,而动态血压监测法 MH 的检出率是 14.2%,上述两项研究结果不尽相同。目前,国内有关 MH 患病率的数据较少,Wang 等研究入组 694 名观察对象,其中 MH 患病率为 10.8%,而在已经接受降压治疗的高血压人群中 MH 患病率明显升高。因此,MH 是一种在人群中普遍存在的高血压状态。林昕、徐翀对新疆维吾尔自治区博尔塔拉蒙古自治州(新疆博州)30~75 岁汉族、维吾尔族、哈萨克族和蒙古族人群 1 541 人进行动态血压监测,结果提示,汉族、维吾尔族、哈萨克族和蒙古族人群 MH 患病率分别为 37.26%、32.29%、30.76% 和 31.93%,明显高于国外的报道。

有专家认为,家庭自测血压和动态血压监测造成 MH 的诊断偏差并不重要,重要的是识别这些患者并进行干预。为了更好地检出 MH,建议家庭自测血压与动态血压监测结合起来、相互补充,提高 MH 检出率。

总之,MH 在人群中较为普遍,尤其在有高血压家族史、伴有心脑肾等靶器官损害及合并糖尿病、高脂血症、吸烟、肥胖等心脑血管疾病高危因素的人群中,更应该注意筛查 MH。

二、靶器官损害

随着 MH 认识的不断深入,越来越多的研究表明,MH 将导致严重的靶器官损害及心血管事件。MH 患者容易出现动脉硬化,血管顺应性降低,中心动脉压增高,导致左心室壁厚度明显增加,左心室体积增大和颈动脉壁内膜厚度增加。

Liu 等对 295 名门诊血压正常者和 64 名持续高血压患者进行动态血压研究发现,与正常血压者相比,MH 易出现左心室肥厚和颈动脉粥样硬化,和持续性高血压患者出现靶器官损害的结果相似。PAMEIA 研究也显示了 MH 患者的左心室质量指数大于血压正常者,和持续性高血压患者的左心室质量指数相似,进一步发现白大衣高血压患者和 MH 患者的左心室质量指数相似。Bjorklund 等对 578 名 70 岁的老年人进行超声心动图检查,发现高血压患者和 MH 患者的室壁厚度大于血压正常者,而高血压患者与 MH 患者之间的室壁厚度没有差别。Silva 等对 688 名高血压和血压正常者进行调查,同样发现 MH 患者更易出现大动脉弹性减弱和左心室肥厚。

大量的研究发现,MH 易发生颈动脉内膜增厚,以 MH 为主要特征的高血压前期患者较其他高血压前期和血压正常者颈总动脉内膜增厚明显。因此,有人认为颈总动脉内膜增厚可能预示 MH。

此外,MH 患者尿蛋白量等指标高于血压已经得到明显控制的高血压患者和白大衣高血压患者,甚至可能高于持续性高血压患者。Cuspidi 等研究发现,经过平均 30 个月的观察,经过降压治疗的 MH 患者其左心室心肌质量指数和尿蛋白量指标没有得到有效降低。MH还可能是已经进行降压治疗的原发性高血压患者发生微量白蛋白尿的预测因子,尽管降压后诊室血压可能降至正常水平,但是由于 MH 的存在,诊室血压控制良好的患者也可能发生微量蛋白尿甚至肾功能不全。

MH 易发展成持续性高血压,并增加心血管疾病的危险性。HARVEST 研究表明,对入选者随访 6 年,35% 的 MH 患者发展成持续性高血压,而只有 19% 的血压正常者发展成高血压。

另外,MH 增加心血管疾病的发病率和死亡率,Bjorklund 等对一组 70 岁的患者随访 8.4年,发现 MH 发生心血管疾病的危险性显著增加(相对危险度 2.77),和持续性高血压(相对危险度 2.94)结果相似。Bobrie 等对一组接受治疗的高血压患者随访 3.2 年,医院内血压正常而家中血压升高者与医院和家中血压均正常者相比,发生心血管疾病的危险性倍增。最近,有研究对 1 332 名受试者随访 10 年,结果显示,与正常血压和白大衣高血压相比,MH 和持续性高血压的心血管死亡率的复合危险性和脑卒中发生率明显增加。

三、危险因素及发病机制

就个体血压而言,其血压水平并非恒定不变,常常受外界因素、自身内环境及遗传因素等的影响呈现出昼夜节律性变化及波动性,而这些影响因素的改变可导致血压的异常改变。研究发现,年龄、性别、女性服用避孕药、吸烟、饮酒、运动量增加、肥胖、焦虑、人际关系及工作压力大等因素相对于诊室血压可能会选择性升高动态血压,是 MH 的危险因素。Afsar 研究显示,MH 及持续性高血压人群与持续性血压正常及白大衣高血压人群相比大多数代谢危险因子是相对升高的。Kim 等研究提示,MH 的发生率为 25.6%,与血压正常组相比,MH的危险因素有男性、吸烟等。

(一)年龄

多项研究提示,MH 的发病率随年龄的增加有上升趋势,年龄是影响门诊血压和动态血压之间关系的主要因素。相关研究表明,年轻人比老年人更易出现 MH。PAMELA 研究显示,MH 和年龄呈负相关,25~34 岁的中年人比 65~74 岁的老年人易患 MH。Rasmussen 等的研究结果与 PAMELA 研究相似,42 岁的年轻人比 72 岁的老年人易患 MH。

(二) 性别

以往的研究显示,女性比男性更易出现白大衣高血压,据此推断 MH 多见于男性。然而,PAMELA 研究结果不支持这种观点,在 PAMELA 研究中,40.1% 的女性和 39% 的男性患有 MH,两者之间没有明显的统计学差异。多项研究较为一致的结果是 MH 多发于男性患者。另外,女性服用避孕药等其他生活方式也是导致动态血压水平升高的常见原因。

(三) 饮酒

以往研究证实,酒精摄入是高血压的一个独立危险因素,严重酗酒者高血压的发病率要比不饮酒者高 2 倍。Trudel 等研究发现酒精摄入量与 MH 密切相关,在该研究人群中 MH 患病率为 15.02%。相反,MH 通过戒酒治疗,可以增强降压药物的效果,有效控制血压。Ishikawa 等研究认为,常规饮酒者其 MH 的发生率较不饮酒者增加 2.71 倍,提示饮酒是 MH 的一种独立危险因素,考虑可能与酒精的加压反应有关。

(四) 吸烟

生活方式是影响门诊血压和动态血压之间的关系的重要因素之一,尤其是吸烟的影响更大。Mann 等早年的研究显示,吸烟者的动态血压水平高于门诊血压。HARVEST 研究也显示吸烟者更易患 MH。Angeli 等研究发现,频繁吸烟的人群更容易患 MH,推测吸烟可能促进了血压的上升,并认为吸烟与饮酒、工作压力、心理压力等共同导致了 MH 的发生。Hänninen 等证实了吸烟是高血压的独立危险因素。无论是主动吸烟还是被动吸烟者,其血中的氧化应激反应标志物均增加,而激活的氧化应激反应影响着动脉弹性功能和结构,从而导致血压的升高。

(五) 肥胖

有研究认为,肥胖是白天血压升高的又一重要因素,但其他调查没有发现肥胖与 MH 之间的关联性。我国 24 万成人随访资料的汇总分析显示,BMI≥24kg/m² 者发生高血压的风险是体重正常者的 3~4 倍。

(六) 糖尿病

2 型糖尿病有潜在的心血管疾病高风险,与高血压可协同加重靶器官损害,MH 在 2 型糖尿病患者中亦可造成严重靶器官损害。Leitao 等研究证明,在糖尿病患者中 MH 的发生率升高,是一般人群的 2~6 倍。关于 856 例糖尿病患者的研究显示,359 例诊室血压正常的患者中 MH 的患病率为 13.37%,男性较女性发病率高(15.3% *vs.* 11.36%)。体重指数、腰围身高比值、6~15 年糖尿病病史、吸烟、酗酒是 2 型糖尿病合并 MH 患者的独立危险因素。

(七) 其他

行为因素也能影响门诊血压和动态血压,体力活动多者易出现动态血压升高,这就易解释 MH 往往心率偏快。长期精神紧张、工作或生活压力是白天血压升高的另一重要原因。但是,这些因素是如何引起 MH 或发病机制是什么? 目前尚不清楚。有的研究资料认为表明,饮酒、大量吸烟、肥胖、精神紧张、工作压力,以及神经体液因子等诸多因素参与 MH 的发生、发展。Grassi 等研究首次证明,MH 与交感神经兴奋活性增强有关。有研究显示,血浆中血栓素 A2、神经肽 Y、依前列醇、降钙素基因相关肽比例失调及 25- 羟化维生素 D 水平变化可能参与了 MH 的发生及发展。不对称二甲基精氨酸(asymmetric dimethylarginine,ADMA)是一种甲基化的 L- 精氨酸类似物,是一种重要的内源性 NO 竞争性抑制剂。在正常人群和糖尿病患者中血浆内 ADMA 水平升高与心血管危险性增加有关。Taner 等研究发现,MH 的发生率为 24.4%,与血压正常的糖尿病患者相比合并 MH 患者的血浆内 ADMA 水平升高,精氨酸 /ADMA 比值降低,提示 ADMA 可能在 MH 的发生及进展中起一定作用:ADMA 水平升高,可抑制内源性 NO 的扩血管作用,打破血管内环境稳定,导致血管收缩或痉挛,进而使血压升高,MH 的发生率升高。回归分析提示,ADMA、体重指数、高密度脂蛋白水平是 MH 发生的独立危险因素,血浆 ADMA 在糖尿病合并 MH 的病理生理中可能发挥着重要的作用。抗内皮细胞抗体水平升高在动脉粥样硬化进程早期阶段及临界高血压中起重要作用。Papadopoulos 等研究提示,与健康的血压正常者相比,MH 人群中抗内皮细胞抗体(IgG、IgM)水平显著升高,提示高水平的抗内皮细胞抗体可能是促进 MH 发展的机制,亦可以解释 MH 能增加心血管疾病风险的现象,但有待更多的临床研究进一步证实。Pate1 等研究结果显示,与真正的高血压前期组(诊室血压 120/80~139/89mmHg,动态血压监测白昼平均血压 <135/85mmHg 或夜间平均血压 <120/70mmHg)相比,MH 组的超敏 C 反应蛋白升高和内皮功能减退,回归分析结果显示,MH 组中内皮功能与超敏 C 反应蛋白呈负相关,提示内皮功能减退的 MH 中可能隐藏一种升高的亚临床炎症调节机制,导致心血管疾病增加。亦有研究显示,在高血压前期范围血压水平与循环中超敏 C 反应蛋白等炎症指标有关,预示低于高血压范围的血压水平患者中可能存在促进炎性反应的因素。

四、MH 的预后及识别

MH 对心脏、血管、肾脏等靶器官均可产生损害,是心血管疾病的危险因素,大量研究证实 MH 患者预后不佳。Hannninen 等在全芬兰范围内招募了 2 046 名志愿者,记录诊室血压、家庭自测血压,评估其危险因素,并开展了长达 7.5 年的随访,结果发现 MH 比白大衣高血压有着更高的心血管事件风险及全因死亡率风险(风险比为 1.64 和 2.09)。因此,我们认为 MH 在人群中普遍存在,不被诊室测量血压所发现,且因其损害重要脏器等靶器官,故预后不佳,成为公共健康问题,广大医务工作者应该高度重视,在临床工作中学会识别 MH。如果患者诊室血压正常,却存在心、脑、肾等靶器官损害的证据,或者有高血压家族史且生活方式不良的年轻人,更应该警惕 MH。但是尚未出现靶器官损害的 MH 患者可能很难从健康人群中筛选出来。Lyamina 等研究发现,屏气加压试验通过记录受试者屏气 30 秒内血压的反应(测试血压 >140/90mmHg 为阳性反应)有效地识别了正常人群中的 MH 患者,并能正确地筛选出 MH 的高危人群,但由于此研究样本量小,需要更多的研究证实。与动态血压监测相比,家庭自动监测血压在多数情况下能够准确地诊断出 MH。Imai 等研究进一步证实家庭血压监测是诊断 MH 的有效工具,相比诊室血压能够更好地预测高血压靶器官损害及心血管疾病的预后。一项荟萃分析显示,通过家庭自测血压及动态血压监测诊断的 MH 发生率差异无统计学意义,进行家庭自测血压及动态血压监测有助于 MH 的早期诊断。

动态血压监测是检出 MH 的重要手段,但相对于家庭血压监测而言,费用偏高,使用不方便。因此,建议有条件的和 / 或依从性好的高危人群,如吸烟、饮酒的男性,或肥胖、糖尿病及精神压力较大或交感神经兴奋者进行家庭血压监测。但是仅凭一次动态血压监测结果诊断 MH 显得证据不足,因此,在实际工作和操作中建议将动态血压监测和家庭血压监测结合起来综合判断 MH。一般认为,在家中自测血压,早晚各测一次即可,这对清晨高血压的诊断意义较大;在一天中的其他时间段自测血压对于日间高血压诊断效果较好,但干扰因素较多,诸如紧张的工作状态,运动、喝咖啡等因素均导致血压升高,因此在这个时间所测量的血压多是应激状态血压,动态血压监测对于夜间高血压的诊断更有意义。对有脑卒中、动脉粥样硬化、肥胖、吸烟、高血压家族史等高危因素及无明确原因的靶器官损害的就诊者,建议完善动态血压监测及诊室血压监测以提高 MH 的检出率,早期诊断及指导治疗措施,改善患者预后,降低靶器官损害及心脑血管疾病的风险。

在血生化指标方面,对有糖尿病、高血压病家族史及高脂血症等心脑血管疾病危险因素的患者,监测 ADMA、抗内皮细胞抗体及超敏 C 反应蛋白等炎症指标水平,可能对 MH 的诊断有一定的提示作用,但是否能作为 MH 的诊断指标,目前尚无足够的临床研究依据。

五、MH 的相关治疗

尽管 MH 与心血管疾病风险之间存在着密切的关系,但目前没有可靠证据证实如何正确、恰当地管理和治疗 MH,该病的治疗仍然依赖医生的临床经验和患者具体病情而定。以往的研究证实,高血压患者的降压治疗能显著降低心血管疾病的发病率和死亡率,减少靶器官损害。而 MH 与持续性高血压有着相同的危险因素,表明控制 MH 患者的血压也能显著地降低心血管疾病的发病率和死亡率。Ohta 等研究观察了 262 例接受治疗的高血压患者,旨在了解 2008—2009 年期间坚持服用降压药物及监测血压 1 年后血压控制的情况,结论显示 1/3 的 MH 患者在 1 年随访期间,家庭血压得到了改善。这不仅是降压药物的治疗效果,健康的生活方式,比如戒酒、减肥等,对于控制 MH 也有着重要的作用。Yano 和 Kario 更进一步发现血管紧张素 Ⅱ 受体阻滞剂(ARB)同时降低肾素 - 血管紧张系统和交感神经的兴奋性,提高了压力反射的敏感性,改善血管内皮功能,推测 ARB 可能更适合治疗 MH。但是,临床上仍然缺乏足够的证据来证实控制 MH 患者血压能同样明显降低心血管事件及全因死亡率风险,导致我们忽视了对 MH 患者的降压治疗。

有关 MH 的治疗,多数人认为首先改善生活方式,必要时给予药物降压治疗。对于儿童和青少年 MH,降压药物的选择和治疗时机的把握应该根据患者靶器官损害评估结果而定。对于体位性 MH 患者在降压治疗的同时可加用神经功能调节药物。如无禁忌证,MH 联合他汀类药物治疗也可明显获益。强调早期干预,健康生活方式和积极的药物治疗有效控制血压,可显著降低靶器官损害和心血管事件的发生。

(一)一般干预措施

提高公众的健康意识,定期体检,规范测量血压,对高危人群建议行动态血压监测。临床医生应重视动态血压监测、家庭自测血压与诊室血压测量结合应用,尤其是已经进行降压药物治疗的患者。为避免漏诊,对于血压正常高值,同时伴有原因不明的脉压增大、动脉粥样硬化、左心室肥厚和其他心血管危险因素而诊室血压正常者,均应行 24 小时 ABPM;避免药源性高血压的影响;重视对各种心血管危险因素的早期干预,改变不良生活习惯(吸烟、饮酒、过度劳累、情绪紧张等);对于有动脉粥样硬化者,应使用阿司匹林、他汀类降脂药物治疗。

(二)药物治疗

MH 发生心血管事件的风险高于白大衣高血压,甚至高于持续性高血压患者,若不积极进行治疗,会发生严重靶器官损害(左心室肥厚、动脉粥样硬化、微量白蛋白尿)和心脑血管并发症(心肌梗死、脑卒中及肾衰竭)。因此,MH 的治疗尤为重要,应等同于持续性高血压,在改善生活方式的基础上进行药物治疗,甚至强化降压治疗。对于不同类型的 MH,其药物治疗方案略有不同,分述如下。

1. 清晨高血压的治疗 笔者在临床实践中发现,清晨高血压有两种情况,一种是整个夜间血压水平正常,仅仅在醒过来后血压开始升高,称之为单纯清晨高血压。另一种情况是整个夜间血压水平持续升高,延续至清晨和上午。参照《清晨血压临床管理的中国专家指导建议》推荐的治疗原则,选择半衰期≥24 小时的长效降压药;对于单纯清晨高血压患者,可调整服药时间,一般认为应在血压高峰前使用降压药,即醒过来就服用降压药;若夜间血压也增高,可在睡前或夜间服用降压药。交感神经系统通过 α 受体介导的血管收缩作用在清晨高血压发病机制中起了重要作用,所以在夜间服用 α 受体拮抗剂可能有效减轻清晨高血压的程度。近年许多研究发现长效 RAS 抑制剂和 CCB 在控制清晨高血压方面效果明显,早年的研究认为,螺内酯效果也不错。由于清晨高血压的发生与血压的生理性周期变化有关,所以治疗比较困难。但可以通过改变不良生活习惯,如戒烟、限酒等减轻清晨高血压。

2. 日间高血压的治疗 不良生活习惯是引起高血压的重要危险因素,因此,同样可以引起日间高血压。无论是饮酒、吸烟,还是工作压力过大都会导致日间血压升高,尤其在工作当中更为明显。由此可见,交感神经在其中扮演着重要的角色,故 β 受体拮抗剂控制压力相关的高血压可能更有效。此外,RAS 抑制剂和钙通道阻滞剂亦非常有效。

3. 夜间高血压的治疗 高盐饮食摄入、肾功能不全、肥胖和睡眠呼吸暂停综合征(sleep apnea syndrome,SAS),自主神经功能紊乱等患者,往往在睡眠中出现血压升高,ABPM 表现为非勺形改变,同时可以发生 MH。给予利尿剂治疗和限盐、减低体重等干预可以有效降低夜间高血压。长效 CCB 和 RAS 抑制剂等降压药控制夜间高血压同样有效,目前临床上使用的大多数长效降压药可持续 24 小时稳定降压,同时减少血压波动性,能够有效控制 MH。对于 SAS 患者建议佩戴呼吸机,夜间持续气道正压通气治疗可以降低 SAS 患者的夜间高血压。

总的来说,MH 强调早期发现,早期干预,强调改变不良生活习惯与降压药物结合可以有效控制血压,降低靶器官损害和心血管事件的发生。由于 MH 患者常伴有多种心血管危险因素,治疗时应采取综合防治措施。

综上所述,MH 非常多见,往往由于门诊血压正常不易被识别,不能接受合理的降压治疗,并且可能存在未被发现的靶器官损害和心血管疾病,最终导致患者的生活质量降低。因此,在临床工作中,心内科医生应充分重视这一现象,对高危人群进行动态血压监测或家测血压检查,弥补单靠诊室测量血压的不足,及早发现 MH,从而增加治疗率和治愈率,减少心血管疾病并发症。

(郭子宏 张 雯)

第三节 儿童高血压

随着儿童肥胖患病率的不断攀升,高血压已成为影响儿童健康的重要公共卫生问题。因此,早期筛查、诊断、评估儿童高血压及其相关靶器官危害,并对高危儿进行早期有效干预,是高血压防治的关键技术环节。

一、儿童高血压流行现状及趋势

（一）国外

儿童高血压已成为世界各国不容忽视的重要公共卫生问题。目前,全球范围内儿童高血压患病率不一,发达国家的儿童高血压患病率为 7.4%~13.0%,根据 NHANES 调查数据,美国儿童高血压患病率近年来出现下降趋势;匈牙利、印度、埃及等发展中国家的儿童高血压患病率为 2.5%~6.5%。儿童高血压以原发性为主,患病率因各地区经济、生活行为等因素而存在差异,总体上,全球儿童高血压患病率在 5% 左右,且逐年增加,发病年龄呈低龄化趋势。

美国一项关于学龄儿童(11~17 岁)血压调查研究发现,约 19% 的儿童血压升高,其中高血压前期患病率为 15.7%,高血压患病率为 3.2%。一项关于多个国家儿童血压水平比较的研究结果显示,儿童血压升高患病率在巴西高达 17.3%,希腊为 12.3%~15.1%,美国为 13.8%。调查显示,如果以 SBP/DBP≥120/80mmHg 为标准诊断"高血压前期"(prehypertension),那么达到"高血压前期"的儿童至少为 15%。

（二）国内

根据中国学生体质与健康调查结果,2010 年我国学龄儿童(7~17 岁)高血压的患病率为 14.5%,男生 16.1%、女生 12.9%,表现为随年龄增长而上升的特点。中国健康和营养调查监测点对 6~17 岁样本数据的统计显示,儿童高血压患病率从 1991 年的 7.1% 上升至 2009 年的 13.8%,平均年增长率为 0.47%。

根据大规模人群流行病学的调查结果,我国各地区之间儿童高血压患病率波动在 3.1%~23.3%,具体见表 7-3-1。

表 7-3-1　我国各地区儿童高血压患病率

调查地区	调查时间 / 年	民族	年龄 / 岁	舒张压读数	样本量 / 人	患病率 [*]/%
河南	2009	汉族	6~18	K5	11 571	7.3
湖南	2009	汉族	12~17	K4	88 947	3.1
上海	2009	汉族	7~20	K4	78 114	11.2
广西	2009	汉族	6~18	K4	7 893	6.6
新疆	2009	哈萨克族	7~14	K4	2 438	5.6
山东	2010	汉族	7~17	K5	38 860	23.3
陕西	2010	汉族	7~18	K5	66 593	6.2

注: [*] 按照《中国高血压防治指南 2010 年修订版》标准对儿童高血压进行诊断。

上述儿童高血压的患病率均为单一时点的调查结果,如果采用《中国高血压防治指南 2010 年修订版》规定的非同日三时点的筛查策略,可筛查出大量的白大衣高血压儿童,将大幅降低儿童高血压人数,使儿童高血压的患病率下降至 5% 左右,更真实地反映我国 18 岁以下儿童人群中高血压患病率的水平。

二、儿童生长发育与血压水平

尽管血压在不同地区和不同种族的儿童人群中存在差异,但均受到年龄、性别和身高的影响作用而呈现类似的生理性变化规律。

(一)年龄

血压随着年龄的增长而增长,7~17岁期间,收缩压随年龄的增加幅度大于舒张压,即收缩压平均增加17.2~36.8mmHg,舒张压增加3.0~24.0mmHg。

(二)性别

男童在青春期生长突增前的血压水平略低于同龄女性的血压水平,突增后男童血压均值超过女童。即在成长过程中男、女童血压曲线出现两次交叉,交叉年龄与身高、体重的交叉年龄基本一致,提示儿童血压变化过程受体格生长发育的水平影响。

(三)身高

儿童的身高对血压有重要影响。通常,同年龄、同性别中身材较高儿童的血压水平较身材偏矮者高;处于身高快速增长期中的儿童,其血压水平明显高于身高增长缓慢的个体;青春期是继婴儿期后的第二个身高快速增长期,可出现一过性的高血压,可通过多时点的血压监测予以鉴别。

三、儿童高血压的影响因素

随着年龄增长,儿童原发性高血压的发病率不断增高,其发生机制尚不明确。国内外大量研究表明,儿童原发性高血压与以下因素密切相关。

(一)遗传

高血压为多基因遗传性疾病。有高血压家族史的儿童具有较高的遗传易感性高血压,双亲一方或双方患高血压的子女发生高血压的危险较正常家庭的子女高2~5倍,母系比父系高血压的影响作用大。高血压也存在种族差异,如黄种人和黑种人的血压水平及高血压患病率高于白色人种;我国蒙古族、回族等少数民族儿童的血压水平和高血压患病率高于汉族儿童。

(二)超重和肥胖

超重和肥胖是引起儿童血压升高最重要的关联因素。超重和肥胖儿童的高血压患病率为20%~50%,患病风险是正常儿童的1.2~5.5倍。肥胖发生年龄越小、肥胖程度越严重,发生高血压的风险性越大。

2010年全国学生体质与健康调研对99 366名(男49.8%)汉族7~17岁学生高血压患病率与肥胖状态进行关联分析显示:体重指数(BMI)、腰围(WC)和腰围身高比(waist height ratio,WHtR)的Z值(标准正态离差)每上升1个单位,高血压患病风险(odd ratio)增加1.61~1.72倍。广州市对基线7 203名(男53.0%)6~8岁非高血压儿童进行了4年的随访观察(随访率为65.7%),对其体重状态与高血压发病情况进行分析发现:儿童高血压4年间的平均发病率随BMI升高而增加,调整年龄、性别和基线血压水平等因素后,超重、肥胖儿童的高血压年均发病率分别是正常体重儿童的1.31倍和1.82倍。2010年,北京市儿童青少年代谢综合征(BCAMS)研究对基线(2004年)1 183名血压正常者(6~14岁)进行随访观察,发现高血压发病率随BMI的升高而增加,调整年龄、性别、青春期、体力活动、膳食习惯及高血压家族史等因素的影响后,肥胖者 6 年后高血压的发病率是正常体重者的 4~5 倍。

（三）生命早期环境因素

1. **出生体重**　20 世纪 80 年代 Barker 等学者提出"成人疾病的胎源学说",认为孕期营养缺乏等因素导致的胎儿宫内发育迟缓和出生时相对较低的体重是发展为原发性高血压的危险因素,且不依赖于吸烟、肥胖、社会经济地位、母亲妊娠年龄而独立存在。中国台湾学者对 1992—2000 年参加年度体检的 81 538 名（男 37.3%）6~18 岁儿童的血压和出生体重进行关联分析发现:调整混杂因素后,出生体重 <2 600g 儿童高血压患病风险是出生体重为 3 000~3 542g 儿童的 1.16 倍。同时,有研究显示孕期营养过剩等导致的巨大儿（出生体重 ≥4 000g）与儿童期血压偏高有关,有学者推测出生体重与儿童原发性高血压并非呈线性关系,而是 U 形关系。

2. **早产**　有研究对辽宁 7 个城市 9 354 名（男 51.0%）5~17 岁儿童的高血压影响因素开展调查,通过问卷收集儿童出生情况等信息,调整年龄、性别、体重状态、出生情况等多种影响因素后发现,早产（28 周≤孕周 <37 周）儿童的高血压患病风险较足月儿童高 46%。

3. **生命早期暴露于"饥荒"**　2002 年中国居民营养与健康调查对 7 874 名分别于胎儿期、幼儿期和学龄前期暴露于三年饥荒的样本人群（38~50 岁）血压进行分析,调整年龄、性别、社会经济状况、生活方式、饮食和高血压家族史等因素后发现,在饥荒严重地区（指 1959—1961 年最高死亡率超过 1956—1958 年平均死亡率的 1 倍）,生命早期经历饥荒的人群高血压患病风险是未经历饥荒人群的 1.74~2.22 倍。

（四）生活行为习惯

1. **膳食结构**　血压与膳食能量、糖、脂肪、胆固醇、钠盐的摄入量呈正相关,与钾、钙、镁的摄入呈负相关。60%~70% 的高血压儿童存在不健康膳食结构和不规律的饮食习惯,长期摄入高盐、高糖、高脂肪、高能量、低钾、低钙、低镁、低维生素与低纤维类食物。

2. **睡眠**　对 2010 年全国学生体质与健康调查总样本人群中处于青春期前后（男 11~17 岁,女 9~17 岁）的中小学生（123 919 人,男 42.4%）的血压水平与睡眠时间进行关联分析,以首次遗精（男）、月经初潮（女）作为青春期启动的标志,结果显示在青春期启动前,睡眠不足组高血压患病率高于睡眠充足组。

（五）其他

其他影响儿童高血压的因素包括:个人性格和心理行为因素,如易急躁、长期精神紧张和承受过重的心理压力,过多的静态活动时间和较少的体力活动,父母受教育程度和健康素养水平,家庭社会经济水平,居室及室外的空气污染等。

四、儿童高血压对靶器官的损害

儿童持续性的血压升高,引起血流动力学的变化,使左心室及大、中动脉管壁呈现一系列副性重构改变,进而引起功能的损害。儿童高血压常见的靶器官损害包括左心室肥厚、动脉弹性下降、早期肾功能损害、中枢神经系统症状和眼底改变等。早期儿童高血压可无明显临床症状,但随着高血压状态的持续,一系列靶器官损害症状逐渐出现并加重,严重高血压或出现高血压危象时可导致急性心力衰竭、脑卒中及肾衰竭等。

（一）左心室肥厚

左心室肥厚（left ventricular hypertrophy,LVH）,是儿童高血压最突出的靶器官损害。儿童高血压并发左心室肥厚约占高血压患儿的 40%。美国儿童高血压工作组第 4 次报告建议将心脏二维超声作为评估儿童高血压及其靶器官损害的常规检测。2014 年北京市通过超声检查对 410 名 6~18 岁学龄儿童进行心血管结构和功能的评估,发现高血压儿童已发生左心室重构。

左心室质量(left ventricular mass,LVM)和左心室质量指数(left ventricular mass index,LVMI)是评价高血压患儿心脏损害的重要指标,超声心动图对评估 LVM 很敏感。但是,由于肥胖是原发性高血压的一项重要危险因素,而通过超声对肥胖患儿 LVM 监测发现,肥胖本身同样会对儿童 LVM 造成影响,血压正常的肥胖儿童 LVM 明显高于同年龄体重正常的儿童,且其影响作用随着年龄增加越来越明显,所以 LVMI 能更好地反映左心受累情况。一项关于 5~18 岁人群的研究结果显示,高血压及高血压前期儿童的 LVMI 均显著高于血压正常的儿童。

(二)动脉结构和功能改变

高血压血流动力学改变可引起大、中动脉的顺应性降低(或僵硬度增加)。动脉结构和功能的改变出现在临床症状前,颈动脉内膜中层厚度(carotid intima-media thickness,cIMT)能早期反映全身动脉粥样硬化。高血压患儿的 cIMT 要显著超过血压正常儿童,且动脉管壁的弹性和扩张性也会发生相应变化。国外研究发现,约 40% 的高血压患儿颈动脉 cIMT 要高于正常儿童两个标准差,所以 cIMT 可以预测高血压对血管壁损害的程度。但同时,cIMT 也存在一定的局限性。cIMT 可受一些因素影响,例如有高胆固醇家族史的儿童,cIMT 要高于无相关家族史的儿童;超重和肥胖亦与 cIMT 的增加密切相关。

(三)肾小球动脉硬化

高血压肾损害与高血压的严重程度、病程长短密切相关。然而,由于儿童原发性高血压常起病缓慢,发病隐匿,且肾脏具有强大的代偿能力,临床中有相当数量的高血压患儿在已经存在肾脏损害的情况下,常规肾功能监测指标(如尿常规、血肌酐、尿素氮)检测仍无明显异常。故临床中不能把尿常规、血肌酐、尿素氮作为肾功能早期受损的指标。《中国高血压防治指南 2010 年修订版》推荐微量白蛋白尿(microalbuminuria,MAU)为肾脏早期损害的指标。微量白蛋白尿指常规尿检时尿蛋白为阴性,但尿中白蛋白浓度超过健康儿童水平的低浓度白蛋白尿,微量白蛋白尿的出现预示肾小球滤过功能及近曲小管重吸收功能受损。随机留取尿液检查微量白蛋白尿的方法简单易行,且对于原发性高血压患儿,微量白蛋白尿异常率较高,是一项非常敏感的早期检测指标,对及时、准确诊断高血压合并肾损害具有重要的临床参考价值。肾脏与儿童高血压密切相关,高血压一旦对肾脏造成损伤,会进一步加剧高血压的严重程度,最终导致肾功能不全。

(四)中枢神经系统症状

脑是儿童高血压损害的重要靶器官之一。但临床上常低估其严重性而忽视颅脑 MRI 的应用。MRI 是评估儿童高血压脑损害程度和治疗效果的最佳影像学方法。研究显示:高血压脑病患儿双侧枕顶叶皮层和皮层下白质均对称性受累,依血压升高的程度不同可进一步累及双侧的额叶、颞叶等其他部位。而儿童高血压脑部受累以双侧枕顶叶最常见。病变主要呈稍长 T_1、长 T_2 信号。临床通过 MRI 及其扩散加权成像技术可以全面了解儿童高血压脑病的部位、范围和并发症,尤其对隐性儿童高血压的诊断和脑损害的动态随访有重要意义。颅脑 MRI 是儿童高血压脑病检查的金标准。

（五）眼底动脉

高血压性视网膜病变（hyperpiesia retinopathy, HRP）是血压升高导致的视网膜血管和视网膜病变，它对其他高血压靶器官损害的风险具有评估作用。相比其他检查方法，眼底检查具有简单、经济、快速的特点，不需要特殊设备，检查方法容易掌握，因此高血压患儿均应进行此项检查。但在临床检查过程中年龄小的患儿配合度差，且目前基层儿科医院掌握眼底检查方法的眼科医生较少，因此，此种方法易被忽视。

（六）其他损害

有研究数据显示，儿童高血压可导致阻塞性睡眠呼吸暂停综合征（obstructive sleep apnea syndrome, OSAS）、学习障碍和执行能力下降等。高血压导致的血管病变可造成全身脏器损害，如严重高血压所致肺水肿。由于高血压所造成靶器官损害的表现是逐渐出现的，如果未能早期识别并进行有效干预，最终将导致严重后果。

（七）远期健康损害

成人高血压起源于儿童时期，近年来随着儿童肥胖患病率不断攀升，儿童高血压已成为影响儿童健康的重要公共卫生问题。儿童高血压是成人亚临床心血管疾病的预测因子，儿童期血压偏高可以预测成年期高血压发生风险，血压偏高的儿童较血压正常儿童在成年期更易罹患高血压，研究显示超过1/3的高血压儿童在进入成年后发展成高血压患者。儿童期即便轻度高血压已对靶器官造成一定损伤，儿童高血压会造成血管内皮结构和功能的早期改变，引起一系列靶器官的早期损害，同时加重对成年期健康带来靶器官损害的严重程度，影响成年期健康生命质量。心血管疾病的发生是缓慢长期的过程，其发病起始于动脉血管，在各种危险因素的刺激下逐步进展加重。大量的前瞻性队列研究证实，内皮功能和结构损伤、动脉硬化、动脉粥样硬化、左心室肥厚等均可预测心血管疾病临床终点事件（冠心病、脑卒中甚至死亡）的发生风险，儿童期高血压会增加成年期冠心病、脑卒中、肾衰竭、心力衰竭等心血管疾病的死亡风险。

五、儿童血压的测量方法

准确测量儿童的血压是非常重要的。绝大多数原发性高血压儿童通常没有自觉症状，也没有明显的临床体征，因此，常规测量血压是最简单、直观和唯一的识别原发性高血压患儿的方法。

（一）方法和仪器

1. 听诊法（汞柱血压计） 儿童血压测量以诊室血压为主。汞柱血压计采用听诊法测量，是目前儿童血压测量的金标准，但因其对操作者的技术要求高、操作不便捷，以及汞的环境污染等问题，汞柱血压计将逐渐被淘汰。

2. 示波法（电子血压计） 绝大部分电子血压计采用示波原理测量血压，即测量肱动脉壁的振动波，再通过专门算法，将振动波转化为 SBP 和 DBP。电子血压计还可以同时显示平均动脉压、心率和测量时间。测量简便、客观，消除了由于操作者的测量技术导致的误差，以及测量者对测量结果的尾数偏好的影响。

《中国高血压防治指南 2010 年修订版》规定合格电子血压计要同时具备如下两个条件：①上臂式血压计；②经过至少 1 个国际标准（AAMI, ESH, BSH）验证合格的产品。

（二）测量部位

常规测量儿童坐位时右上臂肱动脉血压。对初次测量血压的儿童,应同时测量坐位、卧位、站立状态下的双上臂和双下臂血压,通过比较上下肢血压水平差及不同体位的血压水平变化,筛查动脉狭窄等疾病。

（三）袖带尺寸

袖带大小对于儿童血压的准确测量至关重要,袖带过小时血压读数偏高,袖带过大则导致血压读数偏低。通常根据被测儿童的右上臂围度选择相适宜的袖带,适宜袖带的规定是:气囊宽度覆盖右上臂(即尺骨鹰嘴与肩峰连线中点)的40%,气囊长度包绕上臂围的80%~100%,即气囊宽度与长度的比值至少为1:2。目前市场上大部分电子血压计均标注袖带型号及相对应的上臂围,表7-3-2给出儿童血压计袖带型号、上臂围及适宜的年龄人群。

表7-3-2　儿童血压计袖带型号、上臂围及年龄参照

袖带型号	上臂围 /cm	年龄 / 岁
SS	12~18	3~5
S	17~22	6~11
M	22~32	≥ 12
L	32~42	–
XL	42~50	–

（四）测量步骤和质量控制

儿童血压的测量方法和步骤与成人的诊室血压测量方法基本一致。由于儿童的血压具有不稳定、变异度大的特点,在测量环节应特别注意。

一个时点测量三次血压,两次测量之间间隔1分钟并抬高右臂,让袖带压迫的肱动脉充分扩张,血液充分回流;三次测量后,计算三次测量结果的平均值作为该时点的血压水平。汞柱血压计记录柯氏音第 I 时相(K1)作为收缩压(SBP),第 V 时相(K5)作为舒张压(DBP),低年龄儿童如果听不到 K5 或 K5 接近零,可记录 K4 作为 DBP。

质量控制环节对相邻两次测量差值的允许范围是,汞柱血压计 <4mmHg,电子血压计 <10mmHg,超过上述范围,需要重复测量直至达到要求。

通常采用电子血压计测量的 SBP 高于汞柱血压计测量的 SBP,当电子血压计测量 SBP/DBP≥P_{90} 时,可采用汞柱血压计复测。

六、儿童高血压的诊断和评估

（一）诊断标准

1. 国际标准　随着各国对儿童高血压的重视,越来越多的国家制定了基于本国参考人群的儿童血压诊断标准。目前,国际上关于儿童高血压的诊断主要分为美国标准和 WHO 标准。

（1）美国标准:美国儿童血压标准历史最长,也最为系统,过去30年美国国家高血压

教育项目(the National High Blood Pressure Education Program, NHBPEP)儿童血压工作组先后发布了 4 版儿童血压诊断标准(1977, 1987, 1996, 2004)。4 版标准均强调对血压偏高的儿童要进行多时点的反复测量,只有连续 3 个及以上时点(每 2 个时点间隔 4~6 周)测量的血压(SBP/DBP)均≥P_{95} 时才可诊断为高血压。除上述相同点外,4 版标准的发展过程及差异如下:① 1977 版标准来自 3 个研究人群,其年龄和种族代表性较局限,规定以 K4 定义 DBP,适用于 2~18 岁。② 1987 版标准来自包括英国在内 9 个研究人群的 70 000 余儿童血压数据,适用对象扩大至 0~18 岁。首次提出对针对不同年龄儿童(0~2 岁、3~12 岁、13~18 岁)采用不同的测量技术,如≤12 岁以 K4 定义 DBP、13 岁以上采用 K5 定义 DBP。该标准随后被 WHO 采用作为儿童高血压的诊断标准,因此,成为 4 版标准中使用频率较高的一个。③ 1996 版标准在补充了 1988—1991 年 NHANES 数据基础上,对 1987 版标准进行更新,规定对所有儿童均采用 K5 定义 DBP,仅当 K5 缺失或接近零时,才记录 K4 作为 DBP。同时强调对血压异常儿童诊断时要考虑身高因素。④ 2004 版标准作为最新版本,有以下三个特点:在性别、年龄别血压百分位值的基础上,增加身高别的血压百分位值;新定义 P_{99} 为"严重高血压"(severe hypertension)的诊断界点;为与成人诊断标准一致,使用"高血压前期"代替前期的"正常高值"术语,并规定:当 SBP 和 / 或 DBP< P_{90}mmHg,但 >120/80mmHg 时,也被诊断为"高血压前期"。美国标准是制定儿童血压诊断标准的里程碑,它提供了制定儿童血压诊断标准的主流方法,同时基于性别、年龄别和身高别的儿童血压诊断标准成为金标准。

(2)WHO 标准:WHO 专家委员会于 1996 年在《血压控制》报告中推荐在国际范围内使用的儿童血压诊断标准,该标准的特点是将儿童分成几个年龄组,基于各年龄组的百分位数法而制定标准,其本质就是美国 1987 版标准增加了"正常高值血压"的诊断界值,即 SBP 和 / 或 DBP P_{90}~<P_{95}。但该标准中 16~18 岁组"高血压"的诊断界值为 142/92mmHg,已经超过目前成人的诊断水平,显然是不合理的。

使用以上标准时,需要同时考虑性别、年龄和身高变量,比较复杂。因此,临床上也使用以下较简便的标准:美国 Monica 提出以血压 > 90/60mmHg 诊断小婴儿高血压,幼儿动脉压 > 同年龄组均值 +2 个标准差为高血压。2003 年 Somu 等提出儿童高血压年龄换算公式:SBP(P_{95}):1~17 岁 =100+(年龄 ×2);DBP(P_{95}):1~10 岁 =60+(年龄 ×2),11~17 岁 =70+ 年龄。

2. 中国标准 2010 年中国儿童青少年血压参照标准协作组,依据我国 11 余万儿童血压调查数据研制出中国 3~17 岁儿童性别、年龄别的听诊法血压诊断标准(表 7-3-3、表 7-3-4)。该标准适合中国儿童生长发育特点,包括了 SBP、DBP-K4、DBP-K5 3 个指标,是以来自中国儿童血压发育特点的流行病学和临床研究数据为基础研制的,符合内地儿科临床操作规范,同时兼顾与国际标准的接轨,具有现实操作性和前瞻性,建议在内地推广应用。该标准应用便捷,但对极少数因身材过高所致血压偏高儿童可能存在假阳性诊断,因此如果判定儿童为"高血压":儿童无临床症状,如头痛、头晕、恶心等,可间隔 1~2 个月复测血压或多时点监测血压水平,如血压水平持续超过标准,则可判定为"高血压";如果判定为"严重高血压",均视为"高血压",不考虑身高情况。

表 7-3-3 中国男童血压评价标准

单位:mmHg

年龄 / 岁	收缩压			舒张压 -K4			舒张压 -K5		
	P_{90}	P_{95}	P_{99}	P_{90}	P_{95}	P_{99}	P_{90}	P_{95}	P_{99}
3	102	105	112	66	69	73	66	69	73
4	103	107	114	67	70	74	67	70	74
5	106	110	117	69	72	77	68	71	77
6	108	112	120	71	74	80	69	73	78
7	111	115	123	73	77	83	71	74	80
8	113	117	125	75	78	85	72	76	82
9	114	119	127	76	79	86	74	77	83
10	115	120	129	76	80	87	74	78	84
11	117	122	131	77	81	88	75	78	84
12	119	124	133	78	81	88	75	78	84
13	120	125	135	78	82	89	75	79	84
14	122	127	138	79	83	90	76	79	84
15	124	129	140	80	84	90	76	79	85
16	125	130	141	81	85	91	76	79	85
17	127	132	142	82	85	91	77	80	86

注:正常高值血压,SBP 和 / 或 DBP P_{90}~P_{95},或 12 岁及以上儿童,SBP 和 / 或 DBP≥120/80mmHg;高血压,SBP 和 / 或 DBP P_{95}~P_{99};严重高血压,SBP 和 / 或 DBP≥P_{99}。

表 7-3-4 中国女童血压评价标准

单位:mmHg

年龄 / 岁	收缩压			舒张压 -K4			舒张压 -K5		
	P_{90}	P_{95}	P_{99}	P_{90}	P_{95}	P_{99}	P_{90}	P_{95}	P_{99}
3	101	104	110	66	68	72	66	68	72
4	102	105	112	67	69	73	67	69	73
5	104	107	114	68	71	76	68	71	76
6	106	110	117	70	73	78	69	72	78
7	108	112	120	72	75	81	70	73	79
8	111	115	123	74	77	83	71	74	81
9	112	117	125	75	78	85	72	76	82
10	114	118	127	76	80	86	73	77	83
11	116	121	130	77	80	87	74	77	83
12	117	122	132	78	81	88	75	78	84
13	118	123	132	78	81	88	75	78	84

续表

年龄/岁	收缩压			舒张压-K4			舒张压-K5		
	P_{90}	P_{95}	P_{99}	P_{90}	P_{95}	P_{99}	P_{90}	P_{95}	P_{99}
14	118	123	132	78	82	88	75	78	84
15	118	123	132	78	82	88	75	78	84
16	119	123	132	78	82	88	75	78	84
17	119	124	133	79	82	88	76	78	84

注：正常高值血压，SBP 和/或 DBP P_{90}~<P_{95}，或 12 岁及以上儿童，SBP 和/或 DBP≥120/80mmHg；高血压，SBP 和/或 DBP P_{95}~<P_{99}；严重高血压，SBP 和/或 DBP≥P_{99}。

经国际标准（AAMI、ESH、BSH）验证的医用上臂式电子血压计与听诊法血压值之差不超过 5mmHg，因此听诊法血压诊断标准同样适用于电子血压计。为了方便临床使用，相应简化标准见表 7-3-5。

表 7-3-5 中国 3~17 岁儿童血压简化标准

单位：mmHg

百分位	收缩压	舒张压
P_{95}	男：100+ 年龄 ×2 女：100+ 年龄 ×1.5	男：65+ 年龄 女：65+ 年龄
P_{99}	男：P_{95}+7 女：P_{95}+8	男：P_{95}+8 女：P_{95}+8

（二）病情评估

对儿童高血压的诊断性评估包括以下 4 个方面：血压水平的真实性，高血压病因，靶器官损害及程度，其他心血管疾病及并发症。

1. 不同血压测量方法的高血压诊断标准

（1）诊室血压的高血压诊断：《中国高血压防治指南 2010 年修订版》规定，对儿童高血压的诊断需基于非同日 3 个时点血压测量结果，每两个时点间隔至少 2 周，只有连续 3 个时点测量的血压水平（SBP/DBP）均≥P_{95} 方可诊断为高血压。示波法血压计筛查的高血压儿童，需再使用听诊法进行确诊。

（2）动态血压监测：对诊断为高血压的儿童，须在心血管专科医生指导下采用 24 小时动态血压监测（ambulatory blood pressure monitoring，ABPM）排除白大衣高血压，并观察血压昼夜变化规律，即夜间血压的勺形特征是否消失。研究数据显示在诊室内进一步的高血压评估中，有 30%~40% 的儿童为白大衣高血压，但应注意白大衣高血压是高血压的高危人群。

动态血压监测也适用于如下情况：怀疑为 MH，糖尿病，慢性肾脏疾病，阵发性高血压，自主神经功能紊乱。

（3）高血压分级：根据血压水平将儿童高血压划分为 2 级：高血压 1 级，SBP/DBP >[（P_{95}~<P_{99}）+5]mmHg；高血压 2 级，SBP/DBP ≥（P_{99}+5）mmHg。

儿童高血压诊断及分级流程见图 7-3-1。

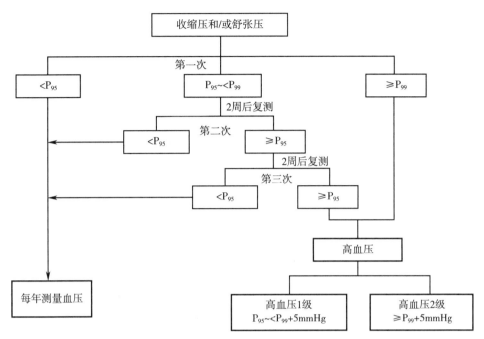

图 7-3-1 儿童高血压诊断及分级流程

2. 明确高血压病因 确诊儿童高血压后,通过询问病史、临床检查和鉴别诊断,判断原发性高血压和继发性高血压。

(1)原发性高血压:其发病率随年龄增长而升高。10 岁以上儿童的高血压主要为原发性高血压,特别是当高血压儿童合并超重或肥胖、具有高血压家族史或者两者兼而有之时,更支持原发性高血压的诊断。儿童原发性高血压一般无明显自觉症状、血压升高程度较轻,无明确的病因。尽管原发性高血压的病因尚不清楚,但某些不良的生活行为习惯已经确定是高血压的危险因素,应该予以评估,有利于原发性高血压的诊断。这些因素包括高盐、高脂、高糖的膳食习惯;吸烟,过量饮酒;多静态活动时间,缺少主动运动的生活习惯;易紧张的性格或经常处于紧张状态;睡眠时间过少等。

(2)继发性高血压:多由于某种疾病引起继发性的血压升高,随着原发疾病的治愈,血压可以恢复到正常水平。继发性高血压的发生与年龄呈负相关,年龄越小继发性高血压的比例越高;继发性高血压的另一个特点是血压水平显著升高,并伴随明显的高血压症状,容易识别。儿童继发性高血压的常见病因依次为,肾实质疾病、肾血管疾病、内分泌疾病和心血管疾病等,其中肾实质疾病约占 80%,肾血管疾病约占 10%。在非肥胖儿童中,约 90% 的继发性高血压由肾实质疾病、肾血管疾病及先天性主动脉缩窄引起。因此,应该进一步测量高血压儿童四肢及不同体位(如坐位、卧位、站立)的血压,筛查是否存在血管动脉狭窄及直立性高血压。

引起儿童继发性高血压的肾实质疾病包括肾小球肾炎、肾实质瘢痕、多囊性肾病、慢性肾衰竭等;肾血管疾病主要是先天性、非炎性、非动脉粥样硬化性的肾动脉狭窄;内分泌疾病包括儿茶酚胺过多、皮质醇过多及其他内分泌异常(醛固酮增多症、甲状腺疾病)、高钙血症等;心血管疾病包括多发性大动脉炎、主动脉缩窄等。

不同年龄阶段导致儿童高血压发病的主要原因见表 7-3-6。

表 7-3-6 不同年龄儿童高血压的常见病因

年龄	病因
新生儿	肾动脉栓塞、肾动脉狭窄、肾静脉栓塞、先天性主动脉缩窄、先天性肾实质异常、动脉导管未闭、支气管肺发育不良、颅内出血
1 岁	先天性主动脉缩窄、肾实质病变、肾血管疾病
2~5 岁	肾实质病变、肾血管疾病、内分泌疾病、先天性主动脉缩窄、原发性高血压、医源性高血压（如药物、术后）、大动脉炎
6~11 岁	肾实质病变、原发性高血压、肾血管疾病、内分泌疾病、先天性主动脉缩窄、医源性高血压（如药物、术后）、大动脉炎
12~18 岁	原发性高血压、肾实质病变、肾血管疾病、医源性高血压、内分泌疾病、先天性主动脉缩窄、大动脉炎、结缔组织病

（3）药物：某些药物会引起血压升高，如采用兴奋剂治疗注意缺陷障碍时，可使儿童的血压升高 5mmHg 以上；麻黄类药品及其他精神类药物的滥用均可引起血压水平的升高。因此，要仔细询问高血压儿童患其他疾病的历史，逐一记录使用的药物使用情况。

七、儿童高血压的治疗

（一）治疗目标

《中国高血压防治指南 2010 年修订版》提出儿童高血压的治疗目标是减少对靶器官的损害，降低远期心血管疾病发病率，使原发性高血压或未合并靶器官损害的高血压儿童的血压水平降至 P_{95} 以下；合并肾脏疾病、糖尿病或出现靶器官损害的高血压儿童的血压水平降至 P_{90} 以下，具体治疗流程见图 7-3-2。

（二）治疗方法

1. **病因治疗** 儿童高血压患者中继发性高血压的比例较高，对于继发性高血压应针对病因治疗。

2. **非药物治疗** 高血压儿童应定期监测血压，每半年监测一次，必要时采用动态血压监测。

鉴于儿童原发性高血压主要与超重和肥胖关联，应首选非药物治疗并贯穿始终，绝大多数高血压儿童通过非药物治疗即可血压控制达标。非药物治疗是指建立健康的生活方式，超重和肥胖儿童应控制体重，延缓 BMI 上升，降低机体脂肪含量；增加有氧锻炼，减少静态活动时间；调整膳食结构（包括限盐），养成健康饮食习惯；避免持续性紧张状态；保证足够睡眠时间等。

3. **药物治疗** 高血压儿童合并下述 1 种及以上情况，则需要开始药物治疗：出现高血压临床症状，合并糖尿病，继发性高血压，出现靶器官的损害。

非药物治疗 6 个月后无效，在继续强化生活方式干预的同时可考虑药物治疗；如果非药物治疗期间血压上升达 2 级及以上或出现临床症状，则进行药物治疗。

儿童高血压药物治疗的原则是从小剂量、单一用药开始，同时兼顾个体化，视疗效和血压水平变化调整治疗方案和治疗时限，必要时可联合用药。

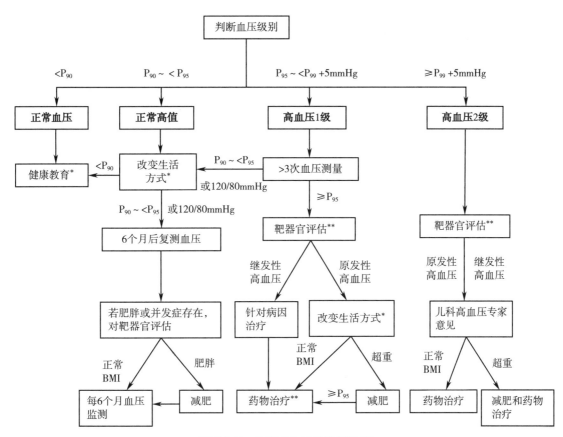

图 7-3-2 儿童高血压的治疗流程

BMI:体重指数;* 包括饮食改变和体育锻炼;** 特别注意幼儿及高血压、家族史、糖尿病和其他危险因素。

目前经美国 FDA 批准的儿童抗高血压药物达数十种,但经中国 FDA(CFDA)批准的儿童抗高血压药较少,具体如下。

(1)血管紧张素转化酶抑制剂(ACEI):ACEI 是治疗儿童高血压最常见的药物之一。美国 FDA 批准用于儿童高血压治疗的 ACEI 有依那普利、福辛普利、赖诺普利、贝那普利等;目前 CFDA 批准的儿童用药仅有卡托普利。

(2)血管紧张素 Ⅱ 受体阻滞剂(ARB):美国 FDA 批准用于儿童高血压的 ARB 为氯沙坦、缬沙坦、坎地沙坦、奥美沙坦等,目前尚无 CFDA 批准的儿童用药。

(3)二氢吡啶类钙通道阻滞剂(CCB):目前 CFDA 批准的儿童用药有硝苯地平、氨氯地平。

(4)利尿剂:目前 CFDA 批准的儿童用药有氨苯蝶啶和氯噻酮。

(5)β 受体拮抗剂:目前 CFDA 批准儿童用药有普萘洛尔、阿替洛尔。

我国儿童高血压患病率近年来不断攀升,关于儿童高血压的诊断、评估和治疗等方面也取得了相当大的进展。慢病防控必须从儿童做起,儿童高血压防治需要全社会的共同参与,建议对 3 岁以上儿童每年监测血压,早发现、早诊断、早治疗有利于儿童健康成长,降低远期成人高血压发病率及相关靶器官损害程度。对于已确诊的高血压患儿应通过早期靶器官损害的识别和评估,给予分级分层管理干预,系统动态随访,有效控制儿童高血压的发生发展,从而减少儿童期至成年期高血压相关并发症,减少高血压对人类的危害,提高我国人口生存质量。

八、儿童高血压的防治要点

1. **定期测量血压**　血压同身高、体重一样,是儿童生长发育过程中重要的生理指标,只有定期测量才能尽早识别高血压患者和高危个体。对前来就诊的 3 岁以上儿童应常规测量血压,入学后每年体检应测量血压。

2. **动态监测血压**　一个时点筛查出的血压偏高儿童,需要连续两个时点的血压水平监测,只有连续血压超过诊断标准,方可诊断为高血压。监测儿童血压水平的动态变化比单纯一次测量的结果更有意义。

3. **控制超重和肥胖**　针对超重和肥胖合并高血压的儿童,延缓其 BMI 上升可有效地让升高的血压恢复到正常水平;从小建立健康生活方式,预防肥胖发生,是防治儿童高血压的基础。

4. **专业指导用药**　非药物治疗 6 个月后无效,在继续强化生活方式干预的同时,在儿科专业医生指导下进行药物治疗。

（米　杰）

第四节　老年高血压

随着社会发展、生活水平提高及医疗技术进步,老年人已成为全世界范围内一个快速增长的群体,而年龄增长往往伴随生理功能衰退和疾病发生。流行病学研究证实,高血压患病率随年龄增长而增加。高血压是心血管疾病(cardiovascular disease,CVD)发病与死亡的重要危险因素,尤其在老年人群中。老年高血压患者冠心病(coronary artery disease,CAD)、脑卒中、心力衰竭(heart failure,HF)、慢性肾病(chronic kidney disease,CKD)及痴呆的患病率也显著增加。老年高血压患者在治疗上也区别于年轻的高血压患者,需综合考虑,通过优化的管理和持久的治疗依从性降低对心脑血管、肾脏等器官的损害。因此,老年高血压治疗目标重点在于改善生活质量,降低心脑血管并发症发生率。

一、流行病学概述

高血压患病率随年龄增加而升高。根据美国 JNC 7,≥65 岁人群中超过 2/3 患有高血压,其中大部分为单纯收缩期高血压(isolated systolic hypertension,ISH)。Framingham 心脏研究表明,55 岁时未患高血压的男性和女性,在 80 岁时分别有 93% 和 91% 发生了高血压。1991 年全国高血压调查结果显示,60 岁以上人群中高血压患病率为 40.4%,而 2002 年中国居民营养与健康状况调查报告中指出,60 岁以上人群高血压患病率为 49.1%,每 2 位老年人中就有 1 位高血压患者,较 1991 年增加 8.7%,增幅为 21.5%,而老年高血压人群的治疗率和达标率仅分别为 32.3% 和 7.6%,远低于西方发达国家水平。

二、发病机制

(一)动脉僵硬

随着年龄增长,弹力动脉会发生两个主要的生理性变化:扩张和僵硬。在年轻人群中,主动脉和近端的弹力动脉每次心搏约扩张 10%,而肌性动脉每次心搏仅扩张 3%。基于劳损的原理,这种在扩张程度上的差异可以解释近端与远端血管随年龄改变程度的不同。随着年龄增长,可以观察到主动脉弹力层断裂,而这一现象可以解释主动脉的扩张(承受压力的动脉结构断裂)和僵硬(将应力传递给动脉壁中更为坚硬的胶原纤维)。对经过灌注固定的人体动脉进行的检查发现,这种增厚主要表现为内膜增殖。动脉僵硬之后其容量降低,回弹受限,在收缩期内,存在动脉硬化的血管会表现出扩张受限,无法缓冲由心脏收缩产生的压力,从而造成收缩压(systolic blood pressure,SBP)升高。另一方面,舒张期内弹性回缩能力下降使舒张压(diastolic blood pressure,DBP)降低。因此,即便是血压正常人群,随年龄增长也会出现脉压升高,从而对动脉系统造成更高的搏动性压力。动脉僵硬不仅仅是动脉壁结构改变的一个结果,同时也是内皮来源的血管活性物质(例如内皮素 1)的作用,以及一氧化氮(NO)生物活性降低的结果,后者在内皮功能不全的发生中起着关键作用。一项荟萃分析显示,反映主动脉僵硬度的主动脉脉搏波(pulse wave velocity,PWV)是发生心血管事件和全因死亡的强预测因子。与 PWV 较低受试者相比,PWV 较高者全部心血管事件、心血管死亡和全因死亡的相对危险度分别为 2.26、2.02 和 1.90。20 岁健康人的典型 PWV 值为 5m/s,而80 岁老年人数值为 10~12m/s。60~75 岁老年人的主动脉 PWV 正常值低于 10m/s,10~13m/s可视为"正常高值"或"临界值",而主动脉 PWV 高于 13m/s 则属于显著升高。与年轻高血压患者(血压升高主要是由于外周动脉阻力升高所致)不同,老年人单纯收缩期高血压是由于动脉僵硬度增加所致。

(二)神经激素和自主神经功能失调

神经激素系统(例如肾素 - 血管紧张素 - 醛固酮系统)的活性随着年龄的增长而降低。60 岁时的血浆肾素活性是年轻者的 40%~60%。这种变化是由与年龄相关的肾动脉硬化对肾小球旁器的作用而造成的。血浆醛固酮浓度也随年龄增长而降低。因此,老年高血压患者更容易发生药物引起的高钾血症。

年龄相关的压力反射功能降低,以及静脉功能不全的加重造成老年人中有较高的直立性低血压发生率,后者是心血管事件及跌倒、晕厥的危险因素。然而,直立性高血压也常见于老年人。该现象是直立位血压调节随着年龄的增长而发生异常的一种表现。直立性收缩压升高可以超过 20mmHg。这些患者通常都为老年,其左心室肥厚、CAD,以及通过 MRI 发现的无症状脑血管病的发生率均高于伴或不伴直立性低血压的老年高血压患者。α 肾上腺素能活性可能是直立性高血压的主要病理生理机制。

(三)老年肾

老年肾的特点是逐渐出现肾小球硬化和间质纤维化,而这些改变可以造成肾小球滤过率(glomerular filtration rate,GFR)下降及其他自身稳定机制的功能减退,从而导致高血压的发生。NO 浓度随年龄增长而降低,而 NO 具有血管扩张作用,同时还可以抑制肾小球系膜细胞的生长和基质的合成。老年人中 NO 的病理性降低可以造成肾血管收缩、钠潴留、基质合成增多,以及肾小球系膜纤维化,从而造成血压升高。此外,伴随增龄而出现的细胞氧化应激的加重会造成内皮细胞功能失调及血管活性物质的变化,从而造成高血压发生。

三、临床表现

(一)ISH 患病率高

流行病学资料表明,ISH 是老年高血压中最常见类型,约占 65%,70 岁以上老年高血压患者中 90% 以上为 ISH。ISH 可造成心室肥厚、内皮功能失调、降低冠脉血流储备及影响脑血流灌注。大量临床研究显示,与舒张压相比,收缩压与心脑肾等靶器官损害的关系更为密切,收缩压水平是心血管事件更为重要的独立预测因素。

（二）脉压增大

研究表明,随着年龄的增加,收缩压逐渐升高,而舒张压多在 50 岁之后开始下降,因此脉压逐渐增大,产生原因是老年人主动脉弹性减退,收缩期时主动脉无法充分扩张,加之小动脉阻力增加,导致收缩压升高,而舒张期主动脉弹性回缩力降低,造成舒张压降低。脉压反映动脉弹性,是重要的心血管事件预测因子。研究表明,脉压与总死亡率、心血管死亡、脑卒中和冠心病均呈显著正相关,脉压每增加 10mmHg,总死亡率增加 16%,脑卒中风险增加 10%。

（三）血压波动大

老年人压力感受器敏感性逐渐降低,血压调节能力下降,造成老年高血压患者的血压更易随情绪、季节和体位的变化而出现波动,具体表现为直立性低血压、清晨高血压及餐后低血压等。老年人血压波动幅度大,一方面显著增加不良心血管事件及靶器官损害的风险,另一方面也增加了降压治疗的难度。

1. **直立性低血压** 是指从卧位改变为直立体位 3 分钟内,收缩压下降≥20mmHg 或舒张压下降≥10mmHg,同时伴有低灌注症状。老年人直立性低血压发生率较高,随年龄、神经功能障碍及代谢紊乱的增加而增多。1/3 的老年高血压患者可能发生直立性低血压。

2. **清晨高血压** 老年清晨高血压是指血压从夜间低水平逐渐上升,在清醒后的一段时间内迅速达到较高水平,这一现象称为晨峰高血压。老年高血压患者,特别是老年 ISH 患者晨峰高血压现象比较常见。晨峰高血压幅度为 6:00~10:00 血压最高值和夜间血压均值之差,若收缩压晨峰值≥55mmHg,即为异常升高,有的患者可达 70~80mmHg。发生晨峰高血压的原因包括清晨时交感活性增加、儿茶酚胺增多及 RAAS 系统激活等。因此,清晨为心脑血管事件的高发时间段。

3. **餐后低血压** 是指餐后 2 小时内 SBP 较餐前降低 20mmHg 以上,或者餐前 SBP>100mmHg,而餐后 <90mmHg,或者 SBP 轻度降低,但合并有心脑等脏器灌注不足的表现。餐后低血压发病机制包括餐后内脏血流量增加,回心血量和心排血量减少;压力感受器敏感性减低,交感神经代偿功能不全;餐后具有扩张血管作用的血管活性肽分泌增多等。

（四）白大衣高血压增多

白大衣高血压的定义为诊室血压升高（≥140/90mmHg）而日间动态血压平均值正常（≤135/85mmHg）。与中青年患者相比,老年人诊室高血压更为多见,其发生可能与精神紧张、交感神经活性增强有关。白大衣高血压可导致过度治疗,因此对于诊室血压增高的老年患者应加强血压监测,鼓励家庭自测血压,必要时行动态血压监测评估是否存在白大衣高血压。

（五）昼夜节律异常

健康成年人的血压水平表现为昼高夜低型,夜间血压水平较日间降低 10%~20%（即勺型血压）。老年高血压患者常存在血压昼夜节律异常,具体表现为夜间血压下降幅度 <10%（非勺型）或 >20%（超勺型）,甚至夜间血压反较白天升高（反勺型）,老年高血压患者昼夜血压异常发生率可高达 60% 以上。血压昼夜节律异常可显著增加心、脑、肾等靶器官损害的风险,而与年轻患者相比,老年人靶器官损害程度与血压的昼夜节律更为密切。此外,夜间高血压与靶器官损害有关,较之日间血压而言是一个更好的预测指标。超勺型血压的患者存在脑缺血的风险(睡眠期间的低灌注)。

(六)并发症多

老年高血压的并发症多且严重,包括冠心病、缺血性/出血性脑卒中、慢性肾功能不全、周围血管病、心肌肥厚、心律失常、心力衰竭、糖尿病、老年痴呆等。上述并发症是老年人群心血管/全因死亡的重要原因,在制定治疗策略时应针对这些并发症采取个体化、综合性的治疗措施。

四、诊断及病情评估

(一)老年高血压的概念

年龄≥65岁、血压持续或3次以上非同日坐位收缩压≥140mmHg和/或舒张压≥90mmHg,可定义为老年高血压。若收缩压≥140mmHg而舒张压<90mmHg,则定义为老年ISH。

(二)老年人血压测量的注意事项

老年患者测量血压所用设备及操作过程与年轻患者相同,但是由于老年人群中直立性低血压常见,因此在首次测量或调整药物期间应当测量立位血压,最好在站立后1分钟和3分钟时测量。值得注意的是,如果使用的是示波法测量设备,则不适用于房颤患者(老年人群中较为常见)。

此外,由于老年人群中白大衣高血压、MH及假性高血压常见,因此推荐在老年患者中进行24小时动态血压监测。

(三)老年高血压的特殊类型

1. MH　是指诊室血压正常而家中自测血压升高,与心血管事件风险的增加有关。MH常见于老年人,增加心血管事件风险,应鼓励老年人广泛使用家庭血压监测。

2. 假性高血压　是指由动脉粥样硬化及血管随年龄增加而造成的收缩压假性升高。如果怀疑假性高血压应进行Osler手法(袖带法测压时,当袖带测压超过患者收缩压时,如能清楚扪及桡动脉或肱动脉搏动,则为Osler手法阳性),但其灵敏性和特异性均较低。确诊假性高血压需进行动脉内血压的直接测量。

3. 难治性高血压　是指同时使用3种类型降压药物(其中含一种利尿剂,且所有药物剂量已达靶剂量)的情况下仍无法控制血压达标。JNC 7还将那些需要≥4种降压药物才可以控制血压的患者纳入难治性高血压的范畴。继发性因素导致的高血压往往是难治性高血压。患者依从性差、不活动、降压药物剂量不足或组合不适当、酗酒和睡眠呼吸暂停等均是难治性高血压的常见原因。继发性高血压也是老年难治性高血压的一个常见原因,常见原因包括原发性醛固酮增多症、垂体性皮质醇增多症、主动脉缩窄、肾动脉狭窄、内分泌疾病、睡眠呼吸暂停、慢性肾病及嗜铬细胞瘤等,而不正确的血压测量、假性高血压、未进行生活方式调整等因素,是造成假性难治性高血压的常见原因(表7-4-1)。

表 7-4-1 难治性高血压的鉴别诊断

真正的难治性高血压	假性难治性高血压或假性耐药
睡眠呼吸暂停	不正确血压测量
与继发性因素有关的高血压	假性高血压
	未进行生活方式调整
	降压治疗依从性差
	治疗未优化

（四）老年高血压的危险评估

老年高血压患者接受降压治疗前应按照中国高血压指南进行必要的心血管风险评估。老年高血压患者在危险因素、靶器官损害及合并临床疾病等方面均与中青年患者存在不同。

1. 危险因素 老年高血压患者中腹围扩大者增多,吸烟者减少;血脂异常以三酰甘油增高为主;血糖紊乱以糖耐量受损多见。

2. 靶器官损害

（1）血管损害:血管损害主要表现为大动脉僵硬度增加。据估计,我国老年高血压患者中≥1/5 合并下肢动脉疾病。

（2）肾脏损害:较为常见的是尿微量白蛋白尿,血肌酐可能处于正常范围,但肾小球滤过率(estimated glomerular filtration rate,eGFR)常降低。肾脏亚临床器官损害与 20% 的 10 年心血管事件风险相关。

（3）心脏损害:主要表现为舒张功能减退,超声心动图提示 E/A<1;左心房增大及房颤多见。前瞻性研究结果显示,在高血压患者中,超声心动图提示的 LVH 与 10 年内心血管事件发生率≥20% 有关。

3. 并发的临床疾病

（1）脑血管疾病:高血压是老年人缺血性脑卒中和脑出血的主要危险因素。脑卒中常见于血压控制不良的老年患者,老年高血压人群中通过 CT 及 MRI 检查发现有腔隙性脑梗死及脑血管异常的患者 >65%。老年收缩期高血压计划(SHEP)证实了降低血压可减少脑卒中的风险,接受积极治疗的患者缺血(37%)和出血(54%)性脑卒中的发生率均降低。

（2）痴呆:高血压和痴呆的患病率均随年龄增长而增加。高血压是血管性痴呆和阿尔茨海默病重要的危险因素。血压控制差会伴随更大程度的认知水平下降。

（3）CAD:高血压是 CAD 的独立危险因素,CAD 的发生多以劳力型、稳定型心绞痛多见。根据 2004 年 AH 的统计数据,83% 的 CAD 死亡发生在≥65 岁的患者中。老年高血压患者中心肌梗死的患病率要高于无高血压的老年患者。

（4）CKD:高血压会造成肾脏功能的恶化,而随着年龄增加,老年人每年肾单位的丢失也在增加,加之血脂、血糖异常,其肾动脉硬化概率也明显增加,因此,老年高血压患者 CKD 的发生率明显高于年轻人。

（5）与年龄相关的视网膜改变:视网膜病变患病率随收缩压升高而增加,但与舒张压无关。持续的血压升高可造成内膜增厚、中膜异常增生及玻璃样变性(硬化)。衰老本身也会造成上述改变,故老年患者中视网膜病变的分级不如年轻患者可靠。高血压是视网膜动脉闭塞和非动脉炎性前部缺血性视神经病变的重要危险因素。在视网膜病变的最终阶段,随着血压的显著升高,视网膜 / 血液屏障被破坏,随后出现脂质渗出。

五、治疗策略

(一)相关临床试验

SHEP、PROGRESS、Syst-Eur 及 Syst-China 等研究均证实积极控制血压在老年人群中的重要意义。在 Syst-China 研究中,降压治疗使老年高血压患者的病死率降低 55%。2000 年进行的一项荟萃分析(主要数据来自 SHEP、Syst-Eur 和 Syst-China)汇总了 15 693 例年龄超过 60 岁(平均年龄 70 岁)的 ISH 患者(SBP≥160mmHg 且 DBP≤95mmHg),分析了降压治疗对心血管事件的影响。入选患者平均血压为 174/83mmHg,治疗后,SBP 降低了 5.96%,而 DBP 降低了 4.9%。降压治疗显著降低了总死亡率(13%)、心源性死亡率(18%)和脑卒中发生率(26%)。根据该分析可以明确得出下列结论,即对 70 岁以下老年高血压患者进行降压治疗至少对总死亡率而言是有益的。因此,老年高血压患者接受降压治疗,不仅能够延长生命,而且能够改善生活质量。

(二)降压治疗开始的时机

2013 年 ESH/ESC 指南推荐,对于低中危的 1 级高血压患者,在调整生活方式后血压仍 ≥140/90mmHg 时开始药物治疗,2 级和 3 级高血压患者应立即接受药物治疗。在血压为正常高值("高血压前期")的患者中,如果总体心血管风险较低,可以推迟药物治疗。2013 年公布的美国 JNC 8 提出,在≥60 岁人群中,推荐在 SBP≥150mmHg 或 DBP≥90mmHg 时开始药物治疗。在老年高血压特点与临床诊治流程中国专家建议中,同样将老年高血压患者接受降压治疗的起始血压值定为≥150/90mmHg。

(三)降压治疗目标值

ESH 老年高血压共识对于降压目标值推荐如下:①在 SBP ≥160mmHg 的老年高血压患者中,推荐将 SBP 降低至 140~150mmHg;②在一般情况良好的 80 岁以下老年高血压患者中,如果能够耐受,可以将 SBP 降低至 <140mmHg;③在一般情况良好的 80 岁以上老年高血压患者中,推荐将 SBP 降低至 150~140mmHg;④在衰弱的老年患者中,推荐根据并存疾病确定治疗方案,并仔细观察治疗效果。JNC8 中对于≥60 岁的一般人群所推荐的降压达标值为 SBP<150mmHg 和 DBP<90mmHg。在我国的指南中,对老年高血压患者的降压目标值推荐如下:①≥65 岁患者,血压应降至 <150/90mmHg,如能耐受可进一步降至 <140/90mmHg;②≥80 岁高龄患者一般情况下不宜 <130/60mmHg;③老年高血压合并糖尿病、冠心病、心力衰竭和肾功能不全患者,降压目标应 <140/90mmHg。

在降压目标值方面,有两个问题值得关注:一个是高血压急症时降压的速度,高血压急症指的是血压显著升高并伴随有急性的靶器官损害。高血压急症包括急性心肌梗死、肺水肿、脑缺血或出血、主动脉夹层、高血压脑病及急进性肾衰竭。尚无证据支持迅速降低血压能够减少心血管事件,事实上,这样做会对患者造成伤害。迅速降低血压造成伤害的机制与血流的自动调节有关。患者的血压升高往往已经存在了数周或数月时间,任何迅速降低血压的措施可能会通过抵消患者的适应性自动调节控制而对患者造成伤害。未出现靶器官损害或没有显著并存疾病的无症状患者不应进行迅速降压。对此类患者应当仔细滴定降压药物的剂量并进行严密的随访。

另一个问题是幅度过低是否会造成风险的增加即所谓 J 点现象。INVEST 试验旨在观察两种降压治疗在 CAD 患者中的应用情况。该研究纳入了大量≥80 岁的患者,同时对该组进行了次要分析以评估严格血压控制的影响,最终得出了血压控制的 J 形死亡率曲线。尚不清楚该研究得出的 J 形死亡率曲线是否仅与重度的终末期疾病有关,或者说医源性因素是否发挥了重要的作用。然而,该研究结果提示将老年患者的血压降低至 130/70mmHg 以下时应慎重,包括那些具有较高不良心血管事件风险的患者。J 形曲线现象近年来备受关注,血压过高可增加心、脑、肾等靶器官损害的危险,但血压过低可影响各重要脏器的血流灌注。冠心病患者舒张压水平低于 65~70mmHg 时,可能会增加不良心脏事件的危险,而卒中与 J 形曲线的关系并不明显。

(四)具体治疗策略

表 7-4-2 总结了老年高血压的治疗策略及降压药物的基本作用和主要的心血管获益。治疗策略包括非药物治疗和药物治疗两大方面。

表 7-4-2 老年高血压治疗策略

非药物治疗策略
减轻体重
限制钠摄入
体力活动
戒烟限酒
DASH 饮食

药物治疗策略
主要的降压药物
噻嗪类利尿剂:抑制肾脏远曲小管对钠(Na^+)和氯(Cl^-)离子的重吸收→→ ↓ BP,↓脑卒中,↓ CV 死亡
ACEI:阻断血管紧张素Ⅰ向血管紧张素Ⅱ的转换→→ ↓ SVR,↓ BP,↓ MI 和左心室功能不全患者的死亡率,↓ 糖尿病肾病的进展
ARB:直接阻断血管紧张素Ⅱ受体→→血管扩张(↓ SVR),↓血管升压素分泌,↓醛固酮,↓ BP,↓卒中。通常用于无法耐受 ACEI 的患者
钙通道阻滞剂:阻断钙经由钙通道进入心肌和外周动脉→→血管扩张(↓ SVR),↓ BP,↓老年 ISH 患者的 CV 并发症
β受体拮抗剂:↓心率,↓心肌收缩力,↓心输出量,抑制肾素释放,↑一氧化氮,↓血管张力→→ ↓ BP
其他药物
直接肾素抑制剂,醛固酮受体拮抗剂,中枢性降压药物,直接血管扩张剂,α-肾上腺能抑制剂
联合治疗
ACEI 或 ARB/利尿剂
ACEI 或 ARB/钙通道阻滞剂(尤其是在 CV 风险高的患者)

注:DASH,Dietary Approaches to Stop Hypertension,降低血压的饮食模式;CV,心血管;BP,血压;ACEI,血管紧张素转换酶抑制剂;MI,心肌梗死;ARB,血管紧张素受体拮抗剂;SVR,体循环血管阻力。

1. 非药物治疗 非药物治疗是老年高血压患者治疗的基石,任何治疗都应当建立在调整生活方式及纠正不良行为和习惯基础上。

(1)减轻体重:体重每减轻 10kg 可使收缩压降低 5~20mmHg,建议将体重指数(body

mass index, BMI) 降低至 25kg/m^2 以下。

（2）限制钠摄入：可使收缩压降低 2~8mmHg。老年人群中盐敏感性高血压多见，因此限制钠摄入显得尤为重要，推荐 <5g/d。

（3）体力活动：可使收缩压降低 4~9mmHg。老年高血压患者应根据个人爱好和身体状况选择适当的运动方式并坚持进行，每周至 3~5 次，每次 30~60 分钟。

（4）戒烟限酒：老年高血压患者应避免吸烟及二手烟，限制酒精摄入，男性每日饮酒精量 <25g，女性 <15g。

（5）DASH（降低血压的饮食模式）饮食：可使收缩压降低 8~14mmHg，应当作降压治疗的基础。该饮食模式原则是多吃全谷食物和蔬菜（富含纤维、钙、蛋白质和钾），适度吃瘦禽肉和鱼类，避免饭后甜点。

2. 药物治疗　如生活方式调整不能将血压降低至目标值时，应启动药物治疗。近 30 年来，人们已经对多种降压药物在老年患者中的安全性和有效性进行过研究。随机对照研究均已证实，对老年患者进行降压治疗能够有效预防全因死亡、脑卒中和冠状动脉事件。在大部分研究中，尽管血压目标值和所达到的血压值均高于 JNC 7 所推荐的数值，但仍显示出治疗的显著获益。

（1）总体原则：ESH 老年高血压患者目标值共识推荐所有降压药物均可以用于老年高血压患者。初始降压药物应当从最低剂量开始，并根据血压情况逐渐增加至最大耐受剂量。如达到最大剂量后，降压效果仍不理想，应加用其他种类降压药物。如两种药物均达到最大剂量后血压仍不理想，则加用第三种降压药物。

（2）降压药物

1）利尿剂：JNC 7 推荐噻嗪类利尿剂作为老年高血压患者的初始治疗或与其他药物合用。噻嗪类利尿剂通过阻断远曲小管初段腔壁上的 Na$^+$-Cl$^-$ 共运体而抑制远曲小管 Na$^+$ 和 Cl$^-$ 离子的重吸收，从而发挥降压作用。老年高血压患者中以盐敏感性多见，因此噻嗪类更适合老年患者。大量研究（PATS、PROGRESS 等）均已证实，噻嗪类药物能够降低老年高血压患者的脑卒中和心血管死亡率。然而，噻嗪类药物治疗也会伴随有多种代谢副作用，包括电解质紊乱、血脂异常、胰岛素抵抗和新发糖尿病。有学者质疑利尿剂的代谢作用是否会对 CVD 终点事件产生不良后果。在 ALLHAT 研究中，伴发糖尿病的高血压受试者中任何终点事件（脑卒中，全因死亡，CAD，HF，终末期肾病）的发生率均未显著增加。事实上，噻嗪类药物在所有临床终点上均优于其他药物。只有在 ACCOMPLISH 研究中，ACEI/CCB 联用在心血管事件高危的高血压患者中优于 ACEI/ 噻嗪类药物联用。然而，该研究中所用的氢氯噻嗪剂量（12.5~25.0mg/dl）是其他研究所用剂量的一半，提示需要滴定至更高的剂量。利尿剂治疗过程中应注意监测电解质和尿酸水平。噻嗪类药物剂量如下：氢氯噻嗪 25~50mg/d，吲达帕胺 2.5mg/d，氯噻酮 12.5~25.0mg/d。

2）ACEI：可用作一线治疗或联合治疗，尤其存在糖尿病、HF、心肌梗死或慢性疾病的患者。ACEI 能够阻断组织内血管紧张素 I 向血管紧张素 II 的转换，因此降低总的外周血管阻力，在不反射性地刺激心率和心输出量的情况下降低血压。随着年龄增长，血管紧张素浓度会降低。理论上，对于老年高血压患者，ACEI 效果较差，但多项研究却得出不同结论。ACEI 最大益处在于降低心肌梗死（myocardial infarction, MI）和左心室功能不全患者的死亡率，以及减慢糖尿病肾病的进展。需要联合治疗时（通常用于高危患者），JNC 7 强烈建议首选噻嗪类利尿剂。利尿剂在降低心血管事件风险中的有效性值得肯定。在 HYVET 研究中,利尿剂与 ACEI 联用较之安慰剂降低了死亡率。此外,患有骨骼肌减少症或有该病风险的患者尤为获益,与 ACEI 能增加老年高血压患者的肌肉力量和活动速度有关。因此,ACEI 可以作为衰弱老年人的较好选择。ACEI 主要副作用包括低血压、长期干咳及罕见的血管性水肿或皮疹。肾动脉狭窄患者可能会发生肾衰竭,肾功能不全患者可能会发生高钾血症。罕见副作用还包括中性粒细胞减少或粒性白细胞缺乏症。因此,在治疗的前几个月内应对患者进行严密监测。

3)ARB:在合并糖尿病的高血压患者中,ARB 可以作为一线治疗,也可以作为无法耐受 ACEI 患者的替代治疗。直接阻断血管紧张素 Ⅱ 受体可以造成血管扩张,减少血管升压素的分泌并减少醛固酮的合成和分泌,发挥降压作用。LIFE 研究在存在 LVH 的高血压患者(55~80 岁)中比较了氯沙坦与阿替洛尔,结果表明,尽管两个治疗组的血压降低程度相当,但氯沙坦组脑卒中发生率更低。在 MOSES 研究中,依普沙坦使患者(平均年龄 68 岁)脑卒中发生率降低了 25%。ONTARGET 研究表明,替米沙坦与雷米普利在老年高血压患者中的有效性相当。

4)β受体拮抗剂:β受体拮抗剂(降低心率和减少心输出量,抑制肾素释放,合成 NO,降低血管张力)作为老年高血压患者一线治疗的地位已受到质疑。最近的一项荟萃分析得出结论,β受体拮抗剂不应作为原发性高血压的一线治疗。英国国家医疗卫生和临床优选研究所(NICE)基于一项类似的荟萃分析建议将β受体拮抗剂作为四线降压药。即便如此,《老年高血压的诊断与治疗中国专家共识(2011 版)》中仍指出:如无禁忌证,仍推荐β受体拮抗剂作为高血压合并冠心病、慢性心力衰竭老年患者的首选药物。β受体拮抗剂的副作用可以分为两类:①已知的由β肾上腺素能受体阻断所造成的药理学后果;②其他并非由β肾上腺素能受体阻断所造成的副作用。第一类副作用包括支气管痉挛,HF,持久低血糖,心动过缓,心脏阻滞,间歇性跛行及雷诺现象。神经反应包括抑郁,疲劳,梦魇。患者的年龄增长本身不会造成更多的β受体拮抗剂副作用。第二类副作用罕见,其中包括罕见的眼黏膜皮肤反应及肿瘤发生的可能性。

5)钙通道阻滞剂:一般而言,老年患者可以较好地耐受钙通道阻滞剂,其对心肌、窦房结功能、房室传导、外周动脉和冠脉循环的影响各不相同。血管平滑肌的收缩更多地依赖于细胞外钙离子流入,而心肌和骨骼肌则依赖于细胞内钙池的再循环。这种选择性的作用使得钙通道阻滞剂能够在不严重影响心肌和骨骼肌收缩力的剂量下扩张冠脉和外周动脉。Syst-Eur 研究观察了降压治疗是否能够减少老年单纯收缩期高血压患者中的心血管并发症,结果表明,降压药物治疗(二氢吡啶类钙通道阻滞剂尼群地平)能够改善老年单纯收缩期高血压患者的预后。

6)直接肾素抑制剂:阿利吉仑是一种口服的直接肾素抑制剂,已被批准用于治疗高血压。150~300mg、每天 1 次的剂量治疗高血压时的效果与 ARB 和 ACEI 相当。阿利吉仑联合 HCTZ 或氨氯地平的降压效果强于药物单用。主要副作用为轻度腹泻,但发生率较低。Verdecchia 等研究了 355 例老年高血压患者(年龄 >65 岁),在 8 周的阿利吉仑(75mg/d、150mg/d、300mg/d)及莱诺普利(10mg/d)治疗后,收缩压分别降低 8.4mmHg、7.1mmHg、8.7mmHg、10.2mmHg,舒张压分别降低 4.5mmHg、3.6mmHg、3.9mmHg、6.3mmHg。同时,阿利吉仑 300mg/d 降压效果好于阿利吉仑 75mg/d(分别为 36.2%、24.2%,$P=0.033$)。更为重要的是,在老年人群中阿利吉仑的副作用无剂量依赖性。另一个随机、双盲研究发现,阿利吉仑单用及阿利吉仑/缬沙坦在老年高血压患者中均具有良好的耐受性,在降低收缩压方面,阿利吉仑/氯沙坦比单用氯沙坦有更佳的效果。

7)醛固酮受体拮抗剂:醛固酮受体拮抗剂能够降低高血压患者的血压并减少靶器官损害。循环醛固酮浓度与发作性、难治性及梗阻性睡眠呼吸暂停相关高血压呈正相关。螺内酯和依普利酮均可以有效降低血压。依普利酮能够通过降低胶原与弹性蛋白的比值改善动脉顺应性并降低血管僵硬度。螺内酯和依普利酮均被证实能够降低左心室重量。在一项针对难治性高血压患者的小规模研究中,6个月的螺内酯加利尿剂和 ACEI 治疗能够分别将收缩压和舒张压降低 25mmHg 和 12mmHg。尽管螺内酯和依普利酮都会造成高钾血症,但两者具有不同的副作用谱。螺内酯的副作用(乳腺触痛,男性乳房发育,勃起功能障碍及月经不调)降低了药物治疗依从性。

8)中枢性降压药物:例如可乐定,可通过刺激大脑内的 α2 受体(降低心输出量和外周血管阻力)治疗高血压。该药可与脑干血管舒缩中枢的突触前 α2 受体特异性结合,降低突触前的钙浓度并抑制去甲肾上腺素的释放,净效应是交感张力的降低。利血平是另一种中枢降压药物,其降压活性来自于其耗竭周围交感神经末梢内儿茶酚胺的作用。可乐定和利血平不应作为单药使用,原因是这些药物有较高的副作用发生率,包括镇静、抑郁和便秘。

9)直接血管扩张剂:例如肼屈嗪(直接扩张平滑肌,主要作用于动脉和小动脉)和米诺地尔可能会导致头痛、液体潴留、心动过速和心绞痛。长期的肼屈嗪治疗会使 5%~10% 的患者出现狼疮样综合征。米诺地尔(NO 激动剂)可能会导致多毛症和心包积液。

10)α 肾上腺素能抑制剂:在 ALLHAT 试验中,α 肾上腺素能抑制剂多沙唑嗪(抑制去甲肾上腺素与血管平滑肌细胞膜上 $α_1$ 受体的结合,造成血管舒张和血压降低)组被提前终止,原因是患者心力衰竭(20%)、脑卒中(19%)、心绞痛(16%)的发生率显著增加。这些药物可用于治疗前列腺肥大合并高血压患者,期间应警惕直立性低血压的发生。

(3)联合治疗:2011 年 ACCF/AHA 老年高血压专家共识推荐,初始血压较高或归类为高度心血管疾病风险的患者,应在初始治疗时使用两种药物联合降压。多项研究已经获得了联合治疗减少终点事件的证据,尤其是利尿剂与 ACE 抑制剂或血管紧张素受体拮抗剂联用、ACE 抑制剂/钙通道阻滞剂联用(血管紧张素受体拮抗剂/钙通道阻滞剂联用也是有效的)方面的证据。联合治疗的关键益处在于疗效增加、副作用减少、依从性改善及可能存在的靶器官保护作用。

(4)药物治疗依从性:依从性的定义是患者按照处方服药的程度。大部分老年高血压患者会不恰当地停用或者服用降压药物。这种不依从会造成无法达到指南推荐的血压目标。依从性差的因素包括高龄、较低的心血管事件风险、互相影响的健康问题、较低的社会经济地位、复杂性(例如多次给药)、副作用及药物价格等。

六、高龄高血压

高龄(≥80 岁)高血压患者是老年高血压患者中的特殊群体,其临床特点与 <80 岁患者有所不同,随着年龄的进一步增长,动脉硬化程度加重,脉压更大,血压更容易随情绪、季节、体位的变化而波动,且常合并多种心脑血管疾病。

2015 年中国老年医学学会高血压分会发布的《高龄老年人血压管理中国专家共识》中

对高龄高血压患者的管理提出了具体、有针对性的建议。共识强调从精神状态、生命活力、运动能力、认知功能、营养状况及并存疾病等方面对高龄高血压患者进行衰弱评估，并提出了高龄高血压患者的降压治疗目标值：①不合并临床并存疾病的高龄患者，血压目标值 <(145~150)/90mmHg；②并存疾病的患者，首先将血压降低至 <150/90mmHg，若耐受性良好，则进一步降低至 <140/90mmHg；③高龄患者血压不宜将血压降低至 <130/60mmHg；④应平稳降压，3 个月内血压达标。

高血压是心血管发病与死亡的重要危险因素，尤其是老年人。研究证实，治疗老年高血压不仅是安全的，而且能够降低脑卒中、HF、心肌梗死和全因死亡的发生率。降压治疗还可以降低老年人中认知功能障碍和痴呆的发生率。健康的生活方式是高血压管理的基础。证据表明，几种降压药物能够有效预防心血管事件，但是单个药物通常不足以控制大部分老年高血压患者的血压。应根据并存的心血管危险因素进行治疗的个体化。对亚临床的心血管器官损害进行评估能够降低总的心血管风险。

〔范　利　崔　华　朱　冰〕

第五节　肥胖相关性高血压

随着生活水平的提高，肥胖早已成为一个全球性的健康问题。在过去 30 年，全球范围内肥胖和肥胖相关性疾病已成为最重要的现代特征性流行疾病之一。与之相伴随，高血压的患病率也呈现显著上升趋势，二者常合并存在。近年美国欧洲高血压学会先后多次发表了肥胖相关性高血压（obesity-related hypertension）靶器官损害、减重治疗的降压效应及减肥药物心血管影响的专家共识。2013 年美国高血压学会（ASH）与美国肥胖协会（TOS）联合发布了关于肥胖相关性高血压病理生理机制、心血管疾病风险及治疗的立场声明。《中国高血压防治指南 2010 年修订版》指出肥胖合并高血压和糖和 / 或脂代谢异常是国人代谢综合征最主要的表现形式。本节综合国内外肥胖相关性高血压的研究成果，讨论肥胖相关性高血压的有关问题，总结经验，提高认识，旨在促进肥胖相关性高血压的临床防治。

一、肥胖相关性高血压概述

（一）概念

肥胖相关性高血压的重要特征为高血压的发生与肥胖密切相关，控制体重能有效降低血压。高血压与肥胖的关系可以是血压升高继发于肥胖，也可以是血压升高先于肥胖，目前临床上并未予以明确区分，统称为肥胖相关性高血压。

（二）流行病学

临床常用体重指数（body mass index，BMI）和腰围作为判断肥胖的指标。在过去 30 年美国儿童肥胖增加了 1 倍多。80% 以上的儿童肥胖常持续到成人，是成人肥胖增加的重要原因，所以肥胖的防治必须从儿童开始。肥胖及肥胖相关疾病的快速增加是全球性的，过去几年除欧洲美国外，在亚非洲及澳大利亚等，尤其是发展中国家，肥胖增加更为明显。

中国成年人正常 BMI 为 18.5~23.9kg/m^2，24~27.9kg/m^2 为超重，≥28kg/m^2 为肥胖；腰围 ≥90/85cm（男 / 女）可判定为腹型肥胖。1992 年中国营养调查资料显示，20~60 岁成年人 BMI ≥30kg/m^2 仅占 1.5%；而 2002 年中国居民营养与健康状况调查数据则显示，超重者占

17.6%,肥胖者占 5.6%。对我国 24 万人群的汇总分析显示,BMI≥24kg/m² 者的高血压患病率是 BMI<24kg/m² 者的 2.5 倍,BMI≥28kg/m² 者的高血压患病率是 BMI<24kg/m² 者的 3.3 倍。当 BMI >25kg/m² 时,心血管疾病的发生率和死亡率明显增加。身体脂肪的分布与高血压发生也有关,腹部脂肪聚集越多,血压水平就越高。男性腰围≥90cm、女性腰围≥85cm,其高血压患病率是腰围正常者的 4 倍以上。研究证实,体重每增加 4.5kg,患者的收缩压会增加 4mmHg,而减重治疗后,收缩压和舒张压也随体重的下降而降低,血压的升高与体重密切相关(图 7-5-1)。

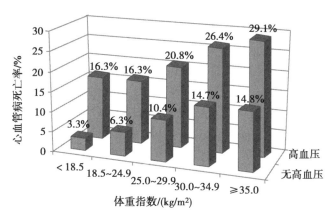

图 7-5-1 体重指数与高血压(HTN)及心血管死亡率的关系

《中国居民营养与慢性病状况报告(2015 年)》显示,2012 年 18 岁及以上成年人超重率为 30.1%、肥胖率为 11.9%(图 7-5-2),6~17 岁人群超重率为 9.6%、肥胖率为 6.4%。身体脂肪含量与血压水平呈正相关。人群中 BMI 与血压水平呈正相关,BMI 每增加 3kg/m²,4 年内发生高血压的风险,男性增加 50%、女性增加 57%。随着我国社会经济发展和生活水平提高,人群中超重和肥胖的比例与人数均明显增加。在城市中年人群中,超重者的比例已达到 25%~30%。

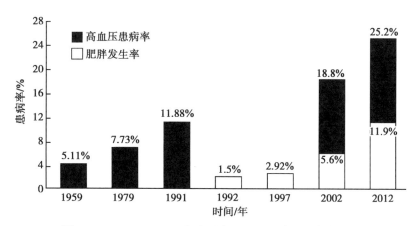

图 7-5-2 1959—2012 年中国高血压和肥胖患病率的变化

与之相伴随的是中国高血压患病率近 30 年也大幅上升。1991 年中国高血压抽样调查结果显示,高血压患病率为 11.88%,2002 年中国居民营养与健康状况调查显示,高血压患病率增至 18.8%。2007—2008 年中国糖尿病和代谢紊乱研究组调查高血压患病率为 26.6%,2010 年中国慢性非传染性疾病预防控制中心调查资料则显示成人高血压患病率高达 33.5%。《中国居民营养与慢性病状况报告(2015 年)》显示,2012 年 18 岁及以上成年人高血压患病率为 25.2%。

(三)肥胖相关性高血压临床特征

大多肥胖相关性高血压患者有明显不良生活方式病史,如进食过多、喜食大量甜食或含糖饮料、运动严重不足、大量吸烟、过量饮酒、睡眠不足或睡眠过多。这些不良生活习惯往往时间长、程度重,部分患者有遗传背景和家族史。肥胖相关性高血压在 30 岁前发病者较多,发病经过常常是体重增加在前,到一定程度后血压开始升高。血压增高多数很隐匿,没有特殊症状,常常是收缩压、舒张压同时增高,而有相当一部分年轻患者早期舒张压增高更明显。

1. 腹型肥胖与肥胖相关性高血压 腹型肥胖患者心血管及代谢性疾病的风险高,原因除腹型肥胖患者腹部异常堆积的棕色脂肪产生大量不利的神经体液代谢因子外,也和腹型肥胖患者腹腔、胸腔大量内脏脂肪长期堆积对心肾肝脏及大动脉等产生压迫和对血流动力学的影响有关。近年研究表明,CT 或 MRI 在第 4~5 腰椎水平定量分析内脏脂肪分布,是目前测量脂肪分布及含量的金标准,一般以内脏脂肪面积≥100cm^2 判断为内脏脂肪型肥胖。严重腹型肥胖的患者要用超声、CT 甚至 MRI 评估腹部脂肪的情况,进行更精准的诊治指导。治疗重在早期干预,健康膳食和合理运动甚为重要,血压控制要求更严。

2. 肥胖相关性高血压与成人糖尿病 2010 年中国糖尿病流行病学调查[以糖化血红蛋白(HbA1C)≥6.5% 作为诊断标准之一]数据显示,中国成人糖尿病患病率高达 11.6%,糖尿病患者人数居全球首位。肥胖和 T2DM 关系密切,中国超重与肥胖人群的糖尿病患病率分别为 12.8% 和 18.5%;而在糖尿病患者中超重比例为 41%、肥胖比例为 24.3%、腹型肥胖腰围≥90cm(男)或≥85cm(女)者高达 45.4%。与白种人相比,中国人肥胖程度较轻,而体脂分布趋向于腹腔内积聚,更易形成腹型肥胖。

糖尿病肥胖相关性高血压血压变化的特点:有研究发现,与体重正常组比较,肥胖相关性高血压患者以单纯舒张期血压或联合型(收缩期及舒张期)血压升高为特点,较少有单纯收缩期血压升高,BMI 与相关的临床血压亚型显著相关,且不同性别表现一致。对既往无糖尿病的肥胖高血压患者随访研究显示,与血糖未恶化组比较,血糖逐年恶化组的患者血压更高。肥胖相关性高血压一旦合并糖尿病,不仅仅容易出现大血管并发症,也更容易出现微血管并发症。而胰岛素介导的微血管损害的积累,导致血管胰岛素抵抗,血管的舒缩功能丧失,加重血压的升高,循环往复,导致肥胖相关性高血压合并糖尿病后,病情将进一步恶化。

糖尿病肥胖相关性高血压在选择降糖药物时,应优先考虑有利于减轻体重或对体重影响中性的药物;需要胰岛素治疗的 T2DM 合并肥胖患者,建议联合使用至少一种其他降糖药物,如二甲双胍、胰升糖素样肽 1 受体激动剂(GLP-1RA)、α- 糖苷酶抑制剂、二肽基肽酶 4(DPP-4)抑制剂等,从而减轻因胰岛素剂量过大而引起的体重增加。体重控制仍不理想者,可短期或长期联合使用对糖代谢有改善作用且安全性良好的减肥药。

3. 肥胖相关性高血压与睡眠呼吸暂停低通气综合征 多导睡眠监测是诊断 OSAHS 的金标准;呼吸暂停低通气指数(AHI)是指平均每小时呼吸暂停低通气次数,依据 AHI 和夜间 SaO$_2$ 值,分为轻、中、重度。轻度:AHI 5~20,最低 SaO$_2$≥86%;中度:AHI 21~60,最低 SaO$_2$ 80%~85%;重度:AHI >60,最低 SaO$_2$<79%。

减轻体重和生活模式改良对 OSAHS 很重要,口腔矫治器对轻、中度 OSAHS 有效;而中、重度 OSAHS 往往需用 CPAP;注意选择合适的降压药物;对有鼻、咽、腭、颌解剖异常的患者可考虑相应的外科手术治疗。

4. 肥胖相关性高血压与皮质醇增多症 80% 以上的成人皮质醇增多症患者伴发高血压,而儿童和青少年为 50% 左右,药物性皮质醇增多症高血压发病率为 20%,且呈剂量依赖性。这种患者常常也有明显的肥胖,所以皮质醇增多症也是肥胖相关高血压的重要原因,尤其当肥胖相关高血压常规治疗效果不好时要考虑此病,临床上要注意筛查鉴别,其治疗有其独特之处。

5. 儿童肥胖相关性高血压 过去 30 年我国儿童肥胖明显增加,儿童高血压的患病率已从 1991 年的 7.1% 上升到 2004 年的 14.6%。肥胖与超重显著增加了儿童高血压患病风险,50% 以上的儿童高血压伴有肥胖。儿童高血压以原发性高血压为主,表现为轻、中度血压升高,通常没有自我感知,没有明显的临床症状,除非定期体检,否则不易被发现。一项 20 年的队列研究显示,43% 的儿童高血压 20 年后发展成为成人高血压,而儿童血压正常人群中发展为成人高血压的比例只有 9.5%。左心室肥厚是儿童原发性高血压最突出的靶器官损害,占儿童高血压的 10%~40%。有研究表明母亲吸烟,妊娠期母亲体重增加过多,出生时低体重等是儿童肥胖的重要触发因素。儿童肥胖是成人肥胖、高血压、冠心病、糖尿病等的重要发病因素。肥胖儿童的肾功能常常下降,和肥胖高血压的发生发展有密切关系。研究表明 10~12 岁儿童超重显著增加儿童高血压的风险,BMI 在儿童各个阶段仍然是最可靠地筛查肥胖高血压的有用指标。儿童测量坐位右上臂肱动脉血压。选择合适袖带对于儿童血压的准确测量非常重要,理想袖带的气囊宽度应至少等于右上臂围的 40%,气囊长度至少包绕上臂围的 80%,气囊宽度与长度的比值至少为 1∶2。除外继发性高血压后,儿童高血压大多与超重与肥胖有关,治疗关键是控制体重,控制热量摄入和加强运动等生活方式干预。

二、肥胖相关性高血压的病理生理机制

正确理解疾病病理生理机制是临床合理有效治疗的基础。近年已有大量肥胖高血压的病理生理机制研究,主要的病理生理机制包括血浆容量扩张和水钠潴留、交感神经和肾素 - 血管紧张素 - 醛固酮系统激活、胰岛素抵抗、脂肪因子失衡、炎症 / 氧化应激及睡眠呼吸暂停综合征等因素。上述因素通过不同方式作用于心血管系统,导致血压升高,但具体机制还未完全阐明(表 7-5-1)。

表 7-5-1 肥胖相关性高血压发生机制

中心性(腹型)肥胖
胰岛素抵抗(高胰岛素血症)
瘦素增高
交感神经活性增加
高胰岛素血症
瘦素增高
RAAS 活性增加
交感神经活性增加刺激肾素分泌
腹腔内脏脂肪产生血管紧张素原增加

续表

　　醛固酮产生增加
盐敏感性（肾脏钠重吸收增加）
　　交感神经
　　胰岛素
　　肾素 - 血管紧张素系统（RAS）
　　醛固酮
　　肾内血流再分配

（一）肥胖与交感神经兴奋的关系

　　临床研究表明肥胖患者神经兴奋性增有性别、种族、地域的差异,腹型肥胖时交感神经兴奋性增加更明显。通过超量饮食将犬喂养成肥胖模型,可以观察到它的肾脏交感神经活性明显增强,血压升高;切除其肾脏神经能够减少钠离子重吸收,防止高血压发生。这是近年有研究用射频消融去肾血管交感神经治疗肥胖相关性高血压的病理生理基础。

（二）肥胖与肾素 - 血管紧张素 - 醛固酮系统激活的关系

　　肥胖患者体内水钠潴留,血容量和细胞外液量均明显增加,主要原因是激活 RAAS 引起水钠潴留。肾素 - 血管紧张素 - 醛固酮系统功能亢进时,血浆肾素活性、血浆血管紧张素 II 转换酶活性、血清血管紧张素 II 和醛固酮浓度明显升高。

　　近年来醛固酮与肥胖相关性高血压的关系备受重视。醛固酮是人体水钠代谢最重要、作用最强盐皮质激素,可引起自主神经功能失调、心血管重构、心血管炎性反应、高血压的发生发展及血管再狭窄和促进血栓形成等。既往认为肾上腺皮质球状带是醛固酮合成的唯一场所。但近年发现在肾上腺外多处组织如血管、肾、大脑（如海马、丘脑、下丘脑等）等处均有醛固酮合成。肥胖者体内醛固酮水平明显增高,独立于血浆肾素活性水平,个体之间醛固酮合成活性可能存在个体差异。有不少研究提示心房钠尿肽在肥胖者体内分泌显著低于正常人群,醛固酮分泌增多可能与此有关。通过测量不同 BMI 人体的醛固酮含量,发现了血浆醛固酮水平与体重正相关,在腹型肥胖者中相关性更高。有研究显示肥胖者体重每减轻5%,血浆醛固酮水平即可下降31%,且与腰围减小程度正相关。

（三）肥胖与胰岛素抵抗和高胰岛素血症的关系

　　胰岛素促进肾小管远端钠离子重吸收,具有明显的水钠潴留作用,另外它还能提高肾上腺素能活性,明显增加交感神经活性;增加血管对内源性缩血管物质的反应性。胰岛素介导的血管信号转导通路激活将会引起血管舒张,而胰岛素抵抗和高胰岛素血症对此具有阻断作用,从而导致高血压发生。尤其是腹型肥胖时胰岛素抵抗和高胰岛素血症更明显,是高血压发生更重要的原因。

（四）瘦素与肥胖相关性高血压的关系

　　瘦素的中枢神经系统作用包括调控摄食与耗能,调节机体代谢。下丘脑是瘦素作用的关键部位,瘦素与下丘脑受体结合,最主要的作用是使神经肽 Y 水平降低,从而抑制食欲,增加耗能,促进脂肪分解。瘦素的外周作用包括调节糖代谢的平衡,促进脂肪分解和抑制脂肪合成,参与造血及免疫功能的调节,促进生长等。瘦素水平与肥胖程度呈正相关,同时存在性别差异,在身体脂肪总量相同的情况下,女性瘦素水平是男性的 2 倍。

瘦素及其受体基因的突变在人类可引起病态肥胖。瘦素水平在肥胖人群中升高的现象称为瘦素抵抗。近年研究发现瘦素抵抗是肥胖及肥胖相关性高血压的重要原因。肥胖者血清瘦素、胰岛素和胰岛素原均高于同龄体重正常者。这种高瘦素血症是肥胖患者交感兴奋、RAAS 激活及胰岛素抵抗的重要机制。同时瘦素还参与高血压病视网膜损害的病理过程。最近有研究提示肥胖患者的高瘦素及极低密度脂蛋白增高是醛固酮分泌的重要刺激因素。综上所述，肥胖时的高瘦素血症是肥胖相关性高血压的重要机制，明确其机制将会对临床肥胖相关性高血压防治产生深远影响。

（五）肥胖相关性高血压与肾脏功能损害的关系

肾脏改变在肥胖高血压的发生发展中有特殊作用。肥胖初期的肾小管尿钠重吸收的增加，损害了压力尿钠排泄机制，是肥胖相关性高血压重要的始动机制，甚至有肥胖患者利钠肽缺乏的报道。

肥胖时肾周、肾脏表面及肾内脂肪组织均明显增加，尤其是腹型肥胖时。这些都会对肾脏功能和结构产生明显的影响，是肥胖高血压发生的重要机制。肥胖动物肾脏间质静水压升高，从而造成髓质血流减少和肾小管受压。这些改变将会延缓肾小管中的尿液流动速度，增加钠离子重吸收比例，致使到达致密斑的氯化钠浓度降低，进而通过反馈机制引起肾血管舒张、肾小球滤过率增加及肾脏 RAAS 激活。大多数临床研究显示，肥胖患者有效肾血浆流量、肾小球滤过率、肾小球压和滤过分数都增加，肾小球呈持续性高滤过状态，并且伴有蛋白尿。肥胖并发的高胰岛素血症还会通过扩张肾小球前血管、升高肾小球压、刺激肾小球肥大和系膜细胞增殖，导致肾脏功能和结构改变。

促进肾脏病变的其他因素还有脂肪组织分泌的瘦素和细胞因子，聚集在近端肾小管中与白蛋白结合的游离脂肪酸具有脂毒性，容易引起肾小管间质炎症和纤维化。有资料表明，基线时的体重指数可以预测日后肾脏病的危险性；活组织检查研究显示，肥胖人群中肾小球肥大和局灶性节段性肾小球硬化的发生率较高。有研究显示肥胖患者盐敏感性增高也是肥胖相关性高血压发生机制之一。

（六）肥胖相关性高血压血容量对心脏功能的影响

多数研究认为，由于肥胖时脂肪组织大量增加，血管扩张，血液循环量明显增加。加之高胰岛素血症及 RAAS 激活导致进一步水钠潴留，肥胖高血压循环容量增加明显。在正常心率的情况下，心搏出量有明显增加，长期负荷过重，最终会导致血压升高，进而左心肥厚，甚至心力衰竭。在肥胖人群中进行的其他研究发现，窦房结及其周围组织都有单核细胞浸润，同时传导系统和房间隔中脂肪组织增多。肥胖患者心律失常和心脏猝死的发生率较高，可能和上述改变及局部儿茶酚胺升高有关。

（七）肥胖相关性高血压与遗传等因素的关系

部分肥胖及肥胖相关性高血压可能与遗传有关，目前发现与 BMI 有关的基因有 100 多个，与下丘脑瘦素相关的遗传机制备受关注。近年有研究显示脂肪组织产生一些炎症细胞因子，例如肿瘤细胞坏死因子 α、IGg、脂联素、白细胞介素 -6、C 反应蛋白及纤溶酶原激活剂抑制物，均可能参与启动和维持低度炎症状态，而这些因素和肥胖及高血压均有一定关系。

肥胖高血压合并外周小动脉内膜中层厚度增加的患者氧化型低密度脂蛋白（LDL）自身抗体水平升高。氧化型 LDL 聚集增多可能与高血压有关，其中涉及血管局部 RAAS 组分活化及内皮型 NO 合成减少。动物实验和人体研究证实，肥胖还会引起多种氧化应激标志物增加,超氧自由基可能通过抑制内源性 NO 生成及干扰内皮依赖性血管舒张作用导致血管内皮功能异常最终导致血压升高。

下丘脑是重要的代谢中枢,近年有研究提示下丘脑微炎症与肥胖及肥胖相关性高血压形成有一定关系。还有研究提示,Toll 样受体家族与肥胖相关性高血压形成有关,阐明此种受体的作用将为肥胖相关性高血压的治疗提供新的思路。

三、肥胖相关性高血压的诊断及风险评估

(一)肥胖相关性高血压的诊断

肥胖相关性高血压临床诊断并不困难。BMI 达到肥胖标准合并高血压均要考虑。参照国内外高血压指南,高血压诊断切点确定为 ≥140/90mmHg。肥胖相关性高血压的肥胖诊断切点为 BMI $\geq 28kg/m^2$ 和 / 或腰围 ≥90/85cm(男 / 女)。

由于肥胖患者上臂臂围显著超过正常体重者,因此除常规的血压测量(包括诊室血压、动态血压和家庭血压检测)外,选择合适的袖带也尤为重要。对于上臂过于粗壮的患者,如果没有合适的袖带,可将袖带置于前臂上部,听诊桡动脉搏动测压。此时应当注意前臂的位置与心脏在同一水平。

如前所述,腹型肥胖患者内脏脂肪堆积与高血压、糖脂代谢紊乱、动脉粥样硬化及心血管事件关系密切。对严重腹型肥胖患者,应用 CT 或 MRI 在第 4~5 腰椎水平定量分析内脏脂肪分布,也可采用超声测量腹部脂肪厚度来判断内脏脂肪型肥胖。

(二)肥胖相关性高血压的风险评估

肥胖本身就是心血管疾病和高血压的重要危险因素,当表现为肥胖相关性高血压时整体风险明显增加。具体评估依据中国高血压指南,根据血压水平,结合心血管危险因素、靶器官损害及伴随临床疾病情况,综合判断,将患者心血管风险水平分为低危、中危、高危和很高危 4 个层次。

1990 年以来中国 13 项大规模流行病学调查的结果显示,肥胖程度不同,患者合并高血压、糖尿病、血脂异常和危险因素聚集的风险也不同。BMI 和腰围超标均与国人高血压及心血管疾病风险独立相关,二者均超标可进一步增加心血管风险。虽然肥胖增加心血管代谢风险,但又与心血管事件预后存在矛盾现象。近年来,国内外数十万人群调查均证实肥胖程度与总死亡率和心血管事件预后存在矛盾现象,即 J 形曲线,超重时心血管预后最好,这些因素在对肥胖高血压进行风险的评估时要加以考虑。

四、肥胖相关性高血压的综合干预

近 100 年对代谢综合征的研究使我们认识到,综合长期干预是肥胖相关性高血压的治疗的关键,结合现代精准医学理念最终达到个体化管理的原则。

(一)干预原则与控制目标

肥胖相关性高血压的干预应将控制肥胖及相关代谢紊乱与降低血压并重,并体现个体化治疗,具体措施包括医学营养治疗、运动治疗、认知行为干预、药物治疗及手术治疗。

目标血压:国内外相关指南要求目标血压应 <140/90mmHg。鉴于肥胖相关性高血压常合并多重代谢紊乱,有较高心血管风险,血压达标十分重要。有相当数量的肥胖相关性高血压发病年龄轻,对这部分患者关键是饮食控制和加强运动,血压目标应向理想血压靠近。

目标体重:体重应在 6 个月内下降达 5%,严重肥胖者(BMI>35kg/m²)减重应更严格,最终应使 BMI 减至 28kg/m² 以下。其他代谢指标的目标值:血脂、血糖、血尿酸和血同型半胱氨酸等代谢指标参考中国相关疾病治疗指南。

(二)生活方式干预

医学营养治疗和运动治疗是最主要的生活干预方式。此外,减少钠摄入、增加钾盐摄入,戒烟,限酒,心理调节和压力管理也是生活方式干预的重要组成部分。2013 年 AHA、ACC 和 TOS 在成人超重和肥胖管理指南中指出,生活方式适度改变,使体重减少 3%~5% 即可明显改善糖脂代谢,体重下降越多,则血压改善越明显,体重下降 5% 可使收缩压和舒张压分别下降 3mmHg 和 2mmHg。

大量调查表明,上班族中青年人频繁的外食及大量快餐中的高脂、高糖、高热量食物是肥胖及心血管代谢综合征的重要原因。餐馆及快餐食物更科学合理地营养搭配是当务之急。医学营养治疗的原则为控能量平衡膳食。建议肥胖男性每日能量摄入为 1 500~1 800kcal,肥胖女性为每日 1 200~1 500kcal,或在目前能量摄入水平基础上减少 500~700kcal/d。蛋白质、碳水化合物和脂肪三大营养素供能比应为总能量的 15%~20%、55%~60% 和 25%~30%。减少钠摄入,食盐摄入量 <5g/d,增加钾摄入,通过蔬菜、水果摄入 >3.5g/d,可适当选择高钾低钠盐。控制饮酒量,酒精摄入量男性不应超过 25g/d,女性不应超过 15g/d,白酒、葡萄酒(或米酒)和啤酒的量应少于 50ml、100ml 和 300ml。饮食应清淡少盐,减少加工食品和含糖饮料中额外能量的摄入,避免暴饮、暴食。在制定控能量平衡膳食时,应根据个体化原则,兼顾营养需求、身体活动水平、伴发疾病及既往饮食习惯,由医生和营养师执行,具体方式可参照相应指南。

运动治疗包括有氧运动、抗阻运动和柔韧性训练。有氧运动可提高心肺耐力及功能,调节糖脂代谢,改善血管功能,减脂降压。抗阻运动可增加肌肉质量和力量,提高基础代谢率,培养不易发胖的体质,防止减肥后反弹。柔韧性训练可改善关节功能,防止运动损伤,缓解运动疲劳。单纯中等强度的有氧训练 6~12 个月只能减重 1.6kg,结合其他干预方式则可加强减重效果。有氧运动可使动态血压下降 3.0/2.4mmHg(收缩压 / 舒张压)或使诊室血压下降(3.9~4.1)/(1.5~3.9)mmHg(收缩压 / 舒张压)。

(三)控制体重

超重和肥胖是导致血压升高的重要原因之一,而以腹部脂肪堆积为典型特征的中心性肥胖还会进一步增加高血压等心血管与代谢性疾病的风险,降低升高的体重,减少体内脂肪含量,可显著降低血压。

衡量超重和肥胖最简便和常用的生理测量指标是体重指数和腰围。前者通常反映全身肥胖程度,后者主要反映中心型肥胖的程度。

最有效的减重措施是控制能量摄入和增加体力活动。在饮食方面要遵循平衡膳食的原则,控制高热量食物(高脂肪食物、含糖饮料及酒类等)的摄入,适当控制主食(碳水化合物)用量。在运动方面,规律、中等强度的有氧运动是控制体重的有效方法。减重的速度因人而异,通常以每周减重 0.5~1.0kg 为宜。对于非药物措施减重效果不理想的重度肥胖患者,应在医生指导下,使用减肥药物控制体重。

(四)药物治疗

1. 降压药物 迄今还没有专门针对肥胖相关性高血压的大型降压药物治疗试验。有循证医学证据表明血管紧张素转化酶抑制剂（ACEI）和血管紧张素 Ⅱ 受体阻滞剂（ARB）不仅能拮抗肾脏、血管、脂肪、心脏等脏器和组织的肾素 - 血管紧张素系统（RAS）的激活和降低血压，还可改善胰岛素抵抗、激活代谢性核受体、改善糖代谢、减轻脂肪病变。2013 年 AHA、ACC 和 CDC 的高血压管理科学建议、JNC8、2014 年 ASH 和 ISH 的社区高血压管理指南、ESC 和 ESH 的《2013 ESH/ESC 动脉高血压管理指南》及《中国高血压防治指南 2010 年修订版》等均将 ACEI 和 ARB 类药物推荐为高血压合并代谢综合征或糖尿病患者的一线用药。2012 年 ESH 和 EASO 在关于肥胖与难治性高血压的科学声明中明确建议，RAS 抑制剂可作为肥胖相关性高血压或肥胖合并难治性高血压的一线用药。2013 年 ASH 和 TOS 的声明中同样提出，ACEI 和 ARB 可作为肥胖相关性高血压的一线用药。

钙通道阻滞剂（CCB）是常用降压药，对糖脂代谢无不良影响，但无明显减重作用，可作为肥胖相关性高血压的联合治疗用药。利尿剂较常用，尤其国人摄盐量明显超标，可减轻水钠潴留和容量负荷，但长期单独或较大剂量使用可导致低血钾、高尿酸血症和糖脂代谢异常，对肥胖相关性高血压不宜单独使用。

从肥胖相关性高血压发病基础及病理生理机制看，RASI（ACEI/ARB）加利尿剂可能是 2 级以上肥胖相关高血压的重要联合治疗方法，此类联合治疗降压疗效叠加，副作用彼此抵消此，堪称降压治疗的黄金搭档，其固定复方制剂更能提高治疗依从性，值得提倡。β 受体拮抗剂可拮抗交感神经系统激活，长期大剂量使用可能对糖脂代谢有不良影响，但兼具 α、β 受体双重阻断的卡维地洛、阿罗洛尔等则对糖脂代谢的影响较小。肥胖相关性高血压患者合并心肌梗死、心力衰竭或明显交感神经系统激活时可考虑应用 β 受体拮抗剂。由于肥胖相关性高血压患者常有交感神经系统激活，可应用具有 α、β 受体双重阻断的 β 受体拮抗剂。α 受体拮抗剂对血脂紊乱有改善作用，可用于肥胖相关性高血压患者，但应注意直立性低血压的发生，一般不作为首选。治疗肥胖相关性高血压的常用降压药物及其代谢效应和使用建议详见表 7-5-2。

表 7-5-2 治疗肥胖相关性高血压常用降压药物及其代谢效应和使用建议

降压药物	代谢效应	使用建议
血管紧张素转化酶抑制剂（ACEI）和血管紧张素 Ⅱ 受体阻滞剂（ARB）	改善胰岛素抵抗、激活代谢性核受体、减轻脂肪病变	首选
钙通道阻滞剂	对糖脂代谢、肥胖无不良影响	联合使用
利尿剂（噻嗪类、襻利尿剂）	影响尿酸、糖脂代谢	小剂量联合使用
利尿剂（醛固酮抑制剂）	对糖、脂代谢无明显影响	治疗难治性高血压，慎与 ACEI 和 ARB 联合使用
β 受体拮抗剂	影响糖脂代谢	合并心肌梗死、心力衰竭、交感神经系统激活时使用
α 受体拮抗剂	改善血脂紊乱	使用时应注意直立性低血压
中枢性降压药	对糖、脂代谢无明显影响	难治性高血压时联合使用

2. 减肥药物 对于生活方式干预无效的肥胖相关性高血压患者，可考虑使用减肥药

物。然而,多数减肥药物具有不同程度的神经及心血管系统的副作用,临床使用受限。2015年美国内分泌学会、欧洲内分泌协会和 TOS 制定的减肥药物临床实践指南建议,有心血管疾病的肥胖患者使用非拟交感神经药物,如氯卡色林(lorcaserin)或奥利司他(orlistat)。但氯卡色林和芬特明的安全性仍存在争议,而奥利司他具有轻微的降压作用。

此外,一些可减轻体重的降糖药物,如二甲双胍、肠促胰素类药物[胰高血糖素样肽 1(GLP-1)激动剂、二肽基肽酶 4(DPP-4)抑制剂]等近年来颇受关注。国外的荟萃分析和临床研究显示,二甲双胍在非糖尿病患者中具有减肥、改善代谢和内皮功能及降低血压的作用。国内研究也发现二甲双胍在非糖尿病的肥胖相关性高血压患者和高血压伴高胰岛素血症患者中显示出良好的减肥、改善代谢和降压协同作用。

目前常见减肥及改善代谢的药物详见表 7-5-3。

表 7-5-3　常见减肥及改善代谢的药物

药物分类	主要作用
减肥药物	
奥利司他	减少脂肪吸收
氯卡色林	抑制食欲,增强饱腹感
芬特明	抑制食欲,增加能量消耗
具有减重作用的降糖药	
二甲双胍	胰岛素增敏,减少肝糖输出和糖吸收
阿卡波糖	减少蔗糖吸收
肠促胰素(incretin)类药物(GLP-1 激动剂,DPP-4 抑制剂)	增加胰岛素分泌,抑制胰高血糖素分泌
钠 - 葡萄糖协同转运蛋白 2(SGLT2)抑制剂	促进尿糖排泄

注:GLP-1,胰高血糖素样肽 1;DPP-4,二肽基肽酶 4。

(五)手术治疗

1. **代谢手术**(bariatric/metabolic surgery)　对于生活方式干预和药物治疗均不理想的难治性肥胖相关性高血压患者(BMI≥30kg/m^2),手术治疗是获得长期减肥效果和改善心血管预后的重要手段,AHA、IDF、ADA 及中华医学会糖尿病学分会(CDS)和中国医师协会外科医师分会肥胖和糖尿病外科医师委员会均有肥胖的代谢手术治疗的声明或指南,其适应证可参照上述指南。目前最常用的术式有腹腔镜 Roux-en-Y 胃旁路术和袖状胃切除术等。手术的多余体重减少百分比约为 70%,高血压缓解及改善率可达 75% 左右。有适应证时,即使 60 岁以上的老年人,也可以考虑代谢手术。

2. **经皮肾动脉交感神经消融术**　经皮肾动脉交感神经消融术(RSD)目前主要用于治疗难治性高血压,但 SYMPLICITY HTN-3 试验阴性结果提示尚需对其消融策略、疗效及安全性作进一步探索。肥胖及睡眠呼吸暂停综合征(OSA)是难治性高血压的常见病因,有报道显示 RSD 可降低交感神经活性,减轻胰岛素抵抗,改善糖脂代谢及 OSA,但其是否适用于肥胖相关性高血压的治疗尚需进一步明确。

(陈　明　王文娜　敬馥宇)

第六节 围绝经期高血压

高血压在全球的发病率连年居高不下,且随着年龄的增长逐渐增加,其中在 50 岁以前男性的发病率高于女性,而女性人群超过 50 岁后高血压及心血管疾病患病率明显上升,70 岁后心血管疾病患病率超过男性,这种变化被认为与绝经所伴随的雌激素水平明显下降所导致的心血管相关危险因素上升相关。

一、围绝经期的病理生理变化特点

在围绝经期下丘脑 - 垂体 - 卵巢轴的相互关系变化首先发生在卵巢,由于卵巢的衰老,卵泡不可逆地减少,雌激素明显降低,对下丘脑 - 垂体负反馈亦减弱,使卵泡刺激素(FSH)、黄体生成激素(LH)分泌增加,在高促性腺激素作用下,卵巢间质分泌雄激素增多,卵巢内雄激素 / 雌激素的比例相对增高,同时卵巢分泌雌激素出现波动性不稳定状态。

绝经后卵巢内虽有少量卵泡但活动停止,此时性激素合成极微,虽然雄烯二酮是绝经后卵巢分泌的主要激素,但它大部分来自肾上腺。大多数妇女绝经后卵泡和雌激素的减少或消失对下丘脑 - 垂体的周期性负反馈消失,从而使 FSH、LH 进一步升高,卵巢间质组织分泌更多的睾酮,睾酮分泌量多于绝经前期。

围绝经期因雌激素水平波动或下降所致的以自主神经功能紊乱合并神经心理症状为主的症候群即围绝经期综合征。流行病学调查表明女性冠心病平均较男性晚 10~15 年发生,50 岁以后尤其是绝经后心血管疾病如冠心病、高血压发病率明显增加,两性发病差异减少。我国的一项研究显示:50~59 岁女性心血管疾病患病率较 40~49 岁女性增加 4 倍,而 50~59 岁男性心血管疾病患病率较 40~49 岁男性仅增加 1.35 倍,且 70 岁以上女性冠心病和脑卒中的患病率甚至已经超过同年龄段男性。另有研究指出,中国女性脑卒中的发病年龄明显晚于男性,提示女性人群的心血管疾病负担在老年人中更为集中,于是心血管疾病的发病、患病的性别差异将研究方向指向女性所特有的心血管危险因素——绝经。

二、围绝经期的血压升高机制

横断面研究显示,围绝经期尤其是绝经后女性的收缩压和舒张压显著高于绝经前。围绝经期尤其是绝经后女性收缩压每 10 年升高 5mmHg。证据显示,至少部分血压的升高(特别是收缩压)与绝经有关,而此特殊时期导致血压升高的机制包括雌激素减少、垂体激素的增多、超重及多重危险因素并存对动脉血管机构功能的影响所造成的综合结果。

1. 从卵巢释放的雌二醇刺激肝脏合成血管紧张素原,但同时又阻止管紧张素 I 转换为血管紧张素 II 的作用,并抑制管紧张素 II 受体的敏感性及其表达。在绝经后女性,雌激素水平的下降和雄激素水平的相对增高可能导致血管紧张素原和管紧张素 II 升高。

2. 体内儿茶酚雌激素可以被儿茶酚胺氧位甲基转移酶进一步代谢为 2- 甲氧基雌激素和 4- 甲氧基雌激素,目前已证实催化儿茶酚雌激素的儿茶酚胺氧位甲基转移酶与催化儿茶酚胺的儿茶酚胺氧位甲基转移酶是同一种酶。两种底物存在竞争抑制作用,炔雌醇、己烯雌酚的代谢产物对儿茶酚胺氧位甲基转移酶的抑制作用较强。儿茶酚雌激素对儿茶酚胺氧位甲基转移酶的竞争性抑制作用能加强儿茶酚胺的活性,对血压产生影响。

3. 正常的血管内皮功能可以感应血流动力学变化及来自血液循环的信号,继而合成和释放血管活性物质。雌激素可通过与内皮细胞表面或细胞内的雌激素受体结合,从信号转导通路至基因表达水平调节 NO 的合成及释放及细胞内钙离子的浓度等诱导血管舒张,达到降低血压的目的。同样,雌激素也刺激依前列醇合成酶水平升高而增加依前列醇产生,而依前列醇在体内有明显的血管扩张作用。绝经后女性雌激素水平下降,其内源性 NO 产生减少,所有绝经后女性中内皮功能受损是独立的危险因素。雌激素可抑制缩血管物质内皮素(ET)产生,内皮素主要由血管内皮组织产生,绝经后女性的雌激素水平下降,睾酮水平相对或绝对升高,在减少舒张血管物质的同时,也可通过直接或影响管紧张素Ⅱ的水平促进缩血管物质内皮素的生成,内皮素还可以通过改变肾脏对盐的重吸收和刺激氧化应激等影响升高血压水平。

4. 雌激素可以通过改变细胞膜的 L 型钙通道的功能状态而阻止细胞外的钙离子内流。动物实验证实,超过生理剂量的雌二醇能直接阻滞心肌的钙通道,使血管扩张。雌二醇还可以通过直接促进钾通道的开放,雌二醇激活 NO-cGMP 通路实现钾通道的活化,至少有两种钾通道(K_{ca} 和 K_{ATP})参与雌二醇的作用,从而起到舒张血管的效应。

5. 研究发现,与绝经前比较,绝经后女性盐敏感性更高。肾脏血流动力学调节与女性激素明显相关,同时钠的排泄也与女性激素有关,内源性雌激素水平下降,血管舒张后肾血流循环降低,呈现低肾血流量状态,其滤过分数增加,盐敏感性增加。这一机制也可以解释为什么老年女性患者利尿剂效果较好。

6. 雌激素可对 AT1 的 RNA 进行转录后调节,降低 AT 受体基因表达,从而抑制活性氧产生,同时雌激素的某些代谢产物有酚环结构及供氢能力,具备抗氧化特质。雌激素还可选择性抑制血管平滑肌细胞膜表面磷脂、酰肌醇及磷脂酰丝氨酸氧化,下调蛋白激酶 C 水平,起到抑制血管平滑肌细胞增殖的作用。围绝经期及绝经后,由于内源性雌激素的缺乏,血管内皮细胞环氧化酶通路激活,血管内皮细胞血管紧张素Ⅰ表达上调,使活性氧增多氧化应激增强。有研究证实,年长的雌性 SHR 氧化应激反应高于年轻的雌性 SHR,绝经后女性或 SHR 血浆中超氧化物歧化酶升高而谷胱甘肽过氧化物酶无变化或有所下降。

7. 相对而言,围绝经期及绝经后女性的雄激素降解减少。众多研究表明,雄激素加剧了高血压的发展。雄激素可以上调肾素 - 血管紧张素系统,通过刺激肾素原的产生,激活 RAS,增加血管紧张素Ⅱ受体的表达,增强血管和肾血管阻力对血管紧张素Ⅱ的反应。血管紧张素Ⅱ使血管产生收缩反应,通过血管紧张素Ⅱ,受体和它的下一级信号转导通路,调节 Rho 激酶信号转导通路,使 Rho 激酶增多,增加肾血管对去甲肾上腺素和血管升压素的反应。雄激素还可通过依赖内皮的机制,改变血管紧张性。雄激素可调节血管内皮细胞释放内皮素,降低 NO 的生物合成。同时通过细胞膜上特殊的雄激素受体介导实现动脉血管直接的调节作用。睾酮可使 β 肾上腺素能受体数目增加,同时可抑制血管平滑肌细胞产生前列腺素,诱发血管痉挛,促进血小板黏附聚集,引起血压升高。还应该关注的是,雄性激素及其代谢过程中的中间产物结构类似盐皮质激素,有部分排钾保钠作用,易导致容量性高血压。

三、围绝经期血压升高的危险因素

(一) 体重增加

围绝经期女性体脂逐渐增加、内脏脂肪的再分布导致中心性肥胖较绝经前的发生率增高。脂肪组织中大量肾素、血管紧张素分泌并激活,交感神经兴奋,多种炎症因子增多、高敏、存在高凝状态,其综合因素是血压增高的可能原因。围绝经期及绝经后女性的腹部内脏脂肪量与胰岛素抵抗性之间存在独立的正相关关系而体内雌二醇水平严重降低加重胰岛素抵抗,促进血管收缩、血压升高。研究显示,体重每增加 1kg 患高血压的危险因素增加 5%,体重增加 4~6kg 患高血压的危险性增加 1.25 倍,体重增加超过 7kg 患高血压的机会增加 1.65倍。绝经后女性肥胖有诸多因素,瘦素(leptin)是 1994 年美国学者首先发现的由肥胖基因编码的一种多肽激素,人类肥胖继发于中枢对于瘦素的抵抗,而性别是影响瘦素的主要因素,女性瘦素是男性的 2~3 倍。瘦素影响交感神经、代谢、心血管系统的功能,生理上瘦素增加能量代谢,增加 NO 生成,影响 NO 依赖/非依赖性的血管舒张及交感活性,而瘦素抵抗则带来不可避免的血流动力学改变及血压增高。

(二)糖代谢异常

进入围绝经期后,雌激素水平的降低,导致胰岛素敏感性下降,出现胰岛素抵抗,在糖耐量正常的人群中,围绝经期女性的胰岛素抵抗程度显著升高。有研究对某妇产医院内分泌门诊就诊的 181 名绝经后妇女研究显示,绝经后妇女高血糖(空腹血糖≥5.6mmol/L)的患病率为 50.3%,推测空腹血糖的异常是绝经后妇女最早出现的代谢异常之一。

(三)高脂血症

男性和女性总胆固醇与低密度脂蛋白胆固醇水平都随年龄增加而升高,50~69 岁组达高峰,70 岁以后略有降低,50 岁以前男性高于女性,50 岁以后女性明显增高,甚至高于男性。围绝经期及绝经是女性独立的心血管疾病危险因素,此特殊阶段雌激素水平下降,伴有糖代谢异常、肥胖、高血压等疾病的增多。

(四)心理因素

心理因素对高血压的发病同样具有明显的影响,其作用机制可能与自主神经功能、内分泌功能等变化有关。明显的焦虑情绪是原发性高血压发生发展的一个独立的预报因素并可影响降压药物的疗效。研究显示围绝经期高血压患病率为 18.5%,明显较一般人群增高。而通过心理干预缓解原发性高血压患者的焦虑情绪可有利于控制患者的血压并可改善患者的预后。

(五)同型半胱氨酸

研究表明随着年龄的增长,女性血浆同型半胱氨酸逐渐增高,绝经后雌激素降低,同型半胱氨酸使内皮细胞 NO 合成减少,减少 NO 释放,促进氧自由基的生成,加速低密度脂蛋白的氧化,并激活血小板的黏附和聚集,心血管疾病增加。我国有研究发现,围绝经期高血压病患者的血浆同型半胱氨酸水平明显高于正常女性,且随着血压级别的上升,血浆同型半胱氨酸水平呈逐渐升高趋势。

(六)吸烟

吸烟已经被确定是心血管疾病重要的可变因素。对中国 2 332 名绝经后妇女进行观察发现,在中国的绝经后妇女中,吸烟状态和冠心病及冠状动脉造影显示的冠状动脉狭窄明显相关。

(七)久坐

久坐定义为每天不到 10% 的能量用于中等或高强度的运动(至少是基础代谢率的 4倍),这种情形在中年女性中比例很高。缺乏运动是公认的增加 CHD 风险的因素。久坐经常和抑郁同时发生,是重要的促进 CHD 发生的因素。

(八)非甾体抗炎药相关性高血压

对乙酰氨基酚和除阿司匹林外很多非甾体抗炎药大都是非处方药,在人群中应用比较普遍。美国一项研究显示:服用高剂量对乙酰氨基酚和除阿司匹林外其他非甾体抗炎药的女性,其发生高血压的危险明显高于其他女性。它们可能通过多种机制引起血压升高,其中包括抑制有血管舒张作用的依前列醇。与没有服用对乙酰氨基酚的受试者相比,每天服用超过 500mg 的老年女性出现高血压的校正后相对危险是 1.93,而服用阿司匹林与高血压之间没有明显相关性。

四、围绝经期高血压的临床特点

(一)血压波动

波动性血压变化女性明显高于男性,由于血压波动所导致心血管事件也高于男性。围绝经期女性雌激素及孕激素水平开始降低。雌激素水平的不断波动并下降使得其通过减少儿茶酚胺的分泌来影响交感神经系统的兴奋性的生理作用逐渐减少,儿茶酚胺分泌逐渐增加血压;另外雌激素降低血管紧张性和血管阻力的生理作用也逐渐减弱、对肾素 - 血管紧张素系统的抑制作用减弱,并存在不同程度的血管收缩和 RAS 系统的活性增高,导致绝经期血压升高。围绝经期女性体内这些神经内分泌激素水平的变化更易使其发生围绝经期情绪波动,自主神经调节功能紊乱,使其诊室血压测定波动变化,发生白大衣高血压或白大衣血压波动效应。围绝经期综合征表现为情绪障碍(焦虑、抑郁、情绪易激惹、失眠等)、血管舒缩功能障碍(面部潮红、心悸、胸闷、头晕、头痛等)及骨骼运动障碍(全身骨骼酸痛等),这些症状具有独立性和相互影响性。血压的波动经常与情绪变化相伴随。

(二)盐敏感

近年来的研究发现,围绝经期的血压变化可能还与体内女性激素变化带来的绝经期女性盐敏感性变化有关。年轻的未使用口服避孕药的女性,对盐不敏感,而绝经后女性,盐敏感性明显增加。

(三)合并多种心血管疾病风险

围绝经期有较其他时期更特有的心血管疾病危险因素,如肥胖、糖、脂代谢的改变等,而高血压、血脂异常及肥胖被认为是围绝经期女性冠心病发生的重要危险因素。有研究表明,围绝经期女性肥胖系数显著增高,与性腺激素分泌紊乱有关。肥胖者多合并高血压及血脂异常等其他危险因素。研究显示,女性绝经后体重增长,腹部内脏脂肪增多,血脂升高,高血压和糖尿病患病率增高。Olszanecka 等研究发现,更年期女性的血压水平和腰围、瘦素水平呈正相关,提示瘦素可能在更年期女性高血压的发病过程中起一定作用。和非绝经女性相比,围绝经期和绝经后女性具有较高的 PAI-1 和 tPA 抗原水平,雌激素缺乏和腹型肥胖伴随着纤溶系统活性的下降,PAI-1 升高是绝经后女性发生心血管疾病的高危因素。

(四)代谢综合征高发

围绝经期及绝经后血清性激素水平的变化一方面引起围绝经期的一系列症状,同时也使得代谢综合征的患病率较绝经前明显增加,且随着年龄的增加代谢综合征的患病率呈显著上升趋势。有研究显示,40~70 岁女性中最常见的代谢紊乱为血脂紊乱及高血压。随着年龄的增长,女性的基础代谢率逐渐降低,机体摄入的糖和脂肪将在体内过度堆积。围绝经期及绝经后体脂形态改变,呈腹型肥胖,而腹型肥胖代表了内脏脂肪增加,被认为是代谢综合征的始动因素,引发胰岛素抵抗。肥大的脂肪细胞大量脂解,可以产生过多的游离脂肪酸和三酰甘油,为糖异生提供原料,使肝糖原合成增加;肝脏内游离脂肪酸氧化增加,又可以抑制肝胰岛素受体,形成肝胰岛素抵抗;血液中游离脂肪酸浓度升高,使肌肉中游离脂肪酸氧化增加,葡萄糖氧化利用减少,形成外周胰岛素抵抗,并干扰脂质代谢,LDL 升高。另外脂肪细胞释放过量的炎症因子及激活肾素 - 血管紧张素,进而推动动脉粥样硬化的形成。胰岛素抵抗和高胰岛素血症又可以导致血管内皮细胞功能紊乱,纤溶酶原激活剂抑制因子和纤维蛋白原水平增加,引起高凝状态,促进心脑血管疾病的发生和发展。异常代谢比肥胖在心血管疾病危险因素分析中发挥了更加重要的作用,女性围绝经期代谢综合征高发而非单纯的 BMI 预测心血管疾病的危险性。

(五)动脉顺应性减退

男性在一生中肱动脉收缩压、舒张压及平均动脉压均高于女性,但是随着年龄增长,脉压及脉搏传导速度等会出现一些变化。40 岁以前男性脉压高于女性,而 55 岁以后女性逐渐高于男性。有报道认为随着体内雄性类激素水平增高,动脉硬化发生率增高。雄激素易使 HDL 降低,对心血管系统产生不利影响。另外女性身长较男性矮小,其动脉树相对短小,收缩期动脉波返回的速度变快,落在前传的压力波的收缩期,扩大了峰值收缩压,未落入舒张期使舒张压相对低,故老年女性高血压患者的 PP 要高于男性,故老年女性高血压患者更易表现为收缩期高血压。

(六)易发生动脉粥样硬化

雌激素在体内代谢过程能引起高密度脂蛋白的增加,降低低密度脂蛋白,抑制,动脉粥样硬化的形成,当雌激素水平下降高密度脂蛋白水平下降,动脉粥样硬化的发生风险明显增加。有研究显示围绝经期女性高血压患者血中雌二醇水平均不同程度降低,而睾酮水平不同程度地增高,总胆固醇、三酰甘油与雌二醇呈负相关,与 HDL 呈正相关。另有关资料显示孕激素可促进 HDL 的降解,而围绝经期女性高血压患者血中孕激素水平均不同程度升高,并与睾酮呈显著正相关,与 HDL 呈显著负相关。提示孕激素水平增高可能也是围绝经期高血压患者易发生动脉粥样硬化的易患因素之一。此阶段女性肥胖及代谢综合征高发也是促进动脉粥样硬化发生发展的重要危险因素。Sutton-Tyrrel 等研究发现,绝经女性 45% 的患者存在显著的颈动脉内膜增厚,而同年龄段未绝经女性患者的发生率仅为 16%。主动脉弓钙化在绝经后妇女中高发,且钙化程度随着绝经后年数增加而加重。

(七)靶器官损伤明显

美国 Framingham 的研究发现:围绝经期女性高血压的收缩压增高比例明显,而脑卒中危险性与收缩压的升高有明显的关系。存在左心室肥厚的妇女 >65 岁脑卒中的危险性增加5.3 倍。Framingham 在 5 070 例高血压患者 30 年的随访研究中发现,35~64 岁组及 65~94 岁组女性中,SBP>180mmHg 的女性患者发展至心力衰竭者是 SBP<120mmHg 的 6~7 倍。高血压合并左心室肥厚者发生心力衰竭的相对危险性显著增加,是年轻组的 17 倍。Garavaglia等研究发现,绝经后高血压患者左心室室壁厚度增加,同时左心室呈同心性肥厚,收缩功能下降。围绝经期高血压女性心血管的危险性均可增加,这可能与围绝经期女性体内神经内分泌激素波动大,血压逐渐增高,糖脂代谢异常,血脂改变更具有致动脉粥样硬化特性[主要表现为总胆固醇、三酰甘油、低密度脂蛋白胆固醇及 Lp(a) 水平升高,高密度脂蛋白胆固

醇水平下降],动脉血管硬化及粥样硬化发生进展加快关系密切。

（八）常伴有骨质疏松

英国和美国的医生对 3 673 名妇女进行研究时发现:收缩压高于 148mmHg 的妇女骨矿物质的丢失率较收缩压正常(低于 124mmHg)妇女增加 2 倍。10 年间,血压较高妇女的平均骨矿物质丢失率为 5.9%,而血压正常妇女的丢失率为 3.4%。由于雌激素水平降低可能导致钙磷代谢失调,骨钙丢失增加,骨密度下降,发生骨质疏松;同时雌激素通过影响神经内分泌激素水平而影响血压,目前认为围绝经期女性的高血压与骨质疏松的发生有关联。Cappuccio 认为,血压与骨矿物质丢失之间的关联可能归因于血压升高时发生的大量尿钙流失倾向所介导。另有研究显示,日常饮食中钙和镁的摄入量与高血压发病呈负相关。

五、围绝经期高血压的治疗

（一）围绝经期高血压的血压管理原则

2011 年 AHA 更新版女性心血管疾病防治指南的血压管理部分提出:

1. 女性的理想血压水平应 <120/80mmHg,并且通过改善生活方式等达到。生活方式的改善包括体重控制、加强体力活动、适量酒精、限盐、增加蔬菜、水果及低脂奶产品的摄入。

2. 女性血压 ≥140/90mmHg 为药物治疗的指征(慢性肾病及糖尿病患者设定为 ≥130/80mmHg)。噻嗪类利尿剂应为大部分患者药物治疗的一部分,除非存在禁忌证或者因为特殊的血管疾病有使用其他药物的较强指征。有急性冠脉综合征或者心肌梗死的高危女性,应该选择使用 β 受体拮抗剂和 / 或 ACEI/ARB,为达到降压目标可以联合其他类药物如噻嗪类利尿剂。

3. 对于所有左心室功能正常的心肌梗死或急性冠脉综合征后的女性,除非存在禁忌证,均应该使用 β 受体拮抗剂至发病 12 个月以上。对于存在左心室功能不全的女性,除非存在禁忌证,β 受体拮抗剂应该长期的、无限期地使用。对于合并其他冠状动脉疾病或者血管疾病、且左心室功能正常的女性,也应考虑长期 β 受体拮抗剂治疗。

4. 除非存在禁忌证,对于心肌梗死后及存在心力衰竭临床证据,LVEF<40%,或者糖尿病的女性,均应给予 ACEI。对于心肌梗死后及存在心力衰竭临床证据,LVEF<40%,或者糖尿病的女性,如果不能耐受 ACEI,应使用 ARB 药物替代。

目前主要针对女性高血压的研究较少,尚缺乏针对女性高血压的循证医学证据,总体降压策略上女性高血压的药物治疗原则与普通高血压一致,药物选择应根据患者的具体情况个体化治疗。鉴于围绝经期女性常合并有肥胖、高胰岛素血症及胰岛素抵抗,以及肾素 - 血管紧张素系统和交感神经系统亢进,故治疗上以血管紧张素转换酶抑制剂和血管紧张素受体拮抗剂为主,也可在一定范围内使用小剂量利尿剂及 α、β 受体拮抗剂。

（二）围绝经期高血压的药物治疗

围绝经期及绝经后女性由于神经内分泌激素变化较大,体内存在着肾素 - 血管紧张素 - 醛固酮系统激活、交感神经过度兴奋、内皮功能损伤、氧化应激、盐敏感性增加等升高血压机制,且各机制间尚有相互影响,互为因果作用,会使高血压及心血管疾病处于高风险状态。单种降压药物对于围绝经期及绝经后女性的血压控制通常不理想,另外绝经后往往合并代谢综合征,联合用药是一种理想的方案。

1. **非药物治疗**　生活方式的改变,如戒烟、富含水果和蔬菜的低脂饮食、适当减少酒精摄入等对于围绝经期及绝经后女性均是非常重要的。根据《中国女性心血管疾病预防专家共识》的建议，围绝经期女性的生活方式改善应包括饮食、运动、戒烟、减重及心理健康等。

（1）饮食：建议女性增加多种水果、蔬菜摄入，选择全谷物或高纤维食物，每周至少吃两次鱼，限制饱和脂肪酸、反式不饱和脂肪酸、胆固醇、酒精、盐（<6g/d）及糖（包括含糖饮料）的摄入。

（2）保持体重/减重：建议女性通过适量运动、限制饮食摄入及行为训练维持或减轻体重，保持 $BMI \leq 24kg/m^2$、腰围 <80cm。

（3）体力活动建议：女性每周至少坚持 150 分钟的中等强度体力活动，或 75 分钟的强体力活动，或二者结合的有氧运动；最好每日进行每次持续 10 分钟以上。中等强度的有氧运动可选择步行、慢跑、骑车、游泳、做健美操、跳舞，每周 300 分钟，强体力活动每周 150 分钟，或二者结合，更有益于心血管健康。

（4）戒烟：建议女性不吸烟并避免吸二手烟。应对吸烟者提供咨询服务，可使用尼古丁替代或戒烟药物治疗。

（5）公众教育：公众教育是心血管疾病一级预防的重要环节，告知患者及公众改善生活方式及规范的药物治疗可减少急性心肌梗死和卒中的发生。临床医生应为女性患者及公众提供教学、培训及后续支持，系统评估生活方式和医疗措施，促进女性改变不健康行为，并加强随访，通过自我评估（饮食控制、血压/血糖监测）、互助监督等措施改善生活方式并坚持服药。由于女性肩负着照顾家庭的责任，自身精神压力大、睡眠不足、处于疲劳状态，缺乏个人可支配的时间，导致对自身健康状况不重视和对健康的关注度不足。同时，由于社会经济条件差、文化水平低、抑郁及其他精神疾患、高龄、听力和视力减退，以及不愿意用药等因素，部分女性患者未得到及时和规范治疗。因此，增加女性的心血管疾病风险意识教育，提高对心血管疾病的认识，对促进改善女性自身健康状况及维护家庭成员健康都具有重要意义。

2. 药物治疗　围绝经期高血压主要与绝经后体内雌激素水平低下有关，体内神经内分泌激素激活并波动较大，服用 β 受体拮抗剂和缓释维拉帕米可以改善交感兴奋性对高血压的影响。ACEI 或 ARB 可以改善低雌激素诱发的 RAAS 激活。两药联合 CCB 的治疗有可能作为绝经期后高血压的主流治疗方法。

（1）利尿剂：对于女性心血管疾病的预防建议，噻嗪类利尿剂对于大多数患者仍是主要的治疗用药，除非有严重的禁忌证或者有更强的选用其他降压药物的指征。对于高危女性患者（如合并冠心病，慢性肾脏疾病或者有 1 种或者更多心血管危险因素），利尿剂可以与 ACE 抑制剂或者血管紧张素受体拮抗剂（ARB）联合，以便更好地控制血压。

长期大剂量利尿剂可能会引起电解质和糖脂代谢紊乱，故在临床上常采用小剂量利尿剂或与其他降压药物联合使用。目前为止还没有一个结论性的证据表明利尿剂引起的血糖增加使临床事件的发生率增加。对于高血脂和糖尿病的女性高血压患者使用利尿剂仍然能降低心血管疾病的发病率和死亡率。对于绝经后的女性，噻嗪类利尿剂可以降低骨质流失和臀部骨折等危险的发生。

（2）β 受体拮抗剂：β 受体拮抗剂通过阻断儿茶酚胺对 β 肾上腺素能受体的作用，降低血管张力和心输出量，控制心率，达到降压效果，同时 β 受体拮抗剂有轻度抗焦虑作用，比较适合于更年期女性高血压的治疗。

有研究提示，富马酸比索洛尔能够有效控制更年期女性轻中度高血压，收缩压在治疗 4

周时控制最佳,而舒张压随着用药时间延长会进一步降低,同时能够持续有效降低心率,且在治疗前后血糖、血脂无明显变化。

（3）RAS 阻滞剂:鉴于围绝经期高血压常合并有肥胖、高胰岛素血症及胰岛素抵抗,以及肾素-血管紧张素系统和交感神经系统亢进,故治疗上以血管紧张素转化酶抑制剂（ACEI）和血管紧张素 Ⅱ 受体阻滞剂（ARB）为主,ACEI/ARB 联合钙通道阻滞剂的治疗有可能作为围绝经期及绝经期后高血压的主流治疗方法。

（4）钙通道阻滞剂:主要通过阻断血管平滑肌细胞上的钙离子通道发挥扩张血管降低血压的作用,包括二氢吡啶类钙通道阻滞剂和非二氢吡啶类钙通道阻滞剂。此类药物可与其他 4 类药联合应用,尤其适用于绝大多数患者。由于常见副作用包括反射性交感神经激活导致心跳加快、面部潮红、脚踝部水肿等,常会加重围绝经期综合征的相应症状,故尽量选用长效、平稳的药物剂型。临床上常用非二氢吡啶类钙通道阻滞剂缓释异搏定于围绝经期高血压的降压治疗,在作用于钙通道的同时能降低血浆去甲肾上腺素,因此适用于围绝经期紧张焦虑及应激状态所致的波动性高血压。

3. 激素替代治疗　2004 年和 2007 年 AHA 均将激素替代治疗、选择性雌激素受体拮抗剂列为心血管疾病一、二级预防方法。临床试验及流行病学的证据都证实雌激素对于血管的作用取决于年龄阶段,绝经后女性体内可能已经存在亚临床或临床动脉粥样硬化,故激素替代治疗的降压及对心血管的保护作用可能取决于激素替代治疗的时机。心脏与雌激素/黄体酮替代治疗研究及妇女健康倡议两项随机临床试验表明,与安慰剂组相比较,替代治疗组血压仅有微小的改变,而健康绝经后女性的心血管事件风险增加,然而研究中使用的是合成的多种马雌激素和醋酸甲羟基孕酮,对于人类雌激素受体亚型的选择性及亲和力都不明确,且开始使用的时间比较晚。欧洲一项流行病学研究发现,激素替代治疗 10 年后冠心病发生风险增加,进一步分析显示研究人群的起始治疗年龄较大。2004 年的一项研究结果显示,北京地区激素替代治疗的知晓率为 7.9%,城市明显高于郊区,45~54 岁组高于年龄较大和年龄较小组。此研究还发现激素替代治疗的使用能够明显减少围绝经期妇女高血压、糖尿病、肾病、肝病、甲亢的发生,但研究也显示曾经和正在使用激素替代治疗者血总胆固醇、三酰甘油、低密度脂蛋白胆固醇及高密度脂蛋白胆固醇均偏高。

2011 年美国女性心血管疾病预防指南与之前的指南比较有较多更新,强调干预治疗的有效性,实现预防女性心血管疾病的目的,尽管激素替代治疗仍然是 Class Ⅲ 的推荐。屈螺酮是一种比较新的孕激素,其药理作用为阻断盐皮质激素受体,联合 17β 雌二醇在绝经后女性的 1~2 级高血压中,临床显示有降低收缩压的作用,且未发现有高血钾的发生,对于老年人心血管疾病有保护作用。有研究显示,围绝经期及绝经后高血压患者血小板明显活化,有明显凝血倾向,同时抗凝活性下降,即围绝经期及绝经后高血压患者存在明显的血栓前状态。经 7- 甲基异炔诺酮激素替代治疗可改善绝经后高血压患者的血栓前状态,无明显降压作用,但可降低心血管疾病发生的危险性。

4. 心理调整　研究提示常规抗高血压药物对围绝经期高血压的治疗存在困难,有效调整体内激素水平是治疗的关键。但是,目前的研究表明雌激素替代治疗对相关血压的变化影响不大。β 受体拮抗剂和缓释维拉帕米可以改善交感神经兴奋对高血压的影响。重要的是使患者保持稳定的精神状态,配合体育锻炼,可使患者平稳度过围绝经期激素紊乱所带来的高血压状态。黛力新（氟哌噻吨美利曲辛）为 5- 羟色胺再摄取抑制剂和去甲肾上腺素受体阻滞剂,具有稳定情绪、镇静等抗焦虑抑郁作用。研究显示,应用抗焦虑抑郁药物结合常规降压药物治疗围绝经期女性高血压疗效显著,同时可以减少抗高血压药物的联合使用,明显缓解患者的焦虑抑郁及其他躯体化症状。

　　总之,围绝经期高血压相比一般的高血压,血压波动性增大、脉压增加、糖脂代谢紊乱、对靶器官的损害更大。在诊断治疗过程中应注重女性围绝经期高血压的病理生理特点及特殊机制,并且关注危险因素,评估心血管风险,保护靶器官。目前有关围绝经期高血压、靶器官损害及干预措施的相关研究较少,已有的相关文献也存在一些问题:研究病例基线水平不齐,可比性降低等。围绝经期高血压预防的重点除了监测冠心病及其等症(如糖尿病、慢性肾脏疾病)是否存在外,应对心血管系统的其他危险因素如年龄、吸烟史、血脂和血压水平进行危险评分。具有患心血管疾病高危险因子和无禁忌证的女性应接受阿司匹林、β受体拮抗剂、ACEI 或 ARB 类药物治疗,并积极干预并存的高血脂、高血压和糖尿病。这些措施可明显减少女性心脏病的致死率和致残率。

(陈源源)

第七节　晨峰高血压

　　晨峰高血压作为高血压一种特殊临床类型,临床上并非少见,多见于老年人。其临床表现特殊,发病机制较为复杂,多伴有多脏器损害。这类高血压应严格按照时间治疗学的要求进行治疗。

一、血压的节律变化特点

　　人体动脉血压在各个时刻不断发生着变化。由于心率、呼吸、神经体液和季节交替等因素影响,血压存在数秒、数天、数周甚至 1 年的动态节律变化,即短时血压变异和长时血压变异。对高血压深入研究发现,全天血压存在波动性,即使高血压患者血压控制达标,不同个体间心、脑血管疾病风险仍存在差异。正常人每日动脉血压波动情况与交感神经活性变化有一定相关性,即夜间血压最低,清晨迅速升高,典型变化呈"两峰一谷"样。由睡眠转为清醒的数小时内出现血压明显升高,在清晨 6:00—8:00 出现第 1 个高峰,随后动脉血压在较高水平保持稳定;16:00—18:00 出现第 2 个高峰;夜间进入睡眠后,血压开始下降,在2:00—3:00 达谷底。

　　通常采用动态血压监测(ambulatory blood pressure monitoring,ABPM)记录患者血压波动。根据动态血压监测结果将血压昼夜节律分为以下几类。

　　勺型(dipping):夜间收缩压和舒张压较日间血压值下降 >10%,或夜/昼收缩压和舒张压比值 >0.8 且 <0.9。是大多数血压正常人群及轻中度高血压患者的血压节律类型。

　　减弱的勺型血压(reduced dipping):夜间收缩压和/或舒张压较日间血压下降 1%~10%,或夜/昼收缩压和/或舒张压比值 >0.9 且 <1。舒张压和收缩压的昼夜变化减少,与心血管疾病风险增加有关。

　　非勺型和反勺型血压(non-dipping and rising):夜间收缩压和/或舒张压较日间增高,或夜/昼收缩压和/或舒张压比值≥1。与心血管疾病风险增加相关。

　　超勺型(extreme dipping):夜间收缩压和/或舒张压较日间血压值显著降低 >20%,或夜/

昼收缩压和 / 或舒张压比值 <0.8。目前与心血管疾病风险的关系尚不明确。

夜间高血压（nocturnal hypertension）：夜间血压水平升高≥120/70mmHg，心血管疾病风险增加，可能与阻塞性睡眠呼吸暂停综合征有关。

血压晨峰（morning surge）：晨间收缩压和 / 或舒张压水平过度升高。虽然目前对于其尚缺乏统一认识，但多数学者认为，血压晨峰升高与心血管疾病风险相关。

二、晨峰高血压概念及发病机制

（一）晨峰高血压概念

血压波动存在节律性，如清晨 6:00—8:00 血压升高幅度较小，则属于正常生理现象。过高、过快的血压峰值属于病理现象，有可能导致心脑血管疾病。研究发现心脏性猝死、心肌梗死、不稳定型心绞痛和出血性及缺血性脑卒中等多发生在清晨和上午时段，约 40% 的心肌梗死和 29% 的心脏性猝死发生在清晨，此时段脑卒中发生率是其他时段 3~4 倍，与血压晨峰出现时间相近。

目前血压晨峰的定义尚未统一，在既往的临床试验中曾出现的定义及计算方法很多，包括以下几种（表 7-7-1）。

表 7-7-1　血压晨峰的定义及计算方法

定义	描述
睡眠 - 谷晨峰	起床后 2 小时平均收缩压与包括夜间最低收缩压在内的 1 小时平均收缩压之间的差值
觉醒前晨峰	起床后 2 小时平均收缩压与起床前 2 小时平均收缩压之间的差值
	起床后 4 小时平均收缩压与起床前 4 小时平均收缩压之间的差值
	起床后 3 小时平均收缩压的最高值与起床前 2 小时平均收缩压之间的差值
起床晨峰	起床时血压与起床前 30 分钟内最后一次卧位血压之间的差值
清晨 - 凌晨差值	清晨 2 次血压测量值与夜间平均血压之间的差值
清晨 - 夜间差值	清晨血压与夜间血压之间的差值
清晨血压指数	清晨血压上升速率与变化幅度之间的乘积

注：《中国高血压防治指南（2010 年修订版）》定义血压晨峰为起床后 2 小时内的收缩压平均值－夜间睡眠时收缩压最低值（包括最低值在内 1 小时的平均值），即睡眠 - 谷晨峰，≥35mmHg 为增高，即晨峰高血压。

（二）清晨血压的由来及应用评价

晨峰高血压目前尚无统一的定义和计算方法，并且监测困难。中华医学会心血管病学分会高血压学组于 2014 年提出了《清晨血压临床管理的中国专家指导建议》，并建议使用"清晨血压"这一更易于测量和管理的概念。

与晨峰高血压相比，清晨血压可通过家庭自测、24 小时动态血压监测及诊室血压测量手段来获取，操作简单。清晨血压在一定范围内升高属于生理现象，如家庭血压测量清晨血压或动态血压监测≥135/85mmHg 和 / 或诊室血压≥140/90mmHg 为清晨高血压。广义的清晨高血压是指不管其他时段血压水平是否正常，清晨血压测量值升高。据统计，约 60% 的高血压患者清晨血压未达标。

清晨血压与血压晨峰值均是清晨时段内的血压指标,过度升高与心脑血管事件风险密切相关。导致清晨血压升高的因素与血压晨峰基本相同,包括吸烟、饮酒、糖尿病、空腹血糖异常、精神焦虑等。

清晨是心脑血管事件的高发时段,心血管死亡风险在上午 7:00~9:00 之间比其他时段高 70%。研究发现,清晨收缩压每增加 10mmHg,颈总动脉内中膜厚度增加 17μm。清晨高血压患者颈动脉硬化相对风险增加 5 倍。一项老年高血压研究随访 41 个月发现,清晨血压是脑卒中最强的预测因子,血压值每增高 10mmHg,脑卒中风险增加 44%。一项涉及 40 岁以上人群的长期随访研究表明,觉醒后 1 小时内家庭血压测量值对心血管死亡有重要预测价值。

高血压的管理是一项长期工作,家庭血压监测起到至关重要的作用,具有可重复性好、预测价值高等优点,也可通过血压自测提高患者降压治疗的依从性。所以对于高血压患者,要进行充分的宣传教育,使患者养成长期家庭血压监测的习惯。建议在醒后 1 小时内测量服药前、早饭前的血压。

药物疗效未能全天覆盖有可能导致清晨高血压发生,建议使用半衰期 24 小时以上,真正长效的降压药物。对于单纯清晨高血压患者,也可调整降压药物的使用时间。降压药物种类多种多样,建议使用临床证据充分的降压药物。

(三)血压晨峰发生机制

目前普遍认为多种因素共同作用导致血压晨峰形成。

1. **神经体液因素** 生命活动存在以 24 小时左右为周期的变动,即昼夜节律。昼夜节律可影响多种神经体液活动,如肾素 - 血管紧张素 - 醛固酮系统、交感神经系统、皮质醇等。在人清醒前后,交感神经系统及肾素 - 血管紧张素 - 醛固酮系统活性会迅速增强,释放儿茶酚胺、肾素、血管紧张素Ⅱ、醛固酮等活性物质,使其血浆浓度在觉醒前就开始升高,并在觉醒后进一步升高。儿茶酚胺可通过增加周围血管阻力、心率和心输出量等方式升高血压。而 RAAS 系统激动,使血容量发生改变,导致血压进一步升高。

2. **小动脉病变及血管内皮功能紊乱** 通过对小动脉的病理切片研究表明,血压晨峰升高与动脉内膜中层增厚有明显相关性。长期高血压是动脉粥样硬化的重要危险因素,可导致血管壁硬化和顺应性下降。血管壁因动脉硬化、玻璃样变等导致舒张功能减低,各种因素导致循环容量升高时,机体不能对容量负荷升高做出及时调节,从而导致血压晨峰进一步升高。

3. **大动脉病变及压力感受器功能紊乱** 血压晨峰导致动脉硬化加重,而动脉硬化可使血压变异性及血压晨峰升高。随着病情进展,血管压力感受器敏感性会逐渐下降。因此,严重动脉硬化的患者,压力感受器敏感性不能抑制清晨的血压高峰,从而导致血压晨峰升高。

4. **血流动力学变化** 纤溶系统也同样具有近日节律,红细胞聚集、血浆纤维蛋白原浓度升高、血小板聚集等因素使血液黏度增高,增加外周阻力,进一步导致血压升高。

5. **其他因素** 血压晨峰升高同时还受遗传基因、年龄、血压、血糖、酒精摄入、吸烟、精神压力、夜间低氧和睡眠质量等多种因素影响,这些因素可能通过调控交感神经活性、肾素 - 血管紧张素 - 醛固酮系统活性、血管内皮功能等促进血压晨峰形成。

三、晨峰高血压对靶器官的损害

虽然不同研究中血压晨峰定义各不相同,但均从不同角度证明了晨峰高血压与心脑血管事件及靶器官损害的相关性。目前对于晨峰高血压的研究仍处于早期阶段,尚缺乏大样本、多中心的临床试验。

(一)心血管疾病

目前研究多涉及血压晨峰对心血管疾病的影响,普遍认为晨峰血压增高与左心室肥厚、冠脉狭窄程度、动脉粥样硬化等存在一定相关性。其可能机制为晨起后血压迅速升高导致动脉斑块破裂、血管剪切力增加导致血管内皮损伤等。在血压晨峰提出之前,就有试验证明,清晨血压过度升高与高血压心脏病患者心脏彩超检查结果存在相关性;血压晨峰可增加心脏后负荷、动脉硬化程度和左心室肥大速度。一项涉及冠脉造影和动态血压监测参数的研究,探讨血压晨峰及其对冠脉狭窄程度的预测价值。结果显示晨峰高血压(睡眠-谷晨峰 >35mmHg)组冠状动脉单支、双支、三支病变率及冠状动脉病变 Gensini 积分显著高于非晨峰高血压组,在校正了年龄、性别、病史等因素后发现,晨峰高血压可独立预测冠脉狭窄程度。一项纳入 186 例高血压患者的研究随访 3 年发现,晨峰高血压组患者血压晨峰值同急性冠状动脉事件发生率呈正相关,而非晨峰高血压组则无明显相关性。Sante 等在一项平均随访 9 年包含 1 191 名老年高血压患者的研究中发现,在勺型血压患者中,血压晨峰同冠脉事件相关。另一项包括中国人群在内共纳入 5 645 名对象的研究,平均随访 11.4 年,表明血压晨峰≥37.0mmHg 时,冠状动脉事件增加 45%,所有心血管事件增加 30%,全因死亡增加 32%。

(二)脑血管疾病

目前晨峰高血压导致脑血管损害机制尚不明确,可能为血压变异性增加、血压晨峰现象出现和血管剪切力增加,导致已形成的粥样斑块、小动脉瘤破裂,从而导致急性脑血管事件的发生。ASCOT-BPLA 研究发现,血压变异性可以独立于血压值对脑血管疾病进行预测,是脑血管疾病的独立危险因子。一项纳入 1 430 例高血压患者的研究随访 10 年发现,觉醒前晨峰 >25mmHg 和睡眠-谷晨峰 >40mmHg 的高血压患者,出血性脑卒中风险更高。一项针对血压晨峰的荟萃分析表明,血压晨峰与心血管事件相关性不确定,但当用连续量表法分析时表明,血压晨峰每升高 10mmHg 与脑卒中风险升高有关。一项涉及原发性老年高血压患者的回顾性分析,显示晨峰高血压(睡眠谷晨峰值≥35mmHg)是脑卒中的独立危险因素,高血压伴有血压晨峰者脑卒中风险是无血压晨峰者的 1.22 倍。

(三)肾脏疾病

长期高血压患者肾脏损害十分常见,因肾脏主要调控水钠排泄,所以肾脏损伤与心血管疾病有协同作用。Osman 等对高血压患者随访 3 年表明,血压晨峰对肾小球滤过率降低及慢性肾衰竭的发生有一定预测价值。一项入选 203 例高血压患者的研究,根据动态血压结果分为晨峰高血压组和非晨峰高血压组,测定尿微量白蛋白、尿 α1 微球蛋白(α1-MG)及血半胱氨酸蛋白酶抑制剂 C 水平后发现,晨峰高血压组血压变异性、尿微量白蛋白、尿 α1 微球蛋白及血半胱氨酸蛋白酶抑制剂 C 水平均高于非晨峰高血压组;对血压晨峰行相关性分析显示,24 小时平均收缩压、24 小时平均脉压、尿 α1 微球蛋白及血半胱氨酸蛋白酶抑制剂 C 水平与血压晨峰呈正相关;多元回归分析表明,血压晨峰与尿微量白蛋白相关性最高,提示高血压伴晨峰高血压更易出现早期肾功能损害。

（四）其他靶器官损害

目前血压晨峰与其他靶器官损害的相关研究较少，一项涉及 150 例主动脉夹层患者的研究表明，晨峰高血压、血压变异性及心率等均是主动脉夹层的独立危险因素。另有研究发现，晨峰高血压还可引起视网膜分支静脉阻塞。

四、晨峰高血压的治疗对策

（一）非药物治疗

晨峰高血压为心脑血管疾病的独立危险因素，与心脑血管疾病的发生发展密切相关，因此控制血压晨峰值应与血压达标一样得到重视。动态血压使用指南建议对于所有高血压患者均应行动态血压监测，除明确平均血压水平、发现隐蔽性高血压和白大衣高血压外，还可发现夜间高血压、晨峰高血压等危险因素，用于评估心血管风险。

养成良好生活习惯，戒烟、减少咖啡因和酒精等摄入对于降低平均血压和降低晨峰血压都有一定作用。同时还应对高危患者进行宣传教育，包括晨起后适当平躺、不立即进行剧烈活动等。对于代谢综合征患者，应加强血糖、血脂管理，适量运动。

（二）高血压的时间治疗学

生理活动存在昼夜节律，不同药物也存在不同半衰期、达峰时间、峰谷比等指标。根据药物特点使其与人体生物节律相匹配，通过调整服药时间，可达到更好的疗效。高血压的时间治疗学就是选择合适的药物、给药时间，使降压药物效应与高血压发生节律相一致，并能24 小时全程稳定地控制血压，恢复正常勺型血压，减少血压变异性、血压晨峰和靶器官损害，避免冠心病、急性心肌梗死、脑卒中等心脑血管疾病发生。已有实验证实，根据时间治疗学进行血压控制是可行的。

高血压的时间治疗有 3 个主要目的：平稳降低整体血压水平、维持夜间血压适度下降、抑制清晨觉醒后血压骤升。高血压的时间治疗可经以下两种有效途径实现：①应用控释技术降压制剂；②根据不同药物的药代动力学及时间药理学特点，针对性地调整给药时间及剂量。

（三）药物治疗

1. 血管紧张素转化酶抑制剂 / 血管紧张素 II 受体阻滞剂　该类药物作用于肾素 - 血管紧张素 - 醛固酮系统，可抑制清晨该系统过度激活，从而减低血压晨峰。有研究发现睡前服用培哚普利可安全有效地控制清晨血压迅速升高，并不伴夜间血压过度降低。心脏事件预防研究（Heart Outcomes Prevention Evaluation，HOPE）是一项涉及 19 个国家，267 所医院，9 541 例患者的多中心、随机、双盲、安慰剂对照试验，入选了 55 岁以上合并冠心病、脑卒中、外周血管疾病的患者或伴有糖尿病合并一种或多种心血管危险因素的患者，随机给予安慰剂和雷米普利，发现降低血压可保护心脑血管。后续亚组分析证明睡前服用雷米普利可显著降低夜间血压，从而减少非勺型高血压发生率。有试验研究不同时段服用血管紧张素转化酶抑制剂耐受性表明，与晨起后服药相比，睡前服用血管紧张素转化酶抑制剂能减少药物引起的咳嗽次数和强度，患者耐受性更好。在一项轻中度高血压患者中进行的随机双盲试验表明，给予奥美沙坦降压治疗 8 周，24 小时血压及血压晨峰显著下降。观察不同时段服用缬沙坦降压及其对血压昼夜节律影响发现，早晨或睡前服用缬沙坦两种服药方案对 24 小时平均血压作用相似,但睡前服药组夜间血压下降显著增高,约 73% 的非勺型血压患者转变为勺型血压。

2. β 受体拮抗剂 β 受体拮抗剂是一类具有显著异质性的药物,不同药物之间差异较大。Hitoshi 等进行了一项关于卡维地洛的随机、交叉、开放试验发现,晚上服药能显著降低清晨收缩压并能减慢清晨心率,而早晨服药对以上两项无显著作用。琥珀酸美托洛尔一般晨起后服用 1 次可对全天血压和心率起到控制作用,有学者将相同剂量琥珀酸美托洛尔分为晨起后顿服和早晚两次服药,结果发现,两组用药后 24 小时各时点收缩压及舒张压均显著降低。但分开服用组夜间平均收缩压、血压晨峰升高程度、清晨血压控制效果更好。

3. 钙离子通道阻滞剂 钙离子通道阻滞剂的安全性和降压效果得到广泛认可,其保护亚洲人群脑卒中的作用也已达成共识。新型制剂采用分级释放或定时定量释放技术,根据血压的昼夜节律特点释放出活性药物,起到了更为理想的治疗作用。

一项比较厄贝沙坦和硝苯地平控释片效果的研究发现,4 周降压治疗后,硝苯地平控释片组血压达标率、晨峰高血压等均优于厄贝沙坦治疗组。一项观察硝苯地平控释片不同给药时间对血压、昼夜节律、血压晨峰影响的试验发现,夜间服药组 24 小时平均收缩压、白天收缩压和夜间收缩压低于清晨服药组。夜间服药组清晨收缩压上升速度较清晨服药组降低,随访近 2 年发现夜间服药组心血管事件率较低。比较硝苯地平控释片和氨氯地平片对血压晨峰的控制效果发现,给药 1 周后,硝苯地平控释片对血压晨峰的控制作用优于氨氯地平,但在 2 周和 1 个月时再次行动态血压监测发现氨氯地平的效果优于硝苯地平控释片。由此认为长期血压晨峰的控制上,氨氯地平疗效优于硝苯地平控释片。

4. 利尿剂 目前关于单用利尿剂改善晨峰高血压的研究较少,大多为利尿剂与血压变异性或联合降压药物治疗晨峰高血压的研究。清晨服用氢氯噻嗪有助于非勺型血压转变为勺型血压,而对勺型高血压患者的夜间血压影响不大。

5. α 受体拮抗剂 睡前服用 α 肾上腺素能受体阻滞剂可抑制清晨 α 肾上腺素能神经过度激活引起的外周血管收缩。日本一项关于高血压晨峰的双盲试验入选了 611 名高血压患者,随机分为实验组和对照组,睡前给予多沙唑嗪治疗 6 个月,显著降低血压晨峰。

6. 联合治疗 很多高血压患者单药治疗血压值无法达标,临床中大部分高血压患者需使用两种或两种以上降压药物治疗。联合降压治疗减少血压晨峰证据较多,目前临床中常用的 ACEI/ARB、CCB、利尿剂等联合降压方案对血压晨峰均有一定改善作用。给予原发性老年高血压患者苯磺酸氨氯地平联合替米沙坦治疗 4 周发现,原发性老年高血压患者的血压值、血压变异性及晨峰高血压等得到明显改善。给予老年高血压患者贝那普利联合氨氯地平降压治疗 2 个月发现,患者 24 小时平均收缩压、舒张压等均明显下降,勺形血压人数所占比例增高,晨峰高血压患者所占比例明显降低。

7. 其他药物 高血压患者常合并有高脂血症、糖尿病、高尿酸血症等心血管危险因素,随年龄增加,10 年心血管疾病风险逐渐增高,常需多种药物进行一级预防、控制危险因素。这些药物通常不具有降压作用。但有试验表明,非降压药物在不同时间服用对血压影响不同。在一项 120 余例原发性高血压患者的研究中,根据阿司匹林给药时间分为清晨服药组和睡前服药组,研究发现睡前服用组收缩压变异性和血压晨峰值较清晨服用组低,但舒张压变异性等无显著差异。结果表明,阿司匹林服药时间对血压晨峰的影响呈时间依赖性,可能与清晨血小板聚集性增高等因素有关。在老年人中比较不同剂量阿托伐他汀对血压变异性影响的研究表明,在降压治疗基础上,分别给予阿托伐他汀 20mg 或 40mg 降脂治疗 8 周,动态血压监测结果显示两组的晨峰高血压现象都得到明显改善。在一项观察老年高血压病患者不同睡眠质量下血压晨峰达标率的试验中,采用修订的匹兹堡睡眠质量指数(PSQI)对 610 名老年高血压患者进行睡眠质量评估结果表明:老年高血压患者不良睡眠发生率为47.4%,睡眠优良组、睡眠良好组晨峰血压达标率均高于睡眠较差组和睡眠很差组。logistic回归结果显示:血压晨峰达标率保护因素为催眠药物和联合降压药物应用,危险因素为高PSQI 指数和较高的高血压分级。提示睡眠质量较差患者,适当联合使用改善睡眠药物可减少血压晨峰现象。

(韩清华)

● 参考文献

[1] PALATINI P,DORIGATTI F,RORAM E,et al. White-coat hypertension:a selection bias? Harvest Study Investigators. Hypertension and Ambulatory Recording Venetia Study[J]. J Hypertens,1998,16(7):977-984.

[2] MANCIA G,FACCHETTI R,PARATI G,et al. Effect of long-term antihypertensive treatment on white-coat hypertension[J]. Hypertension,2014,64(6):1388-1398.

[3] KAWANO Y,HORIO T,MATAYOSHI T,et al. Masked hypertension:subtypes and target organ damage[J]. Clin Exp Hypertens,2008,30(3):289-296.

[4] AFSAR B. Comparison of demographic,clinical,and laboratory parameters between patients with sustained normotension,white coat hypertension,masked hypertension,and sustained hypertension[J]. J Cardiol,2013,61(3):222-226.

[5] LURBE E,AGABITI-ROSEI E,CRUICKSHANK J K,et al. 2016 European Society of Hypertension guidelines for the management of high blood pressure in children and adolescents[J]. J Hypertens,2016,34(10):1887-1920.

[6] MENG L,HOU D,ZHAO X,et al. Cardiovascular target organ damage could have been detected in sustained pediatric hypertension[J]. Blood Press,2015,24(5):284-292.

[7] 赵地,张明明,米杰,等. 儿童期至成年期血压变化对成年期心肾功能的影响[J]. 中华儿科杂志,2008,46(10):763-768.

[8] CHOBANIAN A V,BAKRIS G L,BLACK H R,et al. The Seventh Report of the Joint National Committee on Prevention,Detection,Evaluation,and Treatment of High Blood Pressure:the JNC 7 report[J]. JAMA,2003,289(19):2560-2572.

[9] ARONOW W S,FLEG J L,PEPINE C J,et al. ACCF/AHA 2011 expert consensus document on hypertension in the elderly:a report of the American College of Cardiology Foundation Task Force on Clinical Expert Consensus documents developed in collaboration with the American Academy of Neurology,American Geriatrics Society,American Society for Preventive Cardiology,American Society of Hypertension,American Society of Nephrology,Association of Black Cardiologists,and European Society of Hypertension[J]. J Am Coll Cardiol,2011,57(20):2037-2114.

[10] KJELDSEN S E,STENEHJEM A. Treatment of high blood pressure in elderly and octogenarians:European Society of Hypertension statement on blood pressure targets[J]. Blood Press,2016,25(6):333-336.

[11] DENARDO S J,GONG Y,NICHOLS W W,et al. Blood pressure and outcomes in very old hypertensive coronary artery disease patients:an INVEST substudy[J]. Am J Med,2010,123(8):719-726.

［12］JORDAN J,SCHLAICH M,REDON J,et al. European Society of Hypertension Working Group on Obesity:obesity drugs and cardiovascular outcomes［J］. J Hypertens,2011,29(2):189-193.

［13］祝之明.肥胖相关性高血压管理的中国专家共识［J］.中华心血管病杂志,2016,44(3):212-219.

［14］DAUGHERTY S L,POWERS J D,MAGID D J,et al. Incidence and prognosis of resistant hypertension in hypertensive patients［J］. Circulation,2012,125(13):1635-1642.

［15］YANG Z J,LIU J,GE J P,et al. Prevalence of cardiovascular disease risk factor in the Chinese population:the 2007-2008 China National Diabetes and Metabolic Disorders Study［J］. Eur Heart J,2012,33(2):213-220.

［16］刘冬娥.女性围绝经期的生理和病理变化［J］.中国实用妇科与产科杂志,2004,12(8):28-29.

第八章　高血压危象

第一节　高血压危象的分类

高血压危象（hypertensive crises）是指一系列需要快速降低动脉血压治疗的临床紧急情况。

1984 年国际联合委员会和 1997 年 JNC8 将高血压危象分为两类，第一类：高血压急症（emergencies），高血压已危及或已进行性地损害终末脏器功能，需要立即（60 分钟内）将血压降低到安全范围。第二类：高血压亚急症（urgencies），虽然其动脉血压在短期内有明显增高，但患者无明显的临床症状加剧、无靶器官损害的证据或原有慢性器官损害未见明显加重，可以在短期内（如 24~48 小时）用口服降压药使血压逐渐降低到相对安全的水平。而对过去特指的由于全身小动脉暂时性强烈痉挛导致血压急剧升高引起的"高血压危象"未予单独列出（表 8-1-1）。

表 8-1-1　高血压危象的分类及命名比较

现在的分类及命名		过去的分类及命名
高血压急症	高血压亚急症	高血压急症
高血压脑病	急进性高血压	高血压危象
急进性 - 恶性高血压（伴视神经乳头水肿）	围手术期高血压	高血压脑病
高血压伴急性器官损害（急性主动脉夹层、急性脑出血、急性左侧心力衰竭、急性肾衰竭、子痫）	妊娠期高血压	急进性 - 恶性高血压

美国 JNC 8 和《中国高血压防治指南》中高血压危象包括高血压急症和高血压亚急症。高血压急症的特点是血压严重升高（>180/120mmHg）并伴发进行性靶器官功能不全的表现（如高血压脑病、心肌梗死、不稳定型心绞痛、肺水肿、子痫、脑卒中、头部外伤、致命性动脉出血或主动脉夹层），需要住院和进行胃肠外药物治疗以阻止靶器官进一步损害。这里需要特别指出的是，高血压急症也可见于并不太显著的血压升高，如妊娠期妇女或某些急性肾小球肾炎患者，特别是儿童。高血压亚急症是高血压严重升高但不伴靶器官损害。高血压亚急症包括无视乳头水肿和急性靶器官损害的急进性高血压、围手术期高血压、妊娠期高血压、近期血压明显升高，收缩压或舒张压任一项达到或超过 200/120mmHg，有头痛、头晕等症状而无急性靶器官损害。

2013 欧洲高血压指南列入了如下高血压急症（表 8-1-2）。

表 8-1-2 2013 欧洲高血压指南列入的高血压急症

高血压脑病

高血压合并左侧心力衰竭

高血压合并心肌梗死

高血压合并不稳定型心绞痛

高血压和主动脉夹层

与严重高血压相关的蛛网膜下腔出血或脑血管意外

嗜铬细胞瘤危象

服用苯丙胺、可卡因等药物

围手术期高血压

重度子痫前期或子痫

第二节 高血压危象的发病机制

高血压危象的发生可能是因为在某种诱因作用下血压在短时间内急剧升高,损害或危及靶器官,也可以是其他诱因造成的急性靶器官损害或原有慢性靶器官损害的急性加重同时伴有中、重度高血压,此时动脉血压的水平直接影响到靶器官损害的进展甚至危及生命。

(一)急性脏器损害伴高血压

许多情况不一定是由于血压先急剧升高造成靶器官损害,而是由于脏器损害使高血压成为极其危险的临床因素之一,或者是脏器损害引起应激反应,交感神经张力增高而出现血压的急剧上升,从而造成恶性循环。

(二)短期内的血压急剧升高

当机体处于某种应激状态、受到突然打击、精神刺激、突然停用降压药物等情况,交感神经兴奋,体内儿茶酚胺增多,致使血压明显上升,当血压达到一定的水平可能启动进一步的升压机制,如肾素 - 血管紧张素 - 醛固酮系统的激活;血管升压素水平升高;尤其是发生广泛的血管损伤时由内皮素等强烈缩血管物质介导的全身小动脉痉挛,从而使血压进一步升高。

(三)高血压脑病的发病机制

目前较为一致的解释是:在某种诱因作用下动脉血压明显升高,达到脑血管不能承受的水平,此时脑血管的自动调节机制破坏,原处于收缩状态的血管突然扩张,使脑血流猛然增加,微循环灌注过度,出现血浆渗出,导致脑水肿和颅内压升高及相应的临床症状。以上是所谓的自动调节破裂学说。另一种学说认为高血压脑病是因为脑血管过度痉挛,脑组织缺血缺氧造成脑水肿,即所谓的过度调节学说。

(四)急进性 - 恶性高血压

急进性 - 恶性高血压以青年男性多见,发生在高血压初始期或高血压病程中,可以是原发性也可以是继发性高血压,尤其多见于与肾脏有关的继发性高血压。此病临床上呈进行性发展,血压可达 200/130mmHg 以上,并很快危及重要脏器,出现肾、心、脑、视力等障碍。病理变化累及全身小动脉,发生纤维素样坏死或增殖性硬化,小血管病变以肾脏最为突出。

其具体机制尚不明确。一般认为与肾素 - 血管紧张素系统、激肽系统激活或功能亢进有关，但有少数患者血浆肾素水平正常，故有人认为还有其他机制，如免疫功能异常。

第三节 高血压危象的诊断标准

高血压危象的诊断需要结合病史、体检症状、常规化验和一定的特殊检查来评价高血压的水平及严重程度（分级）、有无急性脏器损害。病史、体检和常规实验室检查是必要资料（表 8-3-1），特殊检查如 CT、MRI、CH、超声、心肌酶或标记物等根据需要选用，应注意降低血压的紧迫性，不要因等待检查结果而耽搁降压治疗。

表 8-3-1 高血压危象相关临床常规检查

相关病史资料

既往高血压临床诊断和治疗经过（少数可无高血压病史）

血压升高的程度、时间，尤其是突然、急剧的血压升高

是否存在诱发高血压急症的因素

精神创伤、过度紧张及疲劳、内分泌功能失调

服用可能升高血压的药物、拟肾上腺药物等

突然停用降血压药物，尤其是可乐定、β 受体拮抗剂等

有无脑、心、肾、视力等功能障碍

相关症状

头痛、恶心、呕吐、烦躁不安、视物模糊、黑矇、抽搐、意识障碍、昏迷

体格检查

血压测量（双侧，上、下肢）

心脏有关的查体

神经系统有关查体

眼底检查

肾脏有关的查体

实验室及特殊检查

全血细胞计数

血肌酐、尿素氮、血糖、血电解质、心肌酶

尿常规

心电图

胸片

超声心动图

一些特殊类型高血压危象的诊断如下。

1. 高血压脑病的诊断 血压突然上升，舒张压常高于 120mmHg。常有过度劳累、紧张、精神打击等诱发因素。脑水肿和颅内压高的症状包括弥漫性头痛、恶心、呕吐、烦躁不安、视物模糊、黑矇、抽搐、意识障碍、昏迷。眼底变化包括视网膜渗出、出血，视神经乳头水肿。

2. 急进性 - 恶性高血压的诊断 多见于年轻男性，多有原发或继发性高血压病史（也可以是新近发现的高血压）。血压在一段时间内（数周至数月）进行性增高，且"居高不下"，

舒张压常高于 130mmHg。视网膜有出血、渗出,视神经乳头水肿。有不同程度的心、脑、肾功能障碍。

第四节　高血压危象的治疗

一、高血压急症的治疗

在家中、工作场地发生的高血压急症,送往医院之前应做一定的现场处理,可于舌下含服降压药物。如有医生在场,明确患者没有生命危险和急性脏器衰竭,则可经上述初步处理使血压降低、病情稳定后再送往医院,进入急诊抢救室或加强监护室,持续监测血压。

降压目标医院内对于高血压急症处理的第一步是快速降压,应选用静脉制剂,首先在 30~60 分钟内将血压降低到一个安全的水平,这个安全水平要根据不同的患者、不同的并发症来确定。一般高血压危象患者都有近期血压增高的过程,对于平时血压未能良好控制者,要根据其平时的血压来决定第一步降压的目标。一般情况下,初始阶段(数分钟到 1 小时内)血压控制的目标为平均动脉压的降低幅度不超过治疗前水平的 25%。在随后的 2~6 小时内将血压降至较安全的水平,一般为 160/100mmHg 左右,如果可耐受这样的血压水平,临床情况稳定,在以后 24~48 小时逐步降低血压达到正常水平。然而,如果患者为急性冠状动脉综合征或以前没有高血压病史的高血压脑病(如急性肾小球肾炎、子痫所致等),初始目标血压水平可适当降低。若为主动脉夹层,在患者可以耐受的情况下,降压的目标应该低至收缩压 100~110mmHg。当达到第一步降压目标后,应放慢降压速度,同时可开始加用口服降压药,逐步减慢静脉给药的速度,将血压降低到第二步的目标。第二步的目标是否为血压正常值范围也要根据患者的具体情况决定。对于原发性高血压患者,在达到第二步的目标后要坚持长期口服降压药治疗才能预防高血压危象再次发生,这就是第三步。对于继发性高血压,治疗原发病是根本,如嗜铬细胞瘤的手术治疗。但有些继发性高血压原发病不能根治,如某些肾性高血压,也需要长期口服降压药物治疗。高血压危象是凶险的,坚持服药控制血压、积极治疗原发病,预防其发生才是安全之策。

图 8-4-1 是高血压急症降压治疗的三个步骤,第一步时间是 30~60 分钟;第二步时间是机动的,要根据具体病情决定;第三步则是长期的。

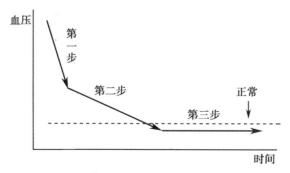

图 8-4-1　高血压急症降压治疗的三个步骤

在治疗前要明确用药种类、用药途径、血压目标水平和降压速度。早期应用静脉降压药物快速降压,但静脉药物容易产生耐药,且停药后血压易出现反弹,故应该注意加用调整口服降压药。在静脉用药达到降压目标后,应放慢降压速度,根据患者情况开始加用口服降压药(一般在静脉用药 24 小时内),减慢静脉给药的速度,逐渐将血压平稳降低到正常或接近正常值范围,并完全过渡到口服降压药治疗(表 8-4-1)。

(一)降压药物

1. 常用的静脉降压药物

(1)作用于 α 受体的药物:①盐酸可乐定:是中枢交感抑制剂;②酚妥拉明:非选择性 α_1、α_2 受体拮抗剂,对嗜铬细胞瘤引起的高血压危象有特效;③盐酸乌拉地尔:主要阻断突触后 α_1 受体,治疗充血性心力衰竭,适用于糖尿病、肾衰竭伴前列腺肥大的老年高血压患者。

(2)α、β 受体拮抗剂:拉贝洛尔是 α_1 受体拮抗剂及非选择性 β 受体拮抗剂。故适用于肾功能减退者。

(3)血管紧张素转换酶抑制剂(angiotensin converting enzyme inhibitor,ACEI):依那普利是 FDA 批准的唯一静脉使用的 ACEI。

(4)钙通道阻滞剂(calcium channel blockers,CCB)

1)二氢吡啶类:①尼卡地平:对于急性心功能不全者,尤其是二尖瓣关闭不全及末梢阻力和肺动脉锲压中度升高的低心输出量患者尤其适用;②尼莫地平:多用于有明显脑血管痉挛的蛛网膜下腔出血患者;③其他:氯维地平是一种超短效的钙离子通道阻滞剂,可以有效降低血压,安全性较好。

2)非二氢吡啶类:地尔硫䓬,高血压冠心病并发哮喘患者及肥厚型心肌病流出道狭窄者为首选药物。

(5)血管扩张剂:①异山梨醇酯或硝酸甘油;②硝普钠。

表 8-4-1 高血压急症的常用滴注/注射药物

药物	常用方法	常用剂量范围	开始作用时间	常见副作用及补充说明
硝普钠	静脉滴注	0.25~10μg/(kg·min)	即刻	注意:遮光使用;连续使用一般不超过5天;严密监测下调节给药速度;副作用为恶心、呕吐、头痛、眩晕、定向障碍、甲减、高铁血红蛋白、低血压、氰化物中毒等
硝酸甘油	静脉滴注	5~100μg/min	2~5 分钟	头痛、恶心、呕吐、药物耐受
乌拉地尔	静脉注射	12.5~25mg/次	2~5 分钟	一般先用 12.5~25.0mg 静脉注射,根据需要 5 分钟后可重复一次,然后持续静脉滴注 副作用:直立性低血压、头痛、头晕,恶心,疲倦、皮疹、视物模糊
	静脉滴注	100~400μg/min		
酚妥拉明	静脉滴注	2~8μg/(kg·min)	1~2 分钟	可先用 5~10mg 加 20ml 液缓慢静脉注射,血压下降后改用静脉滴注维持 副作用:心悸、心率加快、直立性低血压
尼卡地平	静脉滴注	0.5~6μg/(kg·min)	5~10 分钟	心动过速、头痛、潮红

续表

药物	常用方法	常用剂量范围	开始作用时间	常见副作用及补充说明
艾司洛尔	静脉注射 静脉滴注	250~500μg/(kg·min) 50~100μg/(kg·min)	1~2 分钟	低血压,恶心
地尔硫䓬	静脉滴注	10mg 或 5~15μg/(kg·min)	15 分钟	低血压,心动过缓
硫酸镁	静脉注射 肌内注射	1.0g/ 次(加液体 20ml 缓慢注射) 2.5g/ 次	即刻	常用于子痫或先兆子痫 10% 硫酸镁 10ml 加 5% 葡萄糖 20ml 静脉注射 25% 硫酸镁 10ml 肌内注射
拉贝洛尔	静脉注射 静脉滴注	50~100mg/ 次 100~400μg/min	2~5 分钟	直立性低血压、头晕、恶心、心动过缓、诱发早搏

注:以上药物剂量及次数仅供参考,实际使用时详见有关药品说明书。

2. 常用的舌下含服的药物　重度高血压且症状明显者,暂时没有建立静脉通道或条件有限时可给予舌下含药降压,但含药降压只是暂时的缓解措施,应同时积极准备并加用静脉滴注制剂,使血压稳定在安全范围。

(1)硝苯地平:5~10mg 舌下含服有明显的快速降压作用。大约 50% 的病例出现不同程度的副作用,如剧烈头痛、心动过速、低血压、晕倒、诱发心绞痛等,目前已不再推荐使用。

(2)硝酸甘油:每次 0.5~1.0mg 舌下含服,3~5 分钟起效,舒张压可降低 10~20mmHg,收缩压可降低 10~30mmHg。作用比较肯定,但作用时间短暂,应使用其他药物配合。部分人用药后出现头胀等不适。极少数人含药后血压过度下降,出现头晕、心慌等症状。

(3)卡托普利:舌下单次剂量 12.5~25.0mg,5~15 分钟起效,可使收缩压和舒张压明显下降,作用可维持 3~6 小时。副作用少,偶见皮疹、味觉异常、低血压等。严重肾功能不全、双侧肾动脉狭窄者禁用。

(二)各种高血压急症的降压治疗要点

临床常见的需要立即降压处理的高血压急症见表 8-4-2。

表 8-4-2　需要立即降压处理的高血压急症

急进性 - 恶性高血压伴视神经乳头水肿
高血压合并脑损害
　　高血压脑病
　　缺血性脑卒中伴严重高血压
　　颅内出血
　　蛛网膜下腔出血
高血压合并心脏损害
　　主动脉夹层
　　急性左侧心力衰竭
　　急性心肌梗死 / 不稳定型心绞痛

续表

高血压合并肾脏损害
急性肾小球肾炎
急性肾功能不全
肾移植后的严重高血压
儿茶酚胺释放过多
嗜铬细胞瘤危象
过量使用拟肾上腺药物(可卡因等)
突然停用降压药引起的血压反跳
子痫
外科手术有关的重度高血压
严重高血压患者同时需要做紧急外科手术
术后高血压
术后伤口缝线处出血不止
严重的鼻出血

1. **高血压脑病** 常需使用静脉降压药物将血压降低到接近正常的水平,如160/100mmHg,给药开始 1 小时内将舒张压降低 20%~25%,此后应减慢降压速度。治疗时应考虑到避免使用降低脑血流量的药物,要同时兼顾脑水肿的减轻、颅内压的降低。迅速降压可选硝普钠或尼卡地平,其他药物如拉贝洛尔静脉滴注也较为适宜,因为此药同时阻滞 α_1 和 β 受体,不减少脑血流量。一般禁用 β 受体拮抗剂。明显高颅内压者应加用甘露醇,尽量避免使用皮质激素。

2. **急进性 - 恶性高血压** 此症血压增高明显而且比较固定、不易波动。出现视神经乳头水肿或急性靶器官损伤时应按高血压急症处理。将血压稳步降低到 170/110mmHg 后即应放慢速度,再逐渐降低到更低(一般认为要稍高于正常)水平。

3. **急性主动脉夹层** 由于主动脉夹层撕裂的进展常常是致命性的,而血压增高是病情进展的重要诱因,无论保守治疗或手术治疗都必须首先降低血压,一般要求降低到正常偏低水平,如收缩压 100~120mmHg,并要求血压稳定在较低范围。即使在患者有心、脑、肾缺血情况时非不得已不应让血压高于 120/80mmHg。治疗前血压较高者尤其需要快速降压,首选 β 受体拮抗剂、非二氢吡啶类钙通道阻滞剂静脉滴注,有条件时最好在密切的监测下于30 分钟内将血压降低到目标值。对此症应适当降低心输出量、减慢心率,β 受体拮抗剂常在必选之列。当血压达到目标范围时,应加用口服降压药物。为了使血压稳定,应选用抑制交感神经活性的口服药物,如 β 受体拮抗剂、ACEI、血管紧张素受体拮抗剂,加用小剂量利尿剂与上述药物有协同作用。在口服药物作用开始后,逐渐减少以至停用硝普钠。如病情未能稳定或准备手术治疗,而硝普钠又不宜长时间应用,应改用其他静脉制剂,如乌拉地尔等。应同时重视止痛、镇静和其他对症治疗。对主动脉根部病变的 Stanford A 型患者应紧急手术,以挽救生命。

4. **急性脑血管病** 高血压患者的脑血流量自动调节范围有明显的右移变化(图 8-4-2)。急性脑血管病时脑血流的调节进一步紊乱,尤其是缺血的脑组织,几乎完全依赖动脉血压维持组织灌注。因此,调整血压在急性脑血管病的治疗中是非常重要的。血压过低或过高都可能加重脑组织损害。

在脑出血急性期,一定程度的血压增高是因颅内压升高引起的代偿反应,目的是为保证脑组织供血。一般情况下,DBP>130mmHg 或 SBP>200mmHg 时会加剧出血,因此,脑出血急性期一般在收缩压 200mmHg 以上才给予降压治疗,应在 6~12 小时内逐渐降压,降压幅度不大于 25%;通常认为将血压维持在(140~160)/(90~110)mmHg 为宜。防止受损部脑血流自主调节障碍,脑灌注突然下降,造成同侧或其他部位梗死。颅内压升高时禁用一切血管扩张药。蛛网膜下腔出血收缩压降到 140~160mmHg 即可。防止出血加剧及血压过度下降,引起短暂神经功能缺陷,造成迟发的弥漫性脑血管致死性痉挛。

目前国际上脑梗死急性期启动降压治疗的血压标准不太一致,欧洲卒中促进会(EUSI)标准为 >220/120mmHg,德国标准为 >200/110mmHg,中国标准则为 >220/120mmHg。2013年美国心脏学会(AHA)和美国卒中学会(ASA)联合发布《成人缺血性脑卒中早期治疗指南》中,血压急剧升高者应积极治疗,目标为 24 小时内血压降低 15%,一般认为,当收缩压 >220mmHg 或平均血压 >120mmHg 时,应给予降压治疗,对适合 rtPA 溶栓且存在高血压的患者,治疗前应使血压控制在≤185/110mmHg,并在溶栓后至少 24 小时内将血压平稳控制在 180/105mmHg 水平以下。

因此,对于脑卒中急性期的患者应该充分认识维持脑灌注压的重要性,既往有高血压者血压应维持在(160~180)/(100~105)mmHg,既往无高血压者应维持在(100~180)/100mmHg。除非血压急骤升高、对症处理无效,一般应在 1 周后才加用降压药物;降压应缓慢进行,24 小时血压下降应 <25%;特定情况下,如需要溶栓、合并主动脉夹层、心力衰竭等,应及时降压。

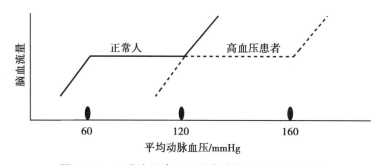

图 8-4-2 正常人和高血压患者的脑血流量自动调节

5. 子痫前期和子痫 妊娠 20 周后,孕妇发生高血压,蛋白尿或特定的靶器官损伤,称为妊娠期高血压疾病。子痫前期是多系统受累的情况,主要的是母体异常发生于肾、肝、脑及凝血系统,由于胎盘血流减少可引起胎儿生长迟缓或胎死宫内。轻度子痫前期:有高血压并伴有蛋白尿。重度子痫前期:血压≥160/110mmHg;肾功能受损:尿蛋白 >2.0g/24h;少尿(24 小时尿量 <400ml 或每小时尿量 <17ml)或血肌酐 >106μmol/L;伴有头痛、视物不清、恶心、呕吐、右上腹疼痛;眼底不仅有痉挛还有渗出,或出血;肝、肾功能异常,或有凝血机制的异常;伴有心力衰竭和 / 或肺水肿。

子痫:子痫前期的孕产妇发生抽搐。必须立即采取注射用药,注意降压幅度不能太大,24~48 小时达到稳定,将血压降低到安全的范围,以后逐渐过渡到口服降压药物治疗。选用

10% 硫酸镁 10ml 加 5% 葡萄糖液 20ml 静脉注射,或 25% 硫酸镁 10ml 肌内注射解痉治疗。可选用的口服降压药物包括甲基多巴、拉贝洛尔、硝苯地平,也可以静脉应用拉贝洛尔,或短期使用硝普钠降压治疗。注意子痫的治疗不只是降低血压,还应及时控制抽搐(如地西泮 5~20mg 静脉注射)、降低颅内压(如 20% 甘露醇 125~250ml 快速静脉滴注)及其他对症治疗(如吸氧、镇静、支持疗法)。

6. 急性左侧心力衰竭　对同时伴有高血压的心力衰竭患者,应同时兼顾心脏前后负荷。建议使用大剂量的襻利尿剂静脉注射加血管扩张剂静脉注射。常用的血管扩张剂有硝普钠、硝酸甘油、乌拉地尔。呋塞米此时的作用首先是扩张血管,可以在几分钟内出现疗效。对于广泛心肌缺血引起的急性左侧心力衰竭,硝酸甘油应为首选,同时应使用动脉扩张剂。已有左心室扩大,平时心功能已处于 NYHA Ⅱ 级以上,应考虑用硝普钠或乌拉地尔,如血压下降明显,出现症状性低血压或低灌注时,加用正性肌力药。急性左侧心力衰竭症状缓解后不要立即停止静脉滴注降压药物,以免血压再度升高病情反复,有液体潴留者加用利尿剂,应及时加用口服降压药,逐渐撤除静脉降压药。应该指出,在急性左侧心力衰竭时常用的镇静药吗啡由于能扩张小静脉和小动脉,也有一定的降压效果。

7. 急性心肌梗死和不稳定型心绞痛　在高血压急症时,由于后负荷增加,导致急性心肌缺血。急性心肌梗死和不稳定型心绞痛时降压治疗建议静脉使用硝酸酯类药物。因其易产生耐药性,只要病情允许尽可能避免 24 小时持续使用硝酸酯类药物。乌拉地尔和硝普钠均为可选的药物。如合并心率增快则加用 β 受体拮抗剂,可减慢心律、降低心肌耗氧,对血压降低及稳定极为有利。应充分重视镇痛、镇静药的使用,除能降低交感活性、降低心肌耗氧外,对血压的稳定也极为有利。

8. 重症肾性高血压　降压药物选择:呋塞米是基础治疗药物,可减轻容量负荷,增加肾血流量,对肾小球滤过率(glomerular filtration rate,GFR)无影响,降低肺动脉压。乌拉地尔的代谢产物通过肝、肾双通道排泄,对肾功能和肾血流均无影响,可以安全用于肾功能不全(包括尿毒症)患者。而且,乌拉地尔不影响患者心率,此点明显优于酚妥拉明。此外,地尔硫草注射液、尼卡地平、拉贝洛尔等亦可使用。透析前的重症肾性高血压患者降压时常需考虑联合用药。

9. 围手术期高血压　围手术期降压药的选择应特别注意药物的相互作用,包括术前抗高血压药与麻醉药的相互作用,以及麻醉药与术中选用的抗高血压药的相互作用。前者应注重降压治疗基础上的麻醉药反应,而后者则应注重麻醉下的降压反应。术前接受抗高血压治疗的患者,由于用药种类及时间不同,术前的基础状态有较大差异,应全面估价。利尿剂引起的低血钾术中易诱发严重室性心律失常。β 阻滞作用的存在,可抑制吸入麻醉药降压后的反射性心率增快,减弱心脏代偿功能。钙拮抗药与氟类吸入麻醉药合用,则明显抑制心脏传导系统功能。用 ACEI 治疗的高血压患者,由于肾素-血管紧张素系统阻滞,用芬太尼和氟硝西泮诱导后,50% 发生低血压。

二、高血压亚急症的治疗

一般应使用口服药物,所选药物应是发挥作用较快、生物半衰期小于 8 小时,如美托洛尔、卡托普利、缓释硝苯地平、氢氯噻嗪等。应考虑 2 种或以上药物联合应用,如 β 受体拮抗剂、ACEI 加利尿剂;β 受体拮抗剂、钙通道阻滞剂加利尿剂。应注意由于血压降低过快而出现新的症状。掌握快速降压的力度应该是个体化的,了解患者此次高血压亚急症出现以前既平时的血压状况,是否有脑血管病、冠心病、肾病等均对此时的降压治疗有所帮助。如氨氯地平、培哚普利、比索洛尔等药物虽具有很多优点,但其发挥作用相对较慢。若要在24~48小时内将血压降到目标水平,随着血压的降低,当患者感觉原有的高血压症状明显缓解时提示已经达到或接近快速降压的目标,此后应适当减慢继续降压的速度,可以适当减量,并逐渐过渡到高血压的长期口服药治疗剂量(表8-4-3)。

表8-4-3 需要在24~48小时降血压到安全的水平——高血压亚急症

无视乳头水肿和急性靶器官损害的急进性高血压
围手术期高血压
妊娠期高血压
近期血压明显升高达到或超过200/120mmHg[*],有头痛、头晕等症状而无急性靶器官损伤证据
血压达到或超过240/130mmHg[*],无急性靶器官损伤证据

注:[*] 收缩压或舒张压任一项达到即成立。

第五节 高血压危象的预防措施

高血压危象一旦发生,会导致严重的靶器官损害,甚至危及生命。绝大多数高血压危象是由良性高血压患者在某些诱因的作用下发生的,所以控制诱因是预防高血压危象的关键。诱因包括情绪激动、劳累、创伤、不适当治疗(如停药、减药、合并应用引起血压升高的药物)、原有疾病加重等。高血压危象的防治应遵循预防为先的原则,查明病因,解除病因。一旦高血压危象诊断明确,根据患者疾病和用药史个体化选择用药,确定目标血压。首选静脉降压药物,尽快把血压降到适当水平,静脉降压药配伍可参考口服降压药的配伍原则。及时加用口服降压药,保持血压稳定。

(华 琦 李 静)

● 参考文献

[1] KAPLAN N M. The 6th joint national committee report(JNC 6):new guidelines for hypertension therapy from the USA[J]. Keio J Med,1998,47(2):99-105.

[2] JAMES P A,OPARIL S,CARTER B L,et al. 2014 evidence-based guideline for the management of high blood pressure in adults:report from the panel members appointed to the Eighth Joint National Committee(JNC 8)[J]. JAMA,2014,311(5):507-520.

[3] 刘力生. 中国高血压防治指南 2010 [J]. 中华高血压杂志,2011,19(8):701-743.

[4] MANCIA G,FAGARD R,NARKIEWICZ K,et al. 2013 ESH/ESC guidelines for the management of arterial hypertension:the Task Force for the Management of Arterial Hypertension of the European Society of Hypertension(ESH)and of the European Society of Cardiology(ESC)[J]. Eur Heart J,2013,34(28):2159-2219.

[5] PHAN D G,DREYFUSS-TUBIANA C,BLACHER J.[Hypertensive emergencies and urgencies][J]. Presse Med,2015,44(7-8):737-744.

[6] COTTON F,KAMOUN S,RETY-JACOB F,et al. Acute hypertensive encephalopathy with widespread small-vessel disease at MRI in a diabetic patient:pathogenetic hypotheses[J]. Neuroradiology,2005,47(8):599-

603.

　[7] POLGREEN L A,SUNEJA M,TANG F,et al. Increasing trend in admissions for malignant hypertension and hypertensive encephalopathy in the United States[J]. Hypertension,2015,65(5):1002-1007.

　[8] GELLER D S. Accelerated hypertension:a complex disorder? [J]. Crit Care Med,2002,30(10):2387-2389.

　[9] MARFATIA R,KALOUDIS E,TENDLER B E,et al. Intramural hematoma of the aorta as a presenting sign of accelerated hypertension[J]. Am J Med,2012,125(7):5-6.

　[10] MONNET X,MARIK P E. What's new with hypertensive crises? [J]. Intensive Care Med,2015,41(1):127-130.

　[11] MUSSA F F,HORTON J D,MORIDZADEH R,et al. Acute Aortic Dissection and Intramural Hematoma:A Systematic Review[J]. JAMA,2016,316(7):754-763.

　[12] SILASCHI M,BYME J,WENDLER O. Aortic dissection:medical,interventional and surgical management[J]. Heart,2017,103(1):78-87.

　[13] MOL B W J,ROBERTS C T,THANGARATINAM S,et al. Pre-eclampsia[J]. Lancet,2016,387(10022):999-1011.

　[14] AUGER N,FRASER W D,SCHNITZER M,et al. Recurrent pre-eclampsia and subsequent cardiovascular risk[J]. Heart,2017,103(3):235-243.

　[15] GIRLING J C. Don't forget eclampsia[J]. BMJ,2014,348:4149.

　[16] LARSON R J,AYLWARD J. Evaluation and management of hypertension in the perioperative period of Mohs micrographic surgery:a review[J]. Dermatol Surg,2014,40(6):603-609.

　[17] VLCEK M,BUR A,WOISETSCHLAGER C,et al. Association between hypertensive urgencies and subsequent cardiovascular events in patients with hypertension[J]. J Hypertens,2008,26(4):657-662.

第九章 高血压生化指标监测及评价

高血压相关的实验室检查对于高血压的诊断、鉴别诊断、生活方式干预及药物治疗均有着无可替代的重要价值,其应用涉及高血压相关危险因素和器官损害的评价、继发性高血压的筛查、降压药物应用前的药物耐受性评估及用药后副作用的监测等诸多方面。

第一节 高血压相关必选实验室指标

一、常规检查

(一)血常规

血常规是所有高血压患者应常规选择的实验室检查项目。机体组织缺氧,如高原居民、重度睡眠呼吸暂停综合征等患者可出现血红蛋白升高;慢性肾病所致高血压患者多合并肾性贫血,而长期高血压合并肾脏损害导致慢性肾功能不全时也可出现血红蛋白降低,可通过病程、血压水平、其他器官受累情况等加以鉴别。高危高血压患者须使用抗血小板药物进行缺血事件的预防,在该治疗前及治疗过程中应进行血小板和血红蛋白的监测。

(二)常规尿液检查

1. **尿量** 夜尿量 >500ml、尿比重 <1.018 为夜尿量增多,在高血压患者中通常提示肾小管浓缩功能异常。高血压患者如出现少尿,应考虑是否已存在肾脏损害,并在此基础上由于其他原因如肾损害药物、肾脏缺血等原因导致肾功能不全急性加重。在高血压合并急性心功能不全或慢性心功能不全急性加重、容量不足、降压过度时,由于肾脏灌注不足同样会出现尿量减少。

2. **尿比重**(specific gravity,SG)**及渗透压** 尿比重增高见于急性肾小球肾炎、脱水、心功能不全等,尿比重降低见于慢性肾衰竭、肾脏浓缩功能减退等情况。尿比重测定可用于高血压肾小管功能的评价。尿渗透压主要用于高血压所致肾小管浓缩稀释功能的评价、协助筛查间质性肾脏疾病。尿渗透压通常为 600~1 000mOsm/(kg·H$_2$O)。在禁水 8 小时后,尿渗量 <600mOsm/(kg·H$_2$O)、尿渗量/血浆渗量≤1:1 提示肾脏浓缩功能障碍。间质性肾病如慢性肾盂肾炎、多囊肾、痛风性肾病等可出现尿渗透压降低。

3. **尿蛋白、微量白蛋白尿** 尿蛋白定性是高血压肾脏损害的评价指标和肾实质性高血压的常规筛查项目。高血压所致肾损害可出现少量尿蛋白或不伴蛋白尿,大量蛋白尿(≥3.5g/24h)常提示其他肾脏疾患如肾病综合征、糖尿病肾病。

微量白蛋白尿是肾脏病变的早期敏感指标,其升高反映了肾小球滤过膜结构及功能异常,而病变程度尚未导致大分子蛋白漏出,可用于高血压肾脏损害及合并糖尿病肾病患者的早期检出、评估及疗效、预后判断。依据尿样采集方法可分为 24 小时尿白蛋白定量、随机尿样检测或留取一段时间尿液(4 小时或过夜)进行测定。

24 小时尿白蛋白定量的特点是可靠性、重复性好,缺点为门诊患者样本采集具有一定难度。尿微量白蛋白 / 肌酐(albumin/creatinine ratio,UACR)采用随机尿进行测定,尽可能地降低了随机尿浓缩程度不同对检测结果的影响,明显提高了其临床可操作性。在人体代谢正常的情况下,尿中白蛋白量极少,24 小时尿白蛋白定量 <30mg,UACR<30mg/g,如尿白蛋白 30~300mg/24h 或 UACR 30~300mg/g 提示患者存在微量白蛋白尿。横断面研究发现尿微量白蛋白排泄与血压水平相关,且可能参与高血压的发生。

4. 尿细胞成分及管型 在原发性高血压及高血压肾脏损害患者中,尿液细胞成分往往是正常的。如尿液细胞成分明显增加或出现异常管型提示原发肾脏疾病如肾小球肾炎、肾盂肾炎等的存在,因此多被用作肾实质性高血压的常规筛查项目。

5. 尿电解质分析 24 小时尿钾测定用以评价肾脏排钾情况,用于内分泌疾病所致高血压的筛查。24 小时尿钾排泄量不应 > 血钾 $\times 10^{-10}$,否则提示肾脏丢失钾。

尿钠测定:是评估高血压患者钠摄入量的重要指标。钠摄入量过多是导致血压升高的重要原因之一。人体所摄入的钠盐 95% 经由肾脏排泄,因此使用 24 小时尿钠测定可对个体钠摄入量进行评估,目前也作为衡量钠摄入量的金指标。

(三)血液生化

1. 空腹血糖(fasting plasma glucose,FPG) 高血压患者常规应进行空腹血糖测定,正常值 <6.1mmol/L。由于高血压和糖尿病具有诸多共同的发病危险因素如肥胖、增龄等,两种疾病常存在并存现象,糖尿病患者中高血压患病率为 40%~60%。

2. 血脂 高血压患者常规检查血脂项目包括:总胆固醇、低密度脂蛋白胆固醇、高密度脂蛋白胆固醇、三酰甘油。

(1)总胆固醇(total cholesterol,TC):TC 是血中各脂蛋白所含胆固醇之总和。TC 升高是心血管疾病的重要危险因素之一,其血清水平从 3.63mmol/L(即 140mg/dl)开始,与缺血性心血管疾病发病危险呈连续性正相关。

(2)低密度脂蛋白胆固醇(low density lipoprotein cholestorol,LDL-C):LDL 是血液中胆固醇含量最多的脂蛋白。LDL-C 诊断切点建议:理想范围 <2.6mmol/L,<3.37mmol/L 为合适范围,3.37~4.12mmol/L 为临界升高,≥4.14mmol/L 为升高。

(3)非高密度脂蛋白胆固醇(non-high density lipoprotein cholesferol,Non-HDL-C):Non-HDL-C 是 TC 与 HDL-C 的差值,由极低密度脂蛋白胆固醇(very low-density lipoprotein cholesterol,VLDL-C)和 LDL-C 组成,由于 VLDL-C 在动脉粥样硬化病变发生中同样起着重要的作用,《中国成人血脂异常防治指南(2016 年修订版)》推荐 Non-HDL-C 切点:理想范围为 <3.4mmol/L,<4.1mmol/L 为合适,4.1~4.9mmol/L 为临界升高,≥4.9mmol/L 为升高。

(4)高密度脂蛋白胆固醇(high density lipoprotein cholesterol,HDL-C):HDL 作用为将胆固醇由周围组织(包括动脉粥样硬化斑块)转运到肝脏进行再循环或以胆酸的形式排泄,因此 HDL 具有抗动脉粥样硬化作用。我国指南建议 HDL-C 的诊断切点为:HDL-C<1.04mmol/L 为减低。

(5)三酰甘油:三酰甘油是血浆中脂蛋白所含 TG 的总和。TG 水平受饮食等因素的影响较大,因此易产生差异。TG 与心血管疾病发病危险具有一定关系,但明显弱于胆固醇的相关性。

3. 肾功能

（1）血尿素氮（blood urea nitrogen，BUN）：该指标多用于反映肾小球滤过功能，但由于在各段小管均可被重吸收，故血浓度在一定程度上受到肾小管功能的影响。应用该指标反映肾功能评价敏感性差，肾功能受害早期常无明显升高，当肾小球滤过率下降到正常的一半以下时，其血浓度才开始逐渐升高。此外该指标受饮食蛋白质含量、机体蛋白质分解情况和肾血流量等多种因素的影响。

（2）血肌酐（serum creatinine，Scr）：肌酐是常用的反映肾小球滤过功能的指标之一。该指标对肾功能下降评估敏感性也较差，当肾小球滤过率降至正常的 1/3 时，血肌酐才逐渐上升，难以作为肾功能早期评价指标。因此，目前肾病相关指南推荐估算肾小球滤过率（estimated glomerular filtration rate，eGFR）用于肾功能评价及慢性肾病（chronic kidney disease，CKD）的诊断，在 GFR 介于 45~59ml/（min·1.73m^2）、持续至少 90 天、无蛋白尿（白蛋白/肌酐 <3mg/mmol）或无其他肾病标志物者中，指南建议应用基于半胱氨酸蛋白酶抑制剂 C 计算的 eGFR 进行 CKD 初始诊断或排除诊断，以提高 CKD 诊断的敏感性。2013 年改善全球肾脏病预后组织（Kidney Disease：Improving Global Outcomes，KDIGO）指南根据 GFR 及尿 ACR 不同程度对 CKD 进行分期，具体见图 9-1-1。

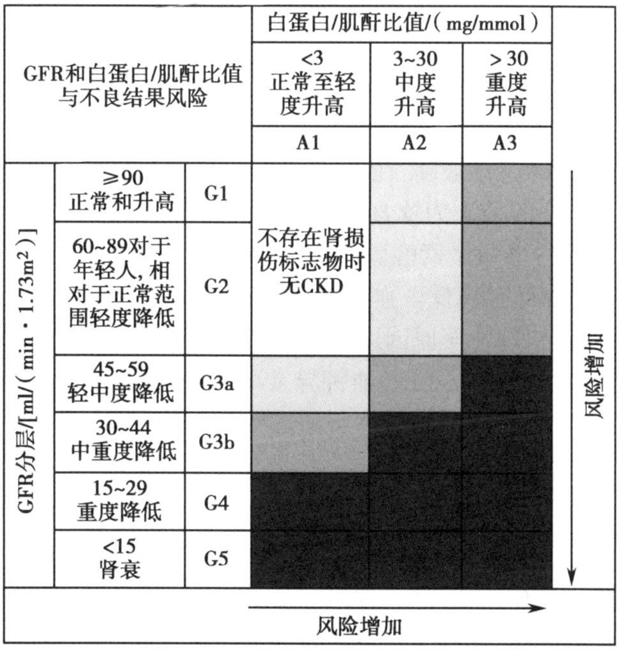

图 9-1-1　2013 年改善全球肾脏病预后组织指南慢性肾病分期方法

2014 年 NICE《成人慢性肾脏病初级和二级护理中的早期识别和管理》中建议根据 CKD 分期进行不同频率的 GFR 监测，具体见图 9-1-2。

（3）血尿酸（serum uric acid，SUA）：机体产生尿酸 2/3 经肾脏排泄，1/3 经粪便和汗液排出。多种因素可引起血尿酸水平升高如饮食、代谢异常、肾功能不全、多发性骨髓瘤、急慢性白血病、红细胞增多症等。正常嘌呤饮食下，非同日两次空腹 SUA：男性 >420μmol/L，女性 >360μmol/L 可诊断为高尿酸血症（high uric acid，HUA）。

GFR和白蛋白/肌酐比值与监测频率（次/年）			白蛋白/肌酐比值/（mg/mmol）		
			<3 正常至轻度升高	3~30 中度升高	>30 重度升高
			A1	A2	A3
GFR分层/[ml/（min·1.73m²）]	≥90 正常和升高	G1	≤1	1	≥1
	60~89对于年轻人，相对于正常范围经度降低	G2	≤1	1	≥1
	45~59 轻中度降低	G3a	1	1	2
	30~44 中重度降低	G3b	≤2	2	≥2
	15~29 重度降低	G4	2	2	3
	<15 肾衰	G5	≤4	4	≥4

风险增加（→）；风险增加（↓）

图 9-1-2　2014 年英国国家卫生与临床优化研究所指南肾小球滤过率监测频率推荐

4. 肝功能　判断肝功能正常与否是高血压药物治疗前的必需步骤。常规检查应包括谷丙转氨酶（alanine transarninase，ALT）、谷草转氨酶（aspartate aminotransferase，AST），其中ALT 对于急性肝细胞受损敏感性最高，在慢性肝损害时 AST 能更好地反映肝脏受损的程度。

5. 血钾（K^+）　人体钾的来源为饮食，钾的主要排泄途径是尿液，肾脏排钾主要由肾上腺皮质激素调节，其中以盐皮质激素醛固酮为主，糖皮质激素次之，酸碱失衡也会影响肾脏排钾，酸中毒时升高，碱中毒时降低。血钾检测是高血压患者重要的实验室检查，快速、简便、廉价，根据血钾水平可对高血压原因进行初步筛查见图 9-1-3。

血钾正常值范围为 3.5~5.5mmol/L。血钾异常可由多种因素引起，具体见表 9-1-1。

表 9-1-1　血钾异常的常见原因

影响途径	低钾血症	高钾血症
经肾脏	肾脏丢失过多：原发性醛固酮增多症、皮质醇增多症、异源性 ACTH 综合征、肾小管酸中毒、Batter 综合征	休克、脱水、急性肾功能不全、慢性肾功能不全急性加重出现少尿或无尿
经消化道	消化道丢失：严重腹泻、呕吐、肠瘘等； 进食不足：禁食或慢性消耗、衰竭患者	肾功能不全患者大量进食含钾食物或药物
细胞溶胶	代谢性碱中毒、大量应用葡萄糖加用胰岛素输液、甲状腺功能亢进等均可引起钾由细胞外液进入细胞内	代谢性酸中毒等原因使细胞内钾转移至细胞外
医源性	长期应用排钾利尿剂、胃肠减压	静脉补钾量过大或速度过快、溶血

6. 血钠（Na^+）　肾脏是维持体内钠含量相对稳定的重要器官，其与钠的排泄和摄入有密切关系，可通过尿钠的测定反映个体钠摄入量。肾脏对钠的调节受肾素 - 血管紧张素 - 醛

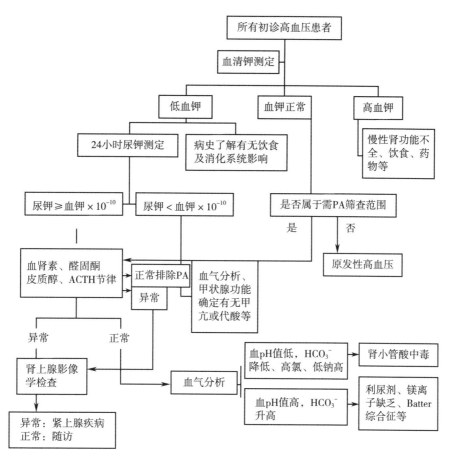

图 9-1-3　基于血钾水平的高血压筛查流程

固酮系统、血管升压素、糖皮质激素、甲状腺素等多种激素的调控。血钠低于 130mmol/L 为低钠血症,可见于摄入不足、丢失过多或循环中水含量增加引起的稀释性低钠血症。

第二节　高血压相关可选实验室指标

一、糖代谢指标

(一)餐后血糖

由于高血压患者合并糖代谢异常的发生率高,且 2 型糖尿病早期多表现为胰岛 β 细胞对血糖升高的敏感性下降、餐后胰岛素峰值后移,因此部分餐后血糖升高的患者空腹血糖检测正常,餐后血糖测定可提高糖代谢异常的检出率。

(二)口服葡萄糖耐量试验(oral glucose tolerance test,OGTT)

OGTT 是诊断糖尿病和糖耐量异常的重要检查。《中国 2 型糖尿病防治指南(2013 年版)》中糖尿病风险评分见表 9-2-1;糖代谢状态分类见表 9-2-2,糖尿病的诊断标准见表 9-2-3。

表 9-2-1　糖尿病风险评分（省去 β 系数）

评分指标	分值	评分指标	分值
年龄 / 岁		腰围 /cm	
20~24	0	<75.0（男），<70.0（女）	0
25~34	4	75.0~79.9（男），70.0~74.9（女）	3
35~39	8	80.0~84.9（男），75.0~79.9（女）	5
40~44	11	85.0~89.9（男），80.0~84.9（女）	7
45~49	12	90.0~94.9（男），85.0~89.9（女）	8
50~54	13	≥95.0（男），≥90.0（女）	10
55~59	15	收缩压 /mmHg	
60~64	16	<110	0
65~74	18	110~119	1
BMI/（kg/m^2）		120~129	3
<22.0	0	130~139	6
22.0~23.9	1	140~149	7
24.0~29.9	3	150~159	8
≥30.0	5	≥160	10
糖尿病家族史（父母、同胞、子女）		性别	
无	0	女	0
有	6	男	2

表 9-2-2　糖代谢状态分类（WHO 1999 年）

单位：mmol/L

糖代谢分类	空腹血糖	餐后 2 小时血糖
正常血糖	<6.1	<7.8
空腹血糖受损（IFG）	6.1~7.0	<7.8
糖耐量减低（IGT）	<7.0	7.8~11.1
糖尿病	≥7.0	≥11.1

注：IFG 和 IGT 统称为糖调节受损。

表 9-2-3　糖尿病诊断标准

诊断标准	静脉血浆葡萄糖水平 /mmol/L
（1）典型糖尿病症状（多饮、多尿、多食、体重下降）加上随机血糖检测 或加上	≥11.1

续表

诊断标准	静脉血浆葡萄糖水平 /mmol/L
（2）空腹血糖检测 或加上	≥7.0
（3）葡萄糖负荷后 2 小时血糖检测 无糖尿病症状者，需改日重复检查	≥11.1

注：空腹状态指至少 8 小时未进食热量；随机血糖指不考虑上次用餐时间，为一天中任意时间的血糖，不能用来诊断空腹血糖受损或糖耐量异常。

（三）糖化血红蛋白

虽然 OGTT 是目前诊断糖尿病的金标准，但应激、药物、饮食等因素可造成其检测结果发生变化，影响其重复性、稳定性，且存在需多次取血、部分患者接受困难等问题。糖化血红蛋白（HbA1c）可反映患者 2~3 个月内血糖水平，研究结果显示在血糖稳定的患者中，测定前 30 天内的血糖水平对 HbA1c 测定结果的贡献为 50%，测定前 30~60 天的血糖贡献为 25%，因此 HbA1c 成为目前用于衡量长时血糖水平稳定的血清标志物。

HbA1c 的诊断切点：有研究结果显示单纯以 HbA1c≥6.5% 作为糖尿病诊断标准，可能导致 70% 的糖尿病漏诊，而以 5.7%~6.4% 作为糖尿病前期诊断标准，将导致 82%~95% 的糖尿病前期漏诊。由于 HbA1c 存在地域、种族差异，我国研究结果提示可应用 HbA1c≥6.2%~6.35% 为糖尿病诊断切点，HbA1c≥5.5%~5.75% 为糖尿病前期诊断切点。我国糖尿病指南尚未推荐 HbA1c 用于糖尿病诊断。

二、同型半胱氨酸

同型半胱氨酸（homocysteine，Hcy）是一种机体本身不能合成的含硫氨基酸的代谢产物，是蛋氨酸和半胱氨酸代谢循环中的重要中间产物。

人群流行病学研究显示高同型半胱氨酸血症与多种动脉粥样硬化性疾病有关，血浆同型半胱氨酸水平升高可使冠心病风险显著升高，其中男性升高 60%、女性升高 80%；冠心病患者中的研究发现血浆同型半胱氨酸水平与冠脉受累支数、狭窄严重程度呈显著正相关。《中国高血压防治指南 2010 年修订版》中将血同型半胱氨酸≥10μmol/L 定为心血管危险因素之一。同型半胱氨酸代谢与多种 B 族维生素包括维生素 B_{12}、B_6 和叶酸有关，研究结果显示适量补充叶酸可降低血同型半胱氨酸水平。

三、尿蛋白定量测定

在蛋白尿患者中进行 24 小时尿蛋白的定量测定是评价肾脏疾病更为可靠的指标。24 小时尿蛋白定量正常范围为小于 150mg，如超过正常范围则提示蛋白尿，当 24 小时尿蛋白定量≥3.5g 时为大量蛋白尿。高血压肾脏损害早期通常表现为肾小管受累，出现浓缩稀释障碍及肾小管重吸收功能异常，当高血压进一步发展时将累及肾脏血管网，导致肾小球缺血，从而出现尿中蛋白漏出增加，由于同时存在的肾小管重吸收障碍，致使尿中小分子蛋白排出增加，在临床可检测到微量白蛋白尿和显性蛋白尿，与慢性肾病的其他常见病因相比，高血压所致蛋白尿常并不严重，不会导致大量蛋白尿的出现。

四、凝血相关检查

指南推荐的基础及相关检查中并不包括凝血方面的检查,但部分高血压患者如高危及极高危患者需应用抗血小板药物、房颤患者部分需应用口服抗凝药治疗,在抗栓治疗前应进行凝血相关检查,包括凝血时间、活化的部分凝血活酶时间、血浆凝血酶原时间、凝血酶原国际标准化比值、纤维蛋白原、D-二聚体等项目。

第三节　高血压专科实验室检查及新型标志物

一、内分泌相关指标

(一)肾素-血管紧张素-醛固酮系统

肾素-血管紧张素-醛固酮系统(renin-angiotensin-aldosterone system,RAAS)的激活是原发性高血压的重要发病机制之一,RAAS 的检测也是诊断原发性醛固酮增多症(primary aldosteronism,PA)的关键检查手段,而原发性醛固酮增多症是导致继发性高血压的最常见病因,调查资料显示在 1、2、3 级高血压患者中原发性醛固酮增多症患病率分别为 2%、8% 和 13%,在难治性高血压患者中其患病率为 17%~23%。

1. RAAS 的检测 RAAS 中可用于临床检测的项目包括血浆肾素活性或直接肾素浓度、醛固酮、血管紧张素 Ⅱ、血管紧张素转换酶,其中前两者为高血压专业检查尤其是继发性高血压筛查的必要实验室项目。

2. RAAS 测定在高血压中的临床应用

(1)血浆醛固酮/肾素比值(aldosterone/rennin rate,ARR):ARR 是用于原发性醛固酮增多症诊断和排除诊断的主要检查项目之一。血浆 ARR 比值可作为诊断原发性醛固酮增多症的敏感指标。ARR 切点的确定对于其诊断 PA 的敏感性及特异性影响很大,目前不同研究对切点敏感性及特异性的评价结果存在较大差异,2016 年 TES 指南推荐的 ARR 切点仍沿用 2008 年的指南(表 9-3-1),推荐常用 ARR 切点为 30。如存在自发性低钾血症患者伴有低肾素,加之血醛固酮大于 20ng/dl 者不需进一步检查可确定诊断。

表 9-3-1　ARR 的常用切点(包括放射免疫法和化学发光法及不同检测单位)

项目	肾素活性 / [ng/(ml·h)]	肾素活性 / [pmol/(L·min)]	直接肾素浓度 / (mU/L)	直接肾素浓度 / (ng/L)
醛固酮 /(ng/dl)	20	1.6	2.4	3.8
	30	2.5	3.7	5.7
	40	3.1	4.9	7.7
醛固酮 /(pmol/L)	750	60	91	144
	1 000	80	122	192

(2)血浆肾素升高:可见于肾动脉狭窄、高肾素型原发性高血压、肾素瘤或包括药物、血容量降低等多种因素造成的 RAAS 的激活。

（3）RAAS 活化与高血压 RAAS 活性增高：可通过多种机制参与高血压的发生、发展及靶器官损害的出现。首先血管紧张素Ⅱ（angiotensinⅡ, AngⅡ）可作用于血管平滑肌细胞，导致动脉血管收缩，外周阻力增加，引起血压升高；其次 AngⅡ可促进肾上腺分泌醛固酮，通过醛固酮的保钠保水作用，使机体血容量增加，升高血压；AngⅡ具有促进血管平滑肌增殖、致纤维化等作用导致动脉管壁重构，动脉僵硬度增加、脉搏波传导速度加快、弹性大动脉弹性储器功能下降，导致收缩压升高、左心室后负荷增加，诱发心脏损害；AngⅡ可刺激多种细胞分泌炎症因子，并通过促进炎症反应和氧化应激反应参与动脉粥样硬化病变的发生。

（二）皮质醇及促肾上腺皮质激素

皮质醇的水平主要受到腺垂体分泌的促肾上腺皮质激素（adrerrmrticotropic hormone, ACTH）的调节，血中糖皮质激素水平对 ACTH 有负反馈作用，糖皮质激素分泌过多可抑制 ACTH 的分泌。原发性皮质醇增多症患者清晨血皮质醇水平升高，并且之后缺乏正常下降，下午及夜间血浆皮质醇均高于正常。

（三）儿茶酚胺及其代谢产物

儿茶酚胺（catecholamine, CA）包括肾上腺素（epinephrine, E）、去甲肾上腺素（norepinephrine, NE）和多巴胺，由肾上腺髓质或肾上腺外交感神经链合成分泌，可引起血压升高。位于肾上腺的嗜铬细胞瘤和位于肾上腺外的副神经节瘤可通过自主分泌儿茶酚胺导致血压异常升高，肿瘤更多位于肾上腺，可占 80%~85%，副神经节瘤仅为 15%~20%。CA 及其代谢产物甲氧基肾上腺素、甲氧基去甲肾上腺素的实验室测定是 PPGL 的主要诊断方法。

二、炎症指标

高血压导致动脉内皮受损，加之随后出现的脂质沉积，引发动脉管壁炎症及氧化应激反应致使动脉粥样硬化病变的出现。动脉粥样硬化性血管病变是高血压导致心血管事件发生的重要病理基础，因此在心血管疾病高危的高血压患者中进行心血管相关炎症指标的筛查可能有助于早期发现动脉病变，并对病变的性质、预后影响、干预效果等方面进行评估。

（一）CRP 和 hsCRP

CRP 是机体受到炎症刺激后由肝脏产生的急性相关蛋白，hsCRP 则是应用超敏技术对血液中低浓度 CRP 进行测定得到的一种系统性炎症指标。hsCRP 作为炎症检测指标的优点在于：其检测稳定，血样在常温放置 3 天、冷藏 7 天或长时间冷冻均不会影响测定结果；检测方法多，易于在临床推广；具有国际标准化质控系统，保证测定的稳定、准确。因此，CRP 和 hsCRP 成为心血管研究中最常应用的炎症指标。

（二）白细胞介素

高血压及其所引起的动脉硬化均有动脉管壁炎症反应的参与，白细胞介素作为重要的炎症因子可能在其中发挥作用。研究发现在肥胖合并睡眠呼吸暂停的高血压患者中，血浆白细胞介素 6（interleukin-6, IL-6）水平显著升高，并与呼吸检测的各项参数具有相关性，在应用呼吸机改善呼吸暂停所致的缺氧后 IL-6 水平下降，提示该类患者睡眠过程中缺氧及再复氧状态可能通过刺激 IL-6 引起心血管相关的炎症反应而导致器官损害。

（三）细胞间黏附因子 1

细胞间黏附因子 1（intercellular cell adhesion molecule-1, ICAM-1）可促进白细胞与血管内皮细胞之间发生短暂结合，使得白细胞在内皮细胞的表面滚动，并通过其他活性因子的作用,引起白细胞黏附性增加并与血管内皮细胞发生紧密结合,进而迁入内皮细胞下,为局部的炎症反应发生提供条件,因此 ICAM-1 是血管壁炎症损害的重要始动因子之一。动物模型中的研究发现 ICAM-1 可能与肾血管性高血压导致左心室肥厚有关。此外妊娠期高血压患者与正常孕妇相比血及胎盘组织中 ICAM-1 显著升高,有学者认为其是妊娠期高血压的早期征象。

(四)基质金属蛋白酶

基质金属蛋白酶(matrix metalloproteinases,MMP)是一组 Zn^{2+} 依赖的蛋白水解酶,主要作用为降解细胞外基质,参与组织重构、炎症调控、胚胎发育、肿瘤等多种生理及病理过程。到目前为止,MMP 与高血压发生之间的关系尚未确定,动物研究发现 MMP-7 可引起大鼠血压升高;血压正常人中的随访研究发现血清 MMP-9 和金属蛋白酶 1 组织抑制剂(tissue-inhibitor of metalloproteinase-1,TIMP-1)升高有促进高血压发生的可能。在高血压所致心脏损害方面,研究发现 MMP-1、MMP-2、MMP-8、MMP-9、TIMP-1、TIMP-4 可能与高血压所致左心室肥厚或伴舒张功能不全的发生有关。对房颤患者研究发现多种 MMP 包括 MMP-2 、MMP-3、MMP-9 水平升高,提示其可能参与心房重构。

三、内皮相关因子

内皮细胞结构及功能的正常是维持正常血管张力继而正常血压的重要因素。内皮细胞可产生一系列活性因子参与血管舒张过程,如一氧化氮、前列腺素及内皮源性超级化因子家族(endothelium-derived hyperpolarizing factor,EDHF),在血流切应力的作用下内皮细胞可持续释放上述物质起到扩张血管的作用,当内皮细胞受损时上述活性因子生成减少从而导致血管舒张受到影响而引起血压持续升高。

(一)一氧化氮

一氧化氮(nitric oxide,NO)由内皮细胞产生,其合成主要调控因素为血流切应力,当内皮细胞受到血流切应力作用时,可通过开放内皮细胞钙通道激活钙依赖的内皮型一氧化氮合酶(endothelial nitric oxide synthase,eNOS)活性,同时血流切应力可上调 NOS 的基因表达,促进 NO 的合成及释放。NO 可扩散至血管平滑肌下,激活可溶性鸟苷酸环化酶,使环磷酸鸟苷合成增加,引起血管平滑肌舒张。氧化应激反应还可导致 NOS 合成 NO 过程中关键辅助因子缺乏,从而导致 NOS 脱耦联生成超氧化物;而 NO 也可与 O^{-2} 生成毒性很强的过氧化亚硝酸。

(二)前列腺素

前列腺素由环氧化酶(cycloxygenase,COX)催化生成,其中前列腺素 E_2、I_2 具有血管扩张作用。前列腺素 I_2(prostaglandin I_2,PGI_2)由肺部产生释放入血,可拮抗血栓素 A2(thromboxane A2,TXA2)促进血小板聚集的作用。高血压动物模型自发性高血压大鼠和戈德布拉特高血压大鼠研究均发现 PGI_2 合成增加。

(三)内皮源性超级化因子

内皮源性超级化因子(EDHF)家族由一类物质构成,均由内皮细胞钾通道调控,参与血管平滑肌细胞舒张,包括花生四烯酸代谢产物、过氧化氢、一氧化碳(carbon monoxide,CO)和硫化氢(H_2S)。其中 CO 和 H_2S 为水溶性小分子气体信号分子,可扩散至作用靶点发挥血管扩张作用。

1. 一氧化碳 内源性的一氧化碳（CO）大部分由血红素氧化酶（heme oxygenase-1，HO-1、HO-2）催化合成，血管局部合成的 CO 可降低血管张力调节局部组织血流量，同时具有抑制血管平滑肌细胞增殖、抗血小板聚集作用。自发性高血压大鼠研究发现在注射氯高铁血红素后肠系膜动脉 HO-1 表达增加、活性增强，血压恢复正常，且血管内皮生长因子表达减少、血管重构发生逆转，提示 HO-1 的水平对于高血压及其相关的血管重构具有改善作用。

2. 硫化氢 硫化氢（H_2S）作为气体信号分子，具有剂量依赖性的血管舒张作用，H_2S 可特异性作用于 ATP 敏感性钾通道，使得细胞膜超极化，引起平滑肌细胞舒张，也可作用于神经组织抑制神经元的兴奋性。其调节主要由神经体液因素作用于钙 - 钙调蛋白后激活胱硫醚 β- 合成酶完成。

3. 内皮素 内皮素（endothelin，ET）是一种缩血管活性肽，可由内皮细胞产生并释放，具有强烈的血管收缩作用，另有促进血管平滑肌细胞增殖作用。盐敏感性的高血压大鼠模型中的研究发现大动脉管壁 ET_1 表达升高，正常人注射内皮素后可观察到血压升高现象，但高血压患者中的研究并未得到一致性结论，目前内皮素与高血压发生之间的关系尚难以确定。

（王鲁雁）

● 参考文献

［1］中国高血压防治指南修订委员会. 中国高血压防治指南 2010［J］. 中华心血管病杂志，2011，39（7）：579-616.

［2］FUNDER J W，CAREY R M，MANTERO F，et al. The Management of Primary Aldosteronism：Case Detection，Diagnosis，and Treatment：An Endocrine Society Clinical Practice Guideline［J］. J Clin Endocrinol Metab，2016，101（5）：1889-1916.

［3］中华医学会内分泌学分会肾上腺学组. 原发性醛固酮增多症诊断治疗的专家共识［J］. 中华内分泌代谢杂志，2016，32（3）：188-195.

［4］SHALIA K K，MASHRU M R，VASVANI J B，et al. Circulating levels of cell adhesion molecules in hypertension［J］. Indian J Clin Biochem，2009，24（4）：388-397.

［5］WANG T J，GONA P，LARSON M G，et al. Multiple biomarkers and the risk of incident hypertension［J］. Hypertension，2007，49（3）：432-438.

［6］WILSON P W，CDC，AHA. CDC/AHA Workshop on Markers of Inflammation and Cardiovascular Disease：Application to Clinical and Public Health Practice：ability of inflammatory markers to predict disease in asymptomatic patients：a background paper［J］. Circulation，2004，110（25）：e568-e571.

［7］SCHNABEL R B，WILDPS P S，SCHULZ A，et al. Multiple endothelial biomarkers and noninvasive vascular function in the general population：the Gutenberg Health Study［J］. Hypertension，2012，60（2）：288-295.

［8］GILES T D，SANDER G E，NOSSAMAN B D，et al. Impaired vasodilation in the pathogenesis of hypertension：focus on nitric oxide，endothelial-derived hyperpolarizing factors，and prostaglandins［J］. J Clin Hypertens（Greenwich），2012，14（4）：198-205.

［9］LUFT F C，MERVAALA E，MULLER D N，et al. Hypertension-induced end-organ damage ：A new transgenic approach to an old problem［J］. Hypertension，1999，33（1 Pt 2）：212-218.

第十章　高血压影像学检查及评价

高血压影像学检查及评价包括两部分,一是对高血压引起的心、脑血管疾病的形态及功能学改变进行评估;二是寻找继发性高血压的病因,并对原发病进行评价。影像学检查不仅能显示心脑大血管外部轮廓和腔内解剖结构,而且能观察心脏的运动和评价心脏的功能。

除了 X 线平扫、超声、核医学、心血管造影外,新的影像学技术的开发,进一步拓展了心脑血管疾病检查的领域,成为重要手段。实际工作中合理选择影像学检查方法,是提高诊断效能的关键。X 线片可以观察心脏、大血管形态及肺内改变,但无法提供血流动力学及功能改变,可作为初筛检查。另外,X 线片对引起继发性高血压的原发脑血管疾病无明确诊断价值。超声能从任意角度观察心室运动、室壁厚度及心脏大血管的连接关系,对心脏的瓣膜结构和功能的观察是其优势,但对某些解剖细节或并发症判断仍需进一步影像学检查。CTA 检查对冠脉中、高度狭窄的阴性预测价值较高。MRI 主要用来评价心肌梗死的部位和范围、存活心肌和心功能改变,具有较高的时间分辨率和软组织分辨率。在继发性高血压的影像学诊断中,CT 和 MRI 因具有较好的软组织分辨率,是明确诊断原发病的最佳检查方法。核医学可明确心肌缺血部位和范围、对评价存活心肌和冠脉血流储备等方面有重要价值。

总之,不同的影像学检查方法在高血压相关疾病中有不同的诊断价值和影像表现,本章重点介绍常规影像检查技术,超声及介入造影检查另有章节详述。

第一节　高血压并发症的影像学检查及评价

高血压早期无明显病理改变,长期高血压引起全身小动脉中层平滑肌细胞增殖和纤维化,管壁增厚和管腔狭窄,导致如心、脑、肾等组织缺血,引起相应并发症,包括高血压性心脏病、冠状动脉粥样硬化性心脏病、高血压脑部疾病、主动脉夹层等。

一、高血压性心脏病

各型高血压达到一定的时间和程度使左心负荷加重,引起左心室肥厚、左心功能不全者均可称为高血压性心脏病。发病基础是全身小动脉痉挛,造成外周阻力增高,动脉血压升高,左心负荷过重,心肌肥厚,心肌缺氧,致使心肌收缩力差,容量增加,左侧心力衰竭。

(一)影像学表现

X 线:心脏改变以左心室增大、肥厚及主动脉增宽、延长和迂曲为主。

长期血压升高可使左心室肥厚,左心室段圆隆,当左侧心力衰竭时,流出道先延长,继而流入道增大(图 10-1-1)。

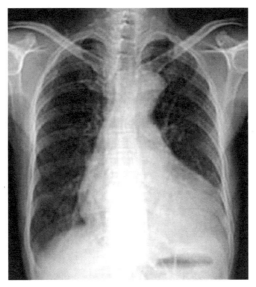

图 10-1-1　高血压性心脏病胸部 X 线片（一）

X 线片示左心室增大，心胸比增大，主动脉结突出，主动脉迂曲延长。

左心功能代偿期，肺纹理正常，失代偿时则出现肺淤血、上腔静脉扩张、肺水肿等肺静脉高压的表现（图 10-1-2）。

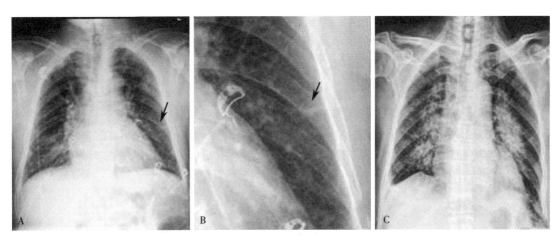

图 10-1-2　高血压性心脏病胸部 X 线片（二）

A：X 线片显示心影增大，间质性肺水肿；B：Kerley B 线的放大图；C：X 线片显示心影增大，肺泡性肺水肿。

CT 和 MRI：CT 显示左心室增大及升主动脉扩张。MRI 可见左心室壁包括室间隔普遍均匀增厚，左心室腔较小，但室壁心肌信号无异常；升主动脉扩张，但不累及主动脉窦。左心室增大时 MRI 可见左心室壁运动减弱，二尖瓣收缩期反流，提示相对二尖瓣关闭不全（图 10-1-3）。

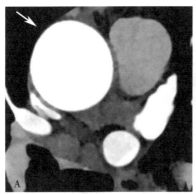
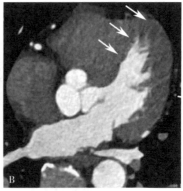
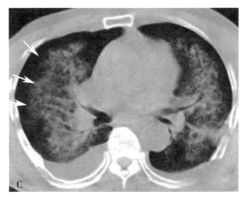

图 10-1-3　高血压性心脏病 CT 检查

A、B. CT 增强图像显示升主动脉扩张（箭头），左心室增大，
左心室室壁、室间隔普遍均匀增厚（箭头）；C. CT 显示肺泡性肺水肿。

（二）诊断与鉴别诊断

临床诊断较容易。X 线片表现为左心增大，主动脉增宽延长，甚至有左侧心力衰竭的表现。超声对观察左心室肥厚、功能及血流动力学变化等方面有一定作用。CT 与 MRI 也能显示左心室与主动脉的情况。主要与肥厚型心肌病相鉴别，后者心肌增厚是非对称性的，室间隔与左心室后壁厚度之比 >1.3~1.5。

二、冠心病

冠心病指因长期高血压、高血脂或其他疾病导致的冠状动脉（coronary artery，CA）粥样硬化，使血管管腔明显狭窄或闭塞，导致心肌缺血缺氧并坏死而引起的心脏病。

（一）影像学表现

X 线：X 线片对诊断冠心病帮助不大，仅在冠状动脉发生较大钙化时才能发现，冠状动脉出现钙化预示着已可能发生狭窄。如已伴发缺血性心肌病可见心影增大、肺充血等。

CT：CT 对 CHD 的诊出帮助不大，只能发现冠状动脉走行区的钙化及心脏形态、大小的改变。

冠状动脉 CTA：CTA 是 CHD 早期筛查和检出的重要方法，冠状动脉 CTA 不仅能清晰显示冠状动脉的起源、解剖结构、管壁的斑块及管腔的狭窄程度，对斑块成分的分析也能提供足够的依据。对经皮冠状动脉介入治疗（percutaneous transluminal coronary intervention，PCI）

或冠状动脉搭桥术后的患者,可评价支架血管和桥血管的管腔内情况。对 CHD 的合并症也能做出明确诊断(图 10-1-4~ 图 10-1-6)。

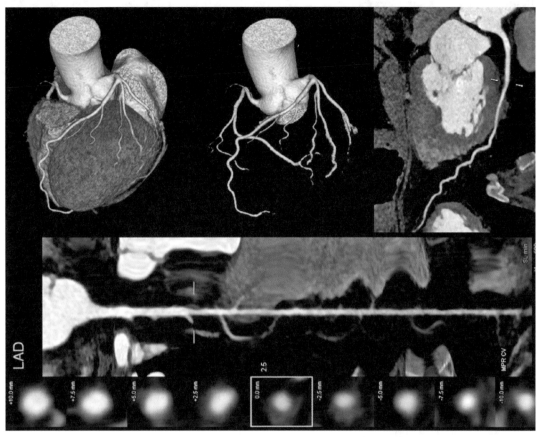

图 10-1-4　冠状动脉硬化性心脏病计算机体层血管成像检查(一)

冠状动脉 CTA 的 VR 图像显示 LAD 近端局限性狭窄,MIP 图像示 LAD 近端软斑形成,局部管腔重度狭窄(80%)。

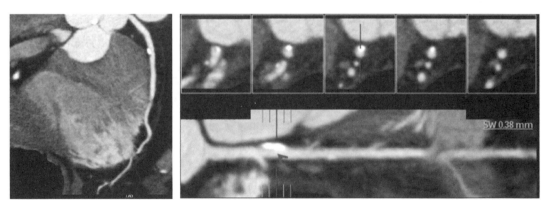

图 10-1-5　冠状动脉硬化性心脏病计算机体层血管成像检查(二)

冠状动脉 CTA 的 MIP 图像示 LAD 近端钙化斑块形成,局部管腔轻度狭窄(30%)。

1. 冠状动脉斑块自身评价

1)冠状动脉斑块分类:CT 值(49±22)HU 为软斑块,(91±21)HU 为纤维斑块,

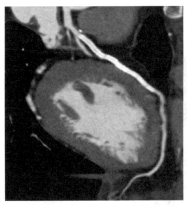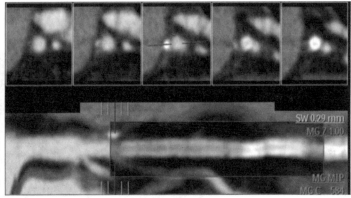

图 10-1-6　冠状动脉硬化性心脏病计算机体层血管成像检查（三）

冠状动脉 CTA 显示 LAD 支架术后，支架内管腔通畅。

（391±156）HU 为钙化斑块。

2）冠状动脉狭窄程度的定量诊断

0 级：正常冠状动脉，无狭窄。

1 级：狭窄程度 <25%，极小狭窄。

2 级：狭窄程度 25%~49%，轻度狭窄。

3 级：狭窄程度 50%~69%，中度狭窄。

4 级：狭窄程度 70%~99%，重度狭窄。

5 级：闭塞。

3）冠状动脉重构的 CT 征象：正性重构，斑块造成管壁增厚，向外膨隆，管腔未见明显狭窄，见于钙化斑块的形成。负性重构，斑块造成管壁增厚，向管腔内突出，造成管腔狭窄，见于非钙化或严重钙化斑块形成。

2. 并发症的影像学评价

（1）CT

1）心肌梗死的征象：室壁灌注减低，增强后可见条片状低密度病灶，局部心肌变薄，钙化；心腔内如有充盈缺损存在，提示有附壁血栓形成；节段心肌收缩增厚率减低，室壁运动减弱、消失或不协调；EF 降低。

2）室壁瘤的主要征象：局部室壁异常膨出，瘤壁变薄，可见弧形钙化灶，相应层面室间隔变薄；左心室扩大；心电门控扫描可见矛盾运动，正常室壁收缩功能增强；瘤区充盈缺损提示有血栓形成；射血分数（ejection fraction，EF）减低。

3）室间隔破裂的主要征象：室间隔局部中断，穿通，可合并室壁瘤形成；左右心室扩大，继发肺动脉高压，肺动脉干及分支管腔增宽。

4）左心室假性室壁瘤形成的主要征象：可见破口，CT 可显示破口部位，造影剂经此破口流入心包，形成附壁血栓与心包形成包裹；可显示完整的血肿及血栓的范围。

（2）MRI：常规 MRI 对冠状动脉壁的显示有限，高空间分辨力 MRI 技术可测量冠状动脉壁厚度和血管壁面积，观察冠状动脉有无狭窄及评价狭窄程度。冠状动脉硬化导致心肌缺血严重时，可使心脏发生形态学改变，相应供血区心肌变薄，心腔扩大，发生心肌梗死时，心肌的信号会发生改变,急性心肌梗死心肌在 T_2WI 上为高信号,进入亚急性期时,信号强度减低,进入瘢痕期信号低于正常心肌组织。节段性心肌变薄是陈旧性心肌梗死的诊断标准。MRI 能显示真假性室壁瘤,室间隔破裂等并发症的征象。MRI 电影序列可显示室壁运动减少,运动消失和矛盾运动(图 10-1-7)。

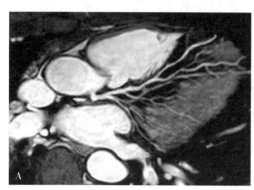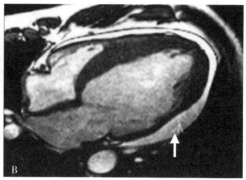

图 10-1-7 冠状动脉 MRA 成像及心脏 MRI 成像
A. 冠状动脉磁共振血管成像;B. 慢性心肌梗死心脏 MRI。

(3)核医学:静息时灌注缺损主要见于心肌梗死后形成的瘢痕部位。冠状动脉硬化导致供血不足可见缺损区见于运动后的心肌缺血区。心肌灌注显像是诊断冠心病较有价值的方法(图 10-1-8)。

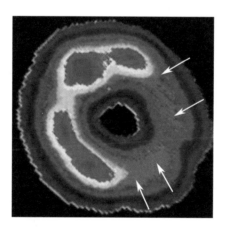

图 10-1-8 心肌灌注显像示左心室前、侧、后壁灌注缺损(箭头)

(4)冠状动脉造影:冠状动脉造影是 CHD 诊断的金标准,可明确管腔狭窄的位置、长度及程度,在发现病变血管的同时可行 PCI 治疗(图 10-1-9)。

(二)诊断与鉴别诊断

根据典型症状,实验室检查,结合冠状动脉 CTA 和冠状动脉造影可明确诊断 CHD。CTA 用于高危人群的筛查,DSA 可作为诊断的金标准和治疗的首选方式。症状需与肺栓塞、主动脉夹层相鉴别。肺栓塞冠状动脉 CTA 无明显异常,肺动脉内可见明显充盈缺损。主动脉夹层可于超声及主动脉 CTA 发现双腔样改变的主动脉,并且可见内膜破口,假腔内可见血栓形成。

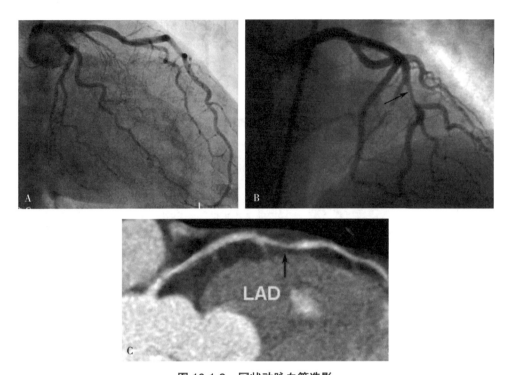

图 10-1-9　冠状动脉血管造影

A. 正常冠状动脉造影；B. 心绞痛患者冠状动脉造影：LAD 中段局限性管腔中度狭窄（箭头）；
C. 冠状动脉 CTA（箭头）。

三、高血压相关脑部疾病

长期高血压使脑血管缺血与变形，形成微动脉瘤而发生脑出血；促使脑动脉粥样硬化，可并发脑血栓形成，严重时引起脑梗死；脑小动脉闭塞性病变，引起腔隙性脑梗死；重症高血压可引起脑水肿，出现高血压脑病。

（一）高血压性脑出血

高血压性脑出血（hypertensive intracerebral hemorrhage）指高血压所致的脑小动脉的微小动脉瘤或玻璃样变，在血压骤升时破裂出血，是脑出血最常见原因。出血好发于基底核、丘脑、脑桥和小脑，易破入脑室。血肿演变分为急性期、吸收期和囊变期，时期不同其相应的影像学表现亦不同。

1. 影像学表现

X 线：X 线片无异常改变。脑血管造影，当脑内血肿较大时，可出现占位征象。

CT：是脑出血的首选检查方法，血肿在不同时期 CT 表现如下：

（1）急性期：1 周内，血肿肾形、类圆形或不规则形均匀高密度影，CT 值 60~80HU，周围水肿带宽窄不一，局部脑室受压移位（图 10-1-10A）。

（2）吸收期：7 天至 2 个月，高密度血肿向心性缩小，边缘模糊，小血肿可完全吸收；血肿密度逐渐减低，第四周左右变为等密度或低密度，周围水肿及占位效应逐渐减轻，增强扫描可见环形强化（图 10-1-10B）。

（3）囊变期：2 个月以后，小的血肿由胶质和胶原纤维愈合；大血肿吸收后常遗留大小不等的囊腔,呈脑脊液密度(图10-1-10C)。

MRI:脑内血肿的信号错综复杂,据血肿内Hb的变化,信号表现不同。

(1)超急性期(<6小时):表现为T_1WI略低信号,T_2WI略高信号,随着凝血块水分的吸收,蛋白浓度增高,T_1WI变为等或略高信号,T_2WI为略高信号或高信号。

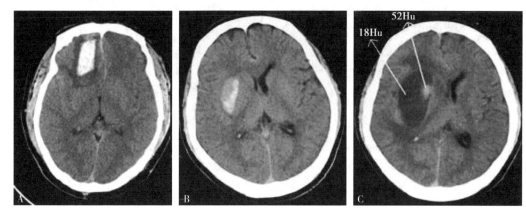

图10-1-10　不同时期脑出血的CT表现

本组图片分别为急性期、吸收期和囊变期的脑出血,密度由高到低。A. 右侧额叶急性期脑出血,出血部位为高密度影,周围见低密度水肿带,临近中线结构轻度左偏;B. 右侧基底节区吸收期脑出血,出血为等、稍高密度影,周围水肿基本吸收,右侧侧脑室受压变窄;C. 右侧基底节区囊变期脑出血,右侧基底节区病变大部分呈液性低密度影,边缘见小片状高密度影,临近中线结构轻度左偏。

(2)急性期(6~72小时):表现为T_1WI为等信号,而T_2WI低信号。血肿周围出现水肿时,表现为血肿周边T_1WI低信号、T_2WI高信号的水肿带(图10-1-11)。

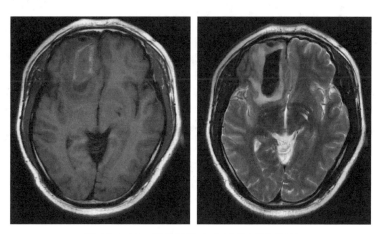

图10-1-11　急性期脑内血肿的MRI表现

患者女性,59岁,主因"高血压11年,突发头痛、浅昏迷3天"入院。右侧额叶见团片状异常信号影,T_1WI示病变中心呈等信号,边缘见环形高信号,T_2WI示病变中心呈低信号,病变周围见T_1WI低、T_2WI高的水肿信号影,中线结构轻度左偏。

(3)亚急性期(3~14天):①亚急性早期:表现为T_1WI为血肿周边(已被氧化)的高信号+血肿中心(未被氧化)的等信号;T_2WI为血肿周边和血肿中心均为低信号。②亚急性晚期:血肿T_1WI和T_2WI均为高信号,血肿周围可出现低信号的含铁血黄素环(在T_2WI表现为极低信号环)(图 10-1-12)。

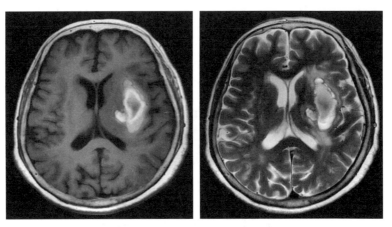

图 10-1-12 亚急性期脑内血肿 MRI 表现

患者男性,71 岁,主因"高血压 30 余年,突发头痛,右侧肢体无力 6 天"入院。左侧基底节区见团片状异常信号影,T₁WI 示病变中心呈等信号,周边为高信号;T₂WI 示病变中心呈低信号,周边呈高信号,周围见 T₁WI 低、T₂WI 高的水肿信号影。

(4)慢性期(>15 天):即囊变期,可出现两种情况:①含有"含铁血黄素和铁蛋白的囊腔",表现为 T₁WI 和 T₂WI 均为低信号;②含有类似脑脊液的"液性囊腔",表现为 T₁WI 低信号、T₂WI 高信号,周围见线样低信号环,为含铁血黄素沉着(图 10-1-13)。

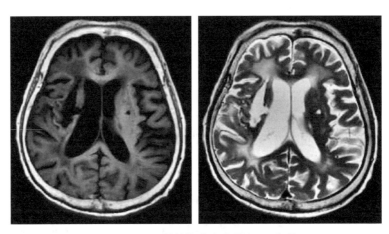

图 10-1-13 慢性期脑内血肿 MRI 表现

患者男性,79 岁,主因"高血压 20 余年,脑出血后 3 个月"来院复查。右侧基底节区局部软化灶形成,呈脑脊液信号,T₁WI 呈低信号,T₂WI 呈高信号,T₂WI 病变周边见线样低信号含铁血黄素环,右侧侧脑室牵拉扩张。

2. 诊断与鉴别诊断 根据典型的 CT、MRI 表现和临床症状,脑内出血容易诊断。症状不明显的脑内出血在吸收期时 CT 检查可能为等密度,需和肿瘤鉴别。

(二)脑梗死

脑梗死(cerebral infarction)主要是脑部动脉出现粥样硬化和血栓形成,使管腔狭窄甚至闭塞,导致局灶性急性脑供血不足而发病。长期高血压是脑动脉粥样硬化最重要的成因,血压持续升高者,动脉粥样硬化的发病率明显增高。

1. 影像学表现 脑梗死发生后 4~6 小时脑组织发生缺血水肿,继而脑组织坏死。1~2

周后水肿减轻,坏死组织液化,梗死区出现吞噬细胞浸润,清除坏死组织,同时有胶质细胞增殖和肉芽组织形成。8~10 周后形成软化灶。

X 线:脑血管造影可见血管闭塞,为特征性表现,见于 50% 的病例。

CT:发病后 24 小时 CT 不显示密度变化,或仅表现为模糊的低密度区;部分病例早期显示动脉致密征。大脑中动脉闭塞早期表现为岛带征。24~48 小时后出现与闭塞血管一致的低密度区,梗死体积较大可有占位效应。2~3 周时,CT 扫描可出现模糊效应。脑梗死后期,小的病变可吸收,大的病灶残留囊腔呈脑脊液密度,邻近部位局限性脑萎缩,出现脑室或脑沟扩大等征象(图 10-1-14)。

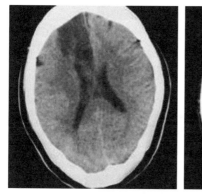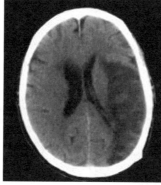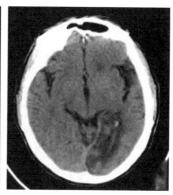

图 10-1-14　大脑前、中、后动脉闭塞对应的脑梗死 CT 表现
可见与闭塞血管供血范围一致区域的低密度区,灰白质均受累,脑回模糊。

增强扫描:脑梗死 1 周后可出现强化,多表现为不均匀强化,偶尔为均匀强化。

颅脑 CT 是脑梗死最常用的检查,但对超早期缺血性病变和皮质或皮质下小的梗死灶不敏感,脑干和小脑梗死更难检出。

MRI:MRI 较 CT 对脑梗死敏感,平扫发病后 1 小时即可见局部脑回肿胀、脑沟变窄,随之出现长 T_1 和长 T_2 信号异常,病变区形态与闭塞血管供血区一致(图 10-1-15、图 10-1-16);随时间进展,T_2WI 信号逐渐增高,后期小的病灶不显示,大的病灶形成软化灶,T_1WI、T_2WI 类似脑脊液信号,FLAIR 低信号(图 10-1-17)。

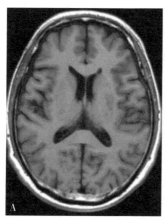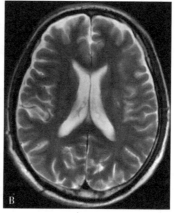

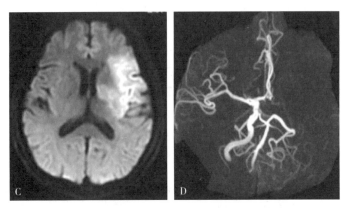

图 10-1-15 超急性期脑梗死 MRI 表现

　　患者男性,47 岁,主因"右侧肢体无力 4 小时"入院。判断为左侧颞叶超急性期脑梗死。A、B. T_1WI、T_2WI 图像中可见病变区域脑回略肿胀,无明确异常信号;C. DWI 呈明显高信号;D. MRA 显示左侧颈内动脉及大脑中动脉闭塞。

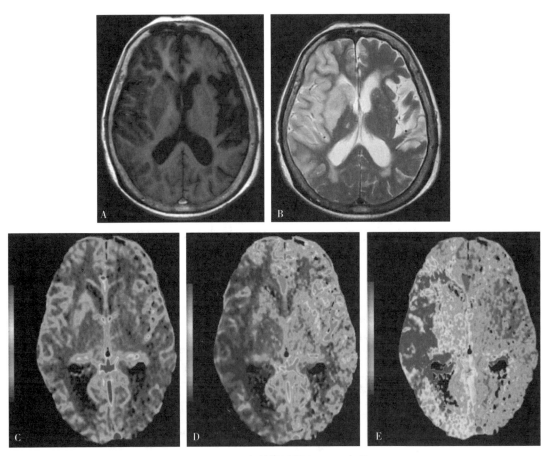

图 10-1-16 急性期脑梗死 MRI 表现

　　本组图片为右侧额、颞岛叶、基底节区急性期脑梗死 MRI 表现。A、B. 右侧额、颞岛叶局部脑回肿胀,灰白质同时受累,见大片状 T_1WI 低信号、T_2WI 高信号影,右侧侧脑室轻度受压,病变范围与右侧大脑中动脉供血区一致;C~E. MRI 脑灌注图像,显示病变区脑血容量基本正常,脑血流量明显减少,平均通过时间延长,说明该区域处于缺血代偿期改变。

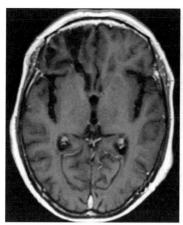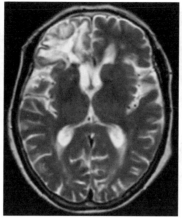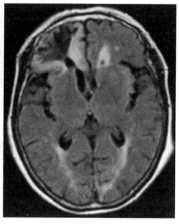

图 10-1-17　慢性期脑梗死 MRI 表现

右侧额叶慢性期脑梗死，软化灶形成，病变中心呈 T_1WI 低信号，T_2WI 高信号及 FLAIR 低信号，周边 FLAIR 高信号代表脑组织胶质增生，右侧额叶局限性脑萎缩，右侧侧脑室前角轻度扩大。

MRI 功能成像：弥散加权成像（diffusion weighted imaging，DWI）可较平扫更早检出脑缺血灶，表现为 DWI 高信号，ADC 值降低。MRA 可显示脑动脉较大分支的闭塞。灌注成像显示梗死区血流灌注减低，在超急性期显示梗死的部位和范围，早于常规 MRI，能半定量显示早期脑梗死血流量的变化，通过分析血流动力学参数，可确定脑梗死灶的血流再灌注情况。

增强扫描典型表现为脑回样强化。

2. 诊断与鉴别诊断　脑实质内出现在 CT 上呈低密度，在 MRI 上呈长 T_1、长 T_2 信号病变区，与某一血管供应区一致，呈楔形或扇形，同时累及灰白质，增强扫描脑回样强化，为缺血性脑梗死的典型表现。MRI 对显示小脑、脑干的梗死优于 CT。病变表现不典型时，需要和脱髓鞘病变、胶质瘤相鉴别。

（三）腔隙性脑梗死

腔隙性脑梗死（lacunar infarction）是脑穿支小动脉闭塞引起的深部脑组织小面积的缺血性坏死。主要病因是高血压和脑动脉硬化，好发部位为基底核区、丘脑区，也可发生于脑干，小脑及顶叶深部脑白质区。

1. 影像学表现

X 线：X 线片及脑血管造影可均无诊断价值。

CT：平扫见类圆形低密度灶，边界清，大小 5~15mm，大者可达 20~35mm，无占位效应，可多发。1 个月左右形成软化灶（图 10-1-18A）。

MRI：比 CT 敏感，呈长 T_1、长 T_2 信号，无占位效应（图 10-1-18B、C）。

2. 诊断与鉴别诊断　腔隙性脑梗死症状较轻，影像学表现为基底核区或丘脑类圆形小病灶，CT 上呈低密度，MRI 上呈长 T_1、长 T_2 信号，边界清，无占位效应，可多发，诊断较容易，需要与软化灶、血管周围腔隙相鉴别。

（四）高血压脑病

高血压脑病（hypertensive encephalopathy，HE）是各种原因所致的血压急剧升高引起的一种暂时性急性脑功能障碍的综合征。当血压突然增高超出脑血管自动调节能力时，脑血管扩张，脑血流灌注过量，导致血管源性脑水肿。其最典型表现为可逆性后部脑病综合征

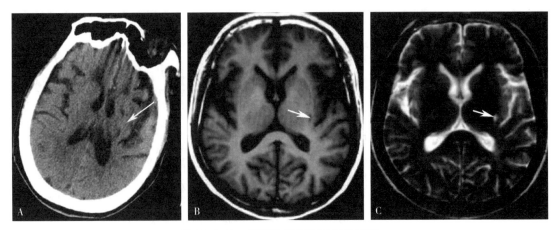

图 10-1-18 腔隙性脑梗死影像学表现

A. 左侧基底节区腔隙性脑梗死 CT 影像可见左侧基底节区多发斑片状低密度影,边界清;B、C. 左侧基底节区腔隙性脑梗死的 MRI 图像可见左侧基底节区点状 T_1WI 低信号、T_2WI 高信号影,边界清。

（posterior reversible encephalopathy syndrome,PRES）,病变分布以枕顶叶为主,也可累及额叶、颞叶、基底核区、脑干及小脑,脑后部脑水肿范围往往大于其他部位。

1. 影像学表现

X 线:X 线片对本病无诊断价值。

CT:表现为皮质及皮层下白质区斑片状及大片状低密度水肿影,边界不清,多见于双侧顶、枕叶,双侧病变较对称,邻近脑沟变浅、消失,脑室及脑裂受压变窄。增强扫描病变可以无强化,亦可呈轻度斑片状及斑点状强化（图 10-1-19）。

MRI:表现为以双侧皮质白质区斑片状、大片状长 T_1、长 T_2 信号,FLAIR 呈高信号,FLAIR 对病变显示更清楚,易发现早期病变。DWI 上呈等信号或稍低信号,ADC 值明显升高。增强扫描病变可无强化,亦可轻度斑片状及斑点状强化。DTI 示病变区弥散增强,各向异性降低。PWI 示病变区 CBV 及 CBF 较正常脑组织减低。MRS 示 NAA 峰轻度减低,Cho 及 Cr 峰升高。MRA 及 MRV 通常无明显异常（图 10-1-19）。

2. 诊断与鉴别诊断 血压急剧增高和脑后部异常密度或信号高度提示本病。临床及影像表现不典型时需要与脑梗死和脱髓鞘病变相鉴别。

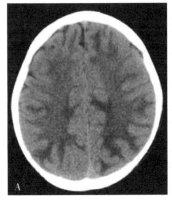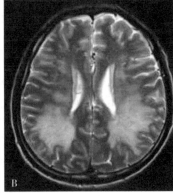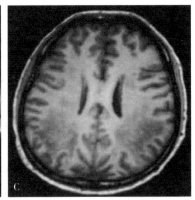

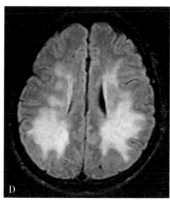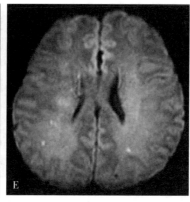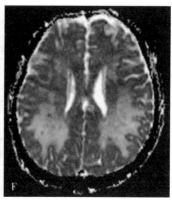

图 10-1-19 可逆性后部脑病综合征影像学表现

患者女性,27 岁,主因"妊娠期高血压,剖宫产术后 2 天,突发昏迷"入院。A. 双侧顶叶皮层下白质见斑片状低密度影,边界不清,双侧分布基本对称;B~D. 双侧顶叶皮层下白质区见对称分布的片状异常信号影,呈 T₁WI 低信号、T₂WI 及 FLAIR 高信号影;E. DWI 影像显示病变呈等信号及稍高信号;F. ADC 影像显示病变区域 ADC 值升高,弥散不受限。

四、主动脉夹层

主动脉夹层(aortic dissection,AD)是一种危急病症,早期死亡率高达每小时 1%~2%。影像技术的发展提高了对主动脉夹层诊断的特异性和敏感性。

(一)临床与病理

AD 是由多种病因造成的主动脉内膜撕裂,其中重要因素为高血压。内膜撕裂多起于升主动脉,主动脉瓣上 2~3cm 或主动脉弓降部,左锁骨下动脉开口以远。夹层可累及主动脉主要分支,引起缺血或梗死改变;累及主动脉瓣环引起主动脉瓣关闭不全破入心包、胸腔、纵隔和腹膜后等部位,引起心脏压塞,胸腔、纵隔、腹膜后出血。

急性 AD 症状是突发剧烈胸、背疼痛,有如撕裂、刀割,向颈及腹部放射。常伴有心率快、呼吸困难、恶心呕吐、晕厥、肢体血压与脉搏的不对称。心底部杂音和急性心脏压塞为主动脉瓣关闭不全及夹层破入心包的表现。严重者可发生休克、充血性心力衰竭、猝死、脑血管意外和截瘫等。

(二)影像学表现

X 线:急性 AD 纵隔或主动脉影明显增宽,主动脉壁钙化内移,透视下见主动脉搏动减弱或消失。破入心包或有主动脉瓣关闭不全时,心影明显扩大。破入胸腔可见胸腔积液。慢性 AD 上纵隔明显增宽,主动脉局限或广泛扩张,有时外缘呈波浪状。主动脉内膜钙化明显内移,左心室可因主动脉瓣关闭不全而增大(图 10-1-20)。

CT:

1. CT 平扫 显示钙化内膜内移,假腔内血栓,以及 AD 血液外渗、纵隔血肿、心包和胸腔积血等(图 10-1-21)。

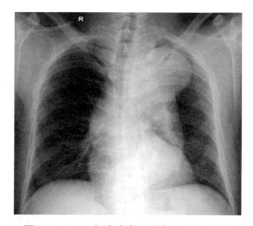

图 10-1-20 主动脉夹层胸部 X 线正位片

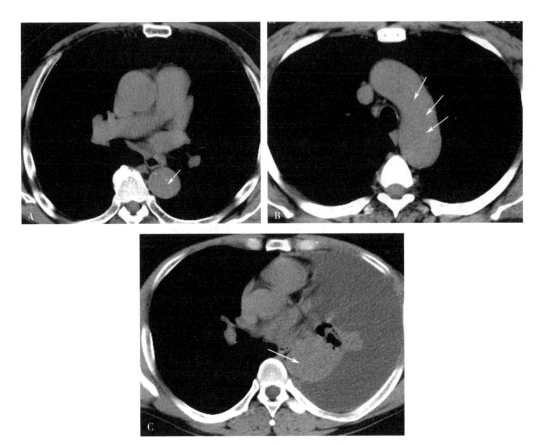

图 10-1-21 主动脉夹层 CT 平扫

A. 显示钙化内膜内移(白箭);B. 主动脉增宽,管腔内密度不均匀,隐约可见内移的内膜,考虑患者有 8 年高血压病史,胸痛 2 小时应高度怀疑主动脉夹层(白箭);C. 显示内移的内膜片及左侧胸膜腔大量积液(白箭)。

2. 增强 CT 可见主动脉双腔和内膜片:通常真腔较窄,假腔较大;可显示内膜破口及主要分支血管受累情况(图 10-1-22),主动脉 CTA 需要根据破口的位置进行分型,主要采用 DeBakey 或 Stanford 分类(图 10-1-23)。

DeBakey 分型:Ⅰ 型:内膜破口发生在升主动脉近端,延伸至主动脉弓及降主动脉;Ⅱ型:内膜破口起于升主动脉近端,止于无名动脉以近,病变局限于升主动脉;Ⅲ 型:内膜破口起于主动脉弓峡部,向下累及降主动脉、腹主动脉及其分支,局限于降主动脉为Ⅲa,延伸至

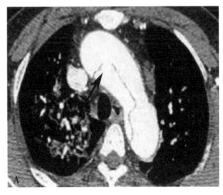

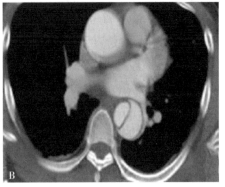

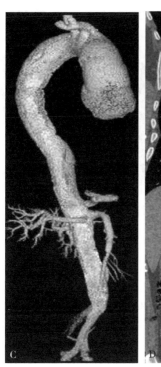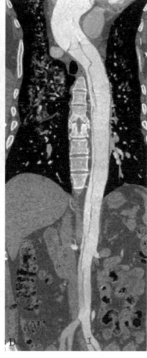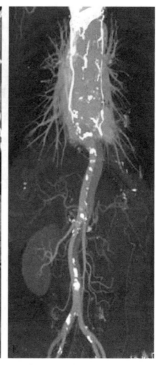

图 10-1-22　主动脉夹层增强 CT 检查

A、B. CTA 轴位原始图像；C~E. 三维重建图像。

主动脉夹层的解剖和分型

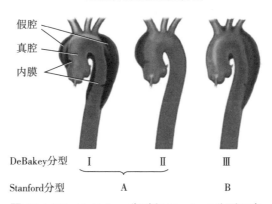

图 10-1-23　DeBakey 分型和 Stanford 分型示意

腹主动脉及分支为Ⅲb。

　　Stanford 分型：A 型：自升主动脉撕裂（包括 DeBakey Ⅰ、Ⅱ型）；B 型：从降主动脉及远端撕裂包括（DeBakey Ⅲa 及Ⅲb 型）。

　　3. MRI　MRI 可提供 AD 的形态和功能信息

（1）真假腔和内膜片及病变范围（图 10-1-24）。

（2）内膜破口或再破口表现为内膜片连续中断。

（3）主要分支血管受累情况。

（4）相关并发症。

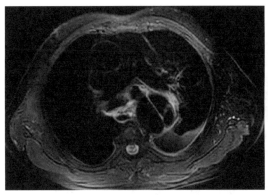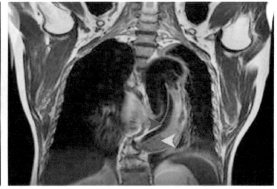

图 10-1-24 主动脉夹层 MRI 影像

（三）诊断与鉴别诊断

AD 的影像诊断包括：①夹层内膜片和真假腔及病变范围；②升主动脉是否受累；③内膜破口发生部位；④主要分支血管受累情况；⑤左心室和主动脉功能情况；⑥有无心包积液和胸腔积液。40 岁以上有高血压患者，突发剧烈胸背疼痛或胸片显示上纵隔阴影增宽和主动脉增宽，应想到 AD。无创影像技术（超声、CT 和 MRI）应作为首选检查方法，CTA 能满足分型的需要。MRI 可提供 AD 的形态和功能信息。心血管造影主要用于介入治疗。

鉴别诊断包括主动脉壁内血肿和穿透性动脉硬化溃疡。

（崔光彬 贺延莉 南海燕）

第二节 继发性高血压相关疾病的影像学检查及评价

继发性高血压约占高血压的 10%，又称为症状性高血压，是由某些确定病因引起的血压升高，病因主要包括肾实质性高血压、肾血管性高血压、原发性醛固酮增多症、嗜铬细胞瘤、主动脉狭窄等，影像学检查目的主要是明确继发性高血压的原因及其并发症，及早明确诊断，得到有效的治疗。

一、肾动脉狭窄

肾动脉狭窄可分为单侧及双侧，病因可分为动脉粥样硬化性和非动脉粥样硬化性，对于高龄患者，肾动脉狭窄的病因主要是动脉粥样硬化；40 岁以下的患者，病因主要是大动脉炎及肾动脉肌纤维发育不良。凡进展迅速的高血压或高血压突然加重，药物治疗无效，均应怀疑本病。本病可出现舒张压升高，在上腹部或背部肋脊角处闻及血管杂音。

肾动脉血管 CT 成像、造影及 MR 血管成像均可明确诊断，而且可以显示狭窄原因、部位及狭窄程度。

肾动脉造影为有创检查，不作为首选；血管 CT 成像是经静脉注射造影剂后进行 CT 扫描，经三维重建、立体地显示肾动脉血管，为相对无创性检查，为怀疑肾动脉狭窄的首选；MR 血管成像以安全、快速、无辐射也广泛应用于临床（图 10-2-1）。

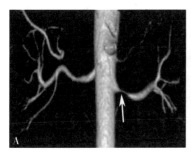
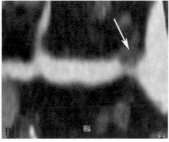
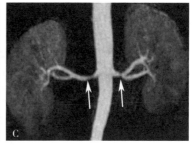

图 10-2-1　肾动脉容积重建

A、B. 肾动脉 CTA 容积重建及曲面重建；C. 肾动脉 MRA 容积重建。

二、嗜铬细胞瘤

嗜铬细胞瘤绝大部分起源于肾上腺髓质的嗜铬细胞，肾上腺外的嗜铬细胞瘤以双侧脊柱旁沟多见，少数位于肝门、直肠后、膀胱等部位。良性者占 90%，恶性占 10%。头痛、心悸、多汗伴阵发性高血压，对一般降压药无效均应怀疑本病。血压升高期测血或尿儿茶酚胺、香草基扁桃酸有诊断意义。

嗜铬细胞瘤为富血供肿瘤，密度多数不均匀，可发生囊变、坏死、出血，增强扫描肿瘤实质明显不均匀强化，边缘为著。超声、CT、MRI 均可诊断，CT 平扫密度大于 10HU，多数病灶显著强化（>80HU），延迟期强化有对比剂清除（图 10-2-2、图 10-2-3）。

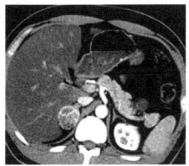
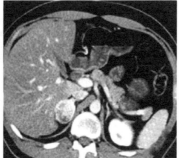
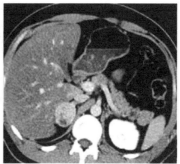

图 10-2-2　肾上腺嗜铬细胞瘤 CT 影像

患者男性，36 岁，主因"阵发性高血压 10 年"入院。肾脏增强 CT 显示肾上腺区类圆形软组织肿块，边界清，皮质期病变显著不均匀变化，实质期强化较前显著，延迟期强化有所减退。

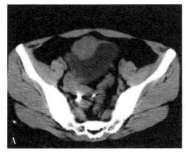
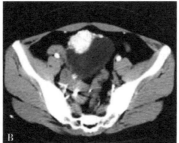
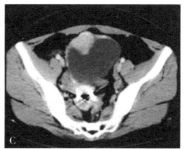

图 10-2-3　膀胱移位嗜铬细胞瘤 CT 影像

患者女性，27 岁，主因"持续性高血压 2 年，排尿后晕厥，间歇性肉眼血尿"入院。A. CT 平扫可见膀胱前壁不规则软组织肿块；B. 增强扫描动脉期病变呈显著强化；C. 延迟期强化有所减退。

三、大动脉炎

大动脉炎指主动脉及其主要分支的慢性进行性、非特异性炎性病变,多见于主动脉弓及其分支,其次为降主动脉和肾动脉,肺动脉、冠状动脉也可受累,受累血管可为全层动脉炎。多发于年轻女性,病因尚不明确。大动脉炎最早的表现是血管壁的增厚,超声、CT、MRI 均可有助于早期诊断。血管造影可见主动脉及其分支受累部位血管边缘不规则,伴狭窄和狭窄后扩张,动脉瘤形成,甚至闭塞。超声可探查主动脉及其主要分支有无狭窄或闭塞,了解血流情况。CTA 可明确主动脉及各分支受累情况,三维立体显示病变血管。MRI 在 T$_2$WI 显像中可发现血管壁水肿(图 10-2-4)。

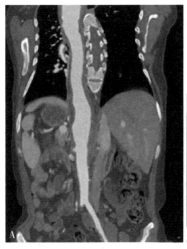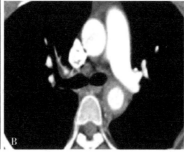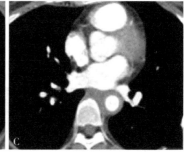

图 10-2-4 大动脉炎 CT 影像

CTA 冠状位曲面重建影像(图 A)及轴位增强影像(图 B、图 C)显示胸主动脉、腹主动脉及髂总动脉管壁增厚、毛糙,管腔狭窄。

四、皮质醇增多症

由多种病因引起的以高皮质醇血症为特征的临床综合征,主要表现为满月脸、向心性肥胖、水牛背、毛发增多、血糖增高、高血压等。病因包括垂体性双侧肾上腺皮质增生(最常见垂体瘤)、垂体外病变引起的双侧肾上腺皮质增生(可分泌肾上腺皮质激素的肿瘤性病变,如支气管类癌)和肾上腺皮质肿瘤(肾上腺增生、腺瘤、皮质癌)。

X 线:对于可疑垂体病变,发现蝶鞍增大,有助于垂体瘤的诊断。

CT:对于 >10mm 的垂体腺瘤分辨率良好,但于 <10mm 的垂体微腺瘤有可能遗漏(图 10-2-5);CT 薄层扫描有助于肾上腺增生与腺瘤的鉴别诊断,必要时增强扫描可进一步区分。

MRI:垂体瘤诊断的首选检查方法,可较好地分辨下丘脑垂体及鞍旁结构,但对 <5mm 的肿瘤分辨率不高,必要时动态增强扫描;对肾上腺增生与腺瘤的诊断较好,分辨率、诊断正确率较高(图 10-2-6)。

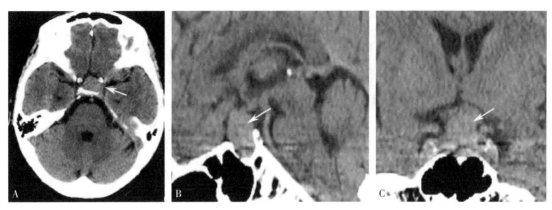

图 10-2-5　垂体瘤 CT 影像

　　患者女性,36 岁,主因"高血压 5 年,视物模糊 2 年余"入院。A. 轴位显示鞍区软组织肿块,B、C. 矢状位及冠状位重建图像显示蝶鞍加深,鞍区软组织密度肿块,视交叉受压抬高(白箭)。

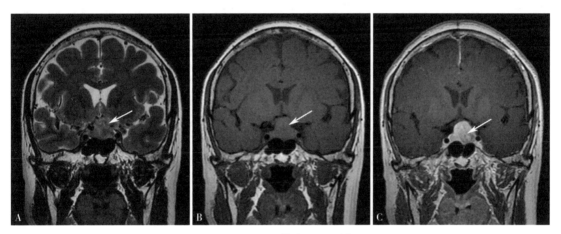

图 10-2-6　垂体瘤 MRI 影像

　　患者男性,27 岁,主因"持续性高血压 3 年,视物模糊 1 年"入院。A、B. 冠状位 MR 平扫显示鞍区软组织肿块影,呈 T_1WI 等信号、T_2WI 混杂稍高信号垂体及垂体柄未见显示,视交叉受压上抬;C. 增强扫描病变呈显著不均匀强化(白箭)。

五、原发性醛固酮增多症

　　原发性醛固酮增多症系因肾上腺皮质病变而分泌过多的醛固酮,导致水钠潴留、血容量增多、肾素 - 血管紧张素系统(RAS)活性受抑制,临床上以长期高血压伴顽固的低血钾为特征,主要由于肾上腺皮质增生、腺瘤、腺癌等引起(图 10-2-7~ 图 10-2-10)。超声有重要的诊断价值,可准确显示病变的部位及大小。CT、MRI 对本病也有很高的诊断价值,对肾上腺增生与肿瘤的鉴别诊断、肾上腺腺瘤与腺癌的鉴别诊断有重要意义。

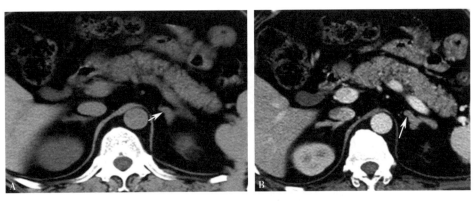

图 10-2-7 肾上腺增生 CT 影像

A. 轴位 CT 平扫示左侧肾上腺增粗,超过同侧膈肌脚的厚度;
B. 增强扫描强化均匀,强化幅度同右侧肾上腺(白箭)。

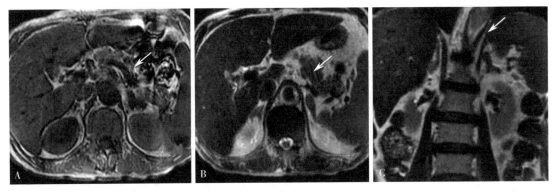

图 10-2-8 肾上腺增生 MRI 影像

A、B. 双侧肾上腺 MR 平扫 T_1WI 及 T_2WI 显示左侧肾上腺明显增粗,信号未见明确异常;C. 冠状位 MRI 显示肾上腺整体形态改变更加清晰,可见肾上腺明显超过同侧膈肌脚的厚度(白箭)。

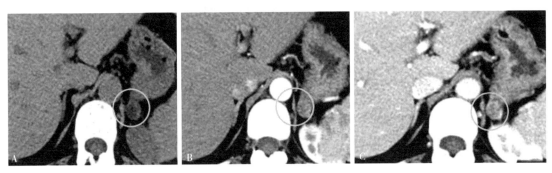

图 10-2-9 肾上腺腺瘤 CT 影像

A. 因病变内含有脂质成分密度较低,CT 平扫示右侧肾上腺区类圆形低密度影,边界清晰;B、C. 增强扫描病变呈中度欠均匀强化(白圈)。

总之,继发性高血压有明确病因,治疗方法与原发性高血压完全不同,为明确继发性高血压的病因,影像学检查对病变的准确定位及定性诊断意义重大,为患者早期诊断及治疗提供最有价值的依据。

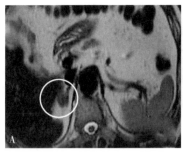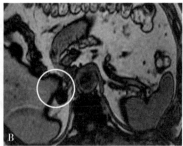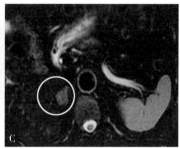

图 10-2-10　肾上腺腺瘤 MRI 平扫

A、B. 肾上腺 MR 平扫轴位 T_1 双回波序列:右侧肾上腺区类圆形占位性病变,边界清晰,T_1WI 同相位病变呈等信号及稍高信号(A),T_1WI 反相位病变呈低信号(B),提示病变内存在脂质成分(白色圈内);C. T_2WI 脂肪抑制序列病变呈稍高信号(白色圈内)。

（崔光彬　贺延莉　南海燕）

● 参考文献

［1］刘士远,陈起航,吴宁. 实用胸部影像诊断学［M］. 北京:人民军医出版社,2012.

［2］PISTOLESI M,MINIATI M,MILNE E N,et al. The chest roentgenogram in pulmonary edema［J］. Clin Chest Med,1985,6(3):315-344.

［3］SCHOEPF U J,BECKER CR ,OHNESORGE B M,et al. CT of coronary artery disease［J］. Radiology, 2004,232(1):18-37.

［4］HEIT JJ,IV M and WINTERMARK M. Imaging of Intracranial Hemorrhage［J］. J Stroke,2017,19(1): 11-27.

［5］GREGOIRE S M,CHARIDIMOU A,GADAPA N,et al. Acute ischaemic brain lesions in intracerebral haemorrhage:multicentre cross-sectional magnetic resonance imaging study［J］. Brain,2011,134(Pt 8):2376-2386.

［6］TOMANDL BF ,KLOTZ E,HANDSCHU R,et al. Comprehensive imaging of ischemic stroke with multisection CT［J］. Radiographics,2003,23(3):565-592.

［7］ALLEN L M,HASSO A N,HANDWERKER J,et al. Sequence-specific MR imaging findings that are useful in dating ischemic stroke［J］. Radiographics,2012,32(5):1285-1297;discussion 1297-1299.

［8］ALLMENDINGER A M,TANG E R,LUI Y W,et al. Imaging of stroke:Part 1,Perfusion CT--overview of imaging technique,interpretation pearls,and common pitfalls［J］. AJR Am J Roentgenol,2012,198(1):52-62.

［9］BARTYNSKI W S. Posterior reversible encephalopathy syndrome,part 1:fundamental imaging and clinical features［J］. AJNR Am J Neuroradiol,2008,29(6):1036-1042.

［10］LEPAGE M A,QUINT L E,SONNAD S S,et al. Aortic dissection:CT features that distinguish true lumen from false lumen［J］. AJR Am J Roentgenol,2001,177(1):207-211.

［11］ELSAYES K M,MUKUNDAN G,NARRA V R,et al. Adrenal masses:mr imaging features with pathologic correlation［J］. Radiographics,2004,24:73-86.

［12］GOTWAY M B,ARAOZ P A,MACEDO T A,et al. Imaging findings in Takayasu's arteritis［J］. AJR Am J Roentgenol,2005,184(6):1945-1950.

［13］BLAKE M A,CRONIN C G,BOLAND G W. Adrenal imaging［J］. AJR Am J Roentgenol,2010,194(6): 1450-1460.

第十一章 高血压鉴别诊断实验室特殊检查及评价

新技术和新方法有助于高血压病因的鉴别诊断。目前认为病因明确、可能被治愈的症状性高血压占高血压患者总数的比例从 5% 提高到 10%。本章介绍临床较为常用的高血压鉴别诊断的特殊实验室检查项目。

第一节 醛固酮增多症的检测

血浆醛固酮水平与肾素 - 血管紧张素 - 醛固酮系统（RAAS）密切相关。检测血浆中肾素活性（PRA）和醛固酮（PAC）水平已成为高血压鉴别诊断、治疗指导的重要指标。

一、测定醛固酮及肾素活性的准备

由于血浆醛固酮水平及肾素活性受多种降压药物的影响，在检查前需要排除降压药物的影响。当怀疑检查结果受所用药物的影响而解释困难时，则应停用相关降压药物。

二、肾素活性和醛固酮水平异常的临床意义

（一）肾素活性异常与相关疾病

1. **肾素活性升高** 见于肾实质性高血压，肾动脉狭窄，肾素瘤，睡眠呼吸暂停综合征的患者等。

2. **肾素活性降低** 见于原发性醛固酮增多症，Liddle 综合征，高钠饮食后及其他导致严重水钠潴留的疾病。

（二）醛固酮水平异常与相关疾病

1. **PAC 升高** 见于原发性醛固酮增多症，肾动脉狭窄，肾素瘤，睡眠呼吸暂停综合征，高钾血症等。

2. **醛固酮降低** 肾上腺皮质功能减退（如艾迪生病），Liddle 综合征，低钾血症，高钠饮食及其他严重水钠潴留的疾病。

（三）血浆醛固酮与肾素比值

血浆醛固酮与肾素比值（ARR）就是醛固酮（ng/dl）除以肾素活性［ng/（ml·h）］得到一个比值。ARR 已经成为筛查原发性醛固酮增多症的首选指标。

1. **适应证** 高血压同时具有下列情况之一者：2 级以上高血压或难治性高血压患者；伴有自发性或利尿剂诱发性低钾血症；伴肾上腺偶发瘤；有早发高血压或 40 岁以前发生心脑血管事件家族史者；一级亲属中有原发性醛固酮增多症患者；高血压合并睡眠呼吸暂停综合征的患者。

2. **方法** ARR 与体位及采血时间有很密切的关系。一般建议于清晨，立位采集：晨起空

腹,起床后正常活动立位 2 小时,保持坐位 5~15 分钟后采肘静脉血。具有较高的筛查敏感度。

3. 结果评价　目前大多学者推荐使用 20~50pg/ml 为切点。2016 年制定的《原发性醛固酮增多症诊断治疗的专家共识》推荐 ARR 的切点为 30pg/ml。

（四）原发性醛固酮增多症的确诊试验

目前常用的确诊试验有四种。其原理是过度自主分泌的醛固酮不受 RASS 系统的调控,如采取一些影响 RASS 系统的措施不能抑制醛固酮的分泌,则诊断为原发性醛固酮增多症。

1. 盐水抑制试验　是原发性醛固酮增多症的确诊试验方法之一,方法相对简单。

（1）适应证:由于静滴生理盐水 2L 可使血容量急剧增加,诱发高血压危象及心力衰竭,对于血压难以控制、心功能不全及严重低钾血症的患者不应进行此项检查。

（2）测定方法:清晨卧位静滴 0.9% 生理盐水 2L（500ml/h）,盐水输注前、后分别采取外周静脉血,检测肾素活性、醛固酮、血皮质醇、血钾。

结果评价:若盐负荷后醛固酮 <50pg/ml 可排除原发性醛固酮增多症;若盐负荷后血醛固酮 >100pg/ml 提示原发性醛固酮增多症。如盐负荷后醛固酮介于 50~100pg/ml,须根据患者临床表现、实验室检查及影像学表现综合评价。

2. 卡托普利抑制试验　是目前临床应用最广泛的原发性醛固酮增多症确诊试验之一。与盐水滴注抑制试验相比,更简单,安全性好。

（1）适应证:适用于盐水抑制试验有禁忌的患者,如严重高血压和心力衰竭患者。

（2）测定方法:在试验前、口服 25~50mg 卡托普利后 1 小时及 2 小时抽血,测醛固酮和肾素活性。

（3）结果评价:以服药后醛固酮水平降低幅度小于 30% 作为试验阳性。

3. 氟氢可的松抑制试验和高钠饮食抑制试验　由于操作烦琐,准备时间较长,目前临床很少开展。

（五）原发性醛固酮增多症的定位试验

1. 肾上腺计算机 X 线断层扫描（CT）

（1）适应证:确诊原发性醛固酮增多症的患者,该检查可以定位、分型诊断。

（2）结果分析:①醛固酮瘤:表现为单侧肾上腺腺瘤（一般直径 <2cm）,呈圆形或椭圆形,边界清楚,周边环状强化。②特醛症:CT 可有不同表现,单侧肾上腺孤立性结节,或双侧肾上腺多个小结节,密度类似正常肾上腺或稍低;单侧或双侧肾上腺增大,边缘饱满,肢体较粗,密度不均,或呈颗粒状。③分泌醛固酮的肾上腺皮质癌:通常直径 >4cm,边界不清,多有周围组织的浸润。

（3）评价:肾上腺 CT 作为原发性醛固酮增多症定位的常规检测,但在诊断上存在一定局限性。CT 诊断单侧肾上腺优势分泌的敏感度和特异度仅分别为 78% 和 75%。

2. 肾上腺静脉采血（AVS）　肾上腺 CT 虽然可以发现单侧或双侧肾上腺占位,但往往不能发现微小病灶,不能明确该占位是否有功能。目前 AVS 是鉴别肾上腺单侧或双侧病变的最可靠方法。

（1）适应证:《2016 原发性醛固酮增多症诊疗指南》推荐:对于明确诊断为原发性醛固酮增多症的患者,若其有肾上腺手术意愿,均应行 AVS 以明确定位。

（2）操作过程:以非 ACTH 刺激为例介绍整个过程。须在上午 11：00 前完成取血,在血管造影引导下进行,患者保持卧位 1 小时,国际上通用经股静脉路径插管。具体过程:患者消毒铺巾后,右腹股沟 2% 利多卡因局部麻醉后,Seldinger 法穿刺右股静脉并留置 5F 血管鞘。采用先右后左的方法,右侧肾上腺静脉采用 5F 带侧孔 Simmons Ⅰ 型或 Cobra 导管,左侧采用带有侧孔的 Simmons Ⅱ 型导管。通过导管缓慢注入稀释的造影剂,观察肾上腺静脉的造影形态,确认导管到位。将 10ml 注射器于间断轻微负压吸引下,弃导管内残余液体(约 2ml)后,左右两侧分别留取 2 份血样各约 4ml,测定血皮质醇和醛固酮水平,并采集外周血作为对照。

（3）结果评判:①非 ACTH 刺激:单侧肾上腺静脉血皮质醇与外周静脉血皮质醇的比值≥2 即表示插管后 AVS 成功。肾上腺静脉醛固酮与皮质醇比值 / 外周静脉醛固酮与皮质醇比值≥2 判定有优势分泌。②ACTH 刺激:与非 ACTH 刺激不同,该方法在取血前 30 分钟,以 ACTH 50μg/h 的速度持续静脉滴注,或在取血过程中一次性给予 ACTH 250μg。单侧肾上腺静脉血皮质醇与外周静脉血皮质醇的比值≥3 即表示插管后 AVS 成功。肾上腺静脉醛固酮与皮质醇比值 / 外周静脉醛固酮与皮质醇比值≥4 判定有优势分泌。

（高平进）

第二节 嗜铬细胞瘤的检测

嗜铬细胞瘤是继发性高血压的原因之一。嗜铬细胞瘤可分泌去甲肾上腺素和肾上腺素(metanephrines,MN),故测定血液的去甲变肾上腺素(normeta nephrine,NMN)和 MN 水平具有诊断价值。通过一些激发试验(冷加压试验和胰高糖素激发试验)评价血压升高情况,可以作为筛查手段。为进一步明确诊断,一些患者需要通过抑制试验予以证实。

一、可乐定抑制试验

可乐定可抑制神经源性因子引起儿茶酚胺(甲肾上腺素和肾上腺素)的释放,而对嗜铬细胞瘤患者升高的儿茶酚胺无明显抑制作用。该试验是嗜铬细胞瘤的确诊试验之一。

1. **适应证** 持续性高血压或阵发性高血压发作期,疑似嗜铬细胞瘤且其他检查未能确诊者。

2. **方法** 患者服用可乐定 0.3mg,于服用前,服药后 2 小时,3 小时分别采血,测定血液的 MN 和 NMN 水平。

3. **评价** 正常人或非嗜铬细胞瘤高血压患者,NMN 和 MN 值下降 >50%;若下降幅度小于 40%,则支持嗜铬细胞瘤诊断。

二、酚妥拉明抑制试验

该试验是嗜铬细胞瘤的确诊试验之一,主要观察使用酚妥拉明前后血压的变化。

适用于持续性高血压或阵发性高血压发作期,且其他检查未能确诊者。但该试验的敏感性及特异性均不高,目前临床已很少应用。

三、冷加压试验

适用于嗜铬细胞瘤阵发性发作的间歇期患者,且其他检查不能确诊者。该试验的风险较大,持续性高血压、老年人(>60 岁)及心血管高危患者禁用此类试验。

四、胰高糖素激发试验

适用情况和禁用情况同冷加压实验。

五、^{131}I- 间碘苄胍试验

^{131}I- 间碘苄胍试验（meto-iodobenzylguanidine，MIBG）被誉为嗜铬细胞瘤定位诊断的金标准。检查前 24 小时及连续 5 天服复方碘溶液，以阻止甲状腺摄取 ^{131}I-MIBG。静脉注射 ^{131}I-MIBG 后 24 小时、48 小时和 72 小时进行扫描。

（高平进）

第三节　皮质醇的检测

一、血皮质醇昼夜节律和 24 小时尿游离皮质醇

（一）血皮质醇昼夜节律

皮质醇是由肾上腺皮质束状带合成、分泌的一种糖皮质类固醇激素，每日分泌 10~35mg。皮质醇的分泌有明显的昼夜节律，以清晨 6:00~8:00 最高（50~250μg/L），晚上 10:00 至凌晨 2:00 为最低（20~100μg/L）。皮质醇增多症患者血皮质醇节律消失。

（二）24 小时尿游离皮质醇

血液循环中的皮质醇，大约 90% 与皮质醇结合蛋白（CBG）相结合，仅 5%~10% 以游离皮质醇的形式自尿中排出。测定 24 小时尿游离皮质醇（urinary free cortisol，UFC）总量，可反映一日之中肾上腺皮质醇的总分泌量。

二、地塞米松抑制试验

地塞米松不能抑制皮质醇增多症患者的皮质醇分泌，如服用地塞米松后血液中的皮质醇浓度不下降，则提示皮质醇增多症。

（一）1mg 地塞米松抑制试验

1mg 地塞米松抑制试验（1mg DST）是皮质醇增多症的筛查试验，主要用于鉴别单纯肥胖与皮质醇增多症。方法：试验当日 8:00 测血皮质醇作为对照，晚 12:00 服地塞米松 1mg。次日清晨 8:00 再测血皮质醇作为抑制值。以服药后次日清晨血皮质醇 >138nmol/L（50μg/L）为阳性（敏感性 85%，特异性 >95%）；或以血皮质醇 >50nmol/L（18μg/L）为阳性（敏感性 >95%，特异性 80%）。

（二）2mg 地塞米松抑制试验

2mg 地塞米松抑制试验（2mg DST）是皮质醇增多症的确诊试验。方法：若 1mg DST 阳性，可进一步连续 2 天给药法（地塞米松 0.75mg，间隔 8 小时口服）。以服药后次日清晨血皮质醇 > 50nmol/L（18μg/L）为阳性。

（高平进）

第四节 肾动脉狭窄性高血压的检查

一、肾动脉影像学检查

(一) 肾动脉多普勒超声

多普勒超声是理想的肾动脉狭窄(RAS)的筛查方法。

1. **适应证** 适用于 2 级以上的高血压,难治性高血压,不明原因一侧小肾,服用 ACEI/ARB 后肾功能明显恶化,腹部闻及血管杂音及其他怀疑有肾动脉狭窄的患者。

2. **评价** 肾动脉收缩期流速峰值(peak systolic velocity,PSV)被认为是诊断 RAS 最有价值的单一指标。

(二) 计算机断层扫描血管成像

计算机断层扫描血管成像(computed tomography angiography,CTA)是一种非创伤性血管成像技术。肾动脉 CTA 可以清楚显示肾动脉及其分支,是诊断肾动脉狭窄的重要检查手段。

1. **适应证** 适用于 2 级以上的高血压,难治性高血压,不明原因一侧肾萎缩,或服用 ACEI/ARB 后肾功能明显恶化,腹部闻及血管杂音,肾动脉超声提示可能存在狭窄及其他怀疑有肾动脉狭窄的患者。

2. **禁忌证** 明确有碘过敏史的患者,肾功能不全的患者(血清肌酐大于 264μmol/L)及其他不适合行 X 线检查的患者。

3. **评价** 肾动脉 CTA 的敏感性与特异性分别达 92% 和 99%。

(三) 磁共振血管成像

肾动脉磁共振血管成像(magnetic resonance angiography,MRA)是另一种诊断肾动脉狭窄的重要检查方法。具有无创、无放射、不用含碘造影剂等优点。

1. **适应证** 适用于 2 级以上的高血压,难治性高血压,不明原因一侧小肾,服用 ACEI/ARB 后肾功能明显恶化,腹部闻及血管杂音,肾动脉超声提示可能存在狭窄及其他怀疑有肾动脉狭窄的患者。

2. **禁忌证** 造影剂钆过敏的患者;戴有心脏起搏器、神经刺激仪、人工金属心脏瓣膜的患者;有眼内金属异物、人工耳蜗植入、金属假体、体内铁磁性异物者;危重症患者及其他不适合行磁共振检查的患者。

3. **评价** 与肾动脉造影相比,其诊断 RAS 的敏感性和特异性分别为 90%~100% 和 76%~94%,优于多普勒超声检查。

(四) 肾动脉造影

肾动脉造影(renal artery angiography,RAG)是目前诊断肾动脉狭窄的最准确方法,同时可用于肾动脉狭窄的球囊扩张或支架植入。

1. **适应证** ①临床线索提示有肾动脉狭窄可能,但非创伤性检查不能明确诊断;②该患者需要行冠脉造影或其他外周血管造影,同时临床线索提示有肾动脉狭窄可能。

2. **禁忌证** 明确有碘过敏史的患者;肾功能不全的患者(血清肌酐 >264μmol/L);病情危重全身情况差的患者;有出血性疾病及凝血功能异常的患者;发热及有感染性疾病的患者;及其他不适合行介入治疗的患者。

3. **评价**　是诊断肾动脉狭窄的金标准。肾动脉造影是一项成熟且安全的技术,但仍有一定的手术合并症,如穿刺部位局部血肿、假性动脉瘤等。

（五）肾动态显像

肾动态显像(renal dynamic imaging)是经静脉注入含有放射性核素的示踪剂或显像剂,通过体表探测射线测定肾脏功能、显示肾脏形态,明确两侧肾功能,作为肾动脉狭窄诊断的一种辅助方法。

1. **适应证**　适用于肾功能受损,肾血流灌注不良及尿路梗阻患者。

2. **方法**　通常选用经肾小球滤过而无肾小管分泌的放射性药物,如 ^{99m}Tc-DTPA,静脉注射 ^{99m}Tc-DTPA 后,根据放射性药物被清除的速度及数量计算肾小球滤过率(GFR)。

3. **评价**　是评价肾实质功能的一种非常灵敏、简便、无创的检查方法,能够计算出分侧 GFR 和有效血浆流量(ERPF)两个重要参数。

二、选择性肾静脉肾素测定

分侧肾静脉肾素测定是分别测定两侧肾静脉血的肾素活性,分析患侧肾素/对侧肾素活性的比值,或对侧肾静脉肾素与周围血肾素活性的比值。

1. **适应证**　临床疑似肾血管性高血压,或一侧肾脏失功,拟行肾脏切除术评价手术疗效。

2. **方法**　术前停用 RAS 抑制剂、β 受体拮抗剂、利尿剂、非甾体抗炎药 2 周。将导管插入下腔静脉后,按肾静脉平面上、左、右肾静脉、肾静脉平面下分别采取 4 份血标本,测定各自的肾素活性。

3. **评价**　目前将双侧肾静脉肾素活性比值(RVRR)>1.5 作为单侧肾动脉狭窄的特征,其敏感性约为 87%、假阳性率为 22%。

（高平进）

第五节　多导联睡眠呼吸监测

（一）多导联睡眠呼吸监测目的

睡眠过程中反复和频繁出现的以呼吸暂停和低通气为特点的睡眠呼吸暂停低通气综合征(sleep apnea hypopnea syndrome,SAHS)可以导致和/或加重高血压,是继发性高血压的重要原因。

临床上,绝大多数 SAHS 患者属于阻塞性睡眠呼吸暂停低通气综合征(obstructive sleep apnea-hypopnea syndrome,OSAHS)。与 OSAHS 相关的高血压称为阻塞性睡眠呼吸暂停相关性高血压,已成为一个不可忽视的高血压高发的特殊人群。

多导睡眠图(polysomnography,PSG)在患者睡眠的同时监测多种生理变量,是诊断 OSAHS 的常用方法。

（二）适应证

1. 临床上怀疑为 OSAHS 相关的高血压患者。

2. 临床上其他症状体征支持患有睡眠呼吸障碍。

3. 难以解释的白天低氧血症或红细胞增多症。

4. 原因不明的心律失常、夜间心绞痛和肺动脉高压。

5. 监测患者夜间睡眠时低氧程度,为氧疗提供客观依据。

6. 评价各种治疗手段对 OSAHS 的治疗效果。

(三)操作方法

1. **整夜 PSG 监测** 是诊断 OSAHS 的金标准,包括双导联脑电图(EEG)、双导联眼电图(EOG)、下颌肌电图(EMG)、心电图、口鼻呼吸气流、胸腹呼吸运动、SpO_2、体位、鼾声及胫前肌 EMG 等,正规监测一般需整夜≥7 小时的睡眠。

2. **夜间分段 PSG 监测** 在同一晚上的前 2~4 小时进行 PSG 监测,之后进行至少 3 小时的 CPAP 压力调定,其优点在于可减少检查和治疗费用。

3. **午后短暂睡眠的 PSG 监测** 对于白天嗜睡明显的患者可以试用。

(四)评价

PSG 用于 OSAHS 诊断,鉴别继发性高血压,分析睡眠呼吸暂停的类型,并评价 OSAHS 患者的治疗效果。根据 PSG 结果,可计算呼吸暂停低通气指数(apnea hypopnea index)作为呼吸暂停严重程度的测量指标。根据 AHI 和夜间最低 SpO_2 将 OSAHS 分为轻、中、重度,其中以 AHI 作为主要判断指标,夜间最低 SpO_2 作为参考(表 11-5-1)。

表 11-5-1 成人阻塞性睡眠呼吸暂停低通气综合征病情程度判断依据

病情程度	AHI/(次/h)	夜间最低 SpO_2/%
轻度	5~15	85~90
中度	>15~30	80~85
重度	>30	<80

注:AHI:平均每小时呼吸暂停与低通气次数之和;SpO_2:血氧饱和度。

(高平进)

● **参考文献**

[1] HIRAMATSU K,YAMADA T,YUKIMURA Y,et al. A screening test to identify aldosterone-producing adenoma by measuring plasma renin activity. Results in hypertensive patients[J]. Arch Intern Med,1981,141(12):1589-1593.

[2] 中华医学会内分泌学分会肾上腺学组. 原发性醛固酮增多症诊断治疗的专家共识[J]. 中华内分泌代谢杂志,2016,32(3):188-195.

[3] GIACCHETTI G,RONCONI V,LUCARELLI G,et al. Analysis of screening and confirmatory tests in the diagnosis of primary aldosteronism:need for a standardized protocol[J]. J Hypertens,2006,24(4):737-745.

[4] ROSSI G P,BELFIORE A,BERNINI G,et al. Prospective evaluation of the saline infusion test for excluding primary aldosteronism due to aldosterone-producing adenoma[J]. J Hypertens,2007,25(7):1433-1442.

[5] FUNDER J W,CAREY R M,FARDELLA C,et al. Case detection,diagnosis,and treatment of patients with primary aldosteronism:an endocrine society clinical practice guideline[J]. J Clin Endocrinol Metab,2008,93(9):3266-3281.

［6］FUNDER J W,CAREY R M,MANTERO F,et al. The Management of Primary Aldosteronism:Case Detection,Diagnosis,and Treatment:An Endocrine Society Clinical Practice Guideline［J］. J Clin Endocrinol Metab,2016,101(5):1889-1916.

［7］MCHENRY C M,HUNTER S J,MCCORMICK M T,et al. Evaluation of the clonidine suppression test in the diagnosis of phaeochromocytoma［J］. J Hum Hypertens,2011,25(7):451-456.

［8］NAKADA T,KUBOTA Y,SASAGAWA I,et al. Phentolamine test for operative complications of pheochromocytoma:its prognostic importance［J］. Int J Urol,1994,1(1):17-22.

［9］HIRSCH A T,HASKAL Z J,HERTZER N R,et al. ACC/AHA 2005 Practice Guidelines for the management of patients with peripheral arterial disease(lower extremity,renal,mesenteric,and abdominal aortic): a collaborative report from the American Association for Vascular Surgery/Society for Vascular Surgery,Society for Cardiovascular Angiography and Interventions,Society for Vascular Medicine and Biology,Society of Interventional Radiology,and the ACC/AHA Task Force on Practice Guidelines(Writing Committee to Develop Guidelines for the Management of Patients With Peripheral Arterial Disease):endorsed by the American Association of Cardiovascular and Pulmonary Rehabilitation;National Heart,Lung,and Blood Institute;Society for Vascular Nursing;TransAtlantic Inter-Society Consensus;and Vascular Disease Foundation［J］. Circulation,2006,113(11):e463-e654.

［10］WILLMANN J K,WILDERMUTH S,PFAMMATTER T,et al. Aortoiliac and renal arteries:prospective intraindividual comparison of contrast-enhanced three-dimensional MR angiography and multi-detector row CT angiography［J］. Radiology,2003,226(3):798-811.

［11］DE COBELLI F,VENTURINI M,VANZULLI A,et al. Renal arterial stenosis:prospective comparison of color Doppler US and breath-hold,three-dimensional,dynamic,gadolinium-enhanced MR angiography［J］. Radiology,2000,214(2):373-380.

［12］ROSSI G P,CESARI M,CHIESURA-CORONA M,et al. Renal vein renin measurements accurately identify renovascular hypertension caused by total occlusion of the renal artery［J］. J Hypertens,2002,20(5):975-984.

［13］KUSHIDA C A,LITTNER M R,MORGENTHALER T,et al. Practice parameters for the indications for polysomnography and related procedures:an update for 2005 ［J］. Sleep,2005,28(4):499-521.

［14］EPSTEIN L J,KRISTO D,STROLLO P J,et al. Clinical guideline for the evaluation,management and long-term care of obstructive sleep apnea in adults［J］. J Clin Sleep Med,2009,5(3):263-276.

第十二章 高血压合并左心室肥厚

高血压合并左心室肥厚（left ventricular hypertrophy，LVH）是十分常见的亚临床靶器官损害，是心血管事件的独立危险因素，与冠心病、脑卒中、心力衰竭、心律失常及猝死密切相关。临床上约有 30% 的高血压患者发生 LVH，其发生率与高血压的严重程度呈正相关。一项纳入 30 项研究的回顾性分析显示，高血压患者超声心动图（ECHO）诊断的 LVH 检出率为 35.6%~40.9%。

第一节 高血压合并左心室肥厚的发病机制

高血压合并 LVH 的发生机制目前尚不完全明了，诸多因素参与其中，主要有血流动力学因素、神经 - 体液调节因素及心血管组织器官的自分泌因子等，它们影响心肌细胞与其间质成分内部的信息传递和表达，形成 LVH 的物质基础。

一、血流动力学因素

高血压患者由于动脉系统循环阻力增高，导致左心室收缩期压力负荷加重，压力负荷引起心肌细胞变形，作用于细胞牵张受体，激活细胞内信号传递系统，通过影响下游信号因子，促进心肌内蛋白合成增速，肌小节横向排列数量增加，致使肌原纤维增粗，心肌细胞肥大。高血压患者也存在舒张期容量负荷增加，导致心肌纤维被动拉长、心室壁与肌节应力增高，心肌细胞内串联肌节增多，肌细胞变长。两种负荷共同作用增加心肌细胞容积、心肌细胞大小的改变，并增加心肌胶原蛋白基质含量，引起病理性心肌肥厚。Framingham 研究显示收缩压每增加 20mmHg，男性患者左心室质量指数（left ventricular mass index，LVMI）增加 $10.6g/m^2$，女性患者增加 $3.0g/m^2$。

二、神经 - 体液因素

血流动力学并非 LVH 的唯一致病因素，目前研究认为神经内分泌因素不仅影响压力和容量负荷，其本身也参与了 LVH 的发生和发展过程。相关的神经 - 体液因素包括：肾素 - 血管紧张素醛固酮系统（renin angiotensin aldosterone system，RAAS）、交感神经 - 肾上腺素系统等。高血压患者 RAAS 活性增加。LVH 患者循环中 AngⅡ浓度明显高于单纯高血压患者和正常人。AngⅡ通过结合其Ⅰ型 AngⅡ受体（ATⅠ）诱导心肌肥大，也可促进氧化应激和炎性反应而致心肌纤维重构。此外，醛固酮结合受体促进胶原合成与成纤维细胞增殖、上调ATⅠ受体、激活钙调神经磷酸酶和炎症介质，进而导致心脏纤维重构和 LVH。

高血压状态下交感神经活性增强。交感神经兴奋性升高引起去甲肾上腺素（norepinephrine，NE）增多，从而导致 LVH。高血压交感神经激活伴随有心肌间质纤维母细胞的增生，Ⅰ型胶原合成增加而降解减少；同时交感神经系统活性升高也导致炎症因子入侵心肌组织，引发心肌纤维化，进一步加重心肌肥厚。

三、遗传因素及其他细胞因子

在高血压相似水平和的相似病程患者中，LVM 的程度不完全相同，提示这一过程与遗传因素有关。有研究表明，涉及交感神经系统和 RAAS 体液分泌的一些基因的多态性与 LVH 的发生相关。

LVH 的形成中多种生长因子发挥作用，如转化生长因子 -β（TGF-β）等。高血压压力超负荷后，TGF-β 激活，促进基因和收缩蛋白表达、促进心肌细胞肥厚和细胞外基质合成及内皮间皮转化，调控成纤维细胞的表型转化、刺激肾素释放、引起 Ang Ⅱ 生成增加、激活 Ang Ⅱ 下游通路、促进活性氧生成并与之相互作用，导致 LVH。TNF-α 可通过核转录因子 kappa B（NF-kB）和 p38MAPK 途径导致 LVH，在介导纤维化的同时，TNF-α 可增加成纤维细胞中基质金属蛋白酶的表达和活性，以诱导基质降解。白细胞介素 -8（IL-8）作为前炎症因子能诱导促心肌肥厚细胞因子的产生，上调左心室心肌细胞的心房利尿钠肽的信使 RNA 合成，导致 LVH 的发生。

（孙　刚　王守力　赵连友）

第二节　高血压合并左心室肥厚的分型和诊断

一、LVH 的分型

高血压合并 LVH 可有左心室质量增加和左心室扩大，即左心室重塑（left ventricular remodeling，LVR）。临床依据左心室质量指数、室壁厚度（图 12-2-1）可以大致分为常见的几个类型：①向心性肥厚（concentric hypertrophy，CH），左心室质量指数增加伴有左心室壁增厚；②向心性重塑（concentric remodeling，CR），指左心室质量指数正常，左心室壁厚度增加；③离心性肥厚（eccentric hypertrophy，EH），左心室质量指数增加，但左心室壁厚度正常，如伴有左心室腔扩大则左心功能受到影响，晚期高血压患者出现收缩功能不全时属于此型；④正常心脏结构，左心室质量指数及左心室壁厚度均无明显改变。还有其他一些特殊类型包括离心性重塑（左心室质量指数正常，左心室壁变薄和心室腔扩大）、非对称性室间隔肥厚及不均匀性室壁肥厚，均比较少见，未列入其中。

2016 年《亚洲高血压合并左心室肥厚诊治专家共识》中推荐应用 2013 年《ESH/ESC 高血压管理指南》LVH 的判断标准：应用相对室壁厚度的概念、结合 LVMI 的大小对 LVH/LVR 的几何构型进行分类（表 12-2-1）。

表 12-2-1　左心室肥厚 / 左心室重塑的几何构型分类

RWT	LVMI（正常）	LVMI（增加）
>0.42	向心性重塑	向心性肥厚
≤0.42	正常心脏结构	离心性肥厚

注：RWT：相对室壁厚度，RWT = 2 × LVPWT/LVEDD；LVMI：左心室质量指数。

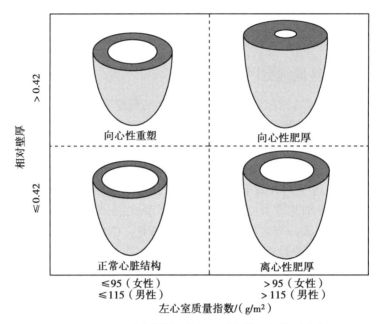

图 12-2-1 左心室肥厚/左心室重塑的几何构型分布

应该指出,高血压合并 LVH 是高血压导致 LVR 的一种形式,LVR 是指高血压引起的所有左心室几何构型改变,据超声检测结果研究显示:高血压患者中 65% 合并 LVR,35% 合并 LVH。LVR 或 LVH 分型的意义在于不同左心室几何构型改变有着不同的临床预后,比如向心性重塑往往伴有心肌收缩力增强及舒张期末左心室容量负荷不足,心肌耗氧量增加,导致心脏事件增加;离心性肥厚如伴有左心室扩张则舒张末期左心室容量增加;导致左心功能不全。

二、LVH 的诊断

高血压合并 LVH 的诊断包括 2 个步骤,先是确定高血压前提下发生的 LVH,之后是除外其他原因导致的 LVH。

高血压 LVH 的诊断方法包括心电图、ECHO、心脏磁共振成像(CMR)等,三种方法的诊断敏感性,特异性不同,临床上可根据实际情况选择,目前临床最常应用的是 ECHO,并且一些诊断标准都是依据 ECHO 检查方法制定的。

(一)心电图

简单方便,适合基层,是目前多数指南推荐的 LVH 诊断方法之一。心电图诊断 LVH 的特点是敏感性较低、特异性较高,不足之处是导致一些轻度 LVH 及肥胖患者漏诊,对中重度 LVH 诊断的敏感性及特异性分别为 30%~60% 和 80%~90%。心电图的诊断 LVH 的标准不一,作为筛查或初步诊断。

(二)超声心动图

是目前常用的 LVH 诊断方法,较心电图有更高的敏感性和特异性。最常用的超声诊断 LVH 指标是左心室质量指数(LVMI),首先通过 Devereux 校正公式计算出左心室质量(LVM),再除以体表面积的平方(LVM g/m²)得出 LVMI。

（三）磁共振成像

磁共振成像（CMR）影像清晰、重复性好于 ECHO,被认为是最精确分析判断左心室几何构型的方法,与 ECHO 检查具有很好的相关性。CMR 组织分辨性良好,可以对心肌组织中纤维成分及心肌细胞进行定量分析,在诊断局部或不规则 LVH 方面具有独特优势。但有其使用的局限性,如心律失常时出现伪影、检查成本高等,不作为常规检查手段,建议作为 LVH 的鉴别诊断选择。

应依据高血压患者的具体情况、血压分级及其他并存的危险因素、不同诊疗机构的医疗条件对 LVH 进行分级筛查诊断（图 12-2-2）。

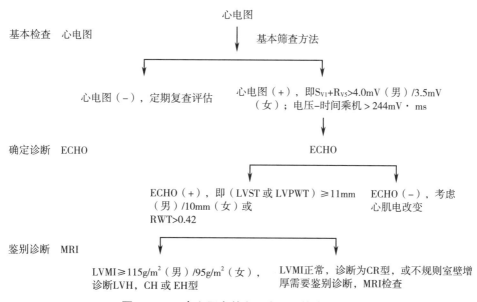

图 12-2-2　高血压合并左心室肥厚的诊断流程

（孙　刚　王守力　赵连友）

第三节　高血压合并左心室肥厚的危害

高血压合并 LVH 的危害是多方面的,与高血压患者的预后密切相关。

一、高血压合并左心室肥厚的心脏危害

（一）冠状动脉血流储备（coronary flow reserve,CFR）降低

正常情况下,心肌需氧量增加时,冠状动脉发生相应扩张增加冠脉血流量以适应心肌耗氧量的需求。LVH 由于心肌肥厚及小动脉硬化、血管壁增厚致使应急状态冠状动脉扩张的潜力下降,CRF 减低。多项研究显示,高血压合并 LVH 患者 CFR 降低,增加心肌缺血事件及死亡风险。

（二）左心室功能受损

LVH 或 LVR 是发生心功能受损的解剖学基础,由于心肌细胞的形态改变伴随间质纤维

增生,必然影响心脏的舒张和收缩功能。有研究报道高血压患者中 50% 以上存在射血分数保留性心力衰竭(ejection fraction preserve heart failure,EFPHF),随着高血压病程的延长和血压水平控制不良,部分 EFPHF 患者可以进展为左心室收缩功能障碍,有报道向心性 LVH 的患者 13% 在 3 年内随访中进展为左心室收缩功能不全。

(三)心律失常风险增加高血压 LVH 增加了各种心律失常的风险

一项纳入 12 项研究的荟萃分析显示,高血压合并 LVH 者与不合并 LVH 者比较,心律失常风险增加 3 倍,无论心电图标准诊断的 LVH 或 ECHO 方法诊断的 LVH 均与心律失常及猝死(sudden cardiac death,SCD)风险相关。高血压本身就是非瓣膜性心房颤动的主要原因,LVH 进一步增加了心房颤动的危险,LVH 每增加 1 个标准差,心房颤动的风险增加 1.73 倍。

(四)增加心脏血管事件及死亡的风险

Framingham 队列研究表明,心电图诊断的 LVH 可以导致心血管死亡率增加 8 倍,冠心病死亡率增加 6 倍。值得注意的是高血压合并 LVH 的预后与其几何构型改变密切相关。有研究表明:在 EF 保留或 EF 轻度减低的病例分析中,与正常左心室几何构型比较,异常的左心室几何构型伴有不同程度的心脏猝死风险增加,向心性重塑的 *OR* 值为 1.76,向心性肥厚为 3.20,离心性肥厚为 2.47。

二、高血压合并左心室肥厚与脑卒中

近年来临床研究表明 LVH 是脑卒中的危险因素,高血压观察研究发现:基线时无 LVH 或治疗过程中 LVH 逆转者,缺血性脑卒中的发生率 0.25(每百人/年),而 LVH 无逆转者或新发生 LVH 者的脑卒中发生率为 1.16(每百人/年),COX 分析发现与无 LVH 或 LVH 经治疗逆转者比较,LVH 无逆转或新发生 LVH 者脑卒中风险升高 2.8 倍,LVH 是独立于诊室血压和 24 小时动态血压的脑卒中的预测因素。

三、高血压合并左心室肥厚与肾脏及其他危害

尿微量白蛋白(urine microalbumin,UMA)水平升高及 GFR 减低是常见的肾脏损伤征象,UMA 被认为是早期肾脏受损的标记物。临床研究显示:高血压合并 LVH 者 MAU 异常升高,并且与 LVMI 呈现正相关。RENAAL 研究显示:慢性肾脏病(chronic kidney disease,CKD)患者基线时合并 LVH 是血浆肌酐水平倍增/终末期肾病(ERDS)的预测因素。

(孙　刚　王守力　赵连友)

第四节　高血压合并左心室肥厚的治疗

一、高血压合并左心室肥厚的治疗获益

临床系列研究证实高血压合并的 LVH 可以通过降压治疗有效逆转,并可以带来心血管事件风险的显著降低。纳入 5 项研究、3 149 例高血压患者的一项荟萃分析显示,调整了其他危险因素后,通过降压药物逆转 LVH 可以显著降低心血管事件的发生,在 LVH 逆转/维持正常的高血压患者,总心血管事件风险降低 46%。LIFE 研究近 5 年的随访观察证实:

LVMI 每降低 1 个标准差（25.3g/m^2），心血管事件降低 22%。逆转 LVH 还可以带来心血管以外的获益。在对 LIFE 研究中 7 998 例不伴糖尿病的 LVH 高血压患者随访超过 4.6 年后发现，通过降压治疗实现 LVH 逆转的患者糖尿病新发率降低 26%。

二、高血压合并左心室肥厚的治疗策略

国际权威高血压指南均明确指出，降压治疗是逆转 LVH 的基础。

（一）降压目标

高血压伴 LVH 属于亚临床靶器官损害阶段。目前各国高血压指南还没有为此制定降压目标，但一致认为高血压合并 LVH 的患者首先应有效控制血压达标。高血压合并 LVH 一般伴有舒张性心力衰竭，2014 年中国心力衰竭诊断和治疗指南指出，高血压合并舒张性心力衰竭应积极降压，血压水平宜低于单纯高血压患者的标准，即 <130/80mmHg。

（二）控制及改善左心室肥厚危险因素

常见的高血压 LVH 危险因素包括年龄、肥胖、高盐饮食及遗传因素。肥胖的高血压患者 LVMI 高于正常体重者，童年和成年时期高体重指数（body mass index，BMI）与离心性肥厚和向心性肥厚显著相关。因此改变不良生活方式及针对 LVH 危险因素的非药物治疗，如运动、减重、限盐也有助于逆转高血压 LVH。

已有研究证实，规律运动可以降低血压，改善心血管疾病危险因素，改善心肌重塑。高血压患者进行 16 周规律的有氧运动后，与对照组相比，LVMI 明显下降。减重可以降低血压，逆转 LVH。一项小规模的前瞻性研究，纳入 41 名高血压伴超重患者，随访观察 30 年，结果发现：与美托洛尔及安慰剂组比较，减重组只要达到中度体重减轻（8kg），即可获得血压水平、室壁厚度及 LVM 的明显改善。高血压合并糖尿病可以明显增加心血管疾病风险。流行病学调查同样显示，糖尿病与 LVH 密切相关，理想的血糖控制可以改善左心室收缩及舒张功能。

三、降压药物的选择

目前常用降压药物包括血管紧张素转换酶抑制剂（angiotensin converting enzyme inhibitors，ACEI）、血管紧张素 Ⅱ 受体阻滞剂（angiotensin receptor blockers，ARB）、钙通道阻滞剂（calcium channel blocker，CCB）、醛固酮受体拮抗剂和 β 受体拮抗剂 5 大类，以及由上述药物组成的联合治疗或固定配比复方制剂。各类药物均可以通过有效降压，获得不同程度 LVH 改善。

（一）ACEI

现已证实多种 ACEI 类药物，如依那普利、贝那普利、赖诺普利、雷米普利均能有效逆转高血压 LVH。ACEI 逆转 LVH 的途径包括：抑制 ACE，减少 Ang Ⅱ 生成，同时抑制缓激肽的降解。通常认为 ACEI 逆转 LVH 的作用优于 CCB、利尿剂和 β 受体拮抗剂。然而，PRESERVE 研究发现，依那普利（ACEI）与硝苯地平控释片（CCB）在降低左心室重量方面，无显著性差异。美国一项前瞻性、随机、开放性研究纳入了 106 名患有轻度至中度高血压患者。患者随机分组后，分别给予 10mg 氨氯地平或 40mg 贝那普利单药治疗，或联合氨氯地平（5mg）和贝那普利（20mg）治疗 22 周。研究结果表明，ACEI 和 CCB 联合治疗比分别的单药高剂量治疗能更有效地增加动脉顺应性和减少左心室质量。这些发现表明，适当的抗高

血压药物联合治疗相比于单药高剂量治疗可能具有增强的心脏保护作用。

（二）ARB

ARB 逆转 LVH 的作用已经得到大量临床随机对照试验和荟萃分析结果确认。LIEF 研究是针对高血合并 LVH 人群的前瞻性心血管终点研究，共纳入 9 193 例心电图诊断高血压合并 LVH。结果显示在降压水平相当的前提下，氯沙坦（ARB）组较阿替洛尔（BBs）组 LVMI 下降更为显著（$-21.7g/m^2$ $vs.$ $-17.7g/m^2$），非致死性心肌梗死、非致死性脑卒中及心血管疾病死亡的复合终点风险下降 13%，同时显著降低新发心房颤动风险 33% 和新发糖尿病风险 25%。LIFE 研究亚组分析进一步显示，与 LVH 逆转的患者相比，LVH 持续 / 进展患者的心血管事件风险显著增加。

（三）CCB

荟萃分析结果显示，CCB 同样具有逆转高血压 LVH 作用。一项前瞻性研究中，CCB 改善心肌肥厚的作用与血管紧张素转换酶抑制剂相似。其可能的机制：CCB 通过扩张阻力血管，减少心脏后负荷，减轻心脏做功；Ang II 刺激交感神经系统或局部组织直接增加心肌蛋白合成，使心肌细胞增殖、肥大，这些作用都有赖于心肌细胞内钙离子的介导。动物实验发现，在 20 周自发性高血压大鼠中，与血管紧张素转换酶抑制剂比较，CCB 可显著减少心肌肥厚。其抗心肌细胞凋亡作用可能与逆转细胞内钙离子超负荷、抑制细胞内钙离子依赖的 DNA 酶活性及抑制组织肾素 - 血管紧张素系统激活有关，从而逆转 LVH。

（四）醛固酮受体拮抗剂

醛固酮受体拮抗剂通过拮抗交感神经内分泌激活，抑制心肌成纤维细胞和血管周围间质的纤维化，起到逆转 LVH 的作用。一项前瞻性随机对照研究随访 9 个月后的结果显示：单药组依普利酮逆转 LVH 的作用与依那普利差异无统计学意义，而联合应用依普利酮和依那普利组逆转 LVH 明显优于单药组。

（五）β 受体拮抗剂

β 受体拮抗剂与 β 肾上腺素能受体结合，从而拮抗神经递质和儿茶酚胺对心脏受体的激动作用，降低平均动脉压和周围血管阻力，扩张冠状动脉，改善血流动力学，实现改善 LVH 的目的。常用的 β 受体拮抗剂中普萘洛尔和阿替洛尔等非选择及亲水性的 β 受体拮抗剂在临床试验中逆转 LVH 的作用较弱。

在临床工作中，首先应使高血压合并 LVH 的患者血压达标，其次考虑药物选择，优选具有改善 LVH 循证医学证据的药物。在应用 RAAS 阻滞剂不能有效达标的情况下，可以采用 RAAS 阻滞剂联合高度心脏选择性、亲脂性高的 β 受体拮抗剂、小剂量利尿剂或 CCB 以达到目标血压水平；也可以考虑使用单片固定复方制剂，以提高依从性，获得更好疗效。

综上所述，采用适当的药物及非药物治疗可以逆转高血压合并的 LVH，这对降低心血管事件的发生及死亡，改善高血压患者的预后意义重大。长期、合理有效的降压治疗是逆转 LVH 的基础，对高血压合并 LVH 的患者首先应控制血压至达标，同时，应根据高血压引起 LVH 的机制，优选具有改善 LVH 循证医学证据的 RAAS 阻滞剂类药物。

（孙　刚　王守力　赵连友）

● 参考文献

[1] CUSPIDI C，SALA C，NEGRI F，et al. Prevalence of left-ventricular hypertrophy in hypertension：an

updated review of echocardiographic studies[J]. J Hum Hypertens,2012,26(6):343-349.

[2] OZAKI M,KAWASHIMA S,YAMASHITA T,et al. Overexpression of endothelial nitric oxide synthase attenuates cardiac hypertrophy induced by chronic isoproterenol infusion[J]. Circ J, 2002,66(9):851-856.

[3] LEVICK S P,MURRAY D B,JANICKI J S,et al. Sympathetic nervous system modulation of inflammation and remodeling in the hypertensive heart[J]. Hypertension,2010,55(2):270-276.

[4] DIAMOND J A,PHILLIPS R A. Hypertensive heart disease[J]. Hypertens Res,2005,28(3):191-202.

[5] PALOMER X,ALVAREZ-GUARDIA D,RODRIGUEZ-CALVO R,et al. TNF-alpha reduces PGC-1alpha expression through NF-kappaB and p38 MAPK leading to increased glucose oxidation in a human cardiac cell model[J]. Cardiovasc Res,2009,81(4):703-712.

[6] 王一锦,徐彤彤,王晓珊. 血清白介素18与高血压左心室肥厚的相关性研究[J]. 中国全科医学,2011,14(09):957-959.

[7] 孙宁玲,Chen J W,王继光,等. 亚洲高血压合并左心室肥厚诊治专家共识[J]. 中华高血压杂志,2016,24(7):619-627.

[8] GROTHUES F,SMITH G C,MOON J C,et al. Comparison of interstudy reproducibility of cardiovascular magnetic resonance with two-dimensional echocardiography in normal subjects and in patients with heart failure or left ventricular hypertrophy[J]. Am J Cardiol,2002,90(1):29-34.

[9] MARCUS M L,KOYANAGI S,HARRISON D G,et al. Abnormalities in the coronary circulation that occur as a consequence of cardiac hypertrophy[J]. Am J Med,1983,75(3A):62-66.

[10] GINELLI P,BELLA J N. Treatment of diastolic dysfunction in hypertension[J]. Nutr Metab Cardiovasc Dis,2012,22(8):613-618.

[11] VERDECCHIA P,REBOLDI G,GATTOBIGIO R,et al. Atrial fibrillation in hypertension:predictors and outcome[J]. Hypertension,2003,41(2):218-223.

[12] KANNEL W B,GORDON T,CASTELLI W P,et al. Electrocardiographic left ventricular hypertrophy and risk of coronary heart disease. The Framingham study[J]. Ann Intern Med,1970,72(6):813-822.

[13] VERDECCHIA P,ANGELI F,GATTOBIGIO R,et al. Regression of left ventricular hypertrophy and prevention of stroke in hypertensive subjects[J]. Am J Hypertens,2006,19(5):493-499.

[14] BONER G,COOPER M E,MCCARROLL K,et al. Adverse effects of left ventricular hypertrophy in the reduction of endpoints in NIDDM with the angiotensin II antagonist losartan(RENAAL)study[J]. Diabetologia,2005,48(10):1980-1987.

[15] OKIN P M,DEVEREUX R B,HARRIS K E,et al. In-treatment resolution or absence of electrocardiographic left ventricular hypertrophy is associated with decreased incidence of new-onset diabetes mellitus in hypertensive patients:the Losartan Intervention for Endpoint Reduction in Hypertension(LIFE)Study[J]. Hypertension,2007,50(5):984-990.

[16] PITSAVOS C,CHRYSOHOOU C,KOUTROUMBI M,et al. The impact of moderate aerobic physical training on left ventricular mass,exercise capacity and blood pressure response during treadmill testing in borderline and mildly hypertensive males[J]. Hellenic J Cardiol,2011,52(1):6-14.

[17] NEUTEL J M,SMITH D H,WEBER M A. Effect of antihypertensive monotherapy and combination therapy on arterial distensibility and left ventricular mass[J]. Am J Hypertens,2004,17(1):37-42.

第十三章　高血压合并冠心病

高血压是以动脉血压持续升高为特征的心血管综合征,是我国心脑血管病最主要的危险因素,也是导致心脑血管病患者死亡的主要原因。冠心病是高血压患者临床常见的合并症之一,合并急性冠脉综合征(acute coronary syndrome,ACS)是高血压病患者预后不良的预测指标,管控好此类患者血压对降低心血管事件具有重要的价值。

第一节　高血压合并冠心病的流行病学

我国 70% 的脑卒中和 50% 的心肌梗死的发生与高血压有关;全国每年 350 万例心血管疾病死亡中至少 50% 与高血压有关。高血压患者合并冠心病的风险受诸多因素影响,如年龄、性别、遗传、高血压、高脂血症、2 型糖尿病等危险因素均可增加其患冠心病的风险;高血压是归因危险比最高的危险因素。

稳定型冠心病临床包括稳定劳力型心绞痛、冠脉微血管心绞痛以及冠脉血运重建后心绞痛等临床类型。心绞痛发病率也因地域、民族和人种不同而有差异。北美和西欧国家稳定型冠心病患病率最高,而地中海沿岸国家和日本患病率最低。在中国,北方地区发病率高,南方地区发病率低。

(王胜煌　程劲松　孙英贤)

第二节　高血压合并冠心病的发病机制

一、高血压患者冠状动脉循环特点与自身调节

由于冠状动脉循环的自身特点是血流量大,氧摄取接近饱和,收缩期心肌对心外膜冠状动脉的挤压,心肌的灌注主要取决于舒张压与室壁张力。高血压合并冠心病时由于左心室肥厚,室壁张力升高,故冠状动脉灌注压减低,导致冠状动脉血流储备减低,此时舒张压过低可严重影响心肌灌注。

冠状动脉循环有自身调节机制,舒张压降低时冠状动脉血流量可在一定血压范围内保持恒定。主要原因是冠状动脉开放的主要调节机制是代谢调节。当心肌灌注减少时,心肌缺血,局部释放腺苷、钾离子等代谢产物,这些物质均可扩张局部冠状动脉,增加心肌灌注。

二、高血压促进冠状动脉粥样硬化的病理生理机制

高血压对冠状动脉循环的影响包括冠状动脉主干及其主要分支的粥样硬化病变,同时包括冠状动脉微血管病变,甚至有研究显示,高血压导致的冠状动脉微循环病变可先于冠状

传导性动脉,微循环病变导致冠状动脉血流储备能力下降,心肌组织毛细血管密度减少,显著影响心肌的血供和营养代谢。高血压作为致病危险因素参与冠状动脉粥样硬化病变的发生、发展过程,高血压在其中的作用不仅仅只是血压升高,而是同时并存的交感神经系统活性增强、副交感神经系统活性减低、胰岛素抵抗、血小板活性亢进等因素共同参与,可促进动脉粥样硬化斑块破裂及血栓形成。

(王胜煌　程劲松　孙英贤)

第三节　高血压合并冠心病的临床特点

高血压合并冠心病临床上可表现为慢性稳定型冠心病和急性冠脉综合征两大类型。由于冠心病起病隐匿,病程长,确诊复杂,其患病率很难统计。一般来说,年龄越大,高血压和冠心病的患病率越高,不同地区和种族也存在患病率的差异。男性患冠心病的平均年龄要比女性早 10 年。

高血压合并冠心病临床上可表现为如下几种类型:

(一)以急性冠脉综合征表现为主合并高血压的临床表现

临床主要表现为突发胸闷、胸痛,发作持续时间较长,常超过 15 分钟,发作无明显诱因,对硝酸甘油不敏感,心电图有 ST 段抬高、压低,T 波高尖、双向、倒置等表现,心肌损伤标志物升高,临床诊断为急性冠脉综合征(不稳定型心绞痛、急性非 ST 段抬高心肌梗死和急性 ST 段抬高心肌梗死),既往有高血压史,但血压控制尚可,胸痛发作时伴血压不同程度地升高,此类型较常见,容易诊断。

(二)以稳定型心绞痛表现为主合并高血压的临床表现

临床主要表现为劳力诱发的胸闷、胸痛,发作的诱因较固定,发作时心电图可有缺血性 ST-T 改变,但心肌损伤标志物多在正常范围,含服硝酸甘油有效。患者多有高血压病史及降压治疗史,但血压控制尚可。该类型较多见。

(三)以高血压危象表现为主的冠心病临床表现

临床主要表现为血压急剧升高,常高于 180/120mmHg,多有头痛、头晕,恶心、呕吐,视力障碍,伴面色苍白、心悸、出汗,可合并心绞痛发作;因血压急剧升高多伴有心肌缺血导致胸闷、胸痛。合并靶器官损害时可出现偏瘫、失语、气促、泡沫样痰,进行性尿量减少等表现,该类型较少见。

(四)以高血压表现为主合并冠心病的临床表现

临床主要表现为高血压,血压控制尚可,无急剧升高,但停药后血压控制不佳。无心绞痛发作或者表现为不典型的心绞痛发作,但相关辅助检查有心肌缺血或者冠状动脉狭窄依据,或有 PCI 或 CABG 手术治疗病史的患者,血压控制不佳,易波动。该类型较多见。

(五)以心律失常或者心力衰竭表现为主的高血压合并冠心病的临床表现

主要临床表现为心律失常和心力衰竭,以室性期前收缩、阵发性心房颤动等心律失常常见;或者以劳力性气促、心悸、夜间阵发性呼吸困难为主,相关检查有心律失常和心肌缺血或者冠状动脉狭窄依据;或者表现为心脏舒张功能异常,酷似左心室功能不全,而无射血分数下降,无心绞痛发作,既往有高血压病史,血压控制尚可。老年人或者高龄患者多见。

(王胜煌　程劲松　孙英贤)

第四节 高血压合并冠心病的风险评估

高血压合并冠心病患者总体上来说是心脑血管事件风险极高危人群。但就每一个具体的高血压合并冠心病患者而言,其心脑血管事件风险又不尽相同。对于临床情况较稳定的患者,比如血压控制较好,且为稳定型冠心病的患者,临床危险主要取决于患者的左心功能情况和冠状动脉病变程度。对于高血压危象患者,即使为稳定型冠心病,其发生心脑血管事件的风险也明显增加。对于合并急性冠脉综合征的高血压患者而言,急性期血压水平越高,提示心功能越好,远期预后越好。

(王胜煌 程劲松 孙英贤)

第五节 高血压合并冠心病的治疗对策

一、高血压合并冠心病最佳血压值的探索

(一)观察性研究的启迪

既往已有众多观察性研究发现,降压治疗存在所谓的 J 形或 U 形曲线现象。

Thune 等提出降压治疗存在所谓的 J 形曲线现象,以警示临床医生降压治疗时不可使舒张压过度降低。但文章对研究结果分析时没有去除混杂因素的影响,在这一研究中,舒张压低的患者多是老年患者,合并更多的心肌梗死病史、PCI、CABG、脑卒中、心力衰竭和恶性肿瘤史。如果去除混杂因素的影响,舒张压下降到 50mmHg 也没有带来上述终点事件发生率的增加。后来相继有一些临床试验试图回答高血压合并冠心病患者最适血压水平的问题。TNT 研究发现,J 形曲线的最低血压水平为 146.3/81.4mmHg,而 SMART 研究则提示,J 形曲线的最低血压水平为 143/82mmHg。这两项大型观察性研究的结论显然与我们既往所知的其他研究的结论相悖。既往众多临床研究的结论是收缩压低于 140mmHg 可降低患者发生心脑血管事件的风险。如何解释上述临床研究的结论? 可能的原因如下:这些研究结论很多是回顾性分析,很难去除混杂因素的影响,因此结论不一定正确。

(二)临床研究的启迪

临床研究中也没有发现所谓的 J 形或 U 形曲线现象。ACCORD 研究入组了 4 733 例合并 2 型糖尿病的高血压患者,随机分为强化降压治疗组(SBP<120mmHg)和标准降压治疗组(SBP<140mmHg),结果表明,尽管强化降压治疗组主要事件复合终点和心肌梗死发生率低,但与标准降压治疗组相比没有统计学差别。研究的主要结论是,对于合并 2 型糖尿病的高血压患者,强化降压治疗没有进一步获益。但进一步分析发现,强化降压治疗组舒张压大多降至 60~65mmHg,结合上述观察性研究的结果和 J 形曲线的理论,这一研究结果从侧面证实了提示舒张压降至 60~65mmHg 是安全的,至少可以进一步降低脑卒中的风险。

SPRINT 研究入组了 9 361 例不合并 2 型糖尿病的高血压患者,样本量几乎是 ACCORD 研究的 2 倍,同样随机分为强化降压治疗组(SBP<120mmHg)和标准降压治疗组(SBP<140mmHg),结果表明,致死性和非致死性心血管事件风险和全因死亡率在强化降压治疗组较标准降压治疗组明显降低。进一步观察发现,随访 1 年时强化降压治疗组的平均血

压水平为 121.4mmHg/68.7mmHg,同样不存在所谓的 J 形或 U 形曲线现象。

综上所述,降压治疗降低脑卒中和心力衰竭发生的风险是明确一致的,对冠心病治疗的影响似乎是模棱两可的。在一些著名的大型随机临床试验研究中,降低 SBP 所谓的 J 形或 U 形曲线现象不存在。因此,降压治疗的所谓 J 形或 U 形曲线现象值得进一步探讨。但降低 DBP,尤其在老年患者,降压治疗可能存在 J 形或 U 形曲线现象。所谓的 J 形或 U 形曲线现象在不同的观察性研究中有着不同的最低合适血压值,某些最低值明显与我们既往所知的其他研究的结论相悖。就目前所知的临床试验资料来看(ACCORD 和 SPRINT 研究中,强化降压治疗组目标血压为 <120/80mmHg),针对特定的高血压人群,收缩压降至 120mmHg 以下,舒张压降至 70~79mmHg 是安全的。

二、高血压合并冠心病患者降压目标值的确定

(一)高血压合并稳定型冠心病患者的降压目标值

近年来,许多高血压大型临床试验观察强化降压治疗对心血管事件风险下降的影响。2010 年发表的 ACCORD 研究发现,对于 2 型糖尿病患者,强化降压治疗(收缩压降至 <120mmHg 相对于 <140mmHg)并不能显著降低心血管事件的风险。2015 年美国发表的 SPRINT 研究结果显示:对于无 2 型糖尿病的高血压患者,强化降压治疗组(SBP<120mmHg)与标准降压治疗组(SBP<140mmHg)相比主要终点事件风险(包括心肌梗死、急性冠脉综合征、脑卒中、心力衰竭和心血管死亡)有显著性差异,但是心肌梗死、急性冠脉综合征和脑卒中等二级终点事件并没有减少,两组之间差异无统计学意义。该研究提示,更进一步的强化降压(<120/80mmHg)主要降低心力衰竭和全因死亡,但并没有带来冠心病事件的减少。总之,目前多数专家认为高血压合并冠心病患者的血压目标值低于 140/90mmHg 是合理和安全的。

国内外指南对高血压合并冠心病患者降压治疗的目标值的推荐并不一致,但大多数为 <130/80mmHg。我国相关指南建议,合并慢性稳定型心绞痛的高血压患者血压维持在 <130/80mmHg。2013 年欧洲高血压治疗指南指出:合并冠心病的高血压患者,应控制在收缩压 <140mmHg。2014 年 INVEST 研究亚组分析结果证实,对于 60 岁以上合并冠心病的血压高于 150mmHg 的高血压患者,血压降至 140mmHg 以下比降至 150mmHg 以下有更多获益。2015 年美国的冠心病患者高血压治疗建议:冠心病患者血压目标 <140/90mmHg(Ⅰ类推荐,A 级证据);冠心病患者血压目标 <130/80mmHg(Ⅱb 类推荐,C 级证据)。

(二)高血压合并急性冠脉综合征患者的降压目标值

目前对于合并 ACS 的高血压患者,ACC/AHA 指南推荐的目标血压为 <140/90mmHg,但有关 ACS 的最适血压水平还未确定。针对 ACS 患者最适血压水平的最新临床研究提示,ACS 患者降压治疗也存在 U 形或 J 形曲线,血压水平在(130~140)/(80~90)mmHg 心血管事件发生率最低,而血压水平在(110~130)/(70~90)mmHg 曲线相对平缓,该研究提示,血压水平过低可能增加心血管事件风险。J 形曲线的拐点问题以及 ACS 患者最适的降压目标范围,还需要更多大型的临床试验来探索。目前被广泛接受的观点是血压不可降得过低,至少应不低于 110/70mmHg 的水平,尤其是对大于 60 岁的老年单纯收缩期高血压患者,若舒张压低于 60mmHg,心血管疾病风险可能增加。

三、高血压合并稳定型冠心病的降压治疗

(一)高血压合并稳定型冠心病降压治疗策略

高血压合并稳定型冠心病患者,主要的治疗目标是减少心肌缺血发生的频率和持续时间,缓解心绞痛症状;预防心血管事件的发生,包括死亡、心肌梗死和脑卒中。对大部分高血压合并冠心病患者,推荐血压 <140/90mmHg 的控制目标是合理的。对部分高危患者,如合并陈旧性心肌梗死、脑卒中、TIA 以及糖尿病、颈动脉疾病、外周动脉疾病和腹主动脉瘤等,血压可以控制在 <130/80mmHg。

(二)高血压合并稳定型冠心病降压用药选择

1. **β 受体拮抗剂**　是冠心病合并高血压治疗的首选降压药物。β 受体拮抗剂应用于冠心病患者的治疗有非常坚实的临床试验依据。对合并心绞痛症状的高血压患者而言,β 受体拮抗剂应作为缓解心绞痛症状的首选用药。

2. **钙通道阻滞剂(CCB)**　高血压合并冠心病患者降压治疗使用 CCB 可以降低心血管事件发生率和总死亡率。若硝酸酯类和 β 受体拮抗剂不能有效控制血压,可考虑加用长效二氢吡啶类 CCB。

AMELOT 研究发现,氨氯地平组、依那普利组和安慰剂组相比,降压疗效相似,但氨氯地平组心血管事件风险下降,亚组分析表明,氨氯地平组动脉粥样硬化斑块进展亦较两组缓慢,提示氨氯地平有降压作用以外的多效性效应。

3. **ACEI**　冠心病合并高血压治疗的优先用药选择。如果心绞痛患者伴有血压升高,应考虑给予 ACEI,特别是对于合并左心室功能不全、左侧心力衰竭、糖尿病或慢性肾脏病患者。推荐基于 HOPE、EUROPA、SAVE 等临床研究的结果:冠心病患者应用 ACEI 可降低包括心血管死亡、梗死和心脏骤停在内的一级终点和复合终点达 20%~25%。

4. **ARB**　应用于心绞痛患者伴有血压升高,特别是对于合并左心室功能不全、左侧心力衰竭、糖尿病或慢性肾脏病患者,有应用 ACEI 指征但不能耐受 ACEI 者。

5. **噻嗪类利尿剂**　噻嗪类利尿剂已被某些临床试验证实可降低冠心病患者心血管事件风险,因此,可有效地应用于冠心病事件的二级预防。

6. **单片复方制剂**　CCB 具有抗心绞痛作用,而 ACEI/ARB 在冠心病患者的降压治疗中可以改善预后,以 ACEI/ARB 为基础的联合用药方案是高血压合并冠心病患者治疗的优选联合方案。CHIEF 研究表明,小剂量长效二氢吡啶类 CCB+ARB 初始治疗高血压患者,可明显提高血压控制率,因此 CCB+ACEI/ARB 的单片复方制剂是一种优先推荐。

四、高血压合并急性冠脉综合征的降压治疗

(一)高血压对急性冠脉综合征预后的影响

高血压对 ACS 的影响复杂而矛盾。SYMPHONY 研究结果表明,高血压是 ACS 患者 90 天死亡和心肌梗死的独立预测因素。但 2011 年发表的 ACTION Registry-GWTG 研究发现:血压水平越低,急性心肌梗死患者住院死亡率越高,基线收缩压每下降 10mmHg,住院死亡率增加 1.22 倍。

(二)高血压合并急性冠脉综合征降压策略

急性冠脉综合征合并高血压患者,首先应根据患者血压水平和风险程度决定治疗方案。

患者血压为轻至中度升高,可首先关注急性冠脉综合征的处理,予以抗凝、抗血小板、抗缺血治疗。大多数患者胸痛缓解后血压可降至正常水平。若血压急剧升高超过 180/110mmHg,为高血压急症,应当先控制血压,可使用静脉滴注降压药物,首先选用硝酸甘油针剂,降压同时可改善心肌供血,待血压降至 160/110mmHg 以下,可再考虑抗凝、抗血小板、抗缺血治疗。对急性 ST 段抬高型心肌梗死患者来说,再灌注治疗是决定近远期预后的最重要因素,应同时兼顾再灌注与降压治疗。选择急诊介入治疗的患者可同时进行静脉滴注降压药物治疗;选择静脉溶栓治疗的患者,如果血压过高会增加脑出血风险,因此血压应控制在 160/110mmHg 以下才能进行溶栓治疗,具体流程见图 13-5-1。

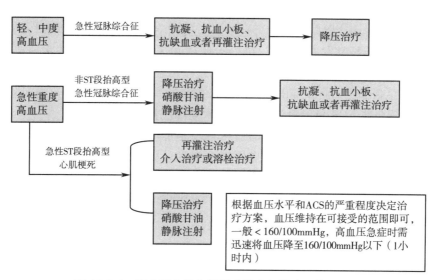

图 13-5-1　高血压合并急性冠脉综合征的血压管理流程

(三)高血压合并急性冠脉综合征用药选择

常用的降压药物有硝酸酯类、β 受体拮抗剂、RAAS 阻滞剂(ACEI 或 ARB)、醛固酮受体拮抗剂、钙通道阻滞剂(CCB)、利尿剂。

硝酸酯类:ACS 患者血压重度升高时优先选择,最常用剂型为硝酸甘油针剂,尤其适用于合并胸痛、急性肺水肿的患者。

β 受体拮抗剂:β 受体拮抗剂是 ACS 合并高血压患者降压治疗的基石。可降压、减少恶性心律失常、减慢心室率,降低心肌耗氧,缩小心肌梗死面积,改善 ACS 患者预后。

RAAS 阻滞剂:ACEI 可改善心肌梗死后心室重塑,降低死亡率,是 ACS 合并高血压患者治疗的基石,尤其适用于合并左侧心力衰竭、左心室功能不全和糖尿病患者,大面积心肌梗死、前壁心肌梗死和合并心力衰竭的患者获益更大。

一项纳入 208 名急性心肌梗死合并高血压患者的随机对照研究,研究组服用氨氯地平贝那普利片 12.5mg,对照组服用苯磺酸氨氯地平片 10mg 自由联合其他种类降压药物。研究结果显示,氨氯地平贝那普利片能够明显降低急性心肌梗死合并高血压患者的 IL-6、IL-17及 EMPs 水平,改善患者预后,服药依从性更好,值得推荐于临床使用。

醛固酮受体拮抗剂:适用于心肌梗死后心力衰竭(LVEF<40%)和合并 2 型糖尿病患者,螺内酯和依普利酮均可选择。不适用于肾功能损害的患者(男:≥2.5mmol/dl,女:

≥2.0mmol/dl）。与 ACEI 或 ARB 联用有高钾血症的风险。

CCB：不推荐 ACS 合并高血压患者常规使用。非二氢吡啶类 CCB 在 β 受体拮抗剂禁忌时可作为替代药物，二氢吡啶类 CCB 在 ACS 合并重度高血压时作为降压药物应用，两类 CCB 均可增加低血压风险，非二氢吡啶类 CCB 有增加 AVB 风险，尤其是在与 β 受体拮抗剂合并使用时。

利尿剂：在 ACS 合并高血压患者的长期血压管理中发挥重要作用，适用于合并心室充盈压升高、肺静脉压升高和心力衰竭的患者，对合并心力衰竭和肾功能不全的患者优先选用襻利尿剂，使用时注意低钾血症的风险。

（四）高血压合并 ACS 患者抗栓治疗的安全性评估

高血压合并 ACS 患者除降压治疗外还要进行抗栓治疗，由于 ACS 的病理基础为冠状动脉内粥样硬化斑块破裂继发血栓形成，抗栓治疗是 ACS 患者药物治疗非常重要的方面，早期给予抗栓药物可明显改善预后。但抗栓治疗过度可能导致出血风险增加，最常见为消化道出血，也包括穿刺部位出血和脑出血。对于未控制的高血压患者来说，出血风险更高。

（五）高血压合并 ACS 患者急诊 PCI 围手术期降压治疗策略

高血压合并 ACS 急诊 PCI 手术中的血压管理非常重要，管理不好，患者可能发生心力衰竭或者低血压及脑血管合并症。若血压轻至中度升高，低于 180/110mmHg，可暂不予处理，术后给予口服降压药物治疗。如血压重度升高，推荐立即使用静脉降压药物，硝酸甘油、乌拉地尔、地尔硫䓬或硝普钠均可选用，手术中严密监测，避免血压过度降低，使血压保持在轻度升高水平更安全。

（王胜煌　程劲松　孙英贤）

第六节　高血压合并冠心病患者的长期管理

（一）高血压合并冠心病患者的二级预防

二级预防是指预防已患冠心病的患者发生心肌梗死和猝死等心血管事件。针对高血压合并冠心病的患者，是指合理选用降压药物，联合使用抗血小板药物、调脂药物，预防心肌梗死和猝死发生。

（二）高血压合并冠心病患者的社区管理

高血压合并慢性稳定型心绞痛患者的长期治疗目的是预防死亡、心肌梗死和脑卒中，减少心肌缺血发作，改善症状。高血压合并慢性稳定型心绞痛患者的降压推荐的血压目标值<140/90mmHg。

该类型患者生活方式改变和健康的生活方式是关键，要控制饮食、限制食盐摄入，适度饮酒，规律锻炼，减肥，戒烟，加强血糖，血脂管理和抗血小板治疗。

有症状性冠心病尤其是心绞痛的治疗，主要针对缓解心绞痛以及预防冠脉事件。治疗心绞痛的主要药物是 β 受体拮抗剂、CCB、硝酸酯类。预防心血管事件的药物包括 β 受体拮抗剂、ACEI、ARB、CCB、抗血小板药物和调脂药物。长期管理中不但要实现血压达标，还要注意冠心病患者的心率控制，必要时可以选择比索洛尔，可以同时实现血压和心率的控制，改善长期预后。

我国传统中医药在基层慢性冠心病的防治中具有巨大优势。中药多为天然药物，注重整体调节;辨证施治体现了现代医学追求个体化治疗的最高境界。经过几十年的研究和开发,一批疗效确切的中成药,可明显改善患者生活质量,深受患者欢迎。血脂康在中国冠心病二级预防研究中取得显著疗效,明显降低心血管事件、冠心病死亡及全因死亡,得到国内和国际的广泛认可。治疗气虚血瘀、气滞血瘀和痰热瘀阻型的代表中成药麝香保心丸、复方丹参滴丸在基层使用广泛,具有非常好的依从性,可作为冠心病二级预防用药。麝香通心滴丸治疗在治疗高血压合并冠状动脉微循环障碍方面有非常好的疗效;应用中成药松龄血脉康治疗高血压合并稳定型冠心病的患者亦具有非常好的功效,可以有效缓解胸痛、降压、调脂,改善生活质量,值得推广。

(王胜煌　程劲松　孙英贤)

第七节　经皮冠脉介入术后血压管理

Framingham 研究发现,无论在任何年龄、性别中,血压升高都是冠心病(CAD)的独立危险因素之一,并且血压水平与 CAD 事件的风险呈连续、独立、直接的正相关关系。此外,血压变异性、血压正常波动形态的改变均是 CAD 事件发生的独立预测因子。近年来血运重建、经皮冠脉介入术(PCI)在 CAD 诊疗中占据越来越高的地位,因此 PCI 后高血压患者的规范化血压管理对患者的预后至关重要。

一、经皮冠脉介入术后血压目标的确定

PCI 后血压管理的总体目标是降低风险的同时不影响冠脉血流储备。指南推荐的血压目标值在一般个体为 <140/90mmHg,而在一些糖尿病或慢性肾脏病(CKD)患者中为 <130/80mmHg。AHA 关于 CAD 预防和管理中高血压治疗的首次科学声明,也推荐对确诊的 CAD、CAD 等危症或 Framingham 风险评分≥10% 的个体,血压目标应 <130/80mmHg。

较低的血压目标,特别是在有靶器官损害的患者中制订较低的血压目标,既往认为对患者有益。然而高危患者的降压目标,并没有得到来自高质量随机临床试验证据的支持。较低的血压目标对冠心病的预防和对确诊的 CAD 的治疗是否合适,尚存争议。综合相关的流行病学研究、考虑 J 形曲线的理论问题、动物研究的数据、替代终点以及用心血管事件作为终点的人群研究针对不同血压目标的随机临床试验,指南推荐的血压目标值仍被认为是合理的。

由于老年人冠脉储备较低,因此 J 形曲线对老年人有更具破坏性的影响。INVEST 研究显示了 DBP 与一级预后终点(全因死亡、非致命性 MI 或非致命性脑卒中)之间的一种 J 形曲线关系,最低点是在 75mmHg,而在老年最低点更低为 70mmHg。最新的指南中仍保留 <140/90mmHg 的目标,但一些学者也推荐目标血压为 <150/90mmHg。对于年龄 >80 岁的患者,一个合理的血压目标是 <150/80mmHg,尽管在这个年龄组还没有直接的数据支持这一目标或任何其他特定的目标。

二、经皮冠脉介入术后高血压管理及规范用药

根据冠心病分类不同,PCI 后的高血压管理也不尽相同。

（一）稳定型冠心病

稳定型冠心病通常指可逆的心肌供血不足或缺血缺氧，由锻炼、情绪不稳或压力诱导，也可能自发。慢性稳定型心绞痛合并高血压患者β受体拮抗剂应该成为治疗首选。如果有陈旧性前壁心肌梗死或者糖尿病，加用ACEI或ARB是非常好的联合方案。当β受体拮抗剂有禁忌或不能耐受，地尔硫䓬可以作为一个选择。如高血压仍未控制，在β受体拮抗剂和ACEI的基础上，可以联合噻嗪类利尿剂增强降压作用；如心绞痛和高血压未控制可加用长效二氢吡啶类CCB。冠心病合并高血压患者使用抗血小板或抗凝药物的重度高血压患者，当血压大于180/100mmHg需立即降压以降低出血性脑卒中的危险性。

1. 可选择的药物

（1）β受体拮抗剂：β受体拮抗剂是治疗心绞痛患者首选的药物。稳定型心绞痛患者，可以使用β受体拮抗剂作为缓解症状的初始治疗和长期治疗。最近ACC/AHA指南推荐对MI或急性冠脉综合征（ACS）后左心室功能正常的患者，用β受体拮抗剂治疗，特别是有左心室收缩功能不全（EF≤40%）或有心力衰竭或既往MI的所有患者，推荐使用卡维地洛、琥珀酸美托洛尔或比索洛尔，除非有禁忌证（Ⅰ类推荐，A级证据）。对MI或ACS后所有左心室功能正常的患者，都应启动β受体拮抗剂治疗，并持续3年。

β受体拮抗剂主要通过负性肌力和负性频率作用缓解心肌缺血和心绞痛。心率降低可增加舒张期充盈时间从而增加冠脉灌注。β受体拮抗剂还抑制肾小球旁器分泌肾素，目前高选择性的、没有内源性拟交感活性、有心脏保护作用的制剂（β_1受体拮抗剂）最常用。其使用的相对禁忌证包括窦房结或房室结功能不全、低血压、失代偿性HF和严重的支气管哮喘。外周动脉疾病罕见由于使用β受体拮抗剂而使症状恶化，而轻度的支气管痉挛性疾病、慢性阻塞性肺疾病（COPD）并不是绝对禁忌证。在治疗有低血糖病史的脆性糖尿病患者时需要小心，因为β受体拮抗剂可能掩盖低血糖的症状。

（2）钙通道阻滞剂（CCB）：通过降低外周血管阻力、降低血压最终降低心肌氧耗；通过扩张冠脉而增加心肌氧供。CCB治疗因冠脉痉挛所致的心绞痛，如变异型心绞痛或寒冷诱发的心绞痛有其独特显著的疗效。稳定型心绞痛患者如果对β受体拮抗剂无效、有禁忌或不能耐受，可加或换用CCB或长效硝酸酯类以缓解症状（Ⅱa类推荐，B级证据）。如与β受体拮抗剂联用，长效二氢吡啶类制剂优于非二氢吡啶类（地尔硫䓬或维拉帕米），可避免过度心动过缓或传导阻滞。地尔硫䓬或维拉帕米不应用于有心力衰竭或左心室功能不全的患者，而且应当避免使用短效硝苯地平，因为它能引起反射性交感激活并加重心肌缺血。虽然临床上CCB治疗稳定型心绞痛患者的高血压有效，但能否预防心血管事件尚未达成共识。

（3）ACEI：支持用ACEI控制稳定性CAD患者血压的临床试验很多。因此美国的高血压管理指南推荐稳定型心绞痛合并高血压、糖尿病、LVEF≤40%或CKD的所有CAD患者，都应使用ACEI，除非有禁忌证（Ⅰ类推荐，A级证据）。然而，PEACE试验和ALLHAT试验，发现ACEI和氯噻酮、氨氯地平、安慰剂在心血管死亡、MI或冠脉血运重建的一级复合终点发生率组间没有差异。ANBP-2研究显示在男性而非女性，尽管血压降幅相似，但用ACEI治疗比利尿剂有更好的心血管预后。

（4）ARB：ONTARGET研究ACEI与ARB联用未能显示额外获益，还显著增加副作用，故这种联合不予推荐。在VALIANT试验中，缬沙坦并不比卡托普利更有效。因此，指南推荐对稳定型心绞痛合并高血压、糖尿病或CKD，有用ACEI的适应证，但不能耐受ACEI的患者,都推荐用 ARB(Ⅰ类推荐,A 级证据)。对于不能耐受 ACEI、有心力衰竭或 LVEF≤40% 的 STEMI 患者,在住院期间和出院后,ARB 是适应证(Ⅰ类推荐,B 级证据)。

(5)利尿剂:早期的研究如退伍军人管理局研究、MRC 试验、SHEP 以及较晚的研究如 ALLHAT 研究均证实噻嗪类利尿剂可降低心血管事件。

(6)硝酸酯:硝酸酯一般不用于治疗高血压。对于稳定型心绞痛患者,当 β 受体拮抗剂 不能耐受时,可用长效硝酸酯或 CCB 来缓解症状(Ⅰ类推荐,B 级证据)。硝酸酯不可与西 地那非类磷酸二酯酶抑制剂合用,避免引起严重的低血压。

2. 相关指南推荐

美国的高血压管理指南对合并慢性稳定型心绞痛的患者有以下推荐:

(1)对有既往心肌梗死史的患者首选 β 受体拮抗剂;如果有既往心肌梗死、左心室收 缩功能不全、糖尿病或 CKD,联用 ACEI 或 ARB;或联用一种噻嗪类利尿剂(Ⅰ类推荐,A 级 证据)。

(2)联合治疗为首选推荐。

(3)如果对 β 受体拮抗剂有禁忌或有不能耐受的副作用,可以用非二氢吡啶类 CCB(如 地尔硫䓬或维拉帕米)代替,但如存在左心室功能不全则避免使用(Ⅱa 类推荐,B 级证据)。

(4)如果心绞痛或高血压仍未控制,可在 β 受体拮抗剂、ACEI 与噻嗪类利尿剂方案的 基础上,加用长效二氢吡啶类 CCB。对有心绞痛症状的 CAD 和高血压患者,β 受体拮抗剂 与非二氢吡啶类 CCB(地尔硫䓬或维拉帕米)联用应当谨慎,增加引起显著心动过缓和心力 衰竭的风险(Ⅱa 类推荐,B 级证据)。

(5)稳定型心绞痛患者的血压目标是 <140/90mmHg(Ⅰ类推荐,A 级证据)。但对某些 有 CAD、既往脑卒中或 TIA、或 CAD 等危症(颈动脉疾病、外周动脉疾病和腹主动脉瘤)的患 者,可以考虑更低的目标血压(<130/80mmHg)(Ⅱb 类推荐,B 级证据)。

(6)高血压患者使用抗血小板或抗凝药物,但没有控制的重度高血压患者,如不合并急 性脑血管病等特别的禁忌证,要尽快降低血压,以降低出血性脑卒中的风险(Ⅱa 类推荐,C 级证据)。

(二)急性冠脉综合征

调查显示在 STEMI 患者中高血压的患病率为 65.2%,而在非 ST 段抬高心肌梗死 (NSTEMI)患者中为 79.2%。在 ACS 患者中,年龄 >75 岁的人高血压患病率约为 <45 岁成人 的 2 倍。高血压对 ACS 预后的影响非常复杂。在纳入 SYMPHONY 试验的稳定型 ACS 患 者中,高血压是 90 天内死亡和心肌梗死的一项独立预测因素。而且高血压作为 CAD 几项 经典的危险因素之一,被整合于不稳定型心绞痛(UA)/NSTEMI 心肌梗死溶栓风险评分系统 中,而变量≥3 个 CAD 危险因素,与死亡率和复发性缺血事件的复合终点独立相关。

冠心病的主要病理生理机制是心肌的氧供失衡,ACS 合并高血压增加了心肌的耗氧,但 过快、过低降低血压,可能降低心肌氧供。ACS 合并高血压患者,首先应根据患者血压水平 和风险程度决定治疗方案。若患者血压为轻、中度升高,可首先关注 ACS 的处理,予以抗凝、 抗血小板、抗缺血治疗。大多数患者胸痛缓解后血压可降至正常水平。若血压急剧升高超 过 180/110mmHg,应当先控制血压,可使用静脉降压药物,首选硝酸甘油针剂,降压同时可改 善心肌供血。待血压降至 160/110mmHg 以下,可再考虑抗凝、抗血小板、抗缺血治疗。急性 心肌梗死再灌注治疗是决定近远期预后的最重要因素,应首先考虑再灌注治疗,选择急诊介入治疗的患者可同时进行静脉降压处理;若选择静脉溶栓,由于过高血压增加脑出血风险,血压控制在 160/110mmHg 以下才能进行溶栓治疗。

对 ACS 患者血压管理的基石是调整氧供和氧需之间的平衡,ACS 患者这种关系特别易受到扰乱。此外,ACS 患者常常有血管舒缩不稳定,有对降压治疗反应增强的趋势,故用于 ACS 患者的降压药物,应当重点选择那些有明确循证、独立于降压、能降低 ACS 患者风险的药物。这些药物包括:β 受体拮抗剂、ACEI(或 ARB)和醛固酮受体拮抗剂。ACS 患者早期血压可能波动,因此,在控制血压前应当首先密切关注血运重建、疼痛症状控制;其次,血压应缓慢降低,建议谨慎避免 DBP 降低到 <60mmHg,因为这可能降低冠脉灌注和加重心肌缺血。出院时的血压目标推荐 <130/80mmHg。在脉压增宽的老年高血压患者,避免过度降压,因为降低 SBP 可能导致过低的 DBP 值,从而加重心肌缺血。住院时启动和未启动的有效治疗,对长期发病率和死亡率的主要影响,取决于门诊持续血压控制的疗效。

1. 可选择的药物

(1)硝酸甘油:硝酸甘油对缓解心肌缺血和肺淤血症状是有效的,对降低动脉血压中度有效。然而,临床试验证据并不支持硝酸酯对 ACS 的疗效。因此,ACC/AHA 的 STEMI 指南不推荐用硝酸甘油来降低事件,而仅以 C 级证据推荐缓解缺血性胸痛或急性高血压或治疗肺淤血。对下壁 STEMI 的患者,应慎用硝酸酯。如果存在右心室梗死,因为其降低后负荷的作用则要禁用。指南警告不应使用硝酸甘油来代替已证明有预后获益的药物,如 β 受体拮抗剂或 ACEI,尤其是在恢复期。

(2)β 受体拮抗剂:β 受体拮抗剂是 ACS 治疗的基石,通过降低心率和血压来降低心肌氧需求。β 受体拮抗剂是最早被证明能减少梗死面积的药物。β 受体拮抗剂通过抗心律失常作用和通过预防心脏破裂能降低早期猝死。多项试验已经证明,在出院后长期使用 β 受体拮抗剂的 STEMI 患者,能长期获益。因此,对出院后的 ACS 患者,应常规使用 β 受体拮抗剂,并应尽早启动和持续使用至少 3 年。但对 ACS 后早期静脉内使用的 β 受体拮抗剂并不推荐。

(3)CCB:CCB 治疗有左心室功能不全的 ACS 患者时增加死亡率。因此,UA 或 NSTEMI 患者没有常规使用 CCB 的指征。ACC/AHA 的 UA 和 NSTEMI 管理指南提出,持续或频繁发生心肌缺血的患者,当 β 受体拮抗剂有禁忌时,在没有严重左心室功能不全或其他禁忌证的情况下,可替代使用非二氢吡啶类 CCB(维拉帕米或地尔硫䓬)。对有左心室功能不全的患者,要避免使用维拉帕米或地尔硫䓬,并且避免与 β 受体拮抗剂一起使用。

(4)ACEI:ACEI 对 STEMI 和 NSTE-ACS 的血压管理都是首选药物。在 STEMI,ACEI 可减少梗死扩展,防止左心室重构和心室扩大,有助于预防合并症如室性心律失常、心力衰竭、心肌破裂等。GISSI-3,ISIS-4 和 CCS-1 试验均证实了可从早期使用 ACEI 获益,在 AMI 后 4 周死亡率降低,30 天时相对死亡率降低 7%。在入院时有心力衰竭和有前壁心肌梗死的患者获益最大。出院后长期维持,其获益更大,死亡率降低 20%~25%。

(5)ARB:对于用 ACEI 有禁忌或不能耐受的患者,ARB 可作为替选用药。VALIANT 试验发现缬沙坦在降低心血管事件与卡托普利相当。而 OPTIMAAL 试验表明缬沙坦比卡托普利有死亡率增高的趋势。因此为慎重考虑,对于能够耐受的患者,ACEI 优于 ARB,但对于 ACEI 不能耐受的患者,ARB 则是一线替选药。

(6)醛固酮受体拮抗剂:有些学者认为 MI 后醛固酮可引起不良心室重构和心肌纤维

化。即使在用了大剂量 ACEI 的患者中,醛固酮也未能完全受到抑制,EPHESUS 试验依普利酮组较安慰剂组相比总死亡率、心力衰竭或死亡率、心源性猝死率,分别降低 15%、17% 和 21%,而且醛固酮受体拮抗剂治疗可增大 ACEI/ARB 和 β 受体拮抗剂的获益。

(7)利尿剂:虽然噻嗪类利尿剂对血压的长期控制具有重要的作用,但在 ACS 时,利尿剂主要用于有充盈压增高、肺静脉淤血或心力衰竭的患者。对于在 ACS 后可能促进心律失常的低钾血症,需要特别小心。对于有心力衰竭(NYHA Ⅲ 或 Ⅳ 级)或 CKD 和估算肾小球滤过率(eGFR)<45ml/min 的患者,襻利尿剂优于噻嗪类利尿剂。

2. 指南相关推荐

(1)ACS 患者如果没有使用 β 受体拮抗剂的禁忌证,通常应在发病 24 小时内开始口服 β 受体拮抗剂治疗(Ⅰ类推荐,A 级证据)。初始治疗应当包括一种没有内源性拟交感活性的短效 β₁ 选择性受体拮抗剂(琥珀酸美托洛尔或比索洛尔)。对于有严重高血压或持续性缺血的患者,可考虑静脉内用(艾司洛尔)(Ⅱa类推荐,B 级证据)。血流动力学不稳定的患者或存在失代偿性心力衰竭时,应在病情稳定后才开始 β 受体拮抗剂治疗(Ⅰ类推荐,A 级证据)。

(2)ACS 合并高血压患者应考虑使用硝酸酯类药物进行降压或缓解持续性缺血或肺淤血症状(Ⅰ类推荐,C 级证据)。疑似右心室梗死和血流动力学不稳定的患者,应避免使用硝酸酯类药物。首选舌下含服或静脉注射硝酸甘油作为初始治疗;如有适应证,可过渡到用长效制剂。

(3)有持续性缺血的患者,如果对使用 β 受体拮抗剂有禁忌或不能耐受其副作用,可用非二氢吡啶类 CCB 如维拉帕米或地尔硫䓬代替,在左心室功能不全或心力衰竭患者中禁用。如果单用 β 受体拮抗剂不能控制心绞痛或高血压,在优化使用 ACEI 后,可再加用一种长效二氢吡啶类 CCB(Ⅰ类推荐,B 级证据)。

(4)如患者有心肌梗死病史,且存在高血压、左心室功能不全或心力衰竭和糖尿病,应加用一种 ACEI(Ⅰ类推荐,A 级证据)或 ARB(Ⅰ类推荐,B 级证据)。EF 值保留且无糖尿病的低危 ACS 患者,可考虑 ACEI 作为其一线控制血压的药物(Ⅱa类推荐,A 级证据)。

(5)心肌梗死后有左心室功能不全、心力衰竭或糖尿病,已在服用 β 受体拮抗剂和 ACEI 的患者,可加用醛固酮受体拮抗剂,但要监测血钾水平。肌酐水平升高(男性≥2.5mg/dl,女性≥2.0mg/dl)和血钾升高(≥5.0mmol/L)的患者应避免使用这类药物(Ⅰ类推荐,A 级证据)。

(6)对于有心力衰竭(NYHA Ⅲ 或 Ⅳ 级)或 CKD、eGFR<30ml/min 的 ACS 患者,襻利尿剂优于噻嗪类利尿剂。对使用 β 受体拮抗剂、ACEI 和醛固酮受体拮抗剂无效的顽固性高血压患者,可加用噻嗪类利尿剂进行血压控制。

(7)血流动力学稳定的 ACS 患者血压目标为 <140/90mmHg(Ⅱa类推荐,C 级证据)。患者出院时血压目标值 <130/80mmHg(Ⅱb类推荐,C 级证据)。应缓慢降压,并注意避免 DBP<60mmHg,因为 DBP 过低可降低冠脉灌注而加重心肌缺血。

(三)冠心病经皮冠脉介入术后低血压管理及规范用药

冠心病尤其是合并广泛前壁心肌梗死和右室心肌梗死患者,低血压的管理尤为重要。新近指南推荐不论急性心肌梗死患者胸痛发生的间隔时间,如发生心源性休克都应该进行冠脉造影检查,并进行血运重建术,积极查找心源性休克进展的继发因素,尤其是对于心率

>75 次/min 并有心力衰竭症状者。

不论是在 PCI 术前、术中和术后发生心源性休克、低血压的患者,一般的治疗策略包括:若没有明确的急性肺水肿或右室负荷过大的征象,可进行谨慎扩容,评估并优化液体治疗;在充分容量复苏后通过正性肌力药物和/或血管活性药物治疗可使 MAP 至少达到 65mmHg,或既往有高血压病史的患者允许更高;心源性休克首选去甲肾上腺素来维持有效灌注压;肾上腺素可作为多巴酚丁胺和去甲肾上腺素联合治疗的替代治疗,但它可增加心律失常、心动过速和高乳酸血症的风险;如患者出现低心排血量的可用多巴酚丁胺治疗。可给予主动脉内球囊反搏、轴流泵式装置、左心房至股动脉旁路泵和体外膜肺氧合技术支持循环。

心脑血管事件的形成是多重危险因素并存的结果,血压作为启动因素,在血管功能和结构异常以及动脉硬化的发展方面起着重要的作用,而脂质代谢紊乱将会促进动脉粥样硬化的进展和事件的发生,合理的血压管理是改善临床预后的关键环节,因此,在冠心病尤其是 PCI 后的血压管理中,注重多重危险因素的综合控制,将有助于血管的健康以及心血管事件的延缓。

(陈永清 李 妍 赵连友)

● 参考文献

[1] THUNE J J,SIGNOROVITCH J,KOBER L,et al. Effect of antecedent hypertension and follow-up blood pressure on outcomes after high-risk myocardial infarction[J]. Hypertension,2008,51(1):48-54.

[2] MESSERLI F H,MANCIA G,CONTI C R,et al. Dogma disputed:can aggressively lowering blood pressure in hypertensive patients with coronary artery disease be dangerous? [J]. Ann Intern Med,2006,144(12):884-893.

[3] BANGALORE S,MESSERLI F H,WUN C C,et al. J-curve revisited:An analysis of blood pressure and cardiovascular events in the Treating to New Targets(TNT)Trial[J]. Eur Heart J,2010,31(23):2897-2908.

[4] DORRESTEIJN J A,VAN DER GRAAF Y,SPIERING W,et al. Relation between blood pressure and vascular events and mortality in patients with manifest vascular disease:J-curve revisited[J]. Hypertension,2012,59(1):14-21.

[5] GROUP A S,CUSHMAN W C,EVANS G W,et al. Effects of intensive blood-pressure control in type 2 diabetes mellitus[J]. N Engl J Med,2010,362(17):1575-1585.

[6] GROUP S R,WRIGHT J T,WILLIAMSON J D,et al. A randomized trial of intensive versus standard blood-pressure control[J]. N Engl J Med,2015,373(22):2103-2116.

[7] 刘力生,王文,姚崇华. 中国高血压防治指南(2009 年基层版)[J]. 中华高血压杂志,2010,18(1):11-30.

[8] 中国高血压防治指南修订委员会. 中国高血压防治指南 2010[J]. 中华心血管病杂志,2011,39(7):579-616.

[9] MANCIA G,FAGARD R,NARKIEWICZ K,et al. 2013 ESH/ESC Guidelines for the management of arterial hypertension:the task force for the management of arterial hypertension of the European Society of Hypertension(ESH)and of the European Society of Cardiology(ESC)[J]. J Hypertens,2013,31(7):1281-1357.

[10] BANGALORE S,GONG Y,COOPER-DEHOFF R M,et al. 2014 Eighth joint national committee panel recommendation for blood pressure targets revisited:results from the INVEST study[J]. J Am Coll Cardiol,2014,64(8):784-793.

［11］ROSENDORFF C,LACKLAND D T,ALLISON M,et al. Treatment of hypertension in patients with coronary artery disease:A scientific statement from the American Heart Association,American College of Cardiology,and American Society of Hypertension[J]. J Am Coll Cardiol,2015,65(18):1998-2038.

［12］ROSENDORFF C,LACKLAND D T,ALLISON M,et al. Treatment of hypertension in patients with coronary artery disease:a scientific statement from the American Heart Association,American College of Cardiology, and American Society of Hypertension[J]. Circulation,2015,131(19):e435-e470.

［13］BANGALORE S,QIN J,SLOAN S,et al. What is the optimal blood pressure in patients after acute coronary syndromes? Relationship of blood pressure and cardiovascular events in the PRavastatin OR atorVastatin Evaluation and Infection Therapy-Thrombolysis In Myocardial Infarction(PROVE IT-TIMI)22 trial[J]. Circulation,2010,122(21):2142-2151.

［14］JULIUS S,KJELDSEN S E,WEBER M,et al. Outcomes in hypertensive patients at high cardiovascular risk treated with regimens based on valsartan or amlodipine:the VALUE randomised trial[J]. Lancet,2004,363 (9426):2022-2031.

［15］O'GARA P T,KUSHNER F G,ASCHEIM D D,et al. 2013 ACCF/AHA guideline for the management of ST-elevation myocardial infarction:executive summary:a report of the American College of Cardiology Foundation/ American Heart Association Task Force on Practice Guidelines[J]. Circulation,2013,127(4):529-555.

［16］《中国高血压防治指南》修订委员会. 中国高血压防治指南 2018 年修订版[J]. 心脑血管病防治, 2019,19(1):1-44.

［17］LEWINGTON S,CLARKE R,QIZILBASH N,et al. Age-specific relevance of usual blood pressure to vascular mortality:a meta-analysis of individual data for one million adults in 61 prospective studies[J]. Lancet, 2002,360(9349):1903-1913.

［18］ROSENDORFF C,WRITING C. Treatment of Hypertension in Patients with Coronary Artery Disease. A Case-Based Summary of the 2015 AHA/ACC/ASH Scientific Statement[J]. Am J Med,2016,129(4):372-378.

［19］ROSENDORFF C,LACKLAND D T,ALLISON M,et al. Treatment of Hypertension in Patients With Coronary Artery Disease:A Scientific Statement from the American Heart Association,American College of Cardiology,and American Society of Hypertension[J]. J Am Coll Cardiol,2015,65(18):1998-2038.

［20］冯颖青,李勇,张宇清,等. β 受体阻滞剂在高血压应用中的专家指导建议[J]. 中国医学前沿杂志(电子版),2013,5(4):58-66.

［21］苯磺酸氨氯地平临床应用中国专家组. 苯磺酸氨氯地平临床应用中国专家建议[J]. 中华内科杂志,2009,48(11):974-979.

［22］中华医学会心血管病学分会,中华心血管病杂志编辑委员会. 血管紧张素转换酶抑制剂在心血管病中应用中国专家共识[J]. 中华心血管病杂志,2007,35(2):97-106.

［23］中华医学会心血管病学分会高血压学组. 利尿剂治疗高血压的中国专家共识[J]. 中华高血压杂志,2011,19(3):214-222.

［24］LEVINE G N,BATES E R,BLANKENSHIP J C,et al. 2015 ACC/AHA/SCAI Focused Update on Primary Percutaneous Coronary Intervention for Patients With ST-Elevation Myocardial Infarction:An Update of the 2011 ACCF/AHA/SCAI Guideline for Percutaneous Coronary Intervention and the 2013 ACCF/AHA Guideline for the Management of ST-Elevation Myocardial Infarction[J]. J Am Coll Cardiol,2016,67(10):1235-1250.

［25］JANG Y,ZHU J,GE J,et al. Preloading with atorvastatin before percutaneous coronary intervention in statin-naive Asian patients with non-ST elevation acute coronary syndromes:A randomized study[J]. J Cardiol, 2014,63(5):335-343.

［26］中国医疗保健国际交流促进会心血管病学分会. 高血压合并冠心病患者血压管理中国专家共识

［J］.中华医学杂志,2022,102(10):717-728.

［27］ROFFI M,PATRONO C,COLLET J P,et al. 2015 ESC Guidelines for the management of acute coronary syndromes in patients presenting without persistent ST-segment elevation:Task Force for the Management of Acute Coronary Syndromes in Patients Presenting without Persistent ST-Segment Elevation of the European Society of Cardiology(ESC)［J］. Eur Heart J,2016,37(3):267-315.

［28］AUTHORS/TASK FORCE M,WINDECKER S,KOLH P,et al. 2014 ESC/EACTS Guidelines on myocardial revascularization:The Task Force on Myocardial Revascularization of the European Society of Cardiology (ESC)and the European Association for Cardio-Thoracic Surgery(EACTS)Developed with the special contribution of the European Association of Percutaneous Cardiovascular Interventions(EAPCI)［J］. Eur Heart J,2014,35(37):2541-2619.

［29］邓毅凡,刘娟,孙珣,等.氨氯地平贝那普利片对急性心肌梗死合并高血压患者外周血内皮微粒以及 IL-6,IL-17 水平的影响［J］.中国药学杂志,2022,57(18):1571-1574.

［30］HAN Y,GUO J,ZHENG Y,et al. Bivalirudin vs heparin with or without tirofiban during primary percutaneous coronary intervention in acute myocardial infarction:the BRIGHT randomized clinical trial［J］. JAMA,2015,313(13):1336-1346.

［31］RICHARDS A M,NICHOLLS M G,TROUGHTON R W,et al. Antecedent hypertension and heart failure after myocardial infarction［J］. J Am Coll Cardiol,2002,39(7):1182-1188.

［32］韩雅玲.中国经皮冠状动脉介入治疗指南(2016)［J］.中华心血管病杂志,2016,44(5):382-400.

第十四章　高血压合并心力衰竭

人群研究明确证实高血压是慢性心力衰竭的一个主要危险因素,占心力衰竭患者相当大的比例,而早期和积极控制血压是预防心力衰竭的重要措施。有效控制高血压,可显著降低心力衰竭的发生率和病死率。

第一节　高血压的病理生理改变对心脏的影响

原发性高血压是多基因遗传和多种环境因素共同作用下的复杂疾病。神经内分泌系统及其紊乱不仅在其发病中起很大作用,而且也通过影响血管壁细胞的增殖和血管的重塑,参与高血压靶器官损害的调节。

高血压引起心脏结构和功能的改变主要通过下述两条途径:①后负荷增加的直接作用;②间接通过神经 - 体液、交感神经和肾素 - 血管紧张素 - 醛固酮系统(renin-angiotensin-aldosterone system,RAAS)的激活,而切断这两个关键过程是心力衰竭有效预防和治疗的基础。高血压主要的病理改变为以下三个方面:左心室肥厚、左心房增大、心肌缺血,它们最后均能导致心力衰竭。

(一)左心室肥厚

左心室肥厚是高血压患者中最常见的心脏重构,10%~20% 的患者可发生左心室肥厚和左心室质量增加。起源于机械和神经体液的过度刺激促使心肌细胞生长,胚胎基因表达和细胞外基质增殖。先是向心性肥厚,随后可能发展为离心性扩大(图 14-1-1)。

(二)左心房增大

高血压患者中常见的心房重构。左心室舒张末压持续增加使左心房增大,并与左心室舒张功能不全的严重程度有关。左心房增大及其功能受损常可诱发房性心律失常,包括心房颤动;在左心室舒张功能不全时再失去心房的有效收缩,更容易发生心力衰竭。

(三)心肌缺血

高血压的血管由于血流剪切力增加导致其内皮功能受损,一氧化氮(NO)的合成和释放较少,并促使冠状动脉粥样硬化及斑块形成,即高血压是冠心病的重要危险因素。此外,高血压心肌肥厚也可导致心肌需氧量增加,而发生相对性心肌供血不全。总之,高血压患者由于左心室肥厚和冠状动脉上述的病变,常引起心肌缺血的症状。

(四)心力衰竭

高血压是舒张功能不全的最常见原因,但很容易被忽视,高血压慢性后负荷增加及左心室肥厚,可影响左心室舒张早期主动充盈和舒张晚期的顺应性。此外,高血压患者的其他伴发因素也可加重舒张功能不全,包括老龄、心肌缺血、心肌纤维化或心房颤动等。

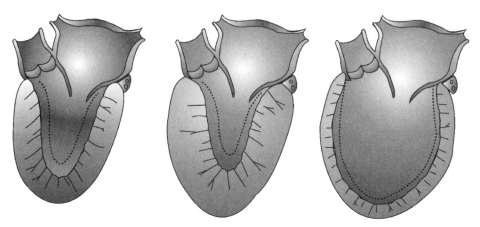

图 14-1-1　高血压交感神经及 RAAS 过度激活导致心肌肥厚心室扩大

　　根据心力衰竭发生发展的过程,美国 2001 年 AHA 心力衰竭指南按照疾病的发生发展过程对慢性心力衰竭提出了新的阶段分级方法,将从只有心力衰竭危险因素到终末期心力衰竭的全过程分为 A、B、C、D 共 4 个阶段,从而提供了从"防"到"治"的全面整体概念。A 阶段为心力衰竭的高发危险人群,主要包括高血压、冠心病、糖尿病患者;肥胖、代谢综合征患者等,但尚无心脏的结构或功能异常,也无心力衰竭的症状和 / 或体征;阶段 B 为已发展成结构性心脏病者,如左心室肥厚、无症状心脏瓣膜病、有心肌梗死(MI)史者;阶段 C 患者指已有基础的结构性心脏病,以往或目前有心力衰竭的症状和 / 或体征,伴气短、乏力、运动耐量下降者;阶段 D 指心力衰竭患者已到难治性终末期。阶段划分正是体现了重在预防的概念,预防患者从阶段 A 进展至阶段 B,即防止发生结构性心脏病;以及预防从阶段 B 进展至阶段 C,即防止出现心力衰竭的症状和体征,尤为重要。

　　高血压伴左心室肥厚,及患心肌梗死但不伴心力衰竭者,均属心力衰竭发展的 B 阶段,相当于无症状性心力衰竭,或 NYHA 心功能 Ⅰ 级。此时应积极治疗以减轻心肌损伤的程度。而治疗的关键是阻断或延缓进一步的心脏重构,防止心肌进一步损伤,对已有左心室功能不全者,不论是否伴有症状,都应使用神经内分泌拮抗剂,防止发展成严重心力衰竭的危险。

(吴学思)

第二节　高血压合并舒张功能不全

　　舒张性心力衰竭(DHF)又称射血分数保留性心力衰竭。由于左心室舒张期主动松弛能力受损和心肌顺应性降低,亦即僵硬度增加(心肌细胞肥大伴间质纤维化),导致左心室在舒张期的充盈受损,左心室舒张末期压增高而发生的心力衰竭。

一、高血压伴舒张功能不全的心脏超微结构变化

　　心室细胞外基质为纤维胶原,是心肌收缩和舒张过程的重要结构。心肌重塑时伴有心肌细胞和细胞外基质的改变,表现为成纤维细胞增殖、胶原网改变、间质和血管周围胶原的增加,这些改变与交感和 RAAS 的激活有关。当胶原沉积大于降解时,发生心肌纤维化。高血压心脏小动脉管壁增厚,管腔变窄,随后出现心肌纤维断裂、心肌细胞的变性或坏死,细胞

间胶原纤维增生,以及替代性纤维化和间质性纤维化。上述心肌超微结构的损伤,导致心脏的舒张和收缩能力下降。

二、高血压伴舒张功能不全的临床表现

单纯舒张功能不全是左心室等容松弛受损及左心室顺应性降低。由于舒张功能不全,无论休息或运动时,必须保持较高的充盈压,以满足机体代谢需要。较高的左心室舒张末压(LVEDP)传输到肺循环可引起肺充血,发生呼吸困难,随之右侧心力衰竭。

三、高血压伴舒张功能不全的辅助诊断

1. **超声心动图及多普勒**　左心室收缩功能正常(左心室射血分数>45%),但可能出现如下舒张功能参数的异常:①二尖瓣血流舒张早期(E峰)和晚期充盈A峰之比(E/A),等容舒张时间(IVRT)和E峰减速时间(DT);②肺静脉血流:肺静脉内心房逆向血流A;③组织多普勒(TDI):二尖瓣瓣环环轴的舒张早期速度(E')和晚期速度(A')之比(E'/A')。

2. **心电图**　可能有左心室肥厚、ST-T改变,期前收缩(室性或房性)或心房颤动。

3. **血浆BNP和NT-proBNP**　血浆BNP或NT-proBNP可能有不同程度增高。

4. **胸部X线片**　可见肺淤血,心影大小正常或略扩大。

心导管虽然是诊断舒张功能不全最有价值的方法,但在临床实践中普遍应用超声和多普勒无创方法用于诊断。

四、高血压伴舒张期心力衰竭的诊断标准

舒张期心力衰竭的诊断需要满足以下几个条件:①心力衰竭症状和体征;②正常或接近正常的左心室收缩功能;LVEF>45%,左心室舒张末期容积指数(LVEDVI)<97ml/m²;③具有左心室舒张功能不全的证据:有创性左心室舒张末压(LVEDP)>16mmHg或PCWP>12mmHg,或无创性组织多普勒:E/E'>15。当8<E/E'<15时,需要另一个无创性左心室舒张功能不全的诊断依据,如DT、二尖瓣或肺静脉血流频谱、左心室质量指数等。

五、高血压伴舒张性心力衰竭的治疗

虽然40%~50%的慢性心力衰竭患者为舒张性心功不全,但研究这类患者药物治疗改善预后的临床试验不多,也缺乏具有循证医学证据的治疗指南,在治疗方面往往是经验性的。舒张期心力衰竭的一级预防包括积极控制血压,治疗高脂血症、冠心病和糖尿病。健康生活方式的建立,戒烟、饮食控制、限量乙醇摄入、减轻体重及合理运动,对预防舒张性和收缩性心力衰竭同样有效。

治疗要点如下。

(1)积极控制血压:舒张性心力衰竭患者的达标血压宜低于单纯高血压患者的标准,即收缩压<130~135mmHg,舒张压<80mmHg。

(2)控制心房颤动的心率和心律:心动过速时,舒张期充盈时间缩短,心搏量降低。慢性心房颤动时应适当控制心室率;或将心房颤动转复并维持窦性心律,应该有益。

(3)缓解肺淤血和外周水肿:应用利尿剂和低盐饮食,利尿不宜过度,以免前负荷过度降低而致低血压。

（4）逆转左心室肥厚,改善舒张功能:可用 ACEI、β 受体拮抗剂等。

（5）地高辛无正性松弛作用,不推荐应用于舒张性心力衰竭。

（6）如同时有收缩性心力衰竭,则以治疗后者为主。

（吴学思）

第三节　高血压合并收缩性左侧心力衰竭

一、诊断

1. 收缩性心力衰竭的临床表现为　①左心室增大、左心室收缩末期容量增加及 LVEF≤40%;②有高血压或既往高血压病史;③有或无呼吸困难、乏力和液体潴留(水肿)等。

2. 鉴别诊断　左心收缩功能不全诊断明确,主要包括左心腔扩大,LVEF 低下。其病因多种:缺血性心肌病、高血压、二尖瓣或主动脉瓣关闭不全、扩张型心肌病等。但高血压的左心功能不全诊断应具备高血压史,需认真采集病史和测血压,就诊时的血压偏高也往往提示之。避免草率诊断为冠心病或扩张型心肌病。

3. 二维超声心动图及多普勒　测量 LVEF,左心室舒张末径和收缩末径(LVEDD,LVESD)增大,LVEDD 正常值 <55mm(男),50mm(女);左心室舒张末期和收缩末期容量(LVEDV,LVESV)扩大。区别舒张功能不全和收缩功能不全。

4. 核素心室造影及核素心肌灌注显像　前者可准确测定左心室容量、LVEF 及室壁运动。后者可诊断心肌缺血和 MI,并对鉴别扩张性心肌病或缺血性心肌病有一定帮助。

5. 胸部 X 线片　提供心脏增大、肺淤血、肺水肿及原有肺部疾病的信息。

6. 心电图　提供既往心肌梗死史、左心室肥厚、ST-T 改变,房性或室性心律失常信息。

7. 血浆脑钠肽(BNP)测定　有助于心力衰竭诊断和预后判断,大多数心力衰竭呼吸困难的患者 BNP 在 400pg/ml 以上。BNP<100pg/ml 时不支持心力衰竭的诊断;BNP 在 100~400pg/ml 之间还应考虑其他原因,如肺栓塞、慢性阻塞性肺疾病、心力衰竭代偿期等。

二、药物治疗

收缩性心力衰竭也称射血分数降低心力衰竭;高血压伴收缩性心力衰竭属于心力衰竭发展的 C 或 D 阶段,其治疗同慢性心力衰竭的基本原则。

心力衰竭的常规治疗包括联合使用三大类药物,即利尿剂、RAAS 阻滞剂(ACEI 或 ARB、和醛固酮受体拮抗剂)及 β 受体拮抗剂。地高辛是第 4 类可以联用的药物,为进一步改善症状、控制心房颤动的心室率等。其中,联合 ACEI/ARB,β 受体拮抗剂,及醛固酮受体拮抗剂三种药物的治疗称为金三角,均为生物学治疗;旨在对左侧心力衰竭患者,能改善其左心室重构及预后,改善生活质量和降低死亡率。

1. 利尿剂(Ⅰ类推荐,A 级证据)　利尿剂在心力衰竭治疗中起着关键作用,控制缓解心力衰竭症状立竿见影。是其他任何的有效改善心力衰竭患者预后的基础治疗。利尿剂通过抑制肾小管特定部位钠或氯的重吸收,遏制心力衰竭时的钠潴留,减少静脉回流和降低前负荷,从而减轻肺淤血,提高运动耐量。利尿剂是唯一能充分控制心力衰竭患者液体潴留的药物,标准治疗中必不可少的组成部分。

对于心力衰竭患者襻利尿剂应作为首选。噻嗪类仅适用于轻度液体潴留、伴高血压和肾功能正常的心力衰竭患者。通常从小剂量开始(呋塞米 20mg/d,或托拉塞米 10mg/d;氢氯噻嗪 12.5mg/d),根据尿量逐渐加量;呋塞米剂量不受限制。一旦病情控制(肺部啰音消失,水肿消退,体重稳定)即以最小有效量长期维持。每日体重的变化是最可靠的检测利尿剂效果和调整利尿剂剂量的指标。

2. 血管紧张素转换酶抑制剂　血管紧张素转换酶抑制剂(ACEI)是被证实能降低心力衰竭患者死亡率的第一类药物,也是循证医学证据积累最早最多的药物,一直被公认是治疗心力衰竭的基石和首选药物(Ⅰ类推荐,A级证据)。

所有慢性收缩性心力衰竭患者,包括 B、C、D 各个阶段人群和 NYHA Ⅰ、Ⅱ、Ⅲ、Ⅳ心功能各级患者(LVEF<40%),都必须使用 ACEI,而且需要终身使用,除非有禁忌证或不能耐受。全部 CHF 患者必须应用 ACEI,包括阶段 B 无症性心力衰竭,和 LVEF<40%~45% 者,除非有禁忌证或不能耐受,ACEI 需终身应用(表 14-3-1)。

表 14-3-1　治疗慢性心力衰竭的血管紧张素转换酶抑制剂及其剂量

药物	起始剂量	目标剂量
卡托普利	6.25mg,3 次 /d	50mg,3 次 /d
依那普利	2.5mg,2 次 /d	10~20mg,2 次 /d
福辛普利	5~10mg/d	40mg/d
赖诺普利	2.5~5.0mg/d	30~35mg/d
培哚普利	2mg/d	4~8mg/d
喹那普利	5mg,2 次 /d	20mg,2 次 /d
雷米普利	2.5mg/d	5mg,2 次 /d 或 10mg/d
西拉普利	0.5mg/d	1.0~2.5mg/d
贝那普利	2.5mg/d	5~10mg,2 次 /d

3. β 受体拮抗剂　CHF 时肾上腺素能受体通路的持续、过度激活对心脏有害。人体衰竭心脏儿茶酚胺的浓度已足以产生心肌细胞的损伤,且慢性肾上腺素能系统的激活介导心肌重构和心源性猝死,而 β_1 受体信号转导的致病性明显大于 β_2、α_1 受体。这就是应用 β 受体拮抗剂治疗 CHF 的根本基础(Ⅰ类推荐,A级证据)。

4. 醛固酮受体拮抗剂　醛固酮有独立于血管紧张素Ⅱ(AngⅡ)对心肌重构的不良作用,特别是对心肌细胞外基质。人体衰竭心脏中心室醛固酮生成及活化增加,且与心力衰竭严重程度成正比。在 ACEI 基础上加用醛固酮受体拮抗剂,进一步抑制醛固酮的有害作用和醛固酮逃逸现象,对改善心脏重构有相加的益处。适用于中、重度心力衰竭,NYHA Ⅱ~Ⅳ级患者,以及 AMI 后合并心力衰竭,且 LVEF<40% 的患者(Ⅰ类推荐,B级证据)。

5. ARB　ARB 在理论上可阻断所有经 ACE 途径,或非 ACE 途径生成的 AngⅡ与 AT_1 结合,从而阻断或改善因 AT_1 受体过度兴奋导致的诸多不良作用,如血管收缩、水钠潴留、组织增生、胶原沉积、促进细胞坏死和凋亡等,益于改善慢性心力衰竭发生发展(表 14-3-2)。

表 14-3-2　治疗慢性心力衰竭的血管紧张素 Ⅱ 受体阻滞剂及其剂量

药物 *	起始剂量	推荐剂量
坎地沙坦	4~8mg/d	32mg/d
缬沙坦	20~40mg/d	160mg，2 次 /d
氯沙坦	25~50mg/d	50~100mg/d
厄贝沙坦	150mg/d	300mg/d
替米沙坦	40mg/d	80mg/d
奥美沙坦	10~20mg/d	20~40mg/d

注：* 已有一些临床试验证实，坎地沙坦和缬沙坦对降低 CHF 患者死亡率、病残率有益。

6. 地高辛　应用地高辛主要为改善收缩性心力衰竭患者的临床状况，提高生活质量，从而减少慢性心力衰竭的住院率，虽然对死亡率的影响呈中性。但它却是正性肌力药中唯一的、长期治疗不增加死亡率的药物。心力衰竭伴血压高的患者常不是必须给予正性肌力药物（Ⅱa 类推荐，A 级证据）。

适用于已应用 ACEI（或 ARB）、β 受体拮抗剂和利尿剂治疗，而仍持续有症状的心力衰竭患者。重症患者可将地高辛与 ACEI（或 ARB）、β 受体拮抗剂和利尿剂同时应用。地高辛更适用于降低（静息时）快速心室率的心房颤动患者，尽管 β 受体拮抗剂对运动时心室率增快的控制更为有效。

7. 钙通道阻滞剂　钙通道阻滞剂（CCB）是一类特殊的血管扩张剂，具有扩张全身和冠脉循环阻力型动脉血管的作用。这些作用在理论上应可改善心脏做功和缓解心肌缺血，但相应的临床试验未能证实这些可能的有益作用。由于缺乏 CCB 治疗心力衰竭有效的证据，如旨在为了心力衰竭的治疗，此类药物不宜应用。但如心力衰竭患者合并高血压或心绞痛而需要应用 CCB 时，可选择氨氯地平或非洛地平，临床研究证实这两种药对心力衰竭作用为中性（Ⅲ 类推荐，C 级证据）。

8. 正性肌力药物的静脉应用　这类药物系指环腺甘酸（cAMP）依赖性正性肌力药，包括 β 肾上腺素能激动剂如多巴胺、多巴酚丁胺，以及磷酸二酯酶抑制剂（米力农等）。由于缺乏有效的证据并考虑到药物的毒性，慢性心力衰竭患者即使在进行性加重阶段，也不主张长期间歇静脉滴注正性肌力药（Ⅲ 类推荐，A 级证据）。

9. 抗血小板和抗凝药物　心力衰竭伴有明确动脉粥样硬化疾病如心绞痛或心肌梗死、糖尿病和脑卒中而有二级预防适应证的患者应使用阿司匹林（Ⅰ 类推荐，C 级证据）。其剂量应在每天 75~150mg 之间，低剂量时出现胃肠道症状和出血的风险较小（Ⅰ 类推荐，B 级证据）。心力衰竭伴心房颤动的患者应长期应用华法林抗凝治疗，并调整剂量使国际标准化比率在 1.8~3 之间（Ⅰ 类推荐，A 级证据）。

三、非药物疗法

1. 心脏再同步化治疗（CRT）　很多低 EF 和 NYHA Ⅲ~Ⅳ 级的心力衰竭患者存在心室收缩不同步，其后果包括心室充盈欠佳、等容收缩期左心室内压力上升速率下降、二尖瓣反流时间延长以及室间隔反常运动。导致心力衰竭患者死亡率增加。通过使用双心室起搏装置同步刺激左、右心室可治疗不同步收缩,称作心脏再同步化治疗(CRT)的方法。已接受理想药物治疗后仍有症状的心脏不同步(ORS 间期明显延长)患者,CRT 治疗可改善其症状、运动能力、生活质量、LVEF、生存以及减少住院率。

2. 植入型心律转复除颤器(ICD) 猝死是慢性心力衰竭患者死亡的重要原因。经过下述严格选择的患者接受 ICD 治疗列入 I 类建议:有心脏停搏、室颤或血流动力学不稳定的室性心动过速病史的患者,植入 ICD 作为二级预防。

四、高血压伴急性左侧心力衰竭诊治

其临床特点是血压高(>180/120mmHg),心力衰竭发展迅速,心脏 CI 通常正常,PCWP>18mmHg,胸部 X 线片正常或呈间质性肺水肿。此种状态属高血压急症,应把握适当的降压速度。慢性高血压患者因血压自动调节功能受损,快速降压可导致心脑肾等重要脏器供血不足;急进型恶性高血压患者因其小动脉狭窄,已存在局部供血不足,快速降压会加重脏器缺血。

急性心力衰竭合并高血压的处理:高血压所致急性心力衰竭的临床特点是血压高,心力衰竭发展迅速,属高血压急症。可静脉给予硝酸甘油或硝普钠。呋塞米等襻利尿剂静脉给予能起辅助降压之效。乌拉地尔适用于基础心率很快、应用硝酸甘油或硝普钠后心率迅速增加而不能耐受的患者。

(吴学思)

第四节 高血压合并心力衰竭的预防

2016 年欧洲心力衰竭指南明确提出心力衰竭是可以预防的理念,更加强调从心力衰竭发生的源头、进程上对心力衰竭进行全程监控。

一、平稳、长期有效控制血压

世界卫生组织推荐的降压药物分为五大类:利尿剂、β 受体拮抗剂、钙通道阻滞剂(CCB)、血管紧张素转换酶抑制剂(ACEI)、血管紧张素 II 受体拮抗剂(ARB)。由于各类降压药物作用特点不同,应根据每个高血压者的具体情况,因人而异地选择合适的降压药物,减少频繁换药。提高和保持较好的药物顺应性和尽快平稳达标,达靶目标后则应长期、持续治疗,不可突然停药或撤药,以免血压波动引发心脑血管急性事件。药物服用应尽量简便,以利于患者坚持治疗。保证长期有效地控制血压,从而真正有效地使高血压的控制率得以提高。同时须关注兼治疗伴随疾病,减少各种危险因素,强调生活方式的改变。改善患者的预后,以利于减缓和预防心力衰竭的发生发展,有效达到全面降低心血管事件的最终目标。

二、减少水钠潴留

水钠潴留主要是由 GFR 减少和肾小管重吸收水钠增多导致的。心力衰竭时有效循环血量下降,动脉血压随之降低,反射性兴奋交感神经,激活肾素 - 血管紧张素 - 醛固酮系统,同时使精氨酸升压素的分泌增多。其综合效应为有效滤过压下降和 GFR 减少,而肾小管重吸收水钠增多。

利尿剂是控制水钠潴留的首选药物,也是心力衰竭所有"生物学治疗"的基础,因其在治疗中的不可缺少和不可取代,一直立于"最关键的基础治疗"地位。临床上需强调最廉价的利尿剂药物的正确使用。每日测定体重以便早期发现液体潴留非常重要。如在3天内体重突然增加2kg以上,应考虑患者已有钠、水潴留(隐性水肿),需加大利尿剂剂量。

三、全程限盐和控制输液

心力衰竭患者首先应减少盐负荷,即限制钠盐的摄入。尚无心力衰竭的高血压患者建议每天氯化钠摄入量在6~7g;中、重度心力衰竭者每天控制在2~3g,必要时短时间采取无盐饮食。减少水负荷主要是指尽量避免不必要的静脉输注,尤其避免盐水输入,因其直接增加血容量,很容易超出心脏的代偿能力而使心力衰竭加重。

四、重视心力衰竭的整体治疗和随访

心力衰竭患者应规律地进行有氧运动,以便改善心功能状态和症状。运动训练和体育锻炼可改善运动耐力、提高健康相关的生活质量和降低心力衰竭住院率。代偿期稳定患者,建议步行每日多次,开始每次5~10分钟,并酌情逐步延长步行时间,有助于改善症状、提高生活质量。

对患者及其家庭成员进行心力衰竭相关教育,主要涵盖:运动量、饮食及盐摄入量、出院用药、随访安排、体重监测和出现心力衰竭恶化的应对措施;强调坚持服用有循证医学证据、能改善预后的药物的重要性,依从医嘱及加强随访可使患者获益。强调低盐饮食,关注水肿(尤其下肢)是否再现或加重、是否体重增加,必要时增加利尿剂剂量;避免擅自停药、减量;坚持随诊,巩固疗效。

(吴学思)

● **参考文献**

[1] MCMURRAY J J. Clinical practice. Systolic heart failure[J]. N Engl J Med,2010,362(3):228-238.

[2] SHAH A M,MANN D L. In search of new therapeutic targets and strategies for heart failure:recent advances in basic science[J]. Lancet,2011,378(9792):704-712.

[3] HUNT S A,ABRAHAM W T,CHIN M H,et al. ACC/AHA 2005 Guideline Update for the Diagnosis and Management of Chronic Heart Failure in the Adult:a report of the American College of Cardiology/American Heart Association Task Force on Practice Guidelines(Writing Committee to Update the 2001 Guidelines for the Evaluation and Management of Heart Failure):developed in collaboration with the American College of Chest Physicians and the International Society for Heart and Lung Transplantation:endorsed by the Heart Rhythm Society[J]. Circulation, 2005,112(12):e154-e235.

[4] ZILE M R,BRUTSAERT D L. New concepts in diastolic dysfunction and diastolic heart failure:Part I: diagnosis,prognosis,and measurements of diastolic function[J]. Circulation,2002,105(11):1387-1393.

[5] PATERNA S,PARRINELLO G,CANNIZZARO S,et al. Medium term effects of different dosage of diuretic,sodium,and fluid administration on neurohormonal and clinical outcome in patients with recently compensated heart failure[J]. Am J Cardiol,2009,103(1):93-102.

[6] FARIS R,FLATHER M,PURCELL H,et al. Current evidence supporting the role of diuretics in heart failure:a meta analysis of randomised controlled trials[J]. Int J Cardiol,2002,82(2):149-158.

［7］GARG R,YUSUF S. Overview of randomized trials of angiotensin-converting enzyme inhibitors on mortality and morbidity in patients with heart failure. Collaborative Group on ACE Inhibitor Trials［J］. JAMA, 1995,273（18）:1450-1456.

［8］FLATHER M D,YUSUF S,KOBER L,et al. Long-term ACE-inhibitor therapy in patients with heart failure or left-ventricular dysfunction:a systematic overview of data from individual patients. ACE-Inhibitor Myocardial Infarction Collaborative Group［J］. Lancet,2000,355（9215）:1575-1581.

［9］PITT B,ZANNAD F,REMME W J,et al. The effect of spironolactone on morbidity and mortality in patients with severe heart failure. Randomized Aldactone Evaluation Study Investigators［J］. N Engl J Med,1999, 341（10）:709-717.

［10］PITT B,REMME W,ZANNAD F,et al. Eplerenone,a selective aldosterone blocker,in patients with left ventricular dysfunction after myocardial infarction［J］. N Engl J Med,2003,348（14）:1309-1321.

［11］ZANNAD F,MCMURRAY J J,DREXLER H,et al. Rationale and design of the Eplerenone in Mild Patients Hospitalization and SurvIval Study in Heart Failure（EMPHASIS-HF）［J］. Eur J Heart Fail,2010,12（6）: 617-622.

［12］RUSCHITZKA F,ABRAHAM W T,SINGH J P,et al. Cardiac-resynchronization therapy in heart failure with a narrow QRS complex［J］. N Engl J Med,2013,369（15）:1395-1405.

第十五章　高血压合并心律失常

高血压患者常合并有心律失常。有的患者无症状,有的患者则直接表现为心源性猝死,为此,高血压患者合并心律失常需要及早诊断和治疗。

第一节　高血压合并室上性心律失常

一、流行病学特点

高血压患者合并的室上性心律失常包括各种室上性早搏(期前收缩)和室上性心动过速。

高血压是心房颤动(房颤)最常见、独立和潜在的危险因素。在高血压存在的情况下,男性和女性的房颤的风险分别增加 1.5 和 1.4 倍;房颤是脑卒中的良好预测因素,合并房颤的患者,脑卒中风险增加 5 倍;死亡风险增加 1.5~1.9 倍。在房颤相关临床研究中,49%~90% 的房颤患者合并高血压。此外,高血压通常与许多房颤相关的疾病共存,72% 的脑卒中患者,73% 的冠状动脉粥样硬化性心脏病患者,71% 的心力衰竭患者合并高血压。

二、发病机制

高血压与房颤之间病理生理学基础,包括心房结构和血流动力学改变、肾素 - 血管紧张素 - 醛固酮系统(renin-angiotensin-aldosterone system,RAAS)的激活、左心室肥厚(LVH)、血钾水平异常等因素。

(一)心房的结构和血流动力学改变

高血压可导致心房解剖重构和电重构。随着疾病进展,心房容积逐渐扩大,心房肌纤维化和收缩功能减退,即心房组织的解剖重构。长期高血压导致的左心室肥厚(LVH)不可避免地增加左心房压力,导致进展性左心房增大,心房收缩性和顺应性降低。此外,慢性心房扩张可能会进一步诱导心房结构和电生理改变,而这些是房颤发生的基础。

(二)RAAS 的激活

RAAS 激活促使房颤发生、发展。血管紧张素 II 诱导心房纤维化和肥厚,离子通道表达、缝隙连接和钙处理改变,氧化应激和炎症增加,致使心房肥厚和纤维化,进而导致传导阻滞和房颤发生。因此,多种机制可能参与到 RAAS 激活和房颤发生间的病理生理联系。

(三)左心室肥厚(LVH)

高血压 LVH 是左房肥大、扩张、纤维化的一个始因,形成了房颤发生的基质。超声心动图测量室壁厚度每增加 4mm,发生房颤的危险增加 1.28 倍。

（四）血钾水平异常

临床高血压合并低钾血症并不少见,病因复杂,诊断较困难。常见的原因包括醛固酮增多症、类盐皮质激素合成增多、肾脏疾病、嗜铬细胞瘤等。而血钾水平异常,尤其是低钾血症可导致室上性心律失常。

三、预防和治疗

（一）降压药物治疗

降压治疗对高血压患者的获益已经得到公认。Tanabe 等研究发现强效降压可以减轻左房负荷,使左心房直径显著缩小,理想血压控制能减少房颤发作 60%（83% *vs.* 23%）。

ACEI 和 ARB 具有抗纤维化和抗细胞凋亡,调节交感张力和离子电流的作用,可能控制房颤复发。RAAS 阻滞剂预防房颤发作的机制可能存在于降压作用之外,即作用于高血压和房颤的共同病理生理基础 - 心房基质重构和电重构,进而减少房颤的发作。

然而,有关研究的结果并非完全一致。2011 年 ACTIVE-I 研究提示,RAAS 阻滞剂虽未能减慢房颤的发展,但能降低总的心血管事件发生率,为高血压合并房颤患者带来转复窦性心律之外的额外获益。

其他类型的降压药物对于高血压合并房颤患者的治疗价值研究相对较少。

（二）高血压合并房颤的抗凝治疗

我国和欧美房颤管理指南目前均推荐 CHA_2DS_2-VASc 积分系统评估脑卒中风险,根据风险分层给予适宜的抗凝治疗方案。对于 CHA_2DS_2-VASc 积分≥2 分的患者需口服抗凝药物（OAC）;CHA_2DS_2-VASc 积分为 1 分者,服用 OAC 或阿司匹林均可,但优先推荐 OAC;无危险因素,即 CHA_2DS_2-VASc 积分为 0 分者,可服用阿司匹林或不进行抗栓治疗。

新型口服抗凝药（NOAC）以固定剂量使用,无须监测抗凝活性,与药物、食物相互作用少,具有良好的耐受性和安全性,主要包括 II a 因子抑制剂（达比加群）、Xa 因子抑制剂（利伐沙班、阿哌沙班和艾多沙班）。相关的研究证实,NOAC 预防脑卒中和栓塞事件的有效性不劣于或优于华法林。更为重要的是,NOAC 与华法林相比出血事件发生率显著降低,尤其是颅内出血事件。

（三）高血压合并房颤的非药物治疗

越来越多的证据表明,房颤导管消融在有效性和安全性方面优于抗心律失常药物。

（马长生　夏时俊）

第二节　高血压合并室性心律失常

高血压、室性心律失常和心源性猝死之间的关系已经很明确。法国的流行病学调查显示,在 19 600 名男性和 10 800 名女性中,即使无冠状动脉疾病、合并室性期前收缩的高血压患者的心源性死亡风险增加了 2.2 倍。

一、发生机制

目前研究证实,有以下几种机制可能降低高血压患者的心肌电稳定性并诱发室性心律失常。

（一）左心室肥厚（LVH）

高血压 LVH 的发生和发展是高血压与室性心律失常之间的重要环节。当 LVH 超过一个临界值后，明显增加患者的心律失常发病率和死亡率，尤其是心源性猝死。

LVH 的心肌电生理学改变主要是间质纤维化和胶原沉积及连接蛋白丢失将改变心肌传导速度并增加其电传导的不同质性。

Zehnder 等人在一项 3 年随访研究中指出，存在 LVH 的高血压患者室性心律失常和心血管事件之间存在相似关联。在这些早期的研究中，LVH 是通过心电图来诊断的。

在临床实践中超声心动图测定 LVH 具有更大的价值。Ghali 等人的研究中也发现 LVH 严重程度与室性心律失常的发生频率和复杂程度之间的存在等级关系。

（二）心肌缺血

心肌缺血是最常见的致心律失常因素，在高血压患者中同样如此。在高血压患者中，心律失常的发作频率及严重程度与心肌缺血（包括有症状的心肌缺血和无临床症状的心肌缺血）具有一定相关性。

（三）电生理紊乱

已经证实左心室复极化的延长及离散与快速型室性心律失常（包括尖端扭转型室性心动过速和其他室性心动过速）发生风险的增加相关。

（四）心肌纤维化

纤维状胶原的过度积累是高血压性心脏病的特征之一。心肌纤维化增加可导致组织结构变形、心肌僵硬度增加，从而引起左心室舒张功能障碍。这一结构改变反之又可使心肌纤维化增加，形成恶性循环，导致心电冲动非同质性传导，引起折返性室性心律失常。

（五）神经内分泌作用

目前，研究已经证实交感神经和 RAAS 系统的过度激活是原发性高血压和 LVH 的病理生理机制。交感神经激活已被证实具有直接致心律失常作用，可导致室性心律失常和心源性猝死。虽然目前尚未发现血管紧张素 Ⅱ 和室性心律失常有直接关系，但血管紧张素 Ⅱ 可通过升高血压引起 LVH。

（六）左心室功能受损

因电传导非同步性所导致的左心室功能受损（收缩期或舒张期），同样会增加高血压患者发生心律失常的风险。

二、预防和治疗

预防高血压患者室性心律失常及心源性猝死的研究有限。尽管 LVH 程度与室性心律失常发生率之间存在直接关系，但对于高血压患者猝死一级预防，是否需要接受植入式心律转复除颤器，目前还没有明确的标准。因此，对室性心律失常最合理有效的治疗方案是调节血压、抑制心肌肥厚及纤维化。

（一）药物治疗

除扩血管药物（如米诺地尔及肼屈嗪）外，其他几乎所有种类的降压药在降压的同时都可以降低左心室质量。然而，噻嗪类利尿剂可增加高血压患者心律失常的发生率。与保钾利尿剂相比，使用非保钾利尿剂确实可以增加 2 倍的 SCD 发病风险。相反，近期研究却表明坎地沙坦联合氨氯地平的降压治疗方案并未增加高危高血压患者 SCD 的发病风险。对于合并心肌缺血及症状性室性心律失常的患者,使用β受体拮抗剂无疑获益颇多。而钙通道阻滞剂则能在降压的同时,防止高血压所致的左心室重构。

既往研究表明卡托普利逆转左心室肥厚能降低 30% 的 SCD 发病风险,该作用独立于降压本身的效果及其他已知与 SCD 相关的因素。此外,与β受体拮抗剂相比,以 ARB 为基础的降压治疗方案似乎可以提供类似的心肌保护机制。在 RALES 试验中,心力衰竭患者接受醛固酮受体拮抗剂螺内酯治疗后,由心律失常导致的死亡降低了 30%。最新临床研究表明螺内酯可改善心肌功能并减少左心室壁厚度。关于醛固酮受体拮抗剂依普利酮和依那普利的一项研究结果显示,联合治疗较单一药物治疗减少左心室重量更有优势。

现在并没有证据支持"单纯抗心律失常药物"治疗可降低高血压患者的猝死风险。对于有症状的室性期前收缩和非持续性室性心动过速的治疗,可以使用β受体拮抗剂和胺碘酮。

(二)非药物治疗

对于严重的室性心律失常,药物治疗无效或左心室功能明显受损的高血压患者,应考虑射频消融或植入埋藏式心脏复律除颤器。

(马长生　夏时俊)

第三节　高血压合并心律失常的风险评估

一、高血压合并房性心律失常的风险评估

高血压合并房性心律失常大多具有发作性、短暂性的特点,引起包括心悸、胸闷等不适症状,也可无任何症状。高血压合并房颤可明显增加脑卒中、心力衰竭和猝死风险。

(一)诊断

需要重视患者的病史和症状,房颤患者可出现心悸、头晕、全身乏力、轻度呼吸困难和焦虑等症状。若患者存在更严重的症状和体征(胸痛、严重的呼吸困难和血流动力学不稳定等)可能是由于合并的心脏病所致,如缺血性心脏病、心力衰竭等。

怀疑患者存在室上性心律失常时,记录 12 导联心电图是明确诊断的第一步。必要时使用 Holter、心电监测,甚至是植入式心电事件记录仪捕捉心律失常,以明确心律失常的诊断。

高血压患者应进一步接受超声心动图检查,明确心脏结构改变情况,筛查结构性心脏病。在明确心房颤动的诊断后,还应进一步筛查潜在合并疾病和评估发生心血管不良事件风险。

(二)危险分层

合并高血压的房颤患者应接受风险评估,进行危险分层。高血压不仅增加房颤的发生风险,还会显著增加房颤患者发生脑血管事件的风险。LIFE 研究则表明,与窦性心律者相比,房颤伴高血压患者的心脑血管事件发生率显著增高,其中全因死亡风险增高 20%,脑卒中风险增高 10.9%。

房颤患者最大的风险在于发生包括脑卒中在内的系统性栓塞事件,口服抗凝药(OAC)治疗可以预防房颤患者大多数缺血性脑卒中的发生并延长患者寿命。目前欧美和我国房颤管理指南都推荐使用 CHA_2DS_2-VASc 评分系统来预测房颤患者的脑卒中风险(表 15-3-1)。

总体而言,无临床脑卒中危险因素的患者无须使用 OAC,而 CHA$_2$DS$_2$-VASc 风险评分大于或等于 2 分的男性患者及大于或等于 3 分的女性患者口服抗凝药治疗存在明确的获益。

表 15-3-1 脑卒中、短暂性脑缺血发作和系统性栓塞的临床危险因素

CHA$_2$DS$_2$-VASc 危险因素	分值
充血性心力衰竭 心力衰竭的症状 / 体征或左心室射血分数减低的客观证据	+1
高血压 至少 2 次或目前高血压治疗中静息状态下血压 >140/90mmHg	+1
年龄≥75 岁	+2
糖尿病 空腹血糖或口服降糖药和 / 或胰岛素治疗状态下血糖 >125mg/dl(7mmol/L)	+1
既往脑卒中、短暂性脑缺血发作或血栓栓塞病史	+2
血管疾病 既往心肌梗死、外周动脉疾病或主动脉斑块病史	+1
65~74 岁	+1
性别(女)	+1

高血压合并房颤患者评估出血风险。临床上常用 HAS-BLED 评分系统,出血风险与缺血性脑卒中危险因素有所重叠。但应当注意,对于高出血风险患者应积极纠正可逆的出血因素,不应将 HAS-BLED 评分增高视为抗凝治疗的禁忌证(表 15-3-2)。

表 15-3-2 出血风险评估 HAS-BLED 评分

临床特点	计分 / 分
高血压(H)	1
肝、肾功能异常(各 1 分,A)	1 或 2
脑卒中(S)	1
出血(B)	1
INR 值易波动(L)	1
老年(年龄 >65 岁,E)	1
药物或嗜酒(各 1 分,D)	1 或 2
最高分	9

注:高血压定义为收缩压 >160mmHg;肝功能异常定义为慢性肝病(如肝纤维化)或胆红素≥2 倍正常值上限,丙氨酸氨基转移酶 >3 倍正常值上限;肾功能异常定义为慢性透析或肾移植或血清肌酐≥200μmol/L;出血指既往出血史和 / 或出血倾向;国际标准化比值(INR)易波动指 INR 不稳定,在治疗窗内的时间 <60%;药物指合并应用抗血小板药物或非甾体抗炎药。

二、高血压合并室性心律失常的风险评估

确立室性心律失常诊断需要静息心电图（ECG）及 24~48 小时动态心电图检查。患者无须常规接受高增益 ECG 检查（发现潜在心室晚电位）及心室程序电刺激检查。

左心室肥厚与冠心病、心力衰竭和脑缺血事件发生风险增加及死亡率增高相关。Framingham 研究显示，LVH 和年龄是预测心血管事件死亡率增高的两个重要因素。在 10 年随访期间，LVH 患者死亡率是未发生 LVH 患者的 8 倍（16% *vs.* 2%）。原发性高血压患者室性期前收缩数量与猝死风险增高相关。在高血压患者中，室性期前收缩数量和非持续性室性心动过速（NSVT）发作阵数是正常左心室大小（体积）患者的数倍。目前已知长 QT 综合征患者中，肉眼可见的 T 波电交替是导致心律失常的重要因素，这种现象在 LVH 患者中更为常见。有研究报道，低振幅 T 波电交替是导致 LVH 患者发生室性心律失常的危险因素，是一个更敏感的指标，ASCOT 试验的一项子研究会进一步评价这一指标的临床意义。

（马长生　夏时俊）

● 参考文献

［1］KANNEL W B，WOLF P A，BENJAMIN E J，et al. Prevalence，incidence，prognosis，and predisposing conditions for atrial fibrillation：population-based estimates［J］. Am J Cardiol，1998，82（8A）：2N-9N.

［2］BENJAMIN E J，LEVY D，VAZIRI S M，et al. Independent risk factors for atrial fibrillation in a population-based cohort. The Framingham Heart Study［J］. JAMA，1994，271（11）：840-844.

［3］TANABE Y，KAWAMURA Y，SAKAMOTO N，et al. Blood pressure control and the reduction of left atrial overload is essential for controlling atrial fibrillation［J］. Int Heart J，2009，50（4）：445-456.

［4］KIRCHHOF P，BENUSSI S，KOTECHA D，et al. 2016 ESC Guidelines for the management of atrial fibrillation developed in collaboration with EACTS［J］. Eur Heart J，2016，37（38）：2893-2962.

［5］SAADEH A M，JONES J V. Predictors of sudden cardiac death in never previously treated patients with essential hypertension：long-term follow-up［J］. J Hum Hypertens，2001，15（10）：677-680.

［6］SAFFITZ J E，KLEBER A G. Effects of mechanical forces and mediators of hypertrophy on remodeling of gap junctions in the heart［J］. Circ Res，2004，94（5）：585-591.

［7］ZEHENDER M，MEINERTZ T，HOHNLOSER S，et al. Prevalence of circadian variations and spontaneous variability of cardiac disorders and ECG changes suggestive of myocardial ischemia in systemic arterial hypertension［J］. Circulation，1992，85（5）：1808-1815.

［8］SAVAGE D D. Overall risk of left ventricular hypertrophy secondary to systemic hypertension［J］. Am J Cardiol，1987，60（17）：8I-12I.

［9］GHALI J K，KADAKIA S，COOPER R S，et al. Impact of left ventricular hypertrophy on ventricular arrhythmias in the absence of coronary artery disease［J］. J Am Coll Cardiol，1991，17（6）：1277-1282.

［10］MULLER-BRUNOTTE R，KAHAN T，LOPEZ B，et al. Myocardial fibrosis and diastolic dysfunction in patients with hypertension：results from the Swedish Irbesartan Left Ventricular Hypertrophy Investigation versus Atenolol（SILVHIA）［J］. J Hypertens，2007，25（9）：1958-1966.

［11］GOETTE A，STAACK T，ROCKEN C，et al. Increased expression of extracellular signal-regulated kinase and angiotensin-converting enzyme in human atria during atrial fibrillation［J］. J Am Coll Cardiol. 2000；35（6）：1669-1677.

［12］BARRON H V,LESH M D. Autonomic nervous system and sudden cardiac death［J］. J Am Coll Cardiol,1996,27(5):1053-1060.

［13］KOREN M J,DEVEREUX R B,CASALE P N,et al. Relation of left ventricular mass and geometry to morbidity and mortality in uncomplicated essential hypertension［J］. Ann Intern Med,1991,114(5):345-352.

［14］WACHTELL K,OKIN P M,OLSEN M H,et al. Regression of electrocardiographic left ventricular hypertrophy during antihypertensive therapy and reduction in sudden cardiac death:the LIFE Study［J］. Circulation,2007,116(7):700-705.

［15］PITT B,ZANNAD F,REMME W J,et al. The effect of spironolactone on morbidity and mortality in patients with severe heart failure. Randomized Aldactone Evaluation Study Investigators［J］. N Engl J Med,1999, 341(10):709-717.

［16］PITT B,REICHEK N,WILLENBROCK R,et al. Effects of eplerenone,enalapril,and eplerenone/ enalapril in patients with essential hypertension and left ventricular hypertrophy:the 4E-left ventricular hypertrophy study［J］. Circulation,2003,108(15):1831-1838.

［17］WACHTELL K,HORNESTAM B,LEHTO M,et al. Cardiovascular morbidity and mortality in hypertensive patients with a history of atrial fibrillation:The Losartan Intervention For End Point Reduction in Hypertension(LIFE)study［J］. J Am Coll Cardiol,2005,45(5):705-711.

［18］GALINIER M,BALANESCU S,FOURCADE J,et al. Prognostic value of ventricular arrhythmias in systemic hypertension［J］. J Hypertens,1997,15(12 Pt 2):1779-1783.

［19］HENNERSDORF M G,NIEBCH V,PERINGS C,et al. T wave alternans and ventricular arrhythmias in arterial hypertension［J］. Hypertension,2001,37(2):199-203.

第十六章 高血压合并肾功能不全

随着人口老龄化、疾病谱改变以及人们生活方式的变化,慢性肾脏病(chronic kidney disease,CKD)的患病率呈逐渐增多趋势。肾脏是调节血压的重要器官,肾脏疾病进展可导致高血压,后者又加剧肾脏病变使肾功能减退形成恶性循环。CKD 患者高血压患病率显著高于普通人群。CKD 合并高血压将大大增加心脑血管疾病的发病率。控制高血压对于延缓 CKD 患者疾病进展、减少心血管事件及患者死亡有重要意义。

第一节 慢性肾脏病患者的血压控制目标

2014 年美国 JNC8 建议:CKD 患者血压控制靶目标为 <140/90mmHg。陈香美院士牵头编写的《中国肾性高血压管理指南 2016(简版)》同样建议:CKD 患者血压控制靶目标为 <140/90mmHg。一项荟萃分析纳入了 2 272 例成人 CKD 患者,结果表明与常规血压控制靶目标值(140/90mmHg)相比,较低的血压控制靶目标值(125/75~130/80mmHg)并没有改善 CKD 患者的远期预后。一项回顾性研究分析了美国退伍军人数据库中的 77 675 例患有 CKD 和高血压的患者,5 760 例患者的收缩压控制在 <120mmHg,72 005 例患者的收缩压控制在 120~139mmHg。结果发现,与标准的血压控制靶目标相比,较低的血压控制靶目标可导致全因死亡率的发生风险增加 70%。该项回顾性观察性研究表明,严格的收缩压控制与 CKD 患者增高的全因死亡率明显相关。而美国前瞻性随机对照试验 SPRINT 研究的结果表明,与收缩压靶目标值 <140mmHg 的患者相比,收缩压靶目标值 <120mmHg 的患者发生心血管事件的风险下降了 25%,全因死亡率下降了 27%。

2012 年改善全球肾脏病预后组织(kidney disease:improving global outcomes,KDIGO)临床实践指南首次提出,CKD 患者应该有相对较高的血压控制靶目标值(表 16-1-1)。该项指南建议:不伴有白蛋白尿的 CKD 患者,血压控制靶目标值为 ≤140/90mmHg;伴有微量或大量白蛋白尿(白蛋白尿 ≥30mg/24h)的 CKD 患者,血压控制靶目标值为 ≤130/80mmHg。该指南推荐 RAS 系统阻滞剂(包括 ACEI 和 ARB)适用于 CKD 伴有白蛋白尿(白蛋白尿 ≥30mg/24h)的患者。

表 16-1-1 2012 年改善全球肾脏病预后组织临床实践指南关于 CKD 患者的血压控制靶目标值

患者人群	血压靶目标	证据等级
非糖尿病性慢性肾脏病白蛋白尿 <30mg/d	≤140/90mmHg	1B
非糖尿病性慢性肾脏病白蛋白尿 ≥30mg/d	≤130/80mmHg	2D
糖尿病性慢性肾脏病白蛋白尿 <30mg/d	≤140/90mmHg	1B
糖尿病性慢性肾脏病白蛋白尿 ≥30mg/d	≤130/80mmHg	2D

国际上主要的高血压临床指南也就 CKD 患者血压控制的靶目标值给出了推荐（表 16-1-2）。各个指南关于 CKD 患者的血压控制靶目标并不完全一致，但大部分指南更倾向于建议不伴有蛋白尿的 CKD 患者应将血压控制在 <140/90mmHg；对于伴有蛋白尿的 CKD 患者，大部分指南建议血压靶目标值应更低。

表 16-1-2 国际指南关于 CKD 合并高血压患者的血压控制靶目标值和推荐药物

单位：mmHg

指南来源	无蛋白尿 CKD 患者	伴蛋白尿 CKD 患者	推荐药物
JNC8	<140/<90	<140/<90	ACEI 或 ARB
KDIGO	<140/<90	≤130/≤80	ACEI 或 ARB
NICE	<140/<90	<130/<80	ACEI 或 ARB
CHEP	<140/<90	<140/<90	ACEI；如果不耐受选择 ARB
ESH/ESC	<140	<130	ACEI 或 ARB
ASH/ISH	<140/<90	<140/<90	ARB 或 ACEI
ISHIB	<130/<80	<130/<80	利尿剂或 CCB

（陈香美 陈意志）

第二节 慢性肾脏病患者的治疗措施

一、生活方式调节

2004 年肾脏病预后质量倡议（kidney disease outcomes quality initiative，KDOQI）指出，改变生活方式对 CKD 患者血压控制及降低心血管疾病风险非常重要。推荐非透析 CKD 患者每天钠盐（氯化钠）的摄入量为 5~6g/d，胆固醇 <200mg，脂肪 < 总热量的 30%，碳水化合物占总热量的 50%~60%；CKD 1~2 期每天摄入蛋白质 1.4g/kg，磷 1.7g，钾大于 4g；CKD 3~4 期每天摄入蛋白质 0.6~0.8g/kg，磷 0.8~1.0g，钾 2~4g。CKD 患者应戒烟，但可以少量饮酒，即女性不超过 1 个饮酒单位 /d，男性不超过 2 个饮酒单位 /d。此外，还指出 CKD 患者宜坚持 30min/d 的中等强度锻炼，维持体重指数小于 25kg/m^2，但并未明确提出每周锻炼的频次。

2012 年 KDIGO 指南对体重指数、钠摄入量及锻炼强度等进行了修订。指南建议体重指数维持在 20~25kg/m^2（Ⅰ类推荐，D 级证据），钠摄入量宜 <2g/d（Ⅰ类推荐，C 级证据），锻炼的强度和频率：①心血管能够耐受；② 5 次 / 周；③ 30min/ 次（Ⅰ类推荐，D 级证据）。

二、降压药物的选择

肾素 - 血管紧张素 - 醛固酮系统（renin-angiotensin-aldosterone system，RAAS）抑制剂主要包括血管紧张素转换酶抑制剂（angiotensin converting enzyme inhibitor，ACEI）、血管紧张素 Ⅱ 受体阻滞剂（angiotensin Ⅱ receptor blocker，ARB）、醛固酮受体拮抗剂和直接肾素抑制剂 4 类药物。

血肌酐 <265μmol/L（3mg/dl）的肾功能不全患者,可以应用 ACEI,但宜选用双通道（肾及肝）排泄药物,并适当减量。用药后两周内血清肌酐上升 <30%,可继续服药;血清肌酐上升 >30%,提示肾缺血,应停用 ACEI。用药后出现高钾血症,应停用 ACEI。服用 ACEI 后出现刺激性干咳,可将 ACEI 改为 ARB。脱水患者、孕妇禁用 ACEI。与利尿剂合用时,应避免过度利尿脱水导致血肌酐异常升高。

ARB 禁止用于妊娠期高血压和高血钾症患者。致咳嗽的发生率远低于 ACEI。对有高钾血症和慢性肾功能不全的患者,避免使用 ARB +ACEI。

醛固酮受体拮抗剂在 CKD 合并高血压药物治疗中地位相对 ACEI 或 ARB 较弱,且 2013 年《ESH/ESC 高血压管理指南》不推荐 CKD 患者使用醛固酮受体拮抗剂,尤其是联合 RAS 阻滞剂使用,因为有极高的降低肾功能和出现高钾血症的风险（Ⅲ类推荐,C 级证据）。但新型高选择性醛固酮受体拮抗剂有独特的应用价值。ARTS-DN 研究提示,第三代高选择性非甾体醛固酮受体拮抗剂非奈利酮可以改善糖尿病肾病患者的蛋白尿。ARTS-HF 研究表明,非奈利酮可以比依普利酮更好地保护终末期器官,并且证实安全有效。

由于 ACEI 与 ARB 临床循证医学证据充分,直接肾素抑制剂的代表药物阿利吉仑（aliskiren）不仅在单药治疗方面难以与之匹敌,多项研究也提示阿利吉仑与其他 RAS 阻滞剂或其他种类心血管药物（如 β 受体拮抗剂）联合应用不仅没有特别获益,甚至副作用事件（肾功能不全、高血钾、低血压、脑卒中）明显增加,因此其临床应用价值受到一定程度的限制。不推荐阿利吉仑和 ACEI 或 ARB 联合使用。

2013 年《ESH/ESC 高血压管理指南》强烈建议 CKD 合并糖尿病的患者尤其出现蛋白尿或微量蛋白尿使用 RAS 抑制剂（Ⅰ类推荐,A 级证据）。2014 年 JNC8 指南推荐 ≥18 岁的 CKD 患者无论是否伴糖尿病,初始（或增加）降压治疗应包括 ACEI 或 ARB,以改善肾脏预后（B 级证据）。因此,对于 CKD 患者无论合并糖尿病与否一般来说都优先推荐使用 RAS 抑制剂,尤其出现蛋白尿后更加推荐。CKD4 期患者可以谨慎使用 RAS 抑制剂,建议初始剂量减半,严密监测肾功能、电解质及 GFR 变化,及时调整药物剂量。

钙通道阻滞剂（CCB）降压主要通过阻滞细胞外钙离子经钙通道进入血管平滑肌细胞内,减弱兴奋收缩耦联,从而降低阻力血管的收缩反应性,达到降压目的。CCB 还能减轻血管紧张素 Ⅱ 和 $α_1$ 肾上腺素能受体的缩血管效应,减少肾小管对钠的重吸收。《中国高血压防治指南 2010 年修订版》推荐若肾功能显著受损,如血肌酐水平 >265μmol/L 或 GFR<30ml/min 或有大量蛋白尿,此时应首选二氢吡啶类 CCB。

利尿剂是肾实质性高血压的基础降压用药,尤其适用于容量依赖型高血压。利尿剂主要包括噻嗪类利尿剂及其类似物、襻利尿剂、保钾利尿剂三大类。

在尿蛋白阳性的 CKD 患者中,噻嗪类利尿剂与 ACEI 制剂联合应用较 CCB 类药物与 ACEI 制剂联合应用,能更大幅度地降低尿蛋白。在 eGFR<30ml/（min·1.73m^2）,即 CKD 4~5 期时,推荐使用襻利尿剂作为噻嗪类利尿剂的替代治疗药物。由于 CKD 患者 GFR 下降,以及肾小管内蛋白与利尿剂结合,因此襻利尿剂的剂量必须足够。醛固酮受体拮抗剂对于存在难治性高血压的 CKD 患者有效。螺内酯可减少蛋白尿并延缓 CKD 进展。

交感神经活性增高在 CKD 合并高血压的发病机制中占重要地位,因此虽然 JNC8 不再将 β 受体拮抗剂列为一线降压药物之一,但 β 受体拮抗剂在 CKD 合并高血压治疗中的地位仍不容忽视,尤其适用于合并交感神经兴奋型的高血压,以及需要三种以上降压药物治疗的难治性高血压患者。一项针对 1 235 例高血压合并 2 型糖尿病的患者随访 35 周的随机对照试验表明:卡维地洛的降压效果与美托洛尔相似,但能显著降低蛋白尿的发生率。α 受体拮抗剂一般不作为慢性肾脏病合并高血压患者治疗的首选药。α/β 受体拮抗剂在 CKD 治疗中的临床适应证为:合并交感神经兴奋型高血压(合并慢性心功能不全的高血压、合并快速性心律失常的高血压、中青年高血压)、合并糖或脂代谢紊乱的高血压、难治性高血压、合并缺血性心脏病的高血压、非勺型高血压、合并脑血栓或震颤的高血压、以舒张压升高为特征的高血压、合并左心室肥大或扩张型心肌病的高血压。α/β 受体拮抗剂的禁忌证为:纽约心脏病协会分级为 IV 级的失代偿性心力衰竭,需使用静脉正性肌力药者;II ~ III 度房室传导阻滞、严重心动过缓(<50 次 /min)或病态窦房结综合征(包括窦房传导阻滞);心源性休克高风险者(年龄 >70 岁、基础收缩压 <110mmHg、心率 >110 次 /min 等情况同时存在者);明显低血压(收缩压 <85mmHg)或伴低心输出量状态(如末梢循环灌注不良)者;哮喘、伴或不伴有支气管痉挛的慢性阻塞性肺疾病者;严重肝功能障碍的患者;对该药物过敏的患者。

中枢性降压药可以分为两代,第一代中枢性降压药的典型代表为可乐定,目前少用;第二代中枢性降压药得到了改进,雷美尼定(rilmenidine)和莫索尼定(moxonidine)是代表药物。第二代中枢性降压药由于副作用减轻,还可以与 CCB 和 ARB 类联用,很好地降低 CKD 患者的高血压。加用二代中枢性降压药可以减少微量白蛋白尿,延缓肾脏病进展。严重肝病、严重肾功能不全、血管神经性水肿患者禁用。

血管扩张剂的种类主要有单纯动脉扩张剂(肼屈嗪)、单纯静脉扩张剂(硝酸甘油等)及动脉和静脉扩张剂(硝普钠)。对于有高血压急症的 CKD 患者,伴有急性左侧心力衰竭和 / 或肺水肿时,硝普钠是最首选的血管扩张剂;而伴有心绞痛或急性冠脉综合征的 CKD 患者,静脉硝酸甘油及硝酸酯类是最常用的选择。

三、联合降压用药方案

尽管国内外已经颁布了大量的高血压防治指南,但是 CKD 患者的血压达标率仍很低,必须重视降压药物的选择和组合才能更好地控制血压、保护靶器官。

目前 CCB、ACEI 和 ARB、β 受体拮抗剂、利尿剂等是临床治疗 CKD 合并高血压的主要药物。临床可搭配使用作用机制不同、具有互补性的药物,也可使用剂量固定的复方制剂。

ACEI/ARB 与 CCB 联合的合理性和有效性得到充分的循证医学证据支持,是各国高血压指南推荐的优化联合方案之一,推荐作为首选联合方案。CCB 可直接扩张动脉,并可反射性引起 RAAS 激活增加,ACEI /ARB 可抑制二氢吡啶类 CCB 引起的 RAAS 激活和下肢水肿等副作用。二者优化联合降压效果增强,副作用减少。ACCOMPLISH 研究结果表明,贝那普利加氨氯地平的抗高血压治疗优于贝那普利加氢氯噻嗪,因为前者可以更大程度地减缓肾病的进展。

ACEI/ARB 联合利尿剂有利于控制血压和减少副作用。ACEI/ARB 可抑制噻嗪类利尿剂所致的 RAAS 激活和低钾血症等副作用,利尿剂减少 ACEI/ARB 扩血管时由于肾脏压力利钠机制而引起的水钠潴留,增强 ACEI/ARB 疗效。

目前不推荐 ACEI/ARB 联合 β 受体拮抗剂,因为 ACEI/ARB 联合 β 受体拮抗剂降压机制部分重叠,降压效果不能显著增加(1+1<2)。需要三种或以上的降压药物治疗时,两者可作为联合治疗方案的选择之一。

二氢吡啶类 CCB 可引起液体潴留,利尿剂可减轻 CCB 带来的水钠潴留,二者联用有利于 CKD 患者的血压控制和减少副作用。二氢吡啶类 CCB 具有扩张血管和轻度增加心率的作用,抵消了 β 受体拮抗剂缩血管及减慢心率的作用。二者联合是《中国高血压防治指南2010 年修订版》推荐的优化联合。非二氢吡啶类 CCB(如维拉帕米和地尔硫䓬)与 β 受体拮抗剂(如阿替洛尔和比索洛尔)联用易致严重缓慢性心律失常,在进展性 CKD 患者中尤其明显,不宜联用。

在 CKD 合并高血压治疗中,不主张单独使用利尿剂,可作为联合用药的基本药物,利尿剂能够加强其他降压药物的疗效,优势互补。

总之,合理选择、合理联合使用不同类型的降压药物对于提高血压达标率、最小化副作用,保护肾脏、心脑等重要靶器官功能至关重要。正规、合理的血压控制不仅可以有效地保护靶器官功能,还能降低心血管事件发生率及死亡风险,使患者最终获益。

(陈香美　陈意志)

第三节　血液透析患者的血压管理

高血压是血液透析患者的常见、重要合并症。降压治疗可以降低血液透析患者的心血管事件和死亡风险。合理的血压控制是血液透析治疗的重要组成部分。

2005 年 KDOQI 指南提出透析患者血压控制靶目标:透析前血压 <140/90mmHg,透析后血压 <130/80mmHg。但是 45 岁以上透析患者,严格的血压控制(透析前 <140/90mmHg,透析后 <130/80mmHg)反而增加了患者的死亡风险。中国血液透析充分性临床实践指南提出血液透析患者控制目标为透析前收缩压标准 <160mmHg。

陈香美院士领衔编写的《中国血液透析充分性临床实践指南》指出:依据血液透析患者高血压的临床类型和血液透析对药物清除的特点,合理选择降压治疗方案。对于容量负荷增多型,主要是控制患者干体重,力争干体重达标,而非应用降压药物。对于容量负荷增多 +透析效率过高 + 心功能不全 / 交感神经反应性不足型,控制干体重,降低透析效率(血流量<200ml/min,透析液流量 <350ml/min),停用 α、β 受体拮抗剂或 β 受体拮抗剂(急性心功能不全患者),并给予多巴酚丁胺或洋地黄类强心药物(使用洋地黄类药物时应注意透析过程中的低钾血症发生,必要时可采用钾浓度为 3.0mmol/L 的透析液),选择透析可清除 ACEI 类药物(依那普利、赖诺普利或培哚普利)。对于容量负荷增多 +RAAS/ 交感神经反应性增强型,控制干体重基础上,给予不宜被透析清除的 ACEI 类药物(贝那普利、福辛普利)、ARB 和 / 或α、β 受体拮抗剂或 αβ 受体拮抗剂,疗效欠佳时并用钙通道阻滞剂。对于 RAAS/ 交感神经反应性增强型,给予不宜被透析清除的 ACEI 类药物(贝那普利、福辛普利)、ARB 和 / 或 α、β受体拮抗剂或 αβ 受体拮抗剂,疗效欠佳时并用钙通道阻滞剂。对于心功能不全 +RAAS/ 交感神经反应性增强型,停用 α、β 受体拮抗剂(急性心功能不全患者),并在给予多巴酚丁胺或洋地黄类强心药物基础上,给予不宜被透析清除 ACEI(贝那普利、福辛普利)或 ARB 类降压药物,疗效欠佳时并用钙通道阻滞剂。

(陈香美　陈意志)

第四节　腹膜透析患者的血压管理

腹膜透析合并高血压的患病率仍居高不下。腹膜透析患者残余肾功能是影响预后的独立保护因素,而高血压是透析患者残余肾功能丧失的主要危险因素。腹膜透析患者高血压与死亡风险增加相关,但血压过低也会导致不良转归。2015年国际腹膜透析协会(international society for peritoneal dialysis,ISPD)成人腹膜透析患者心血管和新陈代谢指南推荐,长期血压>140/90mmHg的腹膜透析患者目标血压应控制在140/90mmHg以下。

与血液透析患者相比,腹膜透析患者的血流动力学情况相对稳定,透析前后血压波动相对较小,目前临床常用的降压药物几乎均可用于腹膜透析患者。其中 ACEI/ARB 在腹膜透析患者中该类药物还可延缓残肾功能的丢失,并改善腹膜透析患者预后,因此被作为优选推荐。但不建议 ACEI 和 ARB 联合应用。

(陈香美　陈意志)

第五节　慢性肾脏病特殊情况的血压管理

一、肾移植受者的血压管理

肾移植受者高血压发生率高,70%~90% 的肾移植受者合并高血压或需服用降压药物治疗。如果将收缩压维持在140mmHg以下,受者3年内的移植肾功能较血压升高者明显改善,而且10年内的心血管事件发生率显著降低。2012年 KDIGO 关于高血压控制的临床实践指南建议将肾移植受者血压控制目标定位≤130/80mmHg。小于18岁的未成年人,血压靶目标值小于年龄、性别、身高所对应参考值范围的第90百分位数,关于降压治疗,指出可以运用任何种类的降压药,但必须密切监测副作用、药物相互作用等;年龄≥18岁且尿蛋白排泄率(UPCR)>1 000mg/24h,以及年龄<18岁且 UPCR>600mg/24h 者,可将 ACEI 或 ARB 作为一线降压药物。

建议根据不同时期肾移植受者的特点,制订不同的降压策略:肾移植术后早期(3周内)高血压主要是由于容量负荷过重、CNI 和激素等的使用,此时血压控制目标可适当放宽(<150/90mmHg),利尿剂、CCB、β受体拮抗剂等均可使用。但应慎用 ACEI 和 ARB 类药物,因其可能引起肾脏缺血、高钾血症等副作用。肾移植术后近期血压控制目标降低(<140/90mmHg),CCB 仍可作为优选,合并蛋白尿的受者可使用 ACEI 或 ARB。肾移植术后远期降压的着眼点是在于减少心血管事件及保护移植肾功能,血压控制目标可以更低(<130/80mmHg)。减少 CNI 类药物的使用有助于控制血压。ACEI 和 ARB 类药物可作为优选,尤其是合并蛋白尿的受者。

二、儿童 CKD 患者的血压管理

CKD 患儿常合并高血压,由于该类患者出现 CKD 和高血压的年龄较小,故在一生中出现高血压相关合并症的风险较高。2004年 KDOQI 指南强调应根据病因和年龄选择降压药物,并指出此类患者的血压应维持<第90百分位或<130/80mmHg(选择两者中的较低者为

血压靶目标）。2012 年 KDIGO 指南则建议 CKD 儿童血压持续超过第 90 百分位即开始降压治疗（Ⅰ类推荐，C 级证据），并指出 CKD 患儿（尤其是合并蛋白尿者），在不出现低血压相关症状和体征的情况下，尽量维持血压≤第 50 百分位（Ⅱ类推荐，D 级证据）。CKD 儿童在接受降压治疗时选用 ACEI 或 ARB（Ⅱ类推荐，D 级证据）。

三、老年 CKD 患者的血压管理

KDIGO 高血压工作组在制定该指南时发现目前的大多数研究排除了年龄 >70 岁的人群。2012 年 KDIGO 指南虽然未提出明确的血压目标值和降压方案，仅指出在制订此类人群的降压治疗方案时，可以参照成人 CKD 患者的降压靶目标，但需根据患者的年龄、合并病及所接受的治疗，逐渐增加治疗力度，并密切关注降压治疗相关副作用，包括电解质紊乱、急性肾功能恶化和直立性低血压。

（陈香美　陈意志）

● 参考文献

［1］ZHENG Y,CAI G Y,CHEN X M,et al. Prevalence,awareness,treatment,and control of hypertension in the non-dialysis chronic kidney disease patients［J］. Chin Med J（Engl）,2013,126（12）:2276-2280.

［2］CAI G,ZHENG Y,SUN X,et al. Prevalence,awareness,treatment,and control of hypertension in elderly adults with chronic kidney disease:results from the survey of Prevalence,Awareness,and Treatment Rates in Chronic Kidney Disease Patients with Hypertension in China［J］. J Am Geriatr Soc,2013,61（12）:2160-2167.

［3］JAMES P A,OPARIL S,CARTER B L,et al. 2014 evidence-based guideline for the management of high blood pressure in adults:report from the panel members appointed to the Eighth Joint National Committee（JNC 8）［J］. JAMA,2014,311（5）:507-520.

［4］刘文虎,孙雪峰,林洪丽,等. 中国血液透析充分性临床实践指南［J］. 中华医学杂志,2015,95（34）:2748-2753.

［5］KOVESDY C P,LU J L,MOLNAR M Z,et al. Observational modeling of strict vs conventional blood pressure control in patients with chronic kidney disease［J］. JAMA Intern Med,2014,174（9）:1442-1449.

［6］AMBROSIUS W T,SINK K M,FOY C G,et al. The design and rationale of a multicenter clinical trial comparing two strategies for control of systolic blood pressure:the Systolic Blood Pressure Intervention Trial（SPRINT）［J］. Clin Trials,2014,11（5）:532-546.

［7］GROUP S R,WRIGHT J T,WILLIAMSON J D,et al. A Randomized Trial of Intensive versus Standard Blood-Pressure Control［J］. N Engl J Med,2015,373（22）:2103-2116.

［8］WHEELER D C,BECKER G J. Summary of KDIGO guideline. What do we really know about management of blood pressure in patients with chronic kidney disease?［J］. Kidney Int,2013,83（3）:377-383.

［9］KIDNEY DISEASE OUTCOMES QUALITY I. K/DOQI clinical practice guidelines on hypertension and antihypertensive agents in chronic kidney disease［J］. Am J Kidney Dis,2004,43（5 Suppl 1）:S1-S290.

［10］MANCIA G,FAGARD R,NARKIEWICZ K,et al. 2013 ESH/ESC Practice Guidelines for the Management of Arterial Hypertension［J］. Blood Press,2014,23（1）:3-16.

［11］BAKRIS G L,AGARWAL R,CHAN J C,et al. Effect of Finerenone on Albuminuria in Patients With Diabetic Nephropathy:A Randomized Clinical Trial［J］. JAMA,2015,314（9）:884-894.

［12］SATO N,AJIOKA M,YAMADA T,et al. A Randomized Controlled Study of Finerenone vs. Eplerenone in Japanese Patients With Worsening Chronic Heart Failure and Diabetes and/or Chronic Kidney Disease[J]. Circ J, 2016,80(5):1113-1122.

[13] ARMSTRONG C,JOINT NATIONAL C. JNC8 guidelines for the management of hypertension in adults [J]. Am Fam Physician,2014,90(7):503-504.

[14] BAKRIS G L,TOTO R D,MCCULLOUGH P A,et al. Effects of different ACE inhibitor combinations on albuminuria:results of the GUARD study[J]. Kidney Int,2008,73(11):1303-1309.

[15] VERBEKE F,LINDLEY E,VAN BORTEL L,et al. A European Renal Best Practice(ERBP)position statement on the Kidney Disease:Improving Global Outcomes(KDIGO)clinical practice guideline for the management of blood pressure in non-dialysis-dependent chronic kidney disease:an endorsement with some caveats for real-life application[J]. Nephrol Dial Transplant,2014,29(3):490-496.

[16] BIANCHI S,BIGAZZI R,CAMPESE V M. Long-term effects of spironolactone on proteinuria and kidney function in patients with chronic kidney disease[J]. Kidney Int,2006,70(12):2116-2123.

[17] BAKRIS G L,FONSECA V,KATHOLI R E,et al. Metabolic effects of carvedilol vs metoprolol in patients with type 2 diabetes mellitus and hypertension:a randomized controlled trial[J]. JAMA,2004,292(18): 2227-2236.

[18] 陈香美,袁伟杰,蔡广研. α/β 受体阻滞剂在慢性肾脏病高血压治疗中的实践指南[J]. 中华医学杂志,2013,93(48):3812-3816.

[19] BAKRIS G L,SARAFIDIS P A,WEIR M R,et al. Renal outcomes with different fixed-dose combination therapies in patients with hypertension at high risk for cardiovascular events(ACCOMPLISH):a prespecified secondary analysis of a randomised controlled trial[J]. Lancet,2010,375(9721):1173-1181.

[20] TENTORI F,HUNT W C,ROHRSCHEIB M,et al. Which targets in clinical practice guidelines are associated with improved survival in a large dialysis organization?[J]. J Am Soc Nephrol,2007,18(8):2377-2384.

[21] 蔡广研,郑颖,陈香美. 中国肾性高血压管理指南 2016(简版)[J]. 中华医学杂志,2017,97(20): 1547-1555.

第十七章 高血压合并肾动脉狭窄

第一节 高血压合并肾动脉狭窄的流行病学

肾动脉狭窄（renal artery stenosis，RAS）是各种原因造成的单侧或双侧肾动脉狭窄。作为继发性高血压的最常见原因之一，其占高血压的 1%~3%。王志华等对 2 274 的高血压住院患者病因分析调查发现继发性高血压占 14%，而在继发性高血压中，肾血管性高血压占24.8%。

20 世纪 90 年代以前，大动脉炎（takayasu arteritis，TA）曾是我国肾动脉狭窄的首位病因，但是，近 20 年来动脉粥样硬化性 RAS 发病率升高并成为首要病因。有学者回顾分析了 1999 年 3 月至 2014 年 6 月间因高血压入院的 2 047 例肾动脉狭窄患者的资料发现：1 668 例患者为动脉粥样硬化，259 例患者为大动脉炎，86 例患者为肾动脉纤维肌性发育不良（fibromuscular dysplasia，FMD），34 例患者为其他病因（肾动脉血栓、肾动脉夹层、结节性多动脉炎、白塞病等）。在年龄≤40 岁的患者中（319 例），大动脉炎是肾动脉狭窄的首位病因（60.5%），其次是 FMD（24.8%）。在年龄 >40 岁的患者中（1 728 例），肾动脉狭窄的首位病因是动脉粥样硬化（94.7%），其次是大动脉炎（3.8%）。在女性患者中，TA 和 FMD 的比例明显高于在男性患者中的比例。

此外，还包括肾动脉瘤、肾动脉栓塞、肾动脉周围病变压迫如转移癌、腹膜后特异性纤维硬化症等、肾动静脉瘘及肾动脉先天异常等。上述各因素引起肾动脉主干及其分支狭窄，造成肾实质缺血，均可出现高血压症状。

（吴海英　蔡　军）

第二节 肾动脉狭窄致高血压的发生机制

一、肾血管性高血压

关于肾血管性高血压的发生机制需了解两种肾血管性高血压动物模型的病理生理变化。一种为"两肾一夹"模型，即在动物双肾中，钳夹一侧肾动脉导致高血压。该模型高血压在较长时间均呈肾素依赖性，阻断肾素 - 血管紧张素能使血压明显下降；另一种为"一肾一夹"模型，即先切除动物一侧肾，再将残肾动脉钳夹可导致高血压。该模型高血压主要呈容积依赖性，阻断肾素 - 血管紧张素对降压并无作用。

肾血管性高血压不同发病阶段存在不同病理生理变化。①急性期：钳夹肾动脉后数分钟血压即升高，此时由于肾脏缺血导致肾素 - 血管紧张素系统活化，血压升高。因此，此期高血压呈肾素依赖性，阻断肾素 - 血管紧张素能使血压下降。②过渡期：数天后即开始进入过渡期,此时肾素-血管紧张素水平逐渐下降,而水钠潴留及血容量扩张却逐渐发生。此期阻断肾素-血管紧张素仍有部分降压反应,但疗效已显著减弱。③慢性期:数天至数周后进入慢性期,该期高血压是靠水钠潴留及血容量扩张机制维持,属容积依赖性高血压。血容量扩张进一步反馈抑制了肾素分泌,肾素-血管紧张素水平已正常,阻断肾素-血管紧张素已无降压反应。

单侧肾动脉狭窄患者的高血压呈肾素依赖性,其维持高血压的机制与"两肾一夹"动物模型相似;而双侧肾动脉狭窄患者的情况却与"一肾一夹"模型有所不同,其高血压并非典型容积依赖性,而是高肾素及高容积两致病因素共存,主要原因在于双侧肾动脉狭窄进展呈非对称性,疾病早期相似于"两肾一夹"模型,高肾素因素为主,而后对侧肾动脉狭窄发生,才逐渐过渡到"一肾一夹"模型状态,高容量因素渐明显。因此,在相当长时间内,高肾素及高容量两因素同时致病。

二、缺血性肾脏病

肾脏血流灌注减少导致肾组织缺血,继而出现缺血性肾小球病变;缺血还能刺激肾组织释放多种血管活性物质及致炎症、致纤维化细胞因子,最终导致肾间质纤维化。但肾脏作为一个滤过器官,血运十分丰富,组织存在广泛重叠供血,所以整个肾脏"缺血"可能性不大,缺血性损害往往只能发生在肾脏某些局部区域。

(吴海英 蔡 军)

第三节 高血压合并肾动脉狭窄的病因及病理变化

一、肾动脉狭窄

(一)动脉粥样硬化型

多见于45岁以上人群,男性多于女性。肾动脉粥样硬化常伴全身动脉粥样硬化病变。其基本病变为动脉内膜下脂质沉积、纤维粥样斑块形成、钙化,斑块破裂可引起溃疡、出血和血栓形成。病变常位于肾动脉开口处及近1/3段,较少累及末端动脉及分支。动脉粥样硬化性RAS进展快,可致肾动脉完全闭塞和肾内动脉弥漫性硬化,并可出现肾功能进行性下降。

(二)肾纤维肌性发育不良型

FMD是一组特发性、节段性、非炎症性、非动脉粥样硬化性动脉纤维肌性发育异常,多发于儿童及青年阶段。所有肌性动脉均可受累,主要为中小动脉,占RAS的10%。多见于年轻女性,肾动脉病变主要发生在肾动脉主干的中远段,可累及分支,单侧时右侧较多见。典型中层纤维肌性发育不良型动脉壁形成一串环状狭窄,狭窄环之间动脉呈瘤样扩张出现多处狭窄,致使肾动脉呈"串珠状"改变。纤维肌性发育不良最常侵犯血管壁中层,但也可侵犯内膜层、外膜层、或多层同时受累,并可伴其他部位动脉受累(如颅外颈动脉、腹腔动脉、外周动脉甚至冠状动脉)。肾动脉造影分型主要分为串珠样狭窄、局限性狭窄和长管型狭窄三种(图17-3-1)。组织学分型分为三种:内膜纤维组织增生、中膜发育不良及外膜纤维组织增生。

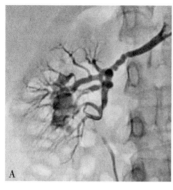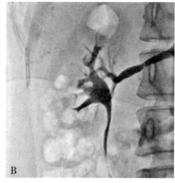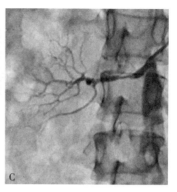

图 17-3-1　肾动脉纤维肌性发育不良的影像学表现

A. "串珠状"狭窄；B. 局限性狭窄；C. 长管状狭窄。

（三）炎症型

当慢性炎症侵及肾动脉开口时则可导致肾动脉管腔狭窄，引起高血压。主动脉损害常为节段型。受累的血管可为全层动脉炎。结节性多动脉炎是一种以中小动脉的节段性炎症与坏死为特征的非肉芽肿性血管炎，主要侵犯中小肌性动脉，呈节段性分布，易发生于动脉分叉处，并向远端扩散，肾脏受累多见，以肾脏血管损害为主。肾血管造影常显示多发性小动脉瘤。

（四）肾动脉栓塞和血栓形成

肾动脉栓塞的栓子主要来源于心脏（如房颤或心肌梗死后附壁血栓、换瓣术后血栓、心房黏液瘤等），但也可来源于心脏外（如脂肪栓子、肿瘤栓子等）。肾动脉血栓可在肾动脉病变（如动脉硬化、炎症、动脉瘤等）或血液病变（凝固性增高）基础上发生，但更常见于动脉壁创伤（如经皮肾动脉球囊扩张术）引起。临床上是否出现症状及症状轻重主要取决于肾动脉阻塞程度及范围。约 60% 的患者可因肾缺血、肾素释放而在短时间内出现高血压。双侧肾动脉广泛阻塞时，常致无尿及急性肾衰竭。

（五）肾移植肾动脉狭窄

肾移植肾动脉狭窄（transplant renal artery stenosis，TRAS）是导致肾移植患者顽固性高血压和移植肾功能减退的常见原因，发生率为 1%~23%。通常发生在术后 3 个月至 2 年内。临床最常见的表现为顽固性高血压和 / 或移植肾肾功能持续恶化。移植肾动脉狭窄直观地表现为动脉内膜的增殖。

（六）其他

肾动脉瘤、肾动脉夹层动脉瘤、肾动静脉瘘、肾外纤维索条或附近的肿瘤压迫等都可引起肾缺血，但均较少见。

二、肾实质病理变化

肾脏的病理改变与肾动脉病变直接相关。肾动脉狭窄侧肾脏主要表现为肾实质逐渐萎缩，表面呈分叶状；在显微镜下可见肾小球毛细血管基底膜皱缩，肾小管呈缺血性萎缩，继之肾小球变小、硬化、肾球囊纤维化。肾间质灶状炎症细胞浸润及纤维化。对侧正常肾脏由于长期受高压灌注的冲击，高肾素、高醛固酮的共同危害，出现肾小动脉硬化，甚至发生广泛的坏死性动脉炎而成为高血压的病因。

（吴海英　蔡　军）

第四节　高血压合并肾动脉狭窄的临床表现

肾动脉粥样硬化常发生于老年人，虽然有的病例仅呈现肾血管性高血压或缺血性肾脏病，但是多数情况下两者并存，并常伴脑卒中、冠心病及外周动脉粥样硬化表现；肾动脉纤维肌性发育不良常见于青年，女性居多，一般仅呈现肾血管性高血压，少数内膜层纤维肌性发育不全才发生缺血性肾脏病；大动脉炎也以年轻女性为主，往往肾血管性高血压及缺血性肾脏病共同存在，并可伴视物模糊、黑矇、失明、头晕、晕厥、无脉症等。

肾动脉狭窄在临床上常引起肾血管性高血压和/或缺血性肾病。轻度肾动脉狭窄可毫无临床症状，仅重度肾动脉狭窄（超过75%管腔）才能引起肾血管性高血压和/或缺血性肾脏病。

一、肾血管性高血压

肾血管性高血压的临床表现为血压正常者（特别是年轻女性）出现高血压后即迅速进展，或原有高血压的中、老年患者血压近期迅速恶化，舒张压明显升高，常超过110mmHg，甚至超过120mmHg，乃至出现恶性高血压（舒张压超过130mmHg，眼底呈高血压3或4期改变），不建议应用抗RAAS药物。这类患者高血压难以控制，或应用抗RAAS药物后血清肌酐异常升高，甚至诱发急性肾衰竭。另外，约15%的该类型高血压患者因血浆醛固酮增多可出现低钾血症。单侧肾动脉狭窄所致高血压引起对侧肾损害（高血压肾硬化症）时，或者双侧肾动脉狭窄引起双侧肾缺血性肾病时，肾功能均可出现进行性减退。

但也有接近50%的患者没有高血压的临床表现，个别患者表现为心力衰竭、反复发作一过性肺水肿或不稳定型心绞痛，因此在临床上往往不容易早期诊断。肾血管性高血压患者的血压常常控制不佳。由于血压控制情况欠佳，持续性高血压可使肾功能进一步恶化。在晨起或夜间出现一过性急性左侧心力衰竭伴肺水肿往往是肾动脉狭窄所导致的心脏紊乱综合征。对于肾血管性高血压，虽然药物也可控制大部分患者血压，但随着肾血流量的减少，GFR长时间降低，肾脏实质逐步萎缩，肾功能将逐渐恶化，最终导致终末期肾病。

二、缺血性肾脏病

常见于具有多部位动脉粥样硬化表现的老年人，可伴或不伴肾血管性高血压，肾动脉FMD及TA致肾动脉狭窄发生率相对较低。肾脏病变主要表现为肾功能进行性减退，首先出现夜尿多，尿比重及渗透压减低等远端肾小管浓缩功能障碍，而后肾小球功能才受损（患者肌酐清除率下降，血清肌酐增高），尿改变轻微（轻度蛋白尿，常少于1g/d，少量红细胞及管型）。肾功能不全时贫血出现较晚且轻。

（吴海英　蔡　军）

第五节　高血压合并肾动脉狭窄的诊断

一、肾血管性高血压的诊断线索

1. 30岁以前或50岁以后发现的高血压，特别是无高血压家族史者。

2. 经 3 种足量降压药物正规治疗后仍难以控制的高血压。

3. 腹部或腰部可闻及血管杂音。

4. 不可解释的一侧肾脏萎缩或两侧肾脏长径相差大于 1.5cm。

5. 突然发生不可解释的肺水肿。

6. 不明原因的肾衰，而尿常规正常，特别在老年人。

7. 存在全身的动脉粥样硬化性血管疾病，包括冠心病或周围血管疾病等，尤其在大量吸烟者中。

8. 急进性高血压（既往可控制的高血压突然出现持续性恶化）。

9. 应用 ACEI 或 ARB 后出现氮质血症、肾功能恶化（血肌酐升高大于 30%）或急性肾衰竭。

高度提示动脉粥样硬化性肾动脉狭窄可能的线索：①年龄 55 岁以后开始出现高血压，且无高血压家族史者；②发生急进性高血压、顽固性高血压和恶性高血压者，或既往得以控制良好的高血压突然加重并持续恶化者；③经 ACEI 或 ARB 治疗后，发生肾功能恶化（特别是血肌酐升高幅度大于 30% 者）；④出现无法解释的肾脏萎缩或双肾长径差异超过 1.5cm 者；⑤出现无法解释的突然加重和 / 或难治性肺水肿者；⑥伴有冠状动脉多支血管病变、脑血管病变或周围动脉粥样硬化性疾病者；⑦无法解释的充血性心力衰竭或难治性心绞痛患者。

二、辅助检查

肾动脉狭窄辅助检查手段主要包括 5 项，前两项为初筛检查，后三项为主要诊断手段，尤其肾动脉造影是诊断肾动脉狭窄的金标准。

1. **超声检查**　B 超作为一线检查手段，能准确测定双肾大小。肾动脉狭窄患者肾脏体积常逐渐缩小，单侧狭窄或双侧狭窄程度不一致时，两肾体积常不对称（两肾长径相差 1.5cm 以上）。彩色多普勒超声检查还能观察肾动脉主干及肾内血流变化。但超声诊断的准确性受仪器质量、患者是否肥胖、肠胀气及操作者技术水平的影响。

2. **放射性核素检查**　单做肾核素显像检查对于诊断肾动脉狭窄意义不大，只能判断两肾肾功能是否一致。须做卡托普利肾显像试验（服用卡托普利 25~50mg，比较服药前后肾显像结果），病侧肾脏可呈现核素摄入减少、峰值降低、达峰及排泄时间延迟等表现。这项检查只能提供肾动脉狭窄的间接信息，并有较高的假阳性及假阴性率。在做检查前，须停用 β 受体拮抗剂、ACEI、ARB 及利尿剂 1 周，否则测试结果不准。肾功能不全患者（肌酐 >177μmol/L 时），此检查结果已无意义，不宜采用。

3. **螺旋 CT 血管造影（CTA）或磁共振血管造影（MRA）**　CTA 较 MRA 具有更高的空间分辨率且更易操作。这两项检查均能清楚显示肾动脉及肾实质影像，并可三维成像，对诊断肾动脉狭窄敏感性及特异性均高（可高达 90% 以上，但 CTA 更佳）。由于 CTA 需用较大量碘造影剂，对肾脏可能造成一定损害，故肌酐清除率≤60ml/min 的肾功能不全患者或碘过敏患者均不建议应用，而需采用磁共振血管造影（使用含钆的造影剂，对肾功能无不良影响），对肾动脉远端及分支狭窄显示欠佳，且具有较低肾源性系统纤维化的风险。

4. **肾动脉造影**　选择性肾动脉造影，能准确显示肾动脉狭窄的部位、范围、程度及侧支循环形成情况，是肾动脉狭窄诊断的金标准。但对于肾功能不全患者宜选用非离子化对比剂，减少用量，并在造影前后做水化处理，以便尽量减少对比剂所致肾损伤的发生。

5. 血浆肾素活性检查 除上述检查外,还可检测血浆肾素活性,并做卡托普利试验,有条件还应作双肾静脉血浆肾素活性检测。

总之,推荐超声、CTA 及 MRA 作为 RAS 的影像学诊断手段。当临床上高度怀疑而无创检查不能得出可靠结论时,可采用肾血管造影确诊。

（吴海英　蔡　军）

第六节　高血压合并肾动脉狭窄的治疗

治疗肾动脉狭窄疾病的主要目的是控制血压,保护或改善肾功能,降低心血管事件的发生率。

一、药物治疗

药物治疗依然是肾血管性高血压治疗的基石,但缺乏相关随机对照试验来明确最佳药物治疗方案。由于肾动脉狭窄合并高血压患者常伴 RAAS 系统的激活,ACEI 或 ARB 类药物是高血压合并肾脏损害患者的一线治疗药物,其次为钙通道阻滞剂。利尿剂和 β 受体拮抗剂的疗法也可以用于肾动脉狭窄患者的降压治疗。对于双侧肾脏病变或孤立肾脏病变患者,应慎用 ACEI 和 ARB,以免引起急性肾功能不全。

需要注意的是,RAS 所致的肾血管性高血压一般降压药物疗效不明显,但 ACEI 和 ARB 具有正反两方面作用:可特异性作用于肾素 - 血管紧张素系统,控制肾血管性高血压十分有效;但上述药物阻断了出球小动脉的收缩,导致患肾肾小球滤过压下降,对于双侧或单功能肾动脉狭窄患者,可诱发急性肾功能不全。有些患者在应用 ACEI 或 ARB 的前两个月血肌酐可轻度上升(升幅 <30%),为正常反应,不需停药。但如果用药过程中 GFR 下降超过 30% 或血肌酐升高 >0.5mg/dl,则为异常反应,提示肾缺血。此时应停用 ACEI 或 ARB,并除外是否存在 RAS 或其他情况。实际上,包括双侧肾动脉狭窄在内的绝大多数 RAS 患者均可耐受 ACEI 或 ARB 类药物,发生肾功能恶化的患者并不常见。若能找到肾缺血原因并设法予以解除后,则可再次应用 ACEI 或 ARB,否则不宜再用。

对于大动脉炎所致肾动脉狭窄患者,应给予糖皮质激素治疗,尤其是在急性炎症活动期。有证据显示长期给予泼尼松治疗可使肾动脉狭窄逆转,肾血管性高血压控制改善。另外可以服用环磷酰胺及硫唑嘌呤来降低糖皮质激素的剂量以预防长期服用糖皮质激素带来的副作用。当糖皮质治疗反应不佳或复发时可以考虑给予甲氨蝶呤、麦考酚酯等以缓解病情。

二、血运重建治疗

血运重建的标准为肾动脉内径狭窄 >50%,有明确的血流动力学显著狭窄的依据,一般以跨病变收缩压差 >20mmHg 或平均压差 >10mmHg 为准。

适应证:①血压呈急进型高血压、顽固性高血压、恶性高血压、合并不明原因单侧肾脏缩小的高血压、不能耐受降压药物。②合并进展性慢性肾脏疾病的双侧 RAS 或孤立肾的 RAS。③突发的肾功能恶化,无法用其他原因解释;肾功能不全无法用其他原因解释;使用降压药,尤其是 ACEI 或 ARB 后肾功能恶化。④不稳定型心绞痛,反复发作的充血性心力衰竭或突发肺水肿但与左心室收缩功能不匹配。

禁忌证:①由于伴随的严重疾病预期寿命有限;②严重造影剂过敏;③严重的慢性缺血性肾病,接近需要长期透析的患者,需要肾内科专家会诊,如有条件即刻透析者方可考虑行介入手术;④患肾严重萎缩,长度 <7cm。

(一)外科手术治疗

外科手术治疗 RAS 的方法包括大隐静脉或人工血管主肾动脉旁路移植术、肾动脉狭窄段切除术、肾脏自体移植术、肾动脉内膜剥脱术、脾肾动脉吻合术等。适用于需要同时进行肾旁主动脉重建(在治疗主动脉瘤或严重主髂动脉闭塞性疾病时)的动脉粥样硬化性 RAS 患者,合并延伸到节段动脉的复杂病变患者以及有巨大动脉瘤的动脉粥样硬化性 RAS 或 FMD 患者,或多个小肾动脉受累或主肾动脉的主要分支受累的患者,或者腔内介入治疗失败的患者。

(二)介入治疗

1. 动脉粥样硬化性肾动脉狭窄 目前,经皮血管成形及支架植入术在该类型 RAS 血运重建治疗方面处于主导地位,建议首选支架植入术,而非球囊成形术,但在改善血压、挽救肾功能及减少临床事件方面的获益尚未获得肯定。此外,肾动脉介入术具有肾脏损害风险,主要是造影剂肾毒性及操作过程中发生胆固醇栓塞风险,因此,整体上该操作对肾功能改善无明显获益。多数患者主要疗效为高血压减轻或易于控制,部分患者甚至无效,这可能是由于长期高血压所致的肾脏损害,尤其对非狭窄侧肾脏。此时,肾动脉支架植入术加上药物联合治疗是血压控制和 GFR 改善的最优治疗方案(图 17-6-1)。

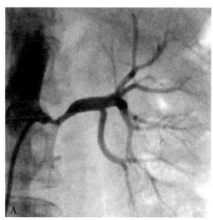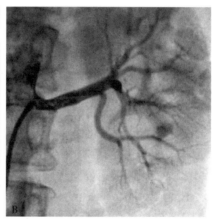

图 17-6-1 动脉粥样硬化性肾动脉狭窄病例

A. 肾动脉近段狭窄 85%;B. 支架植入术后。

2. 大动脉炎所致肾动脉狭窄 对于非活动性病变,经皮球囊扩张成形术是较为常用的治疗方式,较外科手术创伤小,合并症发生率较低,住院时间短,花费较少。提倡早期干预以预防持续性肾血管性高血压所致合并症的发生。部分患者在球囊扩张后肾动脉病变发生弹性回缩或夹层,此时选择性支架植入术可能是有效的治疗(图 17-6-2)。

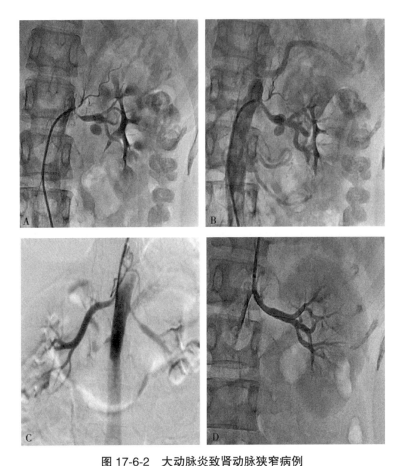

图 17-6-2　大动脉炎致肾动脉狭窄病例
A. 左肾动脉近端狭窄；B. 第一次球囊扩张术后；C. 12 个月后左肾动脉再狭窄；D. 第二次球囊扩张术后。

3. 纤维肌性发育不良性肾动脉狭窄（图 17-6-3）　肾动脉 FMD 病变一般对单纯球囊扩张反应良好，支架植入术仅作为单纯球囊扩张后肾动脉出现严重夹层或弹性回缩（残余狭窄≥50%）时的补救手段。少数患者病变十分坚硬，在实施球囊扩张时要遵循顺序扩张的原则，即先用直径较小的球囊进行高压扩张。如难以充分张开，不推荐换用较大直径的球囊进行高压扩张。为避免发生动脉破裂或支架扩张不良，也不推荐植入支架进行高压释放。在这种情况下不提倡选用切割球囊进行扩张，可考虑改行外科手术治疗，尤其对于首次手术失败，再次血运重建仍未成功或者一侧肾脏起始表现为发育不良或呈现不可恢复的缺血性萎缩，而对侧肾脏正常时，可直接行肾切除术。

总之，根据 RAS 病因不同（动脉粥样硬化、TA 及 FMD），治疗策略也不尽相同。动脉粥样硬化性肾动脉狭窄应强调药物基础治疗，对于血运重建，外科手术治疗创伤较大，而介入治疗也未证明能够带来更多获益（血压及肾功能改善）。TA 所致肾动脉狭窄患者的药物治疗，除降压药物外尚包括糖皮质激素、免疫抑制剂等，血运重建（单纯球囊成形术，必要时支架植入）也是可以考虑的治疗方式，尤其是在非活动病变。对于肾动脉 FMD 患者，肾动脉血运重建效果良好，大部分患者可从中获益。

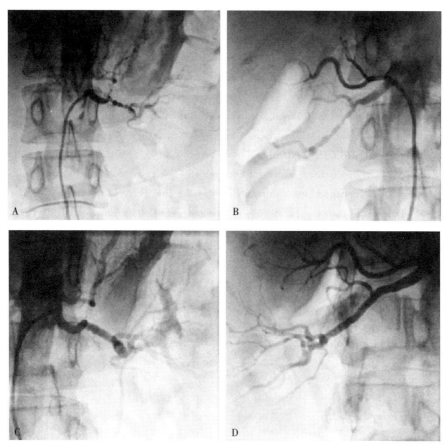

图 17-6-3　纤维肌性发育不良性肾动脉狭窄病例
A、B. 左右肾动脉中远段呈"串珠样"狭窄；C、D. 左右肾动脉球囊成形术后管腔明显改善。

（吴海英　蔡　军）

● 参考文献

［1］陈玲,宋淑俊.高血压住院患者病因及危险因素分析［J］.中国社区医师,2014,30（17）:25-26.

［2］PENG M,JIANG X J,DONG H,et al. Etiology of renal artery stenosis in 2047 patients:a single-center retrospective analysis during a 15-year period in China［J］. J Hum Hypertens,2016,30（2）:124-128.

［3］余振球,赵连友,惠汝太.实用高血压学［M］.2版.北京:科学出版社,2007:1294-1297.

［4］HIRSCH A T,HASKAL Z J,HERTZER N R,et al. ACC/AHA 2005 Practice Guidelines for the management of patients with peripheral arterial disease（lower extremity,renal,mesenteric,and abdominal aortic）: a collaborative report from the American Association for Vascular Surgery/Society for Vascular Surgery,Society for Cardiovascular Angiography and Interventions,Society for Vascular Medicine and Biology,Society of Interventional Radiology,and the ACC/AHA Task Force on Practice Guidelines（Writing Committee to Develop Guidelines for the Management of Patients With Peripheral Arterial Disease）:endorsed by the American Association of Cardiovascular and Pulmonary Rehabilitation;National Heart,Lung,and Blood Institute;Society for Vascular Nursing;TransAtlantic Inter-Society Consensus;and Vascular Disease Foundation［J］. Circulation,2006,113（11）:e463-e654.

［5］余振球,马长生,赵连友.实用高血压学［M］.北京:科学出版社,1993:577-578.

［6］FERVENZA F C,LAFAYETTE R A,ALFREY E J,et al. Renal artery stenosis in kidney transplants［J］. Am J Kidney Dis,1998,31（1）:142-148.

［7］马长生,霍勇,方唯一.介入心脏病学［M］.2版.北京:人民卫生出版社,2012:699-706.

［8］WHITE C J,JAFF M R,HASKAL Z J,et al. Indications for renal arteriography at the time of coronary arteriography:a science advisory from the American Heart Association Committee on Diagnostic and Interventional Cardiac Catheterization,Council on Clinical Cardiology,and the Councils on Cardiovascular Radiology and Intervention and on Kidney in Cardiovascular Disease［J］. Circulation,2006,114（17）:1892-1895.

［9］EUROPEAN STROKE O,TENDERA M,ABOYANS V,et al. ESC Guidelines on the diagnosis and treatment of peripheral artery diseases:Document covering atherosclerotic disease of extracranial carotid and vertebral,mesenteric,renal,upper and lower extremity arteries:the Task Force on the Diagnosis and Treatment of Peripheral Artery Diseases of the European Society of Cardiology（ESC）［J］. Eur Heart J,2011,32（22）:2851-2906.

［10］ZHU Y,REN J,MA X,et al. Percutaneous Revascularization for Atherosclerotic Renal Artery Stenosis:A Meta-Analysis of Randomized Controlled Trials［J］. Ann Vasc Surg,2015,29（7）:1457-1467.

第十八章 高血压合并周围动脉疾病

高血压是全身动脉粥样硬化的重要危险因素,除可引起冠心病外,其在下肢动脉疾病、颈动脉狭窄、肾动脉狭窄、主动脉狭窄等周围动脉疾病的发生、发展、转归中亦起非常重要的作用。随着人口老龄化的加剧和生活方式的转变,高血压合并周围动脉疾病的患病率逐年升高。与无周围动脉疾病的高血压患者相比,高血压合并周围动脉疾病患者的心血管风险更高,预后更差,严重影响患者的身心健康。本章介绍高血压合并下肢动脉疾病、颈动脉狭窄两部分,合并其他周围动脉疾病已在其他章节介绍。

第一节 高血压合并下肢动脉疾病

下肢动脉疾病作为全身动脉粥样硬化的重要组成部分,与高血压常伴随存在,临床医生在积极控制患者血压的同时,需关注降压药物对下肢动脉疾病的影响以及动脉粥样硬化的治疗。

一、流行病学概况

下肢动脉疾病(peripheral arterial disease,PAD)是系统性动脉粥样硬化的常见表现,是冠心病的等危症,随着人口老龄化的加剧及饮食结构和生活方式的转变,其患病率不断上升。国外流行病学调查显示:PAD 在普通人群中的患病率为 3%~10%,在 70 岁以上老年人中高达 15%~20%。2010 年《中国心血管病报告》指出其在普通人群中的患病率为 2%~4%,在 60 岁以上老年人群中高达 16.4%,在合并高血压、糖尿病和代谢综合征等危险因素的患者中更高。无症状性 PAD 患者发生脑卒中和心肌梗死的风险为无 PAD 患者的 3 倍,在有症状的 PAD 患者中心血管风险更高。该病预后较差,伴发间歇性跛行的患者 5 年病死率约 30%,而伴发静息痛、溃疡和坏疽的患者 5 年病死率高达 70% 以上。高血压是 PAD 发生和发展的重要危险因素,约 5% 的高血压患者合并 PAD。另有研究表明,多达 55% 的 PAD 患者存在高血压,高血压可显著增加 PAD 患者的心血管事件和死亡的发生风险。

二、病因及发病的机制

高血压和动脉粥样硬化是"孪生姐妹",互为因果关系。血压持续升高对血管的机械性作用、对血管内皮的切应力以及血管周围组织对管壁的牵张力,导致血管内皮功能障碍。血管内皮细胞分泌多种活性物质,并通过激活血管紧张素转换酶活性,产生血管紧张素Ⅱ,引起血管收缩和平滑肌细胞增殖,导致动脉粥样斑块形成。同时,高血压可导致血管壁结构改变和血管反应性增加。①血管中层结构改变:主要为血管平滑肌细胞增殖、肥大,结缔组织含量增加,表现为管壁增厚,尤其中层管壁增厚。随着管壁增厚,在血流动力学的作用下,内膜易产生撕裂,引起内皮细胞功能屏障及内皮细胞受损。②血管内膜改变:主要表现为内皮细胞数量增加和形状改变、对大分子(包括脂蛋白)通透性增加、穿过内皮细胞进入内膜表面的白细胞数量增加。白细胞黏附于内膜后,在化学诱导因子或趋化因子的作用下即进入动脉壁。③血管反应性增加:血压持续升高时,血管对内皮细胞释放的收缩因子及神经激素的收缩反应显著增强,而对缺血、代谢物质的舒张反应减弱。总之,高血压可通过对血流动力学的影响和血管壁的作用,导致动脉粥样硬化形成。反之,发生了动脉粥样硬化的血管正常舒张功能减弱,血管壁的僵硬度增加,血压又会升高,二者之间互为因果,形成恶性循环。下肢动脉疾病作为全身动脉粥样硬化的重要组成部分,与高血压常伴随存在,临床上在积极治疗高血压的同时,需同时控制动脉粥样硬化的进展。

三、临床特点

(一)治疗目标

对于高血压合并下肢动脉疾病患者来说,合理的降压治疗不仅可降低患者心脑血管事件的发生率,而且可降低患者的截肢率。英国糖尿病前瞻性研究显示,收缩压每降低10mmHg,下肢动脉疾病相关的截肢或死亡率可降低 16%。然而,目前 PAD 的血压控制率较低,PARTNERS 研究显示,84% 新发 PAD 患者和 88% 既往 PAD 患者的血压没有得到恰当的控制,而且其他的伴随危险因素控制率亦较低,需引起高度重视。

(二)降压治疗目标值和临床证据

目前,该类患者血压是否需要严格控制尚存争议,在降压过程中患肢血流可能有所下降,多数患者可耐受,但少数严重缺血患者会出现血流进一步下降,导致症状加重,故对重症患者在降压治疗时需考虑这种可能性,尤其要避免过度降压。糖尿病适度血压控制研究纳入 480 例血压正常的糖尿病患者,随机分到适度血压控制组(舒张压维持在 80~89mmHg)和强化血压控制组(比适度血压控制组低 10mmHg),其中 61 例为 PAD 患者。随访 5 年发现,强化血压控制组中 PAD 患者的心血管事件发生率低于适度血压控制组(13.6% *vs.* 38.7%)。调整其他危险因素后,适度血压控制组 PAD 患者的踝肱指数和心血管事件呈负相关,但强化血压控制组两者无相关性。研究同时发现,PAD 患者血压严格控制后心血管事件较无PAD 患者未见增加。该研究提示 PAD 患者严格血压控制的重要性。然而,INVEST 研究却得出相反的结果。INVSEST 研究显示,随访 2.7 年,PAD 患者心血管事件发生率和血压控制水平呈 J 形曲线,血压维持在 135~145/60~90mmHg 时,心血管风险最低。

(三)相关指南推荐

2011 年《ESH/ESC 外周血管疾病管理指南》和 2013 年《ESC/ESH 高血压管理指南》均推荐,对于存在下肢动脉疾病的高血压患者,血压应控制在 140/90mmHg 以下,从而降低心肌梗死、脑卒中、心力衰竭及心血管死亡的发生风险(Ⅰ类推荐,A 级证据)。2013 年《ACCF/AHA 周围动脉疾病患者管理指南》推荐,对于存在下肢动脉疾病的高血压患者,血压应控制在 140/90mmHg 以下,如果患者存在糖尿病和慢性肾脏疾病,血压应控制在 130/80mmHg 以下,从而降低心肌梗死、脑卒中、心力衰竭及心血管死亡的发生风险(Ⅰ类推荐,A 级证据)。

四、控制血压措施

（一）降压药物的选择和临床证据

多项研究表明，只要能够有效的控制血压，具体选择何种降压药物关系不大。噻嗪类利尿剂单用或与其他降压药物联合应用来控制血压有助于降低心血管事件，需要指出的是，应用此类药物需要密切监测血糖、尿酸、血钾、血钠等。钙通道阻滞剂可通过扩张血管、增加肾脏水钠排泄降低血压。研究显示，氨氯地平可取得和缬沙坦相似的心血管获益。对于下肢动脉疾病患者来说，血管紧张素转换酶抑制剂可显示出降压治疗以外的心血管保护和改善步行距离的作用。心脏事件预防评价国际性研究（heart outcomes prevention evaluation，HOPE）是一项国际性、随机化、双盲、安慰剂对照的试验，共纳入 9 541 例心脏病、脑血管疾病或糖尿病患者，其中 4 051 例为下肢动脉疾病患者。研究发现，与安慰剂组相比，雷米普利组患者的主要终点事件（心血管疾病死亡、心肌梗死和脑卒中）减少 22%；心血管死亡发生率降低 25%；心肌梗死发生率降低 20%；脑卒中发生率降低 32%。EUROPA 研究显示，培哚普利亦有类似的心血管保护作用。Kurklinsky 等的随机临床研究纳入了 212 例伴有危险因素的 PAD 患者，随机分到雷尼普利（10mg/d）和安慰剂组，结果显示，雷尼普利可增加 75 秒的无疼痛步行时间和 255 秒的最大步行时间，并可轻度增加静息和运动后踝肱指数。Shahin 等的荟萃分析纳入 6 项随机临床研究的 821 例间歇性跛行患者，结果显示：和安慰剂组比较，血管紧张素转换酶抑制剂可使最大跛行距离增加 120.8m，无疼痛步行距离增加 74.87m。因此，血管紧张素转换酶抑制剂被看作是下肢动脉疾病合并高血压最为理想的降压治疗药物。以往的小样本研究显示，β 受体拮抗剂可通过减少肌肉组织血流，加重 PAD 患者的跛行症状，但随后的荟萃分析及系统性评述均显示，β 受体拮抗剂在下肢动脉狭窄患者上应用是安全的。Ubbink 等的研究显示，无论是 β 受体拮抗剂使用前、停用或再次使用后 2 周，PAD 患者的症状和微循环无明显变化。然而，需要指出的是，β 受体拮抗剂不应该作为 PAD 患者的一线降压药物，除非患者存在其他应用 β 受体拮抗剂的强适应证，如充血性心力衰竭、缺血性心脏病、心律失常、围手术期心血管保护等。肾动脉狭窄在下肢动脉疾病中较为常见，因此当药物无法控制血压时，应考虑合并肾动脉狭窄的可能。其他继发性高血压如原发性醛固酮增多症、肾性高血压亦需考虑。

（二）相关指南推荐

基于上述证据，2013 年《ACCF/AHA 周围动脉疾病患者管理指南》推荐，对于存在下肢动脉疾病的高血压患者，β 受体拮抗剂并非降压治疗的禁忌证（Ⅰ类推荐，A 级证据）。血管紧张素转换酶抑制剂用于治疗症状性下肢动脉狭窄患者是合理的，从而降低心血管事件（Ⅱa 类推荐，B 级证据）。血管紧张素转换酶抑制剂可考虑用于治疗无症状性下肢动脉狭窄患者，从而降低心血管事件（Ⅱa 类推荐，C 级证据）。《2011 年 ESC 外周动脉疾病诊治指南》推荐，对于存在下肢动脉疾病的高血压患者，β 受体拮抗剂并非下肢动脉狭窄患者降压治疗的禁忌证，可考虑应用于合并冠状动脉疾病和心力衰竭的患者（Ⅱa 类推荐，B 级证据）。

（蒋雄京　董　徽）

第二节 高血压合并颈动脉狭窄

颈动脉狭窄和高血压均是脑卒中发生的独立危险因素,对于高血压合并颈动脉狭窄患者应尽早把血压控制在合理水平,且降压速度不宜过快,同时需关注患者的神经系统症状的变化,警惕脑血管事件的发生。血压控制水平的制定应综合考虑患者的年龄、颈动脉狭窄的程度及合并症等情况。

一、流行病学概况

脑卒中是目前世界范围内致残或死亡的重要原因。颈动脉狭窄是缺血性脑卒中的重要原因,约 1/4 的缺血性脑卒中与颈动脉狭窄有关。欧洲 ECST 研究显示,对于无症状颈动脉狭窄患者,同侧脑卒中年发病风险在狭窄 0~29% 的患者中为 0.6%,狭窄程度在 30%~69% 的患者中为 0.7%,而狭窄 70%~99% 的患者中升至为 1.9%,颈动脉完全闭塞的患者为 1.2%。北美症状性颈动脉狭窄内膜切除试验(NASCET)的研究者回顾分析了他们的研究数据发现,在症状性颈动脉狭窄程度为 60%~99% 的人群中脑卒中年发病率为 3.2%。同侧脑卒中年发病危险在狭窄 60%~74% 的患者中为 3.0%,狭窄程度在 75%~94% 的患者中上升为 3.7%,而在狭窄 95%~99% 的患者中则降为 2.9%,在颈动脉完全闭塞的患者中为 1.9%。这两项研究表明,颈动脉狭窄程度和同侧脑卒中的发生密切相关。另外,高血压亦是颈动脉狭窄的重要影响因素,且随着收缩压及舒张压的增高,颈动脉狭窄程度也增高;另一方面高血压可引起大脑小动脉硬化性闭塞直接导致相应部位的脑梗死。

二、病因及发病的机制

高血压与颈动脉粥样硬化有着相似的动脉病理改变,都有血管壁的炎症反应和内皮细胞受损。高血压可以促进动脉硬化,在高血压的驱动下,血流冲击血管内膜、损伤内皮细胞的结构和功能,受损的动脉内膜易于胆固醇、脂质等沉积,最终形成粥样斑块。颈动脉作为全身动脉粥样硬化的"窗口",可反映全身动脉粥样硬化的程度。血压变化可影响血管内皮细胞的形态、结构和功能,并且影响血管壁通透性,湍流区从动脉切应力引起的高频震颤以及流速减慢产生的局部侧压增大,可损伤血管内皮,有助于低密度脂蛋白的浸润和有形成分的堆积。因此,颈动脉粥样硬化多发生在颈总动脉分叉的外壁、颈动脉窦和有反流或涡流的部分。动脉粥样硬化后血管正常舒张功能减弱,血管壁的僵硬度增加,引起血压升高。同时,颈动脉狭窄后脑组织缺血,血压可进一步代偿升高。总之,颈动脉狭窄和高血压二者之间互为因果,形成恶性循环。

三、临床特点

(一)治疗目标

对于高血压合并颈动脉狭窄的患者,狭窄程度及血压水平的增高均是脑卒中的独立危险因素,颈动脉内膜增厚和粥样斑块形成是高血压靶器官早期损害的临床指标,积极控制颈动脉狭窄患者血压水平对于延缓动脉粥样硬化发展速度可以起到积极作用,可降低颈动脉内膜厚度,在一定程度上改善颈动脉硬化患者血流动力学紊乱,提高脑血流量,降低脑卒中风险。

(二)降压目标值和临床证据

目前,对于伴有颈动脉狭窄的高血压患者血压控制目标尚存在争论。主要争论焦点在于颈动脉狭窄本身引起血流动力学紊乱,局部脑血供减少,血压控制 <130~140/80mmHg 后是否会引起脑灌注进一步不足及增大脑卒中风险。以往的观点认为降压治疗影响高血压合并颈动脉狭窄患者脑灌注,可导致短暂性脑缺血发作和脑卒中发生风险升高。但无论动物实验还是临床试验均证实,对于高血压患者,血压控制在 140/90mmHg 内,脑血流速度及血管反应性随着血压的下降,未见明显变化或甚至轻度增高,而且颈动脉血管膨胀性增加,脑血管远端阻力降低。这是因为高血压患者仍有一定的脑血流自动调节能力,在其脑血流自动调节能力范围内,血压下降并不会引起脑血流量的明显降低。Walters 等的研究亦发现降低中重度颈动脉狭窄患者血压后,SPECT 联合经颅多普勒超声检查均未发现局部脑灌注减低表现。说明颈动脉狭窄患者降压治疗可以增加颈动脉血流速度,改善血管弹性,增加血管内径,提高脑供血能力。从血流动力学角度看慢性颈动脉狭窄患者中绝大部分健侧(或狭窄较轻侧)脑血流速度正常或代偿性轻度偏高,可以明显缓解患侧供血区域血供矛盾,不出现症状或脑卒中。因此,既往指南对于颈动脉狭窄合并高血压患者要求血压控制在 <140/90mmHg 范围内,如果患者同时合并慢性肾脏疾病或糖尿病,血压应控制在 130/80mmHg 以下。然而,Rowthwell 对 NASECT、ECST、UK-TIA 三个大型临床试验进行荟萃分析:双侧颈动脉狭窄程度 <70% 时,血压的升高与脑卒中风险是成正比的。但对双侧颈动脉狭窄程度≥70% 的患者,随着血压逐渐增高,脑卒中风险呈线性下降趋势,均较 130~140mmHg 时低,到 150~160mmHg 范围时脑卒中发生风险最低。此外,对于狭窄程度相同的患者,其侧支代偿的情况不尽相同,因此脑灌注的情况亦有不同。理论上,通过对脑灌注情况的监测,来指导降压治疗是最为合理的方法。在保证脑灌注的情况下,尽可能地将血压降到理想水平。但是此项有创检查不适合进行推广应用。随着神经影像学的进展,已有多种方法可用来了解脑灌注情况。如 MRI 灌注成像和 CT 灌注成像。

(三)相关指南推荐

《中国高血压防治指南 2010 年修订版》指出,对于老年尤其是高龄患者、双侧颈动脉或颅内动脉严重狭窄患者、严重直立性低血压患者应谨慎降压治疗。降压药应从小剂量开始,密切观察血压水平与副作用,根据患者耐受性调整降压药及其剂量。如出现头晕等明显副作用时,应减少给药剂量或停药。尽可能将血压控制在安全范围(160/100mmHg 以内)。同时综合干预相关危险因素及处理并存的临床疾患,如抗血小板治疗、调脂治疗、降糖治疗、心律失常处理等。2011 年美国《颅外颈动脉和椎动脉疾病管理指南》推荐:对于合并无症状颈动脉狭窄的患者,血压应控制在 140/90mmHg 以下(Ⅰ类推荐,A 级证据);对于合并症状性颅外颈动脉狭窄的患者,除非患者处于脑卒中超急性期,降压治疗可能是合理的,但血压降至某一水平的获益和脑缺血加重的风险比尚未明确(Ⅱa 类推荐,C 级证据)。

四、控制血压措施

(一)降压药物选择及临床证据

对于高血压合并颈动脉狭窄,应该选择何种降压药物更为恰当呢?钙通道阻滞剂可提高一氧化氮的舒张血管作用而抑制内皮素 -1 的缩血管作用,对抗氧自由基及其代谢产物对内皮细胞的损伤起到抗动脉硬化保护内皮的作用。多项报道证实长期应用氨氯地平治疗或与阿托伐他汀合用可以保护血管内皮细胞,改善血管内皮依赖性舒张功能,延缓甚至逆转内中膜增厚、缩小斑块面积、减小 Crouse 积分。血管紧张素转换酶抑制剂可以抑制血管紧张素转换酶,减少血管紧张素Ⅱ生成,从而抑制新生的内膜增生,减轻再狭窄的形成。培哚普利在有效降压的同时,还可以缓解脑血管痉挛,增加脑血流量。血管紧张素Ⅱ受体阻滞剂可拮抗血管紧张素Ⅱ受体,阻滞肾素 - 血管紧张 - 醛固酮系统的激活,有效抑制间质细胞的过度迁移、增殖,减少血管中层的厚度,使动脉弹性增加,同时还可以抑制组织局部肾素 - 血管紧张素 - 醛固酮系统,减少肾上腺素能神经末梢释放去甲肾上腺素,降低交感神经对血管作用。研究证实长期服缬沙坦、替米沙、氯沙坦、坎地沙坦可以起到保护血管内皮细胞,改善血管内皮依赖性血管舒张功能,延缓甚至逆转血管内中膜厚度的进展。PHYLLIS 研究将 508 名高血压伴高脂血症的无症状颈动脉粥样硬化患者随机分为氢氯噻嗪组、福辛普利组、氢氯噻嗪 + 普伐他汀组、福辛普利 + 普伐他汀组治疗 2.6 年。结果显示,单用氢氯噻嗪组不能延缓颈动脉粥样硬化的进展;而和单用氢氯噻嗪组比较,福辛普利组、氢氯噻嗪 + 普伐他汀组、福辛普利 + 普伐他汀组每年颈总动脉和颈动脉分叉处平均内中膜厚度最大值分别可减少 0.023mm、0.019mm 和 0.22mm。王继光等的荟萃分析评价了 22 项临床研究发现:和安慰剂对比,钙通道阻滞剂、血管紧张素转换酶抑制剂、血管紧张素Ⅱ受体阻滞剂、β 受体拮抗剂及 α 受体拮抗剂均可降低患者的内中膜厚度;和血管紧张素转换酶抑制剂相比,钙通道阻滞剂降低内中膜厚度更明显,每年可多减少 23μm。欧洲拉西地平治疗动脉粥样硬化研究共纳入 2 334 例患者,随机分入拉西地平组或阿替洛尔组,经过 4 年的治疗,拉西地平组患者的主要疗效指标即颈总动脉和颈动脉分叉处平均内中膜厚度最大值的增加值比阿替洛尔组患者少 0.02~0.03mm。拉西地平组的颈总动脉和颈动脉分叉处平均内中膜厚度最大值年进展速率要比阿替洛尔组低 40%,且拉西地平组斑块进展患者的比例比阿替洛尔组低(25.3% vs. 31.3%),斑块消退的患者比例比阿替洛尔组高(20.4% vs. 14.8%)。

(二)相关指南推荐

基于这些研究的发现,2013 年《ESH/ESC 高血压管理指南》推荐,对于存在颈动脉粥样硬化的高血压患者,钙通道阻滞剂和血管紧张素转换酶抑制剂应该比利尿剂和 β 受体拮抗剂更优先考虑被应用来延缓颈动脉粥样硬化的进展(Ⅱa 类推荐,B 级证据)。

(蒋雄京 董 徽)

● 参考文献

[1] SELVIN E,ERLINGER T P. Prevalence of and risk factors for peripheral arterial disease in the United States:results from the National Health and Nutrition Examination Survey,1999-2000[J]. Circulation,2004,110(6):738-743.

[2] NORGREN L,HIATT W R,DORMANDY J A,et al. Inter-Society Consensus for the Management of Peripheral Arterial Disease(TASC II)[J]. Eur J Vasc Endovasc Surg,2007,33 Suppl 1:S1-S75.

[3] 刘昌伟 . 下肢动脉硬化性闭塞症治疗指南[J]. 中国实用外科杂志,2008,28(11):923-924.

[4] SINGER D R,KITE A. Management of hypertension in peripheral arterial disease:does the choice of drugs matter?[J]. Eur J Vasc Endovasc Surg,2008,35(6):701-708.

[5] 方海滨,柳东田 . 高血压合并动脉粥样硬化研究进展[J]. 人民军医,2010,53(8):617-618.

［6］ADLER A I,STRATTON I M,NEIL H A,et al. Association of systolic blood pressure with macrovascular and microvascular complications of type 2 diabetes(UKPDS 36):prospective observational study［J］. BMJ,2000, 321(7258):412-419.

［7］MANCIA G,FAGARD R,NARKIEWICZ K,et al. 2013 ESH/ESC guidelines for the management of arterial hypertension:the Task Force for the Management of Arterial Hypertension of the European Society of Hypertension(ESH)and of the European Society of Cardiology(ESC)［J］. Eur Heart J,2013,34(28):2159-2219.

［8］EUROPEAN STROKE O,TENDERA M,ABOYANS V,et al. ESC Guidelines on the diagnosis and treatment of peripheral artery diseases:Document covering atherosclerotic disease of extracranial carotid and vertebral,mesenteric,renal,upper and lower extremity arteries:the Task Force on the Diagnosis and Treatment of Peripheral Artery Diseases of the European Society of Cardiology(ESC)［J］. Eur Heart J,2011,32(22):2851-2906.

［9］LAW M R,MORRIS J K,WALD N J. Use of blood pressure lowering drugs in the prevention of cardiovascular disease:meta-analysis of 147 randomised trials in the context of expectations from prospective epidemiological studies［J］. BMJ,2009:338b1665.

［10］ANDERSON J L,HALPERIN J L,ALBERT N M,et al. Management of patients with peripheral artery disease(compilation of 2005 and 2011 ACCF/AHA guideline recommendations):a report of the American College of Cardiology Foundation/American Heart Association Task Force on Practice Guidelines［J］. Circulation,2013,127 (13):1425-1443.

［11］HEART OUTCOMES PREVENTION EVALUATION STUDY I,YUSUF S,DAGENAIS G,et al. Vitamin E supplementation and cardiovascular events in high-risk patients［J］. N Engl J Med,2000,342(3):154-160.

［12］GANDHI S,WEINBERG I,MARGEY R,et al. Comprehensive medical management of peripheral arterial disease［J］. Prog Cardiovasc Dis,2011,54(1):2-13.

［13］BECKMAN J A,CREAGER M A,LIBBY P. Diabetes and atherosclerosis:epidemiology, pathophysiology,and management［J］. JAMA,2002,287(19):2570-2581.

［14］LIAPIS C D,BELL P R,MIKHAILIDIS D,et al. ESVS guidelines. Invasive treatment for carotid stenosis:indications,techniques［J］. Eur J Vasc Endovasc Surg,2009,37(4 Suppl):1-19.

［15］MANCIA G,DE BACKER G,DOMINICZAK A,et al. 2007 Guidelines for the management of arterial hypertension:The Task Force for the Management of Arterial Hypertension of the European Society of Hypertension (ESH)and of the European Society of Cardiology(ESC)［J］. Eur Heart J,2007,28(12):1462-1536.

［16］WALTERS M R,BOLSTER A,DYKER A G,et al. Effect of perindopril on cerebral and renal perfusion in stroke patients with carotid disease［J］. Stroke,2001,32(2):473-478.

［17］刘力生. 中国高血压防治指南 2010［J］. 中华高血压杂志,2011,19(8):701-743.

［18］WANG J G,STAESSEN J A,LI Y,et al. Carotid intima-media thickness and antihypertensive treatment: a meta-analysis of randomized controlled trials［J］. Stroke,2006,37(7):1933-1940.

第十九章　高血压合并大动脉炎

第一节　高血压合并大动脉炎概述

一、概念

大动脉炎是一种累及主动脉及其主要分支的非特异性肉芽肿性炎症。早在18世纪即有学者报道数例无脉疾病患者,这是世界上首次关于大动脉炎的描述。1942年,Yasuzo Niimi 首次使用"Takayasu disease"命名大动脉炎这种疾病。1962年,我国黄宛教授、刘力生教授首次提出"缩窄性大动脉炎"的定义并认为其为肾动脉性高血压的主要病因;1975年,日本健康福利部研究局正式使用"Takayasu disease"命名大动脉炎。此后,"Takayasu disease"命名在全世界被广泛使用。

二、流行病学

大动脉炎在全世界不同人群中均有报道,常常发生于亚洲年轻女性,在日本,其患病率大于0.004%。在美国每年的发病率为2.6/1 000 000,在英国为0.3/1 000 000,在瑞典为1.2/1 000 000,在德国为1/1 000 000,男女比例为3.8∶1~9.7∶1,大部分研究均发现大动脉炎平均发病年龄均小于40岁,多集中于20~40岁。

三、发病机制

大动脉炎的发病机制不明,既往研究表明,遗传因素、细胞免疫可能在其发病机制中发挥作用。人类白细胞抗原分型为大动脉炎诊断提供一定的临床信息。日本大动脉炎患者HLA-B52位点频率可达44%,HLA-B67是大动脉炎另外一个标志物,同时5号染色体 IL-12B 区域(rs6871626)、MLX 区域(rs6871626)及 HLA-B 区域(rs9263739)均与大动脉炎相关。血管树突状细胞、巨噬细胞和T细胞等参与形成炎症微环境,诱导肉芽肿结构出现,活化的巨噬细胞释放血管内皮生长因子(VEGF)及血小板源性生长因子(PDGF),促使新生血管形成、平滑肌细胞迁移及内膜增生。

(张慧敏)

第二节　高血压合并大动脉炎的临床特点

一、临床病程

大动脉炎进展分三个时期。第一个时期为感染期(早期),表现为发热、头痛、体重减轻、乏力、肌痛及关节痛等非特异性全身症状;第二个时期为血管炎症期(急性进展期),表现为血管痛、动脉路径疼痛等；最后一个时期为血管纤维化或动脉瘤性变期（慢性期），疾病慢性迁延、炎症反复发作导致受累血管狭窄、闭塞、动脉瘤样改变，主要表现为神经系统症状、高血压、间歇性运动乏力等相应器官或肢体的缺血性症状。确诊时，10%~20% 的大动脉炎患者并无任何临床症状，80%~90% 存在系统性炎症或局部血管合并症的症状。

二、病因及临床特点

高血压发生于 2%~77% 的大动脉炎患者，血压升高是大动脉炎患者就诊的最常见原因。大动脉炎患者的高血压发病年龄较小，血压水平较高且难以控制，难治性高血压和严重高血压的比例均较高，血压节律减弱或消失。

（一）大动脉炎合并高血压的原因

1. 肾动脉狭窄 肾动脉狭窄是大动脉炎发生高血压的最常见的原因（69.3%）。研究表明，在中国大动脉炎患者中，大动脉炎是 40 岁以下患者肾动脉狭窄的首位病因（60.5%）。大动脉炎所致肾动脉狭窄引起高血压的机制包括两方面：直接累及肾动脉，引起肾动脉狭窄；通过累及肾动脉开口水平或开口以上水平腹主动脉，间接导致肾脏缺血，激活肾素 - 血管紧张素 - 醛固酮系统等引起高血压。

2. 主动脉狭窄 主动脉狭窄引起的高血压占全部病因的第二位，主要表现为上肢血压高、下肢血压不高甚至降低的区域性高血压，四肢血压监测显示双侧 ABI 均显著下降。

3. 主动脉瓣反流 主动脉瓣反流是大动脉炎引起高血压的另一重要原因，表现为脉压增大的收缩压高、舒张压低的特点，造成主动脉瓣反流的原因可能是炎症直接累及主动脉瓣，引起纤维增厚、卷曲、钙化；或者继发于升主动脉瘤或升主动脉根部扩张所致，胸降主动脉开口及近段严重狭窄加重后负荷也可引起主动脉瓣反流。

4. 其他原因 除了上述的几种原因外，既往研究报道了大动脉炎患者颈动脉狭窄可能引起颈动脉窦化学感受器敏感性降低，其降血压效应减弱或消失而导致血压升高。另外，大动脉炎是一种非特异性炎性疾病，可损伤内皮细胞促进动脉粥样硬化的发生发展，致血管僵硬度增加，导致血压升高。

（二）大动脉炎合并高血压的临床特点

大动脉炎导致的高血压可表现为头痛，引起靶器官损害时，可有相应的症状，如充血性心力衰竭、高血压性视网膜病变、脑卒中及肾病、一过性肺水肿等。

大动脉炎因累及锁骨下动脉可能会出现高血压的漏诊，双侧锁骨下动脉严重狭窄、闭塞导致双上肢血压较低甚至测不出，因此对于锁骨下动脉狭窄 - 闭塞患者，应测下肢血压，但若上、下肢血管均受累，则须通过有创中心动脉压明确血压水平。

（三）其他常见受累部位与临床特点

1. 头臂血管受累 表现为脑血管缺血的症状及体征，如头晕、头痛、晕厥、视力障碍、颈痛、颈部和锁骨上窝可闻及血管杂音，脑血管事件（短暂性脑缺血发作、脑卒中）和视力障碍发生率高。

2. 四肢动脉受累 四肢动脉受累可引起动脉搏动减弱或消失，导致间歇性肢体活动障碍、锁骨下动脉窃血综合征等。

3. 肺动脉受累 呼吸系统症状如气短、咯血常常是大动脉炎累及肺动脉的首发症状，在年轻女性，当肺灌注提示摄取下降或消失，或合并系统性血管损伤、影像学检查有特殊提示时,应疑诊大动脉炎。在大动脉炎进展到晚期时,患者常常表现为肺动脉高压的症状,即右侧心力衰竭的症状,如进展性呼吸困难、乏力和 / 或双下肢水肿。

（张慧敏）

第三节　高血压合并大动脉炎的辅助检查

一、实验室检查

血沉、C 反应蛋白:特异性敏感性均较差;结核菌素实验;如发现活动性结核灶应抗结核治疗。强阳性者经仔细检查后仍不能除外结核感染时,可试验性抗结核治疗;其他:少数血常规异常(白细胞增高或血小板增高、慢性轻度贫血)。

二、影像学检查

(一)血管造影

能较好地显示血管长期病变特点,对病变部位及长度的诊断的可靠性较高,还可指导治疗。但不适用于病变的早期诊断,而且由于其有创且辐射量较大,故不适于长期随访。

(二)计算机断层扫描成像(CT)

方便无创,能显示管腔管壁的病变,估测血管内血流速度,显示病变的长度及程度,发现侧支,多用于中远期诊断。但不适于早期诊断。

(三)磁共振成像(MRA)

可用于病变的早期诊断(管壁增厚水肿),能清楚地显示管壁厚度及管腔形状,诊断准确率与造影相当。但价格昂贵,有时可夸大分支血管狭窄程度,对远端血管及钙化病变显影差。

(四)血管超声

可用于病变的早期诊断,能区分血管炎与动脉粥样硬化,方便无创,适用于疾病的随访及判断活动性。但无法判断血管形态学的综合变化,难以发现某些部位的血管病变,如右肺动脉、胸腹主动脉等,而且诊断的准确性依赖于操作者的熟练程度。

(五)F-FDG-PET

适用于大动脉炎早期诊断,监测活动性及治疗反应性;早期非典型大动脉炎的筛查;监测早期大动脉炎血管壁炎性改变上优于 MRA;可鉴别动脉粥样硬化与血管炎。

（张慧敏）

第四节　高血压合并大动脉炎的诊断

一、诊断标准

1988 年 Ishikawa 诊断标准,包括 1 条必备标准:小于 40 岁或疾病发病时小于 40 岁,且病史至少 1 个月。2 条主要标准:①左锁骨下动脉受累;②右锁骨下动脉受累。9 条次要标准:①血沉 >20mm/h;②颈动脉敏感;③高血压(40 岁或 40 岁之前即有持续性上肢血压升

高 >140/90mmHg，或下肢血压 >160/90mmHg）；④主动脉瓣反流或升主动脉扩张；⑤肺动脉受累；⑥颈动脉受累；⑦远端头臂动脉受累；⑧胸降主动脉受累；⑨腹主动脉受累。当满足两项主要标准，或满足一项主要标准及两项次要标准，或满足四项或以上次要标准时，可诊断为大动脉炎。1995 年，Sharma 等学者对 Ishikawa 诊断标准进行了修改，与原先的标准相比最显著的变化是去除了年龄的必须标准，在次要标准方面加上了冠状动脉损害，同时去除了高血压的年龄和腹主动脉损害中除外主髂动脉损害的要求。该标准敏感性和特异性分别为92.5% 和 95.0%。

1990 年，美国风湿学会发表了一版新的大动脉炎的分类标准：①发病年龄≤40 岁；②肢体间歇性运动障碍；③肱动脉搏动减弱；④双侧上肢收缩压差 >10mmHg；⑤锁骨下动脉或主动脉杂音；⑥动脉造影异常发现：主动脉一级分支或上下肢近端的大动脉狭窄或闭塞，病变常为局灶或节段性，且不是由动脉粥样硬化、纤维肌性发育不良或其他原因引起。符合上述6 项中的 3 项者可诊断本病。满足三项或以上标准，诊断灵敏度为 90.5%、特异度为 97.8%。

二、鉴别诊断

1. **先天性主动脉缩窄**　男性多见，血管杂音限于心前区及背部，全身无炎症活动表现，胸主动脉影像学检查可见特定部位的局限性狭窄。

2. **动脉粥样硬化**　大动脉炎发病年龄较动脉粥样硬化早，且大动脉炎多为女性；大动脉炎者多无动脉粥样硬化相关危险因素，如高脂血症、糖尿病、吸烟等；造影示大动脉炎多为累及血管开口或近段的长段弥漫性病变，而动脉粥样硬化则以钙化斑块为主；进行介入治疗时，大动脉炎病变球囊压力和弹性回缩力更大，常需多次扩张，且多有残余狭窄。

3. **肾动脉纤维肌性发育不良**　女性多见，累及肾动脉远端 2/3 及分支狭窄，伴狭窄后扩张或动脉瘤，无大动脉炎炎症表现，病理检查示血管壁中层发育不良。

4. **血管栓塞性脉管炎**　好发于有吸烟史的年轻男性，主要累及四肢中小动静脉，下肢常见。临床表现为肢体缺血、剧痛、间歇性跛行，足背动脉搏动减弱或消失，游走性浅表静脉炎，重症可有肢端溃疡或坏死等。

5. **白塞病**　常有口腔溃疡、外阴溃疡、葡萄膜炎、结节红斑等，针刺反应阳性。

6. **结节性多动脉炎**　主要累及内脏中小动脉。

三、大动脉炎的临床分型

大动脉炎的分型是根据病变累及血管范围。1967 年 Ueno 提出大动脉炎的第一种分型标准，将大动脉炎分为三型。然而，这种分类方法并未纳入肺动脉及冠状动脉受累情况。1977 年，Lupi-Herrera 等提出将肺动脉受累定义为Ⅳ型，后期 Hata 在东京国际大动脉炎学术会议上提出新的分型方法，几种分型方法详见表 19-4-1。

表 19-4-1　大动脉炎分型

大动脉炎分型	定义
Ueno 分型	
Ⅰ 型	主动脉弓及头臂动脉

续表

大动脉炎分型	定义
Ⅱ型	降主动脉或腹主动脉及其分支
Ⅲ型	Ⅰ+Ⅱ型
Lupi-Herrera 分型	
Ⅰ型	主动脉弓及头臂动脉
Ⅱ型	降主动脉或腹主动脉及其分支
Ⅲ型	Ⅰ+Ⅱ型
Ⅳ型	肺动脉受累
Hata 分型	
Ⅰ型	主动脉弓及头臂动脉
Ⅱa型	升主动脉、主动脉弓及其分支
Ⅱb型	升主动脉、主动脉弓、降主动脉及其分支
Ⅲ型	胸降主动脉、腹主动脉和/或肾动脉
Ⅳ型	腹主动脉和/或肾动脉
Ⅴ型	Ⅱb+Ⅳ型

　　疾病活动性的分类影响治疗策略的制定,最常用的判断疾病活动性的标准为 NIH 标准:①全身症状,如发热、肌痛;②血沉升高;③受累血管有缺血与炎症表现,如患肢间歇性活动疲劳,动脉搏动减弱或消失,血管杂音,血管痛,上肢或下肢血压不对称;④造影可见典型的血管损害,具备 2 项或以上初发或加重的表现即可判断为炎症有活动性。

（张慧敏）

第五节　高血压合并大动脉炎的治疗

一、药物治疗

（一）激素治疗

　　激素治疗是大动脉炎药物治疗的一线方案和金标准。泼尼松初始剂量为每天 0.5~1mg/kg(最高 60mg/d),通常以 ESR 和 CRP 下降趋于正常且症状缓解为减量的指标,每 10~15 天减总量的 5%~10%,剂量减至每日 5~10mg 时,应维持 3~6 个月,在此期间需定期评估疾病严重程度和活动性。单用激素不能控制炎症或者伴有激素的严重副作用,需要联合其他免疫抑制剂。激素可通过影响脂代谢、增强胰岛素抵抗和促进水钠潴留等引起高血压,因此使用激素治疗时应监测血压,尤其是对于合并高血压的患者。

（二）免疫抑制剂治疗

　　40%~73% 的患者病程中有复发或未达到临床缓解的患者需联合使用可替代的免疫抑制剂。常用的免疫抑制剂有环磷酰胺、甲氨蝶呤、硫唑嘌呤、吗替麦考酚酯等。

（三）生物靶向制剂治疗

近年来有越来越多的报道使用生物靶向制剂治疗大动脉炎，如肿瘤坏死因子拮抗剂（英夫利昔）和抗 IL-6 受体的抗体（妥珠单抗）。多项回顾性研究表明抗细胞因子治疗难治性大动脉炎是安全有效的，且能使患者达到长期持续性缓解，但尚需更多的随机对照试验证实生物制剂对大动脉炎的功效和相对安全性。

（四）其他

他汀类药物和阿司匹林可以延缓大动脉炎的动脉粥样硬化进程。

二、再血管化治疗

大动脉炎累及肾动脉、主动脉、冠脉或有主动脉瓣反流时需行手术治疗或介入治疗以改善预后。因为活动期再血管化治疗的再狭窄率是非活动期的 7 倍，所以再血管化治疗需要在炎症缓解 2 个月以后进行。

（一）再血管化治疗的适应证及术式

再血管化治疗（血运重建）的适应证包括：肾动脉狭窄引起的高血压，影响生活质量的肢端缺血，脑缺血或症状性脑血管狭窄（>70%），中重度主动脉瓣反流，冠状动脉狭窄所致心脏缺血，进行性动脉瘤扩大和已发展为动脉瘤的动脉夹层。大动脉炎的血运重建方式包括经皮腔内血管成形术（包括单纯球囊扩张术与支架植入术）和外科手术（包括人工血管旁路移植、内膜剥脱术、肾脏切除术等）。

（二）肾动脉狭窄的再血管化治疗

单纯肾动脉狭窄引起的高血压经过再血管化治疗联合药物治疗后，患者的血压控制通常较好。单纯球囊扩张术与支架植入术在降压效果方面两者无明显差异，但是支架植入后再狭窄率及肾动脉完全闭塞率均显著高于单纯球囊扩张术。目前的共识是在充分药物治疗（激素＋降压药）的基础上血压仍难以控制时，应优先选择单纯球囊扩张术，若出现夹层则可进行支架植入术。若不能行介入治疗或介入后反复再狭窄，则可选择外科自体静脉或人工血管转流术降低血压。

（三）中重度主动脉瓣反流的外科治疗

中重度主动脉瓣反流的大动脉炎患者需行手术治疗。手术方式包括主动脉瓣置换术和复合移植修复术。

（张慧敏）

● 参考文献

[1] WAN H,LI SHENG L. Constrictive arteritis of the aorta and its main branches[J]. Chin Med J,1962,81:526-538.

[2] GONZALEZ-GAY M A,GARCIA-PORRUA C. Epidemiology of the vasculitides[J]. Rheum Dis Clin North Am,2001,27(4):729-749.

[3] HALL S,BARR W,LIE J T,et al. Takayasu arteritis. A study of 32 North American patients[J]. Medicine(Baltimore),1985,64(2):89-99.

[4] DONZE C. Update on rehabilitation in multiple sclerosis[J]. Presse Med,2015,44(4 Pt 2):e169-e176.

[5] KUMAR S,SUBRAMANYAN R,MANDALAM K R,et al. Aneurysmal form of aortoarteritis (Takayasu's

disease)：analysis of thirty cases［J］. Clin Radiol,1990,42（5）：342-347.

［6］PARK M C,LEE S W,PARK Y B,et al. Clinical characteristics and outcomes of Takayasu's arteritis：analysis of 108 patients using standardized criteria for diagnosis,activity assessment,and angiographic classification［J］. Scand J Rheumatol,2005,34（4）：284-292.

［7］ARNAUD L,HAROCHE J,LIMAL N,et al. Takayasu arteritis in France：a single-center retrospective study of 82 cases comparing white,North African,and black patients［J］. Medicine（Baltimore）,2010,89（1）：1-17.

［8］VANOLI M,DAINA E,SALVARANI C,et al. Takayasu's arteritis：A study of 104 Italian patients［J］. Arthritis Rheum,2005,53（1）：100-107.

［9］MAKSIMOWICZ-MCKINNON K,CLARK T M,HOFFMAN G S. Limitations of therapy and a guarded prognosis in an American cohort of Takayasu arteritis patients［J］. Arthritis Rheum,2007,56（3）：1000-1009.

［10］BICAKCIGIL M,AKSU K,KAMALI S,et al. Takayasu's arteritis in Turkey - clinical and angiographic features of 248 patients［J］. Clin Exp Rheumatol,2009,27（1 Suppl 52）：S59-S64.

［11］ZHENG D,FAN D,LIU L. Takayasu arteritis in China：a report of 530 cases［J］. Heart Vessels Suppl,1992,7：32-36.

［12］TERAO C,YOSHIFUJI H,KIMURA A,et al. Two susceptibility loci to Takayasu arteritis reveal a synergistic role of the IL12B and HLA-B regions in a Japanese population［J］. Am J Hum Genet,2013,93（2）：289-297.

［13］TAKAMURA C,OHHIGASHI H,EBANA Y,et al. New human leukocyte antigen risk allele in Japanese patients with Takayasu arteritis［J］. Circ J,2012,76（7）：1697-1702.

［14］ARNAUD L,HAROCHE J,MATHIAN A,et al. Pathogenesis of Takayasu's arteritis：a 2011 update［J］. Autoimmun Rev,2011,11（1）：61-67.

［15］SHARMA B K,SAGAR S,SINGH A P,et al. Takayasu arteritis in India［J］. Heart Vessels Suppl,1992,7：37-43.

［16］KERR G S,HALLAHAN C W,GIORDANO J,et al. Takayasu arteritis［J］. Ann Intern Med,1994,120（11）：919-929.

［17］PENG M,JIANG X J,DONG H,et al. Etiology of renal artery stenosis in 2047 patients：a single-center retrospective analysis during a 15-year period in China［J］. J Hum Hypertens,2016,30（2）：124-128.

［18］MILNER L S,JACOBS D W,THOMSON P D,et al. Management of severe hypertension in childhood Takayasu's arteritis［J］. Pediatr Nephrol,1991,5（1）：38-41.

［19］DE SOUZA A W,MACHADO N P,PEREIRA V M,et al. Antiplatelet therapy for the prevention of arterial ischemic events in takayasu arteritis［J］. Circ J,2010,74（6）：1236-1241.

［20］PELTA A,ANDERSEN U B,JUST S,et al. Flash pulmonary edema in patients with renal artery stenosis--the Pickering Syndrome［J］. Blood Press,2011,20（1）：15-19.

［21］MESSERLI F H,BANGALORE S,MAKANI H,et al. Flash pulmonary oedema and bilateral renal artery stenosis：the Pickering syndrome［J］. Eur Heart J,2011,32（18）：2231-2235.

［22］GANDHI S K,POWERS J C,NOMEIR A M,et al. The pathogenesis of acute pulmonary edema associated with hypertension［J］. N Engl J Med,2001,344（1）：17-22.

［23］MISSOURIS C G,BELLI A M,MACGREGOR G A. "Apparent" heart failure：a syndrome caused by renal artery stenoses［J］. Heart,2000,83（2）：152-155.

［24］MESSINA L M,ZELENOCK G B,YAO K A,et al. Renal revascularization for recurrent pulmonary edema in patients with poorly controlled hypertension and renal insufficiency：a distinct subgroup of patients with arteriosclerotic renal artery occlusive disease［J］. J Vasc Surg,1992,15（1）：73-80；discussion 80-82.

［25］PICKERING T G,HERMAN L,DEVEREUX R B,et al. Recurrent pulmonary oedema in hypertension due to bilateral renal artery stenosis:treatment by angioplasty or surgical revascularisation［J］. Lancet,1988,2 (8610):551-552.

［26］RIMOLDI S F,YUZEFPOLSKAYA M,ALLEMANN Y,et al. Flash pulmonary edema［J］. Prog Cardiovasc Dis,2009,52(3):249-259.

［27］YANG M C,YANG C C,CHEN C A,et al. Takayasu arteritis presenting with acute heart failure［J］. J Am Coll Cardiol,2013,61(12):1302.

［28］WANG X,DANG A,CHEN B,et al. Takayasu arteritis-associated pulmonary hypertension［J］. J Rheumatol,2015,42(3):495-503.

［29］BRUGIERE O,MAL H,SLEIMAN C,et al. Isolated pulmonary arteries involvement in a patient with Takayasu's arteritis［J］. Eur Respir J,1998,11(3):767-770.

［30］SHARMA B K,JAIN S,RADOTRA B D. An autopsy study of Takayasu arteritis in India［J］. Int J Cardiol,1998,66 Suppl 1:S85-S90;discussion S91.

［31］ISHIKAWA K. Diagnostic approach and proposed criteria for the clinical diagnosis of Takayasu's arteriopathy［J］. J Am Coll Cardiol,1988,12(4):964-972.

［32］SHARMA B K,SIVESKI-ILISKOVIC N,SINGAL P K. Takayasu arteritis may be underdiagnosed in North America［J］. Can J Cardiol,1995,11(4):311-316.

［33］AREND W P,MICHEL B A,BLOCH D A,et al. The American College of Rheumatology 1990 criteria for the classification of Takayasu arteritis［J］. Arthritis Rheum,1990,33(8):1129-1134.

［34］CRAVEN A,ROBSON J,PONTE C,et al. ACR/EULAR-endorsed study to develop Diagnostic and Classification Criteria for Vasculitis(DCVAS)［J］. Clin Exp Nephrol,2013,17(5):619-621.

［35］LUPI-HERRERA E,SANCHEZ-TORRES G,MARCUSHAMER J,et al. Takayasu's arteritis. Clinical study of 107 cases［J］. Am Heart J,1977,93(1):94-103.

［36］HATA A,NODA M,MORIWAKI R,et al. Angiographic findings of Takayasu arteritis:new classification ［J］. Int J Cardiol,1996,54 Suppl S:155-163.

［37］ITO I. Medical treatment of Takayasu arteritis［J］. Heart Vessels Suppl,1992,7:133-137.

［38］SCHMIDT J,KERMANI TA,BACANI AK,et al. Diagnostic features,treatment,and outcomes of Takayasu arteritis in a US cohort of 126 patients［J］. Mayo Clin Proc,2013,88(8):822-830.

［39］SALVARANI C,MAGNANI L,CATANOSO M,et al. Tocilizumab:a novel therapy for patients with large-vessel vasculitis［J］. Rheumatology(Oxford),2012,51(1):151-156.

［40］SALVARANI C,MAGNANI L,CATANOSO M G,et al. Rescue treatment with tocilizumab for Takayasu arteritis resistant to TNF-alpha blockers［J］. Clin Exp Rheumatol,2012,30(1 Suppl 70):S90-93.

［41］NISHIMOTO N,NAKAHARA H,YOSHIO-HOSHINO N,et al. Successful treatment of a patient with Takayasu arteritis using a humanized anti-interleukin-6 receptor antibody［J］. Arthritis Rheum,2008,58(4):1197-1200.

［42］QUARTUCCIO L,SCHIAVON F,ZULIANI F,et al. Long-term efficacy and improvement of health-related quality of life in patients with Takayasu's arteritis treated with infliximab［J］. Clin Exp Rheumatol,2012,30 (6):922-928.

［43］HOFFMAN G S,MERKEL P A,BRASINGTON R D,et al. Anti-tumor necrosis factor therapy in patients with difficult to treat Takayasu arteritis［J］. Arthritis Rheum,2004,50(7):2296-2304.

［44］TERVAERT J W. Translational mini-review series on immunology of vascular disease:accelerated atherosclerosis in vasculitis［J］. Clin Exp Immunol,2009,156(3):377-385.

［45］SAADOUN D,LAMBERT M,MIRAULT T,et al. Retrospective analysis of surgery versus endovascular intervention in Takayasu arteritis:a multicenter experience［J］. Circulation,2012,125（6）:813-819.

［46］LAGNEAU P,MICHEL J B,VUONG P N. Surgical treatment of Takayasu's disease［J］. Ann Surg, 1987,205（2）:157-166.

［47］POKROVSKY A V,SULTANALIEV T A,SPIRIDONOV A A. Surgical treatment of vasorenal hypertension in nonspecific aorto-arteritis（Takayasu's disease）［J］. J Cardiovasc Surg（Torino）,1983,24（2）:111-118.

第二十章　高血压合并脑卒中

长期的高血压可导致脑卒中、心肌梗死、高血压肾病等各种合并症。脑卒中是我国高血压患者的主要合并症，脑卒中发病率是心肌梗死发病率的 5~8 倍。据估计，我国每年有约 180 万人因脑血管病死亡，并有更多的患者因脑血管病致残而导致劳动力丧失，给家庭和国家带来沉重经济负担，是我国也是全球重要的卫生经济问题。

2015 年《中国心血管病报告》指出，在 2014 年心血管疾病的住院费用中，急性心肌梗死为 133.75 亿元，颅内出血为 207.07 亿元，脑梗死为 470.35 亿元（图 20-0-1）。自 2004 年以来，以上 3 种疾病住院费用的年均增长速度分别为 32.02%、18.90% 和 24.96%（图 20-0-2）。

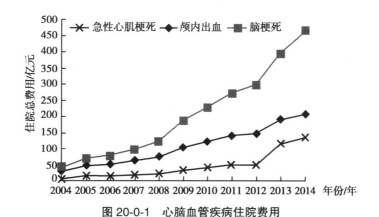

图 20-0-1　心脑血管疾病住院费用

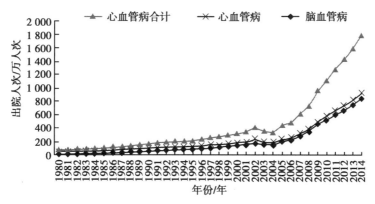

图 20-0-2　心脑血管疾病出院人数

第一节　脑循环的特点

脑的血供主要来自颈内动脉和椎动脉这两支主要血管。这两套动脉系统在入颅后会在脑实质中反复发出分支,形成侧支循环及大脑动脉环,后逐渐汇成静脉。颈内动脉供应了眼部及大脑半球前 3/5,椎动脉则供应剩余的大脑半球及小脑、脑干等。

在安静状态下,正常成年人每 100g 脑组织的血流量为 50~60ml/min,脑质量占体重的 2%~3%,约 1 500g,即全脑每分钟的血流量可达 800~1 000ml,占据了心输出量的 20% 左右。同时,由于脑部缺少葡萄糖及氧的储备,脑组织对于氧及葡萄糖的需求量巨大,全脑每分钟耗氧量约 50ml,占据全身耗氧量的 20%~25%。脑组织对能量需求很大,但储存有限,因而对缺血及缺氧的耐受性很差,脑血流只需中断数秒,即可导致意识的丧失,如果中断数分钟,则将引起永久性的脑损害。

脑血流自动调节的有关因素包括脑灌注压、脑血管阻力、化学因素和神经因素等。而化学因素包括 O_2、CO_2 及血液和脑脊液的 pH 等。CO_2 分压升高和低氧有直接的舒张血管的作用,由于化学感受性反射对脑血管的缩血管作用很小,所以血液中 CO_2 分压升高和低氧对脑血管的直接舒血管效应非常明显。

(韩清华　尹新华)

第二节　血压对不同类型脑血管病的影响

各类的脑血管疾病均离不开动脉粥样硬化的作用,而高血压是导致动脉粥样硬化的主要危险因素,其在动脉粥样硬化的发生和发展中起到了关键的作用,血压升高使血流剪切力增大,对血管内皮细胞造成更大的刺激和损伤,使血管内皮发生炎性应答,在引起内皮细胞增殖的同时促进血脂向血管壁深入。同时,与高血压发生有关的缩血管类活性物质如血管紧张素Ⅱ、内皮素Ⅰ等表达上调,也可能在动脉壁代谢改变及损伤中也发挥调控作用。

脑血管疾病根据发生的部位、损伤的血管等特点的不同可分成以下几类:

(一)短暂性脑缺血发作

当脑血管壁出现动脉粥样硬化或管腔狭窄等情况下,当存在低血压或血压波动时,会引起病变血管的血流量减少,从而导致一过性的脑缺血症状,当血压回升后,局部血流可恢复正常,短暂性脑缺血发作的症状消失。

(二)动脉粥样硬化性血栓性脑梗死

脑动脉粥样硬化性闭塞是在脑动脉粥样硬化狭窄的基础上,有动脉壁粥样斑块内的新生的血管破裂形成血肿,致使斑块进一步隆起甚至完全闭塞管腔,或斑块表面破裂出血,急性血栓形成,导致急性血供中断。

(三)腔隙性脑梗死

长期的脑小动脉痉挛及高血压的机械冲击可引起脑微动脉玻璃样变、动脉硬化性病变及纤维素样坏死。导致脑组织因缺血而坏死,形成 0.5~1mm 的梗死灶,病变血管多为终末动脉、深穿支血管壁病变而引起的管腔狭窄。

（四）脑分水岭梗死

脑边缘带的终末血管在各种原因导致的狭窄的基础上，当体循环低血压或有效循环血容量明显减少时，边缘带即可发生缺血性改变。由于大脑前中动脉交界区血供相对薄弱，当颈内动脉狭窄 >50% 或闭塞时，会导致交界区出现边缘带梗死。

（五）脑出血

长期高血压可导致脑细小动脉发生玻璃样变及纤维素样坏死，管壁弹性减弱，当血压升高时，血管易破裂出血。同时在血流冲击下也会形成微小动脉瘤，当某些因素使血压突然升高时，如体力活动、过度激动等，微小动脉瘤可破裂出血。

（六）蛛网膜下腔出血

与脑出血的机制基本相同，血压升高或其他诱因可导致血管破裂。

综上所述，血压在脑血管疾病的发生、发展中都有十分重要的作用，高血压可以导致动脉粥样硬化斑块、动脉瘤等形成，并可因过高的血压或血压波动等情况直接导致斑块、动脉瘤破裂，导致出血，急性血栓形成等结果。同时，过低的血压又会导致脑部供血的下降，从而导致脑组织损伤。因此，将血压控制于一个合适的范围是十分重要的。

（韩清华　尹新华）

第三节　脑卒中一级预防中的血压管理

一、降压与新发脑卒中的关系

脑卒中的危险因素有可控因素和不可控因素，不可控因素包括年龄、性别、家族遗传史、短暂性脑缺血发作、卒中病史等，而可控因素包括高血压、高血脂、糖尿病、心房颤动等。其中，高血压是脑卒中发生的首要危险因素，根据美国卒中协会的统计，每年新发和再发的脑卒中患者中，80% 左右是可以预防的，而最重要的预防手段就是血压的达标。亚太队列研究（APCSC）显示，亚洲人群的血压水平同脑卒中之间有更为紧密的关系，收缩压每升高 10mmHg，脑卒中风险增加 53%。FEVER 研究结果显示，利尿剂联合钙通道阻滞剂使低危高血压患者脑卒中风险下降 39%。心脏事件预防评价国际性研究（HOPE）分析表明，高血压患者经降压治疗后使卒中发病率显著降低 32%。LIFE 纳入了左心室肥厚的高血压患者，长期随访表明，给予血管紧张素 Ⅱ 受体阻滞剂降压治疗后，高血压患者的脑卒中风险下降了 25%。可见，各类药物均可降低高血压患者的脑卒中风险。目前各国指南对于高血压患者降压治疗对脑卒中一级预防的作用都毫无疑义，普遍认为临床获益主要来源于血压的降低，因此，中外脑卒中一级预防指南都将降压达标作为预防脑卒中的主要手段（图 20-3-1、图 20-3-2）。

二、中国脑卒中一级预防研究（CSPPT 研究）

我国高血压患者中普遍存在同型半胱氨酸升高现象，其在高血压患者中占 75%~80%，我国有学者将其称为 H 型高血压或高血压伴同型半胱氨酸升高。实验表明，同型半胱氨酸水平升高同我国人群 *MTHFR 677TT* 型基因出现频率高及叶酸摄入不足等因素有关。同型半胱氨酸通过损害内皮细胞、氧化应激反应、改变脂质代谢及促进血栓形成等机制造成心脑

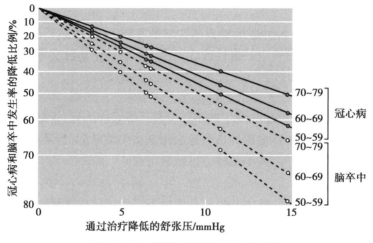

图 20-3-1 舒张压降低发病风险下降

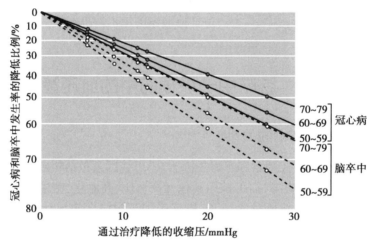

图 20-3-2 收缩压降低发病风险下降

血管的损害。当高血压同时合并有同型半胱氨酸升高时,其对脑卒中的发生有明显的协同作用,二者可使脑卒中风险增加 11 倍。中国脑卒中一级预防研究(CSPPT)中,与单纯降压治疗相比,高血压患者在降压的同时补充叶酸,可使首发脑卒中的风险进一步下降了 21%。

(韩清华 尹新华)

第四节 脑卒中急性期的血压管理

脑卒中可分为缺血性脑卒中和出血性脑卒中,其中,缺血性脑卒中约占 87%,脑出血约占 10%,蛛网膜下腔出血约占 3%。脑卒中急性期一般指发病后 2 周。据统计,80% 的脑卒中患者在急诊室或住院期间可出现血压升高。导致血压升高的原因很多,包括疼痛、恶心、呕吐、颅内压高、脑卒中后应激状态及病前存在高血压等。因此在治疗前先对患者进行评估,优先处理紧张焦虑、恶性、颅内高压等情况,个体化治疗尤为重要。

一、急性脑卒中降压治疗的循证证据及指南建议

（一）急性缺血性脑卒中

约 70% 的缺血性脑卒中患者在急性期中存在血压升高,多数患者在 24 小时后血压开始自发性下降。对于病情稳定且无颅内压增高等合并症的患者,24 小时后的血压水平基本可反映其发病前水平。

脑卒中后早期控制高血压和低血压试验(CHHIPS)入选 179 例收缩压 >160mmHg 且发病 36 小时内的脑卒中患者,随机分为积极治疗组及安慰剂组,结果表明,治疗组 24 小时和 2 周后的血压有显著下降,且无早期神经功能恶化的事件,脑卒中后 3 个月治疗组较安慰剂组死亡率减半。

由于试验结果的不同,急性缺血性脑卒中早期给予降压治疗的时机与降压幅度仍未达成共识。国内外高血压、脑卒中指南中对于急性缺血性脑卒中的治疗时机和目标都不尽相同。

急性缺血性脑卒中患者,如果准备接受溶栓治疗的,过高的血压会使溶栓后出血风险增加,各指南均建议对于血压过高的患者应降压治疗。《中国高血压防治指南 2010 年修订版》中建议将溶栓前血压控制于 185/110mmHg 以内;中华医学会神经病学分会脑血管病学组则建议将溶栓前血压控制于 180/100mmHg 这一更低的水平。溶栓过程中或之后,应将血压持续控制在 180/105mmHg 或以下,并密切监测血压,2 小时以内每 15 分钟测血压,此后 6 小时,每 30 分钟测血压,此后 16 小时,每 1 小时测血压。

对于不准备接受溶栓治疗的患者,在发病 24 小时之内的血压升高应慎重选择降压方案。相关指南建议,除非合并有急性心肌梗死、心功能不全、主动脉夹层等危险情况,在收缩压 <180(200)mmHg 和 / 或舒张压 <100(110)mmHg 时可不降压。血压持续大于上述水平时(我国高血压指南建议 180/100mmHg,缺血性脑卒中指南建议 200/110mmHg;AHA/ASA 急性缺血性脑卒中指南建议收缩压≥220/120mmHg),可在严密血压监测下选择短效降压药物谨慎降压,并且,在第一个 24 小时内将血压降低 15% 是相对比较安全的。

（二）脑出血

急性出血性脑卒中包括脑出血和蛛网膜下腔出血。脑出血合并血压升高十分常见,目前已证明收缩压水平同脑出血后的死亡、残疾、神经功能受损等密切相关。随着大量临床试验的进行,脑出血患者的血压管理也在不断地更新。急性脑出血抗高血压治疗试验(antihypert- ensive treatment in acute cerebral hemorrhage,ATACH)目前的研究结果显示,脑出血 24 小时内降血压维持于 160/90mmHg,可减少神经功能进一步恶化。急性脑出血强化降压试验(intensive blood pressure reduction in acute cerebral haemorrhage,INTERACT)入组患者随机分为强化降压组(目标 140mmHg)和标准降压组(目标 180mmHg)。随后的长期随访表明,90 天时强化治疗组与标准组主要事件风险相当。提示对于自发性脑出血患者将收缩压快速降低至 140mmHg 并不会使不良事件的发生增加。

上述试验表明,对于符合条件的伴有高血压的急性脑出血患者,早期降压治疗是安全可靠的,并有减少死亡和残疾的趋势。由于各试验的认识不同,对于降压的目标值尚不统一。《中国高血压防治指南 2010 年修订版》建议:如果收缩压 >200mmHg 或平均动脉压 >150mmHg,要考虑用持续静脉滴注积极降低血压,血压的监测频率为每 5 分钟一次。如

果收缩压 >180mmHg 或平均动脉压 >130mmHg,并有疑似颅内压升高的证据者,要考虑监测颅内压,用间断或持续的静脉给药降低血压;如没有疑似颅内压升高的证据,则考虑用间断或持续的静脉给药轻度降低血压。中华医学会神经病学分会脑血管病学组建议:收缩压 >220mmHg 时,应积极使用静脉降压药物降低血压;当患者收缩压 >180mmHg 时,可使用静脉降压药物控制血压,根据患者临床表现调整降压速度,160/90mmHg 可作为参考的降压目标值。2015 年 AHA/ASA 指南建议血压 ≥150mmHg 时即可采用降压治疗,并且提出将血压控制于 140mmHg 是安全的。

(三)蛛网膜下腔出血

蛛网膜下腔出血的流行病学尚不明确,初步估计患者数约占全部卒中的 3%。对于蛛网膜下腔出血患者血压控制水平尚缺乏有效的证据。一项包含 3 361 名患者,16 个试验的荟萃分析表明,口服尼莫地平可以减少不良事件的发生风险。同时也有分析表明,蛛网膜下腔出血后再出血与血压波动的关系较血压本身更为密切。《中国蛛网膜下腔出血诊治指南(2019)》建议:合并血压升高的患者,注意监测血压,使收缩压保持 <160mmHg 和平均动脉压 >90mmHg。

二、急性脑卒中的降压治疗

急性脑卒中的血压升高同疼痛、紧张、呕吐、颅内压高的有密切关系,要充分重视止痛、镇静等治疗。对于降压药物的选择,应尽量减少使用可能降低脑血流量的药物,要同时兼顾脑水肿的减轻和颅内压的降低。

第五节　脑卒中二级预防中的血压管理

降压治疗在脑卒中一级预防中的地位已经得到了充分的证明。同时,其在脑卒中二级预防的重要作用也不容忽视。我国数据表明,仅缺血性脑卒中的年复发率就达到了 17.7%,而再发卒中的高死亡率、高致残率都给患者和家庭带来了难以承受的后果,有效的脑卒中二级预防是减少复发和死亡的重要手段。

降压治疗在脑卒中二级预防中的作用有很多的循证医学支持,1995 年我国的脑卒中后降压治疗研究(post-stroke antihypertensiove treatment study,PATS)结果表明我国高血压患者利尿剂可预防卒中复发。随后的 PROGRESS 试验表明,降压治疗使卒中再发风险降低 28%,同时该试验也在血压水平最低的患者中观察到了最低的卒中复发风险。

随着近年来有关血压变异性的研究增多,收缩压变异性也逐渐被人们所重视,ASCOT-BPLA、UK-TIA 等实验的亚组分析表明,收缩压变异性可以独立于收缩压预测脑卒中风险。相对于血压平均值,血压变异性有更大的脑卒中预测价值。各类药物之间优劣性的证据尚不充分,因此对于药物选择尚无统一认识。

对于出血性脑卒中来说,各指南都认可高血压是最重要的可控危险因素,积极控制高血压可以预防脑出血复发。《中国脑出血诊治指南(2014)》建议将血压控制于 <140/90mmHg,美国脑出血指南提出所有的脑出血患者均应控制血压,且在脑出血发病后立即开始降压治疗,并且血压控制目标为 <130/80mmHg 是合理的。

高血压合并脑卒中的二级预防内容包括药物治疗和非药物治疗(治疗性的生活方式

改变）。

一、非药物治疗

生活方式的改变对任何时候、任何高血压患者来说都是有效的治疗方式,可降低血压、控制其他危险因素。对于高血压合并脑卒中的患者来说,生活方式的改变同样尤为重要。

（一）合理膳食

我国高血压患者饮食中普遍存在高钠、低钾的现象,过多的钠摄入可显著提高血压水平和高血压发病风险。因此,高血压患者应当减少钠盐的摄入（WHO 建议每日钠摄入量 <5g,中国高血压联盟建议每日钠摄入量 <6g）,增加水果、谷物、蔬菜等摄入。

（二）戒烟限酒

吸烟是一种十分不健康的生活方式,是心脑血管疾病的重要危险因素,心血管健康研究发现,吸烟同老年人脑卒中复发风险增加显著相关。对于脑卒中患者应避免主动和被动吸烟,远离吸烟场所。戒酒或减少饮酒可使血压水平显著降低。

（三）适量运动

对于合并有脑卒中的高血压患者,如果没有活动不利,适当的活动是十分必要的,适当运动可以增加能量的消耗,降低血压、降低血糖、血脂等,在适量运动的同时结合合理膳食,可控制体质量,将体重指数（body mass index,BMI）控制在正常范围。

（四）心理平衡

长期的精神压力不仅可导致高血压,同时也可使降压治疗的效果下降。精神过度紧张时,会使交感神经系统活性增加,释放大量儿茶酚胺类物质,导致血管过度收缩,血压升高。对于此类患者,应当进行自我调节或利用心理疏导等方式调节自身心理压力,缓解紧张情绪。

二、各类降压药物在卒中二级预防中的作用

（一）血管紧张素转换酶抑制剂

培哚普利预防再发脑卒中试验（perindopril protection against recurrent stroke study,PROGRESS）在 4 年的随访中,培哚普利联合吲达帕胺组降低血压 12.3/5.0mmHg。降压治疗使死亡或非致死性脑卒中等首要终点的发生下降了 28%。心脏事件预防研究（heart outcomes prevention evaluation,HOPE）研究结果表明,与安慰剂组相比,雷米普利组的卒中发生率降低 32%,致死性脑卒中下降 51%,并且不管患者的基线血压水平高低、是否应用其他药物,以及有无脑卒中史、冠心病、外周动脉疾病、糖尿病或高血压,应用雷米普利受益是一致的,说明了雷米普利在脑卒中一、二级预防中的重要作用。但是也有试验得出了相反的结果。降压和降脂治疗预防心脏病发作试验（antihypertensive and lipid—lowering treatment to prevent heart attack trial,ALLHAT）在 3 万多高血压患者中比较了不同降压策略的影响,而其中赖诺普利对脑卒中的保护效果较其他药物差。

（二）血管紧张素 II 受体拮抗剂

在老龄人群中认知功能障碍和预后研究（the study on cognition and prognosis in the elderly,SCOPE）中,与对照组相比,坎地沙坦组血压多下降 3/2mmHg,但是治疗组的非致死性脑卒中风险下降了 28%,在随后的亚组分析中表明,既往有卒中病史的患者,主要心血管

事件下降了 64%。替米沙坦单用或与雷米普利联用全球终点研究（ongoing telmisartan alone and in combination with ramipril global endpoint trial，ONTARGET）试验脑卒中亚组分析中，替米沙坦 80mg 同雷米普利 10mg 显示了相当的降低卒中再发的作用。

（三）β 受体拮抗剂

以阿替洛尔为代表的第二代 β 受体拮抗剂的研究表明，β 受体拮抗剂在降压疗效方面弱于其余几类药物，甚至部分指南基于此已将 β 受体拮抗剂踢出了一线降压药物的行列。对此，学术界尚存在争议，β 受体拮抗剂是一类具有显著异质性的药物，不同药物之间的差异较大，第三代的 β 受体拮抗剂卡维地洛、阿罗洛尔、拉贝洛尔等不仅可以阻滞 β 受体，还能组织 α_1 受体，其机制同以往 β 受体拮抗剂不尽相同。已有实验证实了 α/β 受体拮抗剂与其他几类药物降压效果相似。CHHIPS 研究入选的伴有高血压的脑卒中患者，随机给予拉贝洛尔、赖诺普利和安慰剂，结果显示治疗组血压下降显著，脑卒中后 3 个月的死亡率较安慰剂组减半（9.7% vs 20.3%）。α/β 受体拮抗剂在高血压治疗中应用的中国专家共识也指出，α/β 受体拮抗剂适用于高血压合并脑卒中患者，尤其适合脑卒中后的高血压治疗。

（四）钙通道阻滞剂

对于卒中的保护作用已得到了广泛的认可，可能与其抗氧化、改善动脉内皮，逆转动脉斑块等功能有关。ACCOMPLISH 研究表明，氨氯地平联合贝那普利治疗较氢氯噻嗪与贝那普利组的主要重点事件下降 20%。涉及 12 个试验 94 338 名患者的荟萃分析表明，在卒中的二级预防方面，钙通道阻滞剂相较血管紧张素 Ⅱ、利尿剂、β 受体拮抗剂、血管紧张素转换酶抑制剂等能更好地减少脑卒中事件。

（五）利尿剂

我国 1995 年公布的 PATS 试验（post-stroke antihyperten- sive treatment study）随访发现，吲达帕胺组 3 年平均收缩压为 144mmHg，而安慰剂组为 149mmHg，3 年间治疗组的再发脑卒中风险较安慰剂组下降 2.9/100 人。研究表明，2.5mg/d 吲达帕胺治疗组较安慰剂组血压下降 5/2mmHg，同时致死性和非致死性脑卒中的发病风险下降了 29%。同时我国高血压人群普遍存在钠摄入过多，钾摄入不足的现象。有试验表明，利尿剂可以更好地降低盐敏感性高血压患者的血压水平，能显著降低血压变异性。因此，现有指南推荐利尿剂和 ACEI 合用在脑卒中二级预防中的有效性。

（六）联合治疗方案

对于大部分的高血压患者来说，单用一种降压药物很难使血压达标，大部分都需要 2 种或 2 种以上的降压药物联合治疗。降压达标是降低心脑血管事件的根本。通过不同降压药物的机制和相互协同，从而起到 1+1>2 的作用。FEVER 研究是随机双盲安慰剂对照试验，共纳入 9 711 例高血压患者，随机给非洛地平联合利尿剂或安慰剂治疗，40 个月的随访发现，非洛地平联合氢氯噻嗪治疗组比氢氯噻嗪联合安慰剂组的脑卒中风险下降了 27%。还有之前提到的 PROGRESS 研究（培哚普利 + 吲达帕胺）、ACCOMPLISH（氨氯地平 + 贝那普利）研究等均提示了降压药物联合治疗对于血压达标和脑卒中风险的降低。

脑卒中是我国居民死亡的主要原因，其高致残、致死的特点给患者家庭和国家压上了沉重的负担。而高血压是导致脑卒中发生的最主要的危险因素，在脑卒中的一级和二级预防中都有十分重要的作用。血压控制达标可减少近 80% 的脑卒中的发生，其中包括大量的致死性脑卒中和二次脑卒中。但是目前我国的高血压控制情况仍旧不容乐观，控制率仍较低，仍需我国的医务工作者继续努力,共同管理好高血压患者的血压,降低整体心血管合并症的发生。

（韩清华　尹新华）

● 参考文献

［1］刘力生.中国高血压防治指南2010［J］.中华高血压杂志,2011,19(8):701-743.

［2］王文.β受体阻滞剂在高血压治疗中的地位和再评价［J］.中华高血压杂志,2013,21(8):715-718.

［3］张宇清.我国高血压防治干预策略转型的必要性——FEVER研究及其亚组分析启示［J］.中国循环杂志,2013,28(3):240-242.

［4］HUO Y,LI J,QIN X,et al. Efficacy of folic acid therapy in primary prevention of stroke among adults with hypertension in China:the CSPPT randomized clinical trial［J］.JAMA,2015,313(13):1325-1335.

［5］李建平,卢新政,霍勇,等.H型高血压诊断与治疗专家共识［J］.中国实用内科杂志,2016,36(4):295-299.

［6］JAUCH E C,SAVER J L,ADAMS H P,et al. Guidelines for the early management of patients with acute ischemic stroke:a guideline for healthcare professionals from the American Heart Association/American Stroke Association［J］.Stroke,2013,44(3):870-947.

［7］QURESHI A I. Antihypertensive Treatment of Acute Cerebral Hemorrhage(ATACH):rationale and design［J］.Neurocrit Care,2007,6(1):56-66.

［8］HEMPHILL J C,GREENBERG S M,ANDERSON C S,et al. Guidelines for the Management of Spontaneous Intracerebral Hemorrhage:A Guideline for Healthcare Professionals From the American Heart Association/American Stroke Association［J］.Stroke,2015,46(7):2032-2060.

［9］董强.中国蛛网膜下腔出血诊治指南2015［J］.中华神经科杂志,2016,49(3):182-191.

［10］WANG Y,XU J,ZHAO X,et al. Association of hypertension with stroke recurrence depends on ischemic stroke subtype［J］.Stroke,2013,44(5):1232-1237.

［11］王拥军,王春雪,缪中荣.中国缺血性脑卒中和短暂性脑缺血发作二级预防指南2014［J］.中华神经科杂志,2015,48(4):258-273.

［12］SCHRADER J,LUDERS S,KULSCHEWSKI A,et al. Morbidity and Mortality After Stroke,Eprosartan Compared with Nitrendipine for Secondary Prevention:principal results of a prospective randomized controlled study(MOSES)［J］.Stroke,2005,36(6):1218-1226.

［13］赵连友,孙宁玲,孙英贤,等.α/β受体阻滞剂在高血压治疗中应用的中国专家共识［J］.中华高血压杂志,2016,24(6):521-526.

第二十一章　高血压合并颅内肿瘤

高血压合并颅内肿瘤在临床上可区分为两种情况,一是部分颅内肿瘤因其生物学和病理生理学特征可引起系统性动脉血压增高,而发生高血压状态;另一种情况是非颅内肿瘤因发生颅内转移,颅内占位效应导致颅内压增高而引起外周血压升高。前者可见于垂体肿瘤、颅后窝肿瘤、异位神经内分泌性肿瘤等,属于继发性高血压范畴;后者则是肿瘤性疾病后期的临床表现之一。

第一节　高血压合并颅内肿瘤的临床表现

颅内肿瘤(intracranial tumors)包括原发于脑的肿瘤和起源于颅外的系统性肿瘤疾病发生颅内转移。常见症状包括癫痫发作、头痛、乏力和认知功能障碍等。部分原发性脑肿瘤可引起持续性或发作性血压增高。脑肿瘤的发生起源、组织形态和细胞学特性以及病理生理差异极大,因此合并高血压的原发性颅内肿瘤较难统一分类。笔者根据近年来临床实践和相关疾病防治指南的建议,结合 WHO 对中枢神经系统肿瘤的分类方法进行简要归纳。

一、流行病学

根据美国中枢神经和脑肿瘤注册研究(CBTRUS)的报告,中枢神经和脑肿瘤大约占所有肿瘤病患的 2%,2007—2011 年,原发性中枢神经和脑肿瘤的总体年龄标化年发病率约为21.42/10 万。有报告提出近年来原发性颅内肿瘤的发病率呈增长趋势,尤其在工业化国家中,且这种增长趋势并无明显的种族、性别或人口学差异。原发性脑肿瘤的表现类型与年龄、性别和种族有一定关系。例如,而脑脊膜瘤和胶质母细胞瘤通常见于 65 岁以上的老年人。研究显示,脑肿瘤发生男性是女性的 1.3 倍,而女性的脑膜瘤发病率是通常的 2 倍。神经胶质瘤男性发病率(大约 7.7/10 万)高于女性(5.61/10 万)。

二、临床表现

颅内肿瘤导致的神经系统或全身性症状体征表现通常与瘤体大小、生长速度与部位、肿瘤浸润导致正常脑组织损伤和水肿效应有关。全身性症状通常包括与颅内压(ICP)增高相关的症状和癫痫发作。前者如头痛、恶心呕吐、视物模糊或复视等,被称为颅内压增高三联征。除此之外,高颅内压也可引起血压增高和心率减慢。这种以升高动脉压,并伴有心率减慢、心搏出量增加和呼吸节律减慢加深的三联反应称为全身性血管加压反应或库欣三主征。严重颅内压升高者心率可降至每分钟 50 次以下,呼吸频率减慢至每分钟 10 次左右,伴有显著血压升高,收缩压可达 180mmHg 以上,临床上出现此种情况时需警惕为脑疝的先兆征象。

脑肿瘤引起颅内高压的共同特点为慢性进行性增高表现,少数慢性颅内压增高患者可突然转为急性发作。通常颅内压力增高愈明显、增高速度愈快,反射性引起血压上升愈高。高颅内压至后期引起延髓衰竭时可出现血压下降,甚至脑性休克。

颅内肿瘤引起高血压的发生机制除了肿瘤占位效应、脑细胞水肿和脑脊液循环受阻导致颅内压力增高引发全身性血管加压反应之外,更为值得重视的是部分原发于颅内的肿瘤性疾病可以通过自身分泌各种效应物质如神经内分泌激素,通过特异性受体介导一系列病理生理效应,促进心脏、肾脏和血管靶器官结构与功能改变,增加心脏输出量和血管阻力,促使血压和血流动力学发生持续性改变,最终发生高血压。垂体肿瘤尤其是功能性垂体腺瘤可以通过异常分泌相应促激素改变效应性靶器官功能,可出现内分泌性或继发性高血压的临床表现。

(张新军)

第二节　与高血压相关的颅内肿瘤

一、垂体肿瘤与高血压

在原发性脑肿瘤疾病中,原发于垂体的肿瘤在临床上可表现为血压增高,成为继发性高血压的病因之一。垂体瘤是一组从腺垂体、神经垂体及颅咽管上皮残余细胞发生的肿瘤,在原发性颅内肿瘤中并不少见,约占颅内肿瘤的 15%。由于继发于垂体肿瘤的高血压本质上是内分泌性高血压的类型之一,因此临床上此类高血压患者往往同时存特征性内分泌激素异常的临床表现。通过脑部或垂体影像学检查和实验室相关内分泌激素测定可以确立诊断。

(一)垂体瘤的分类及临床表现特点

1. 分类　垂体瘤绝大多数为原发于垂体的肿瘤,然而多种颅内转移癌也可累及垂体,须与原发性垂体瘤鉴别。垂体瘤以来源于前叶的腺瘤占大多数,来自后叶者少见。垂体腺瘤的人群发病率一般为(1~7)/10 万,占据颅内肿瘤的第二位。临床上根据肿瘤细胞分泌功能的不同可将垂体腺瘤分为泌乳素腺瘤(PRL 细胞腺瘤)、生长激素腺瘤(GH 细胞腺瘤)、促肾上腺皮质激素腺瘤(ACTH 细胞腺瘤)、促甲状腺素腺瘤(TSH 细胞腺瘤)、促性腺激素腺瘤(FSH/LH 腺瘤)、多分泌功能腺瘤(MSH 腺瘤)、无分泌功能腺瘤和恶性垂体腺瘤。根据肿瘤的大小可分为微腺瘤(<10mm)、大腺瘤(10~30mm)、巨大腺瘤(>30mm)。有些垂体腺瘤侵及包膜并且局部呈广泛浸润性生长,称为侵袭性垂体腺瘤,大腺瘤、巨大腺瘤,甚至微腺瘤都可呈侵袭性生长。

2. 临床表现　垂体腺瘤一般起病隐匿,早期可无症状。临床上有症状的垂体腺瘤可产生颅内神经功能障碍和内分泌功能障碍两方面表现。前者如头痛、视神经受压导致视力视野改变以及肿瘤向鞍外生长压迫邻近结构而引起肢体感觉运动障碍、眼球运动障碍和神经精神症状等。神经症状直接与肿瘤大小及其生长方向有关。一般无分泌功能腺瘤在确诊时往往肿瘤体积已较大,多向鞍上及鞍外生长,临床神经症状多较明显。分泌性腺瘤因早期即可有内分泌亢进症状,因而确诊时大多体积较小,肿瘤多位于蝶鞍内或轻微向鞍上生长,临床没有或仅有轻微的神经症状。内分泌功能异常的表现与各型分泌性腺瘤产生过多激素有关，可表现为不同程度的内分泌亢进症状。无分泌功能腺瘤可压迫及破坏腺体细胞，造成促激素减少及相应靶器官分泌功能减退，临床上可见内分泌功能减退症状。较有特征性的临床表现包括面容体形异常、生长激素分泌过多相关症状、垂体功能紊乱、垂体危象、自主神经功能障碍等。

高血压是部分垂体腺瘤常见的临床表现。从病理生理学角度而言，垂体腺瘤合并的高血压表现是功能性腺瘤异常分泌导致相应激素水平升高、促使神经内分泌异常激活、血流动力学状态改变及心血管靶器官结构与功能改变的综合性结果。与高血压发生关系密切的垂体腺瘤主要包括 GH 腺瘤、ACTH 腺瘤、TSH 腺瘤和混合型腺瘤等。

（二）与高血压关系密切的垂体腺瘤

1. GH 腺瘤　GH 的促进生长作用主要是通过作用于含有 GH 受体的各种细胞来实现的。GH 腺瘤发生在青春期骨骺闭合以前表现为"巨人症"，发生在成人则表现为"肢端肥大症"。巨人症者（多在 15 岁以前）早期即有身高异常，且生长极为迅速，体重远超同龄者。可伴有血压增高。肢端肥大症者的手足、头颅、胸廓及肢体进行性增大，手、足掌肥厚，面容粗陋，且由于舌咽软腭、腭垂均肥大，声音嘶哑，睡眠时易打鼾，阻塞性睡眠呼吸暂停（OSAS）。存在 OSAS 的 GH 腺瘤患者中有很高的高血压发生率，OSAS 也被确立为临床继发性高血压的常见原因之一。合并高血压的垂体 GH 腺瘤患者通常具有较高的合并缺血性心血管疾病和脑卒中、心力衰竭风险。

2. ACTH 腺瘤　ACTH 腺瘤者的瘤细胞可分泌过量的 ACTH 及有关多肽，肾上腺皮质增生，导致高皮质醇血症。后者可造成体内多种物质代谢紊乱，呈典型的库欣综合征表现。可发生糖、脂、蛋白质和电解质代谢紊乱、高血压临床表现。库欣病患者合并高血压常见，可发生于约 80% 的病例。高血压的严重程度不一，半数以上患者舒张压可超过 100mmHg。血压升高程度随病程延长而逐渐增高，病程长者高血压的发生率和严重程度也成比例地增加。长期血压增高可合并左心室肥大、心力衰竭、心律失常、脑卒中及肾衰竭等。

3. TSH 腺瘤　单纯 TSH 腺瘤较为少见，多呈侵袭性。临床可产生甲状腺肿大、扪及震颤、闻及杂音等体征，有时出现突眼及其他典型的甲状腺功能亢进（甲亢）症状。血压增高也是较为常见的临床表现，通常以收缩压增高、脉压增大为特点。

4. 其他　混合性垂体腺瘤者随各种腺瘤所分泌不同激素水平升高而产生相应的内分泌亢进症状。上述激素水平增高也可导致高血压的临床表现。

（三）垂体腺瘤的诊断原则

垂体腺瘤的诊断主要依据不同类型腺瘤的临床表现，如视功能障碍及其他脑神经和脑损害，以及内分泌检查和放射学检查。GH 腺瘤可行葡萄糖生长激素抑制试验，如负荷后血清 GH<1.0μg/L 可排除垂体 GH 腺瘤；ACTH 腺瘤可行 ACTH 测定和皮质醇生理波动，ACTH 正常或升高、皮质醇昼夜节律消失、24 小时尿游离皮质醇增高、小剂量地塞米松抑制试验不能被抑制有助于 ACTH 腺瘤诊断，有条件者可行岩下窦静脉取血测定 ACTH。TSH 腺瘤者测定血浆 TSH 升高或正常，血浆甲状腺素水平增高。临床上既要全面了解病情作多方面的检查，通过综合分析做出诊断和鉴别诊断，确定是否有肿瘤，是不是垂体腺瘤；另一方面还须对肿瘤部位、性质、大小、发展方向和累及垂体周围重要结构的影响程度等进行仔细研究，以

便选择合理的治疗方案。

二、颅后窝肿瘤与神经源性高血压

20世纪70年代末Jannetta等学者研究发现颅内延髓腹外侧（RVLM）压力中枢受到压迫，可产生持续的交感神经慢性刺激导致动脉压力升高。后续有大量研究证实动脉搏动性压迫RVLM与发生高血压之间的相关性，并且研究显示微血管减压治疗（MVD）对该类型高血压的治疗作用。神经解剖学、动物实验和神经生理学研究将这种与RVLM受到血管压迫有关的原发性高血压称为神经源性高血压（neurogenic hypertension，NH）。

（一）神经源性高血压的发生机制

大脑中枢对动脉血压的维持、稳定和调节发挥重要作用。糖尿病病史1/3的网状结构对血压的中枢性调节起着关键作用。该部位也被称为血管运动中枢，包括加压区（pressor area）、减压区（depressor area，A1区）和感知区（sensory area，A2区）三部分。加压区尚包括头端延髓腹外侧区（RVLM，C1区）和头端延髓腹内侧区（RVMM，B3区）两个部分。C1区是交感神经系统的中心部分，含有分泌肾上腺素的神经元，对心血管系统功能起着重要的调节作用。其下行纤维直接投射到脊髓的中间外侧柱，兴奋该处的交感神经节前神经元，对其效应器官如心脏、血管、肾上腺髓质等发挥支配作用，其效应包括心率增快、血压上升，并使儿茶酚胺分泌增加。相关实验研究显示对RVLM施予电刺激、机械或化学刺激均可使血压升高。研究显示，头端延髓腹外侧区受到血管搏动性压迫后引起C1区神经元持久的刺激和兴奋，引发交感神经元活性持续性增高，脊髓交感神经节前神经元活性增强；同时迷走神经传导受阻，抑制作用减弱，进一步增强中枢交感活性，导致血压增高。除此之外，中枢交感活性增高也可引起肾素-血管紧张素系统（RAS）活性增强，血管紧张素Ⅱ和醛固酮分泌释放增多，通过效应器官的作用，也可促使血压升高。

综上所述，凡可引起血管运动中枢加压区（主要是RVLM）活性过强、减压区抑制作用减弱或感知区功能失调的因素，如延髓腹外侧区血管性搏动或颅后窝肿瘤占位性压迫，均可能影响血压的中枢性调节，从而导致神经源性高血压的发生。

（二）颅后窝肿瘤压迫与神经源性高血压的发生

国外学者曾报道，起源于延髓并侵入四脑室肿瘤性疾病合并高血压患者，经多种降压药物包括利尿剂、血管紧张素Ⅱ受体阻滞剂（ARB）、β受体拮抗剂等联合治疗未能控制血压，经确诊室管膜瘤并实施肿瘤切除手术治疗后血压恢复正常，并停用全部降压药物。对神经源性高血压的病理生理机制研究的深入，以及针对延髓腹外侧区微血管减压手术产生显著的降压效应，支持累及延髓血管运动中枢的颅后窝部位肿瘤与系统性动脉血压升高存在密切关联的观点。就其发生机制而言，肿瘤性压迫效应的存在是导致高血压发生的主要病理生理环节，而累及范围及压迫程度的大小与高血压程度的关系尚待更多研究。除直接的机械性压迫，其他因素也可能参与高血压发生的病理性环节。例如，肿瘤占位引起颅内压增高或颅后窝挤迫导致延髓缺血，可能进一步加剧血管运动中枢功能紊乱，并导致交感肾上腺素能通路进一步活化和系统血压升高。此外，研究表明，部分颅后窝肿瘤可能含有血管活性神经肽成分，从而为认识颅后窝肿瘤与高血压之间的相关性提供了神经-体液调节机制的切入点。

三、颅内异位内分泌肿瘤与高血压

（一）异位内分泌肿瘤的临床特征

内分泌疾病相关性高血压是临床上继发性高血压的常见类型。其中部分为内分泌肿瘤性疾病。与其他肿瘤相比,内分泌肿瘤临床表现复杂,相关症状多发,其诊断和治疗具有显著的特点。内分泌性高血压患者往往相对年轻,血压水平较高而难以通过常规降压措施控制。临床上很多患者以难治性高血压为表现类型。研究显示,与高血压关系密切的内分泌肿瘤在临床上主要包括生长激素瘤、库欣综合征、嗜铬细胞瘤、原发性醛酮增多症等。绝大多数内分泌肿瘤位于该内分泌腺体的正常解剖部位,但有极少数内分泌肿瘤可发生异位。

（二）可发生颅内异位的内分泌肿瘤

临床上较为多见的异位内分泌肿瘤是嗜铬细胞瘤。嗜铬细胞瘤多源于肾上腺,少部分可异位于腹膜后、腹主动脉旁、肾门附近、下腔静脉旁,也可异位于泌尿系统,甚至胸部、颅内等其他器官。异位于颅内者罕见,但未能及时明确诊断可引起严重后果。

1. **临床表现**　嗜铬细胞瘤可长期分泌释放儿茶酚胺类激素作用于心血管系统,使血压升高、细小动脉硬化、主动脉粥样硬化以及心脏增重、增大、心肌细胞肥大。发作时除血压显著升高外,可出现剧烈头晕头痛、心悸乏力、大汗烦躁、恶心、呕吐等症状。头痛、心悸和大汗三联征是嗜铬细胞瘤的典型临床表现。值得注意的是部分嗜铬细胞瘤患者平时并无明显临床表现,在创伤、应激、感染等诱因下即可表现出严重症状。

2. **异位嗜铬细胞瘤**　为肾上腺外嗜铬细胞瘤,临床少见。据文献报道其发生率在成人嗜铬细胞瘤中约占 15%。异位嗜铬细胞瘤可以发生于包括新生儿在内的任何年龄,以中青年居多。据国内吴海英等总结观察,其中 20~50 岁患者占八成以上。理论上而言异位嗜铬细胞瘤因缺乏甲基转移酶无法生成肾上腺素,但测定血儿茶酚胺部分病例仍有可能显示肾上腺素水平轻度升高,因此血儿茶酚胺水平并不能完全肯定或排除异位嗜铬细胞瘤的诊断。异位嗜铬细胞瘤以持续性高血压伴阵发性加重表现为主,通常对一般降压药物反应不佳。早期确诊该病需结合血、尿儿茶酚胺等生化检查以及影像学检查结果进行综合分析。嗜铬细胞瘤多属于良性病变,恶性者罕见,但其临床生物学行为具有"恶性"倾向,即其引起的相关临床症状可导致生命危险,例如发作性血压剧烈升高导致心脑血管意外。因此对疑为异位嗜铬细胞瘤者应积极进行相关检查,及早确诊。

四、其他原发或继发性颅内肿瘤与高血压

（一）原发性颅内肿瘤与高血压

1. **中枢神经细胞瘤**　中枢神经细胞瘤是生长于侧脑室和第三脑室的小细胞神经元肿瘤,其主要发生部位在透明隔近室间孔处。中枢神经细胞瘤是较少见的颅内肿瘤,发病率占中枢神经系统肿瘤的 0.1%~0.5%。发病年龄 16~61 岁,但好发于青年人。男女发病率基本无差异。该肿瘤好发于脑室内,易阻塞室间孔,出现梗阻性脑积水及头痛等颅内压升高的症状。发病初期临床症状通常不明显,少数患者仅有轻度头痛或不适或头晕目眩,随着肿瘤生长,头痛逐渐加重,头痛频繁,持续时间延长。当肿瘤生长阻塞室间孔或进入第三

脑室阻塞中脑导水管时,患者转为持续性头痛、恶心、频繁呕吐,患者常有血压升高表现,伴有视物不清,甚至失明。肿瘤位于侧脑室体部三角区时,部分患者可有偏瘫或偏身感觉障碍。

2. 其他原发性颅内肿瘤 根据流行病学研究资料,从人群疾病发生率来看,最常见的原发性颅内肿瘤是神经胶质瘤、脑脊膜瘤、垂体腺瘤和颅咽管瘤。其中垂体功能性腺瘤可以通过分泌激素递质改变效应器官功能,在临床上发生相应器官内分泌功能亢进或减退,并由此导致继发性高血压的病理生理改变。其他原发于颅内的恶性或良性肿瘤,如神经胶质瘤、脑膜瘤、听神经瘤和淋巴瘤等,部分可因肿瘤生长过程中逐渐产生颅内占位效应,或由于浸润正常脑组织或阻塞脑脊液循环导致颅内压增高,反射性引起系统性血压升高。在脑肿瘤疾病后期继发持续性血压升高,患者可表现为头痛头晕、心悸乏力等症状。

(二)继发性颅内肿瘤与高血压

研究资料显示,发生颅内转移性肿瘤的患者可占到全身性恶性肿瘤患者的1/4。从临床研究发现而言,全身其他部位的许多恶性肿瘤均可转移至颅内,包括各种癌、肉瘤及黑色素瘤等均可转移至颅内。临床所见颅内转移瘤大多数为癌转移,占颅内转移性肿瘤的90%以上。

(张新军)

第三节 高血压合并颅内肿瘤的治疗原则

一、高血压合并垂体腺瘤的处理原则

垂体肿瘤的临床表现多种多样,血压增高可能仅是某一类内分泌激素水平异常导致的综合征的表现之一。因此,当疑似存在内分泌疾病合并高血压时,应积极筛查或搜寻继发因素,明确高血压的继发病因,作出内分泌疾病的定性定位诊断。对合并高血压的患者,着重于病因诊断和对因治疗,明确诊断者应及时外科手术治疗或内分泌治疗。对血压升高的患者应进行降压药物治疗。

垂体腺瘤尤其是 GH 腺瘤,合并高血压、糖尿病和血脂异常较为常见,上述危险因素的存在增加了患者的心血管风险。不少患者因舌咽、腭垂肥大等通常存在严重的 OSAS,存在较高的心血管事件风险。对存在严重呼吸阻塞伴低氧血症患者可评估外科手术指征。也可采用口腔矫治器。无创通气疗法如持续正压通气(CPAP)、双水平正压通气(BiPAP)可有效纠正呼吸暂停和低通气缺氧状况。无创通气联合降压药物治疗对控制 OSAS 患者血压非常有利。降压药物选择原则是结合患者病理生理特点,血压水平和靶器官功能状况,持续控制血压、拮抗神经内分泌激活,降低外周血管阻力。五大类降压药物无禁忌证情况下均可选择,其中神经内分泌拮抗、钙通道阻滞剂、利尿剂及醛固酮受体拮抗剂等对 OSAS 合并高血压均有较好的降压作用。

TSH 细胞瘤合并高血压患者如伴有心率增快、快速性心律失常或震颤症状,可选择 β 受体拮抗剂或兼有 α 受体拮抗作用的 β 受体拮抗剂为初始降压治疗药物。

二、肿瘤压迫性神经源性高血压的治疗

随着对神经源性高血压病理生理认识的深入,临床上对该病的治疗学研究也不断探索。通过 MVD 手术,减除动脉血管襻对左侧 RVLM 区域的压迫,大多数神经源性高血压患者的血压恢复正常。后续前瞻性研究也证实相似的发现,接受手术的患者血压恢复正常或在为期一年的随访期内明显减少了降压药物的应用。颅后窝肿瘤对延髓腹外侧血管活性中枢的压迫或侵犯可以导致持久而显著的动脉血压升高临床表现,针对肿瘤进行手术、放射或化学治疗可明显改善患者严重的高血压状态,使血压恢复正常或显著下降,停用或减少减压药物的使用。

三、颅内异位内分泌肿瘤相关性高血压的处理原则

颅内异位内分泌肿瘤引起的高血压临床实属少见,对继发性高血压患者以及存在颅内内分泌肿瘤异位者需认真进行鉴别诊断,尽早明确。该类疾病合并的高血压通常通过外科手术或内分泌治疗可被治愈或长期控制,对于某些手术无法切除的肿瘤或存在转移性病灶的肿瘤,也可以进行针对性的药物治疗。

四、高血压合并其他原发或继发性颅内肿瘤的治疗

中枢神经细胞瘤的治疗方式包括手术切除、放疗及姑息性脑脊液侧脑室腹腔分流术等。手术切除肿瘤的目的在于解除梗阻性脑积水,因肿瘤对放疗敏感,术后患者应常规放疗。结合术后放疗可获得长期生存。姑息性脑脊液分流术可用于解除脑脊液梗阻,缓解颅内高压。

无论是原发性或转移性肿瘤,如合并持续性血压增高,在评估病因性治疗的可能性基础上,均应根据患者血压水平及其特点进行对症性降压治疗,以改善症状、降低心脑血管合并症风险。降压目标和药物选择除遵循高血压治疗指南的一般原则外,应充分考虑患者个体化特点,采取安全有效的降压治疗策略。

（张新军）

● 参考文献

［1］LOUIS D N,OHGAKI H,WIESTLER O D,et al. The 2007 WHO classification of tumours of the central nervous system［J］. Acta Neuropathol,2007,114（2）:97-109.

［2］OSTROM Q T,GITTLEMAN H,LIAO P,et al. CBTRUS statistical report:primary brain and central nervous system tumors diagnosed in the United States in 2007-2011［J］. Neuro Oncol,2014,16 Suppl 4:1-63.

［3］中国垂体腺瘤协作组. 中国垂体腺瘤外科治疗专家共识［J］. 中华医学杂志,2015,95（5）:324-329.

［4］JANNETTA P J,GENDELL H M. Clinical observations on etiology of essential hypertension［J］. Surg Forum,1979,30:431-432.

［5］GEIGER H,NARAGHI R,SCHOBEL H P,et al. Decrease of blood pressure by ventrolateral medullary decompression in essential hypertension［J］. Lancet,1998,352（9126）:446-449.

［6］FRANK H,SCHOBEL H P,HEUSSER K,et al. Long-term results after microvascular decompression in essential hypertension［J］. Stroke,2001,32（12）:2950-2955.

［7］KAN P,COULDWELL W T. Posterior fossa brain tumors and arterial hypertension［J］. Neurosurg Rev,2006,29（4）:265-269.

［8］HEDDERWICK S A,BISHOP A E,STRONG A J,et al. Surgical cure of hypertension in a patient with brainstem capillary haemangioblastoma containing neuropeptide Y［J］. Postgrad Med J,1995,71（836）:371-372.

［9］CHEN C M,CHEN K H,JUNG S M,et al. Central neurocytoma:9 case series and review［J］. Surg Neurol,2008,70（2）:204-209.

［10］LEVY E I,CLYDE B,MCLAUGHLIN M R,et al. Microvascular decompression of the left lateral medulla oblongata for severe refractory neurogenic hypertension［J］. Neurosurgery,1998,43（1）:1-6;discussion 6-9.

第二十二章　高血压合并妊娠

妊娠期高血压疾病（hypertensive disorders in pregnancy，HDP）是妊娠与血压升高并存的一组疾病。其中，子痫前期/子痫在妊娠女性中的发病率为 2%~8%，是导致早产（占 15%）、孕产妇死亡（占 9%~26%）的主要原因之一。无论从病因学还是临床意义上，子痫前期均是 HDP 关注的重点。妊娠期血压的控制，是预防子痫前期的关键。

第一节　妊娠期高血压疾病的临床疾病谱

一、HDP 分类

2013 年美国妇产科医师学会（American Congress of Obstetricians and Gynecologists，ACOG）的指南将 HDP 分为 4 类，即妊娠期高血压、子痫前期/子痫、慢性高血压、慢性高血压合并子痫前期/子痫。2017 年《ACC/AHA 高血压管理指南》也是采用的这一分类。

2014 年国际妊娠期高血压研究学会（International Society for the Study of Hypertension in Pregnancy，ISSHP）指南在以上 4 种临床情况的基础之上，增加了一种特殊类型 HDP，即白大衣高血压（white-coat hypertension）。白大衣高血压是指未服用降压药物的患者诊室内测量血压≥140/90mmHg 而动态血压测量和/或家庭血压测量正常的现象。白大衣高血压患者中 50% 将发展为妊娠期高血压，8% 将发展为子痫前期。

一过性妊娠期高血压通常在诊室检查时发现，但随后重复测量血压正常，是妊娠中晚期新发的高血压，无须任何治疗即可缓解，约有 20% 会发展为妊娠期高血压，另有约 20% 会发展为子痫前期。

2018 年 ISSHP 指南颠覆性地对 HDP 疾病谱重新进行了分类。第一类为妊娠前诊断或妊娠 20 周前新发现的高血压，包括 3 个亚型：慢性高血压（原发性和继发性）、白大衣高血压和隐匿性高血压；第二类为妊娠 20 周后发生的高血压，包括一过性妊娠期高血压、妊娠期高血压和子痫前期（新发或由慢性高血压基础上演进而来）。

二、子痫前期

子痫前期是指在妊娠 20 周后发生的高血压的基础上，合并蛋白尿，或者其他终末靶器官功能障碍。这些靶器官包括脑、肺、肝、肾、胎盘，潜在的母体合并症有肺水肿、脑出血、肝衰竭、肾衰竭，最终死亡。潜在的胎儿合并症有早产、选择性胎儿生长受限、胎儿窘迫等。近年来，子痫前期发生风险呈全球性增加趋势。这与女性生育年龄的推迟、女性肥胖率的流行、辅助生殖技术的普及等有关。

子痫前期的病理生理机制尚不明确，涉及遗传、环境及母胎免疫平衡失调等多重因素。

子宫螺旋动脉血管重铸障碍和绒毛外滋养细胞侵袭能力减退是子痫前期妊娠早期胎盘发生的两个重要病理生理过程。这两个过程相对独立，又相互关联，共同导致妊娠早期的胎盘化过程障碍和妊娠晚期的胎盘缺血梗死。子痫前期患者的多器官临床表现主要是白细胞激活、血管内炎症、内皮细胞功能不良、氧化应激和凝血异常等病理过程在不同靶器官的发生发展所致。

（杨　宁　李玉明）

第二节　妊娠期血压管理策略

一、妊娠期高血压的诊断标准

妊娠期高血压定义为收缩压≥140mmHg 和 / 或舒张压≥90mmHg。若血压低于 140/90mmHg，但较基础血压升高 30/15mmHg，虽不作为诊断依据却需要密切随访。重度高血压定义为收缩压≥160mmHg 和 / 或舒张压≥110mmHg。收缩压大于 180mmHg 为妊娠期高血压急症，需紧急处理。

二、妊娠期血压管理目标

要兼顾母胎安全，尽可能地将血压控制在合理范围内，同时要权衡降压药物对胎儿的潜在风险。国内外指南均强调对于严重高血压要进行降压治疗。ACOG 和 ESH/ESC 的指南均指出，血压≥160/110mmHg，应启动降压治疗。我国《妊娠期高血压疾病诊治指南（2015）》指出，收缩压≥160mmHg 和 / 或舒张压≥110mmHg 的高血压孕妇应进行降压治疗；收缩压≥140 和 / 或舒张压≥90mmHg 的高血压患者也可应用降压药。孕妇未合并器官功能损伤，目标血压应控制在 130~155/80~105mmHg；孕妇合并器官功能损伤，则目标血压应控制在 130~139/80~89mmHg，且血压不可低于 130/80mmHg。

针对妊娠期轻、中度高血压（140~160/90~109mmHg）的降压治疗问题，学术界尚有争议。很多学者担忧血压过低会引起子宫—胎盘血流灌注不足。一直以来，鉴于孕妇群体的特殊性，针对这一问题缺乏临床研究。然而，2015 年发表的妊娠期高血压控制研究（control of hypertension in pregnancy study，CHIPS）在这一问题上有了突破。CHIPS 在妊娠期高血压研究领域堪称里程碑式的研究，是由加拿大英属哥伦比亚大学主持开展的一项国际多中心 RCT 研究。该研究在 19 个国家 95 个中心招募了 1 030 例妊娠 14 周 +0~33 周 +6 之间、患有慢性高血压（75%）和妊娠期高血压（25%）的女性，随机分为两组，519 例为非严格控制组，511 例为严格控制组，非严格控制组的靶舒张压为 100mmHg，严格控制组靶舒张压为 85mmHg，目的在于评价妊娠期高血压患者严格控制血压与不良妊娠结局的关系。研究最终纳入分析病例数为 981 例，结果显示，两组主要终点事件（包括围生儿不良结局）和次要终点事件无显著差异。严格控制血压对胎儿未产生不良影响，且孕妇进展为严重高血压的风险减少。该研究结果为舒张压降低至 85mmHg 时胎儿安全性问题提供了证据支持。也对后续指南的制定带来了根本性的影响。

2017 年《ACC/AHA 高血压管理指南》中指出针对轻、中度高血压（SBP 140~169mmHg 或 DBP 90~109mmHg）的妊娠女性，降压治疗使进展为严重高血压的风险减少 50%，但未显现出能够预防子痫前期、早产、低于胎龄儿和婴儿死亡的风险。美国高血压指南这一说法的循证依据源于两个小规模综述和 CHIPS 研究。

2018 ISSHP 指南接受了 CHIPS 研究结果,指出对于非严重高血压孕妇应实施严格血压管理,以减少严重高血压的发生风险。该指南制定了新的降压阈值和目标值。推荐所有 HDP 降压阈值为诊室血压≥140/90mmHg(或家庭血压≥135/85mmHg);血压管理目标值为舒张压 85mmHg,收缩压 110~140mmHg,以降低发生严重高血压和其他合并症的风险。

三、生活方式干预

无论是否加用降压药物控制血压,HDP 患者和子痫前期高危孕妇均需进行生活方式的干预。控制体重、限盐、富钾膳食、定期的有氧运动、情绪放松等非药物治疗措施是安全和有效的治疗方法。这种生活方式干预应该从备孕阶段即开始进行。

1. **控制体重** 肥胖对妊娠期会产生多种不良影响,包括不孕、自发性流产、胎儿畸形、血栓栓塞、妊娠期糖尿病、死产、早产、剖宫产、巨大儿、子痫前期等。即便是尚处于 BMI 正常范围的女性,子痫前期的发生风险随着 BMI 的增加而增加。肥胖使子痫前期发生的整体风险增加 2~3 倍。尽管在妊娠期并不提倡减重,但是肥胖是一个可以修正的 PE 危险因素。超重/肥胖女性在计划妊娠之前提倡减重,以减少妊娠期不良结局风险。

2. **控制盐的摄入** 高盐会激活母体氧化应激、激活交感神经系统、增加肾素 - 血管紧张素 - 醛固酮系统活性,造成水钠潴留,增加发生妊娠期高血压的风险。盐在妊娠期中的作用尚存争议,部分观点认为适量的盐摄入有利于维持孕妇血压在正常水平。但大多数观点仍倾向于认为妊娠期减盐有利于心血管健康,尤其是在我国摄盐量普遍超标的大环境之下。《中国高血压防治指南 2010 年修订版》建议盐摄入量 <6g/d。2013 年《ESH/ESC 高血压管理指南》建议每天盐摄入量为 5~6g。这与 WHO 的建议是一致的。

四、妊娠期降压药物

鉴于药物对于妊娠潜在风险,妊娠期选择降压药物需谨慎。从 20 世纪 70 年代至今一直缺乏有针对性的大型 RCT 研究。2013 年《ACOG 妊娠期高血压指南》、2013 年《ESH/ESC 高血压管理指南》和 2017 年《ACC/AHA 高血压管理指南》均推荐妊娠期使用甲基多巴、拉贝洛尔或硝苯地平。2017 年《ACC/AHA 高血压管理指南》强调,应从计划妊娠阶段开始,即将降压药物替代为上述三种药物。2015 年中国妊娠期高血压指南推荐可用于妊娠期的口服降压药物有拉贝洛尔、硝苯地平,静脉用药包括拉贝洛尔、酚妥拉明。

1. **甲基多巴** 甲基多巴是首选的一线药物。在长期、广泛的临床实践中,未有甲基多巴引起母婴不良结局的报道。各国指南中均推荐甲基多巴作为妊娠期伴有高血压首选治疗药物。甲基多巴可产生代谢产物 α- 甲基去甲肾上腺素,阻断中枢 α 受体,从而抑制对心、肾和周围血管的交感冲动输出,与此同时,周围血管阻力及血浆肾素活性也降低,血压因而下降。甲基多巴能通过胎盘,动物实验未见对妊娠的不良作用。

2. **拉贝洛尔** 拉贝洛尔是治疗妊娠期高血压的一线药物。拉贝洛尔为 α 及 β 肾上腺素能受体阻滞剂,可选择性阻滞 α_1 受体,对 β 受体的作用无选择性。其降压效果主要是通过阻断 α_1 受体引起外周血管扩张阻力下降所致,还可能与兴奋外周血管平滑肌 β_2 受体从而舒张血管有关。拉贝洛尔阻断 α 受体和 β 受体的相对强度,口服时为 1∶3,静脉注射时为 1∶7。妊娠期总体终端消除半衰期为(1.7±0.27)小时,短于报道的非妊娠期半衰期(6~8 小时)。因此,按照常规 12 小时给药不能维持有效的血药浓度,给药间隔应为 6~8 小时。拉贝洛尔降压强度与剂量相关,用量应强调个体化。拉贝洛尔在降压同时不降低子宫胎盘及胎儿血流。与单纯 β 受体拮抗剂不同,拉贝洛尔能降低卧位血压和周围血管阻力,一般不降低心输出量或每搏心输出量。需注意直立性低血压。拉贝洛尔约 95% 经肝脏代谢,合并肝病孕妇慎用。另外,它具有轻度的支气管平滑肌收缩作用,禁用于支气管哮喘患者。

3. 硝苯地平 硝苯地平(未特别指明剂型)在一些指南中被推荐为治疗轻、中度妊娠期高血压的一线药物(甲基多巴)替代药和二线药物。也被作为急性严重的妊娠期高血压的二线和三线药物。短效硝苯地平有引起孕妇低血压发作和胎儿宫内窘迫的报道。即便是在紧急情况下,也要避免孕妇使用舌下含服硝苯地平来降低血压。长效的硝苯地平(缓释)被一些指南作为二线药物推荐用于轻、中度妊娠期高血压。

4. 利尿剂 氢氯噻嗪、阿米洛利、氯噻酮等利尿剂,因减少血容量,有增加高凝状态的潜在风险,不建议常规用于妊娠女性。健康妊娠的状态下,机体的血容量是增加的。然而,伴有高血压的孕妇血容量却无增加,甚至较孕前减少。使用利尿剂会使得这一部分孕妇的血容量进一步减少。在众多指南,尤其是 2013 年《ESH/ESC 高血压管理指南》中,利尿剂被视为妊娠期相对禁忌或可能对母婴结局有害的药物。英国国家卫生与临床优化研究所(NICE)《妊娠期高血压疾病诊断与管理指南》不建议利尿剂(尤其是氯噻嗪)应用于妊娠期高血压患者,因为其会增加先天性畸形和新生儿合并症如血小板减少、血糖过低、电解质紊乱等。与上述不同,美国国家心肺血液研究所(NHLBI)推荐利尿剂与 β 受体拮抗剂、钙通道阻滞剂一起作为替代甲基多巴和拉贝洛尔的二线药物。总体而言,国际上总的趋势还是不建议妊娠期使用利尿剂。

5. ACEI 和 ARB ACEI 和 ARB 因明确的致畸风险禁用于妊娠期,尤其禁用于孕中期和孕晚期。ACEI 和 ARB 会导致流产、死胎、胎儿肾衰竭、先天性畸形等不良事件。这与其引起胎儿低血压、降低胎儿肾脏血流量有关;也与其抑制胎儿肾素 - 血管紧张素系统,进而损害胎儿泌尿系发育有关。2017 年《ACC/AHA 高血压管理指南》指出,直接的肾素抑制剂对妊娠女性具有和 ACEI、ARB 同样的危害。

6. 急性、重度妊娠期高血压药物选择 大多数指南均推荐静脉用拉贝洛尔作为急性、重度妊娠期高血压的一线用药。加拿大妇产科学会推荐口服硝苯地平、静脉用肼屈嗪、静脉用拉贝洛尔作为治疗严重妊娠期高血压的药物。考虑到肼屈嗪会引起孕妇突然的低血压,进而造成胎儿宫内窘迫,一些指南把静脉用肼屈嗪作为妊娠期高血压的禁忌药物。欧洲心脏学会《妊娠期心血管疾病管理指南》推荐静脉用拉贝洛尔或口服甲基多巴及口服长效硝苯地平作为严重妊娠期高血压的一线用药,静脉用肼屈嗪不再作为用药选择。2013 年《ESH/ESC 高血压管理指南》推荐在急诊情况下静脉给予拉贝洛尔或硝普钠。总体看来,目前的趋势是以拉贝洛尔取代肼屈嗪作为重度妊娠期高血压的推荐药物。即便是没有临床症状提示即将发生子痫,重度高血压孕妇也应接受口服降压药物治疗。2018 ISSHP 指南对于严重妊娠期高血压,推荐口服硝苯地平和静脉使用肼屈嗪。同时推荐当子痫前期患者出现严重高血压、蛋白尿、血压升高伴神经症状或体征时,给予硫酸镁预防抽搐发生。

五、妊娠期血压监测

1. **基线血压记录** 孕前或孕早期的血压值非常重要,以此作为孕妇的血压基线,特别是血压在孕早期会出现下降。因此,在不了解血压基线的情况下,妊娠 12 周后首次测得的血压值即使正常仍有潜在的慢性高血压可能。

2. **动态血压监测和家庭血压监测** 诊室血压升高的孕妇中,约有 1/4 为白大衣高血压。因此,ISSHP 推荐采用 24 小时动态血压监测(ABPM)或家庭血压监测(HBPM)以排除白大衣高血压。24 小时 ABPM 的重要性已在 2001 年澳大利亚新南威尔士大学圣乔治医院的研究中得到证实。2017 年,该团队的研究又证实 HBPM 可以准确评估慢性高血压。

（杨　宁　李玉明）

第三节　妊娠期蛋白尿的检测和意义

随着对子痫前期认识的逐步深入,子痫前期的诊断标准修改了若干次,最新一次的修订提出蛋白尿(300mg/24h)是诊断子痫前期充分条件但不是必要条件。

蛋白尿的诊断可以采用 24 小时尿蛋白定量或尿蛋白/肌酐比值(PCR)。蛋白尿的最佳测量手段是 24 小时尿蛋白检测。妊娠期蛋白尿的诊断标准是≥300mg/24h。然而,对于需要尽快明确子痫前期诊断和决定是否终止妊娠的孕妇而言,这种方法不够快捷。这在一定程度上限制了 24 小时尿蛋白定量的临床应用。PCR 可以利用一次点尿,相对快速地提供临床结果。临床上 24 小时尿蛋白定量常被尿蛋白/肌酐比所替代,临床诊断界值是≥30mg/mmol(0.3mg/mg)。PCR 具有较高的阴性检测价值。如果条件理想,PCR 阳性结果需进行 24 小时尿蛋白检测来佐证,尤其是 PCR>230mg/mmol 这个肾病诊断区间的人群。近年研究显示,大量蛋白尿(>5g/24h 或尿肌酐 >900mg/mmol)与母胎不良结局相关。

在临床实践中,针对不能检测 24 小时尿蛋白定量和 PCR 的孕妇,常需借助尿蛋白试纸做定性检测。尿蛋白试纸定性检测的优点是即刻可获得结果,仅需单次尿,操作方便。缺点是敏感性较低(阴性预测率为 0.6)。如果临床高度疑诊子痫前期,且 24 小时尿蛋白定量和PCR 都不能够实施时,可以进行蛋白定性检测,如果结果为明显的蛋白尿(++),即可启动子痫前期的临床治疗。对于高度疑诊子痫前期的孕妇,如果蛋白定性检测为阴性,也需要高度警惕。如果仅依赖定性的蛋白试纸,会漏掉很多患者。

对于有蛋白尿,但没有发现血压升高的孕妇,暂时不按照子痫前期来处置。但需要定期监测随访,追踪是否进展为子痫前期,或者存在其他肾病。研究表明,蛋白尿不合并高血压的孕妇中,有 51% 会在分娩前进展为子痫前期。

（杨　宁　李玉明）

第四节　子痫前期早期筛查和干预

子痫前期的病理变化从孕早期即开始形成。研究表明,孕中期进行预防性干预无效,但在孕 16 周内对子痫前期高危患者进行早期监测和临床干预可改善母婴预后。

一、子痫前期早期筛查

子痫前期的早期筛查和干预是女性妊娠期心血管风险防范的关键之一。早期筛查包括多方面：传统危险评估（母体因素和病史、子宫动脉多普勒、血压和平均动脉压）、生物标记物检测和预测模型的构建。目前方法多采用传统危险因素为基础建立模型，但实用价值非常有限。生物标记物被认为是传统危险评估的重要补充手段。目前，筛查子痫前期的生物标记物包括胎盘生长因子（placental growth factor，PlGF）、妊娠相关血浆蛋白 A、可溶性 FMS 样酪氨酸激酶（soluble FMS-like tyrosine kinase 1，sFlt-1）、胎儿血红蛋白、PE 基因标记物、无细胞胎儿 DNA、可溶性内皮因子等。这些标记物涉及内皮功能不良、炎症反应、凝血障碍等与子痫前期相关的病理生理过程。目前国外所进行的子痫前期早期筛查生物标记物相关研究均是在小样本的人群中开展，不适用于临床应用。亟待在大样本妊娠期前瞻性队列中开展此项工作。可以预见的是，针对子痫前期的新的检测、预防和治疗的手段或可为临床实践带来革命性的变化。

二、子痫前期的高危人群

子痫前期高危人群包括：高龄产妇（≥40 岁）和低龄产妇（<20 岁）；妊娠间隔≥10 年；既往妊娠合并子痫前期；有子痫前期家族史；多胎妊娠；抗磷脂抗体阳性；患有高血压、慢性肾脏疾病、糖尿病等慢性疾病；肥胖（BMI≥35kg/m²）；孕早期 / 首次产检：SBP≥130mmHg；孕早期 / 首次产检：DBP≥80mmHg；采用辅助生殖技术；自身免疫性疾病如系统性红斑狼疮等。针对这些高危人群，应该在备孕阶段开始，直至整个妊娠期，都进行严密的观察，对子痫前期进行积极的预防、筛查和治疗，改善母婴结局。子痫前期病史女性再次妊娠发生子痫前期风险为 15%，发生妊娠期高血压风险为 15%。

三、子痫前期高危女性的药物干预

针对高危女性，推荐使用小剂量阿司匹林预防子痫前期。阿司匹林的预防作用可能与其抑制炎症反应、抑制环氧合酶 COX-1 和 COX-2、抑制血小板聚集、调节免疫和血管生成、刺激 NO 生成等机制有关。

2013 年《ACOG 妊娠期高血压指南》推荐对于子痫前期高危女性在妊娠 <16 周时给予小剂量阿司匹林（60~80mg/d）。2013 年《ESH/ESC 高血压管理指南》推荐 PE 高危的女性在排除消化道出血高风险后，应从 12 周起服用阿司匹林 75mg/d，直至分娩。《妊娠期高血压疾病诊治指南（2015）》推荐，子痫前期高危因素者可以在妊娠 12~16 周起服用小剂量阿司匹林（50~100mg/d），可维持到孕 28 周。2018 ISSHP 指南推荐，对子痫前期高危人群 16 周前给予小剂量阿司匹林（75~162mg/d）预防子痫前期。该证据源于 2017 年欧洲最大规模的多中心双盲 RCT 研究，该研究选择 13 家医院 1 776 名研究对象，随机分为阿司匹林组及安慰剂组，以确定妊娠 11~13 周孕妇服用低剂量阿司匹林是否降低子痫前期发生率和严重程度。研究结果显示，阿司匹林组早产型子痫前期发生率为 1.6%，安慰组早产子痫前期发生率为 4.3%，同时两组间新生儿结局或其他不良事件无显著差异。该研究明确提示了对于早产型子痫前期高危孕妇实施低剂量阿司匹林预防治疗，可以降低子痫前期发生率。

（杨　宁　李玉明）

第五节　子痫的处理

子痫发作时的紧急处理包括一般急诊处理、控制抽搐、控制血压、预防再发抽搐以及适时终止妊娠等。子痫诊治过程中,要注意与其他抽搐性疾病(如癔症、癫痫、颅脑病变等)进行鉴别。同时,应监测心、肝、肾、中枢神经系统等重要器官的功能、凝血功能和水、电解质及酸碱平衡。

1. **一般急诊**　处理子痫发作时应预防患者坠地外伤、唇舌咬伤,须保持气道通畅,维持呼吸、循环功能稳定,密切观察生命体征、尿量(留置导尿管监测)等。避免声、光等一切不良刺激。

2. **控制抽搐**　硫酸镁是治疗子痫及预防复发的首选药物。

3. **控制血压和监控合并症**　脑血管意外是子痫患者死亡的最常见原因。当收缩压持续≥160mmHg、舒张压≥110mmHg时要积极降压以预防心脑血管合并症。注意监测子痫之后的胎盘早剥、肺水肿等合并症。

4. **适时终止**　妊娠母体因素和胎盘——胎儿因素的整体评估是终止妊娠的决定性因素。重度子痫前期发生母儿严重合并症者,需要稳定母体状况后尽早在24小时内或48小时内终止妊娠,不考虑是否完成促胎肺成熟。子痫患者抽搐控制后即可考虑终止妊娠。

（杨　宁　李玉明）

第六节　产后血压管理

事实上,有32%~44%的子痫是发生在产后。子痫前期可以在产后首次出现。因此,无论在妊娠期血压是否升高,产后持续测量血压是十分必要的,这应作为所有女性常规产后检查的一部分。对于已知患有高血压的女性,应避免使用非甾体抗炎药,因其可能会加剧高血压和肾脏损伤。产后血压控制的目标与妊娠期相同:在接受药物治疗时,血压应低于150/100mmHg。如果出现新发严重头痛,不论是否伴有神经症状,都应进行评估,以判断产后脑卒中或静脉血栓形成的可能性。对于在妊娠期已经有子痫前期的孕妇,产后需要更严密的监测。产后的前3天,在清醒状态时,至少每4小时要进行一次血压测量和临床观察。要继续服用产前的降压药物。在数天之后,可以根据情况逐渐减量,不能够突然停药。

HDP是重要的妊娠期不良心血管风险暴露,增加母子两代高血压、脑卒中、2型糖尿病、肾病等慢性疾病的发生风险。妊娠期血压管理需多学科综合管理,需要心内科和产科医生共同努力。除了降压之外,生活方式干预、危险因素控制、合并疾病的治疗等都很关键。

（杨　宁　李玉明）

● 参考文献

［1］AMERICAN COLLEGE OF O,GYNECOLOGISTS AND TASK FORCE ON HYPERTENSION IN P. Hypertension in pregnancy. Report of the American College of Obstetricians and Gynecologists' Task Force on Hypertension in Pregnancy［J］. Obstet Gynecol,2013,122（5）:1122-1131.

［2］WHELTON P K,CAREY R M,ARONOW W S,et al. 2017 ACC/AHA/AAPA/ABC/ACPM/AGS/APhA/

ASH/ASPC/NMA/PCNA Guideline for the Prevention, Detection, Evaluation, and Management of High Blood Pressure in Adults: A Report of the American College of Cardiology/American Heart Association Task Force on Clinical Practice Guidelines[J]. Hypertension, 2018, 71(6): e13-e115.

[3] TRANQUILLI A L, DEKKER G, MAGEE L, et al. The classification, diagnosis and management of the hypertensive disorders of pregnancy: A revised statement from the ISSHP[J]. Pregnancy Hypertens, 2014, 4(2): 97-104.

[4] BROWN M A. Is there a role for ambulatory blood pressure monitoring in pregnancy? [J]. Clin Exp Pharmacol Physiol, 2014, 41(1): 16-21.

[5] BROWN MA, MAGEE L A, KENNY L C, et al. Hypertensive Disorders of Pregnancy: ISSHP Classification, Diagnosis, and Management Recommendations for International Practice[J]. Hypertension, 2018, 72(1): 24-43.

[6] LEE-ANN HAWKINS T, BROWN M A, MANGOS G J, et al. Transient gestational hypertension: Not always a benign event[J]. Pregnancy Hypertens, 2012, 2(1): 22-27.

[7] 杨孜, 张为远. 妊娠期高血压疾病诊治指南(2015)[J]. 中华妇产科杂志, 2015, 50(10): 721-728.

[8] MAGEE L A, VON DADELSZEN P, REY E, et al. Less-tight versus tight control of hypertension in pregnancy[J]. N Engl J Med, 2015, 372(5): 407-417.

[9] BROWN M A, BUDDLE M L, MARTIN A. Is resistant hypertension really resistant? [J]. Am J Hypertens, 2001, 14(12): 1263-1269.

[10] TREMONTI C, BEDDOE J, BROWN M A. Reliability of home blood pressure monitoring devices in pregnancy[J]. Pregnancy Hypertens, 2017, 8: 9-14.

[11] 李玉明, 杨宁. 关注生命早期心血管病风险暴露及初始预防[J]. 中华心血管病杂志, 2017, 45(4): 274-276.

[12] 李玉明, 杨宁. 重视妊娠高血压子痫前期的早期筛查[J]. 中华心血管病杂志, 2016, 44(3): 193-196.

[13] ROLNIK D L, WRIGHT D, POON L C, et al. Aspirin versus Placebo in Pregnancies at High Risk for Preterm Preeclampsia[J]. N Engl J Med, 2017, 377(7): 613-622.

第二十三章　高血压合并糖尿病

近 30 年,与不良生活方式相关的高血压及 2 型糖尿病发病率呈逐年增长的趋势,已经成为我国人民健康的主要威胁。高血压和糖尿病共同存在的流行病特点是:日益增高的患病率和很低的血压、血糖控制达标率。

第一节　高血压合并糖尿病的临床特点

一、高血压合并糖尿病早期干预病情具有可逆性

高血压及糖尿病如能早期纠正不健康的生活方式,是可能逆转为正常人的,至少可以延缓其发病及心脑血管事件的发生。因此,早期干预必须关注"糖尿病前期""高血压前期"及代谢综合征(MS)。目前,我国 MS 的具体诊断标准是符合 3 项或 3 项以上:①血糖异常,包括糖尿病及糖调节障碍(空腹血糖:6.1~6.9mmol/L 和 / 或餐后血糖 7.8~11.0mmol/L)常称为"糖尿病前期";②血脂异常:TG≥1.7mol/L,HDL<1.04mol/L;③中心性肥胖(腰围,男:≥90cm,女:≥85cm);④ BP≥130/85mmHg。

在我国,中心性肥胖及血压增高是 MS 的两个比较多见的体征。调查发现,我国 MS 的主要类型以肥胖合并高血压和血脂异常占 53.7%;肥胖合并糖代谢异常和高血压占 30.5%。

在糖尿病前期的患者就应开始关注血压。与此同时,中老年高血压尤其有腹型肥胖伴代谢综合征时,应关注血糖。

二、高血压合并糖尿病易引起靶器官损害

众所周知,高血压合并糖尿病属心脑血管病的高危人群,因此,更容易出现靶器官损害。

高血压与糖尿病并存时,蛋白尿的发生率明显高于单纯高血压或糖尿病。微量白蛋白排出增加提示全身微血管损伤及肾脏靶器官病变。流行病研究表明高血压合并糖尿病发生肾病的危险性更大。微循环障碍是糖尿病微血管的主要合并症,这种变化与高血压发病也有一定关联。

同时,中心动脉压及其血管指数是心血管疾病的重要危险因素,可以作为心血管事件及肾脏事件的独立预测因素。国内一项对 432 例单纯高血压患者及 284 例高血压合并 2 型糖尿病患者的比较研究发现,糖尿病合并高血压组的中心动脉压(CPP)、中心动脉增强压(CAP)和 cfPWV 均高于单纯高血压组。由于糖尿病及高血压均使肾脏近曲小管葡萄糖钠转运异常,钠重吸收增多,肾组织肾素 - 血管紧张素 - 醛固酮系统激活,进而导致血压升高及血管内皮功能紊乱,加速动脉粥样硬化的发生和发展。

三、高血压合并糖尿病患者的多重危险因素

高血压合并糖尿病除各自危险因素外,还常存在共同的危险因素,如年龄、家族史、肥胖、少动、吸烟、大量饮酒、高胆固醇和高三酰甘油血症等。

预测 2 型糖尿病的危险因素主要有:糖尿病前期(糖耐量减低或合并空腹血糖受损)(最重要的危险因素)、代谢综合征(HDL-C≤0.91mmol/L 或 TG≥2.2mmol/L)、超重(BMI≥24kg/m^2)或肥胖和 / 或腹型肥胖、抑郁症、饮食热量摄入过高、体力活动减少、可增加糖尿病发生风险的药物、致肥胖或糖尿病的社会环境、年龄、种族、家族史或遗传倾向、妊娠糖尿病病史或巨大儿生产史、多囊卵巢综合征、宫内发育迟缓或早产。

(郭冀珍　陆晓虹　路方红)

第二节　高血压合并糖尿病的风险评估

对高血压合并糖尿病的临床风险评估十分重要。具体步骤是明确血压分级,筛查危险因素,评估靶器官损害,以及确定有无临床合并症。但是可以肯定,高血压合并糖尿病患者靶器官损害出现的时间更早、更多,临床合并症也更为频繁和严重。应当充分认识到,高血压合并糖尿病的患者,无论是否有其他危险因素及靶器官损害,其心血管风险均属于很高危。

高血压合并糖尿病要防止心脑血管合并症,必须同时兼顾血压和血糖,致力于危险因素的纠正。

(郭冀珍　陆晓虹　路方红)

第三节　高血压合并糖尿病的血压管理策略

一、高血压合并糖尿病患者血压管理的特殊之处

在血压靶标的确定方面,高血压合并糖尿病也有一些特殊之处。JNC8 将启动降压和目标放宽到 <140/90mmHg。但是 ACCORD 研究表明:强化降压组(SBP<120mmHg)较常规降压组(SBP<140mmHg)脑卒中发病率减低 41%。考虑亚洲人群脑卒中高发,《中国高血压防治指南 2010 年修订版》和《日本高血压指南(JSH 2014)》均提出降压对降低脑卒中风险至关重要,仍建议血压在(130~139)/(85~89)mmHg 水平、非药物治疗无效时就应启动降压治疗。《中国高血压防治指南 2010 年修订版》建议:糖尿病患者的降压目标是 <130/80mmHg;老年或伴严重冠心病的糖尿病患者应 <140/90mmHg。

二、常用降压药物的推荐和评价

(一)肾素 - 血管紧张素 - 醛固酮系统阻滞剂

国内外指南推荐的糖尿病患者降压首选肾素 - 血管紧张素 - 醛固酮系统(RAAS)阻滞剂,主要包括 ACEI 及 ARB,醛固酮受体拮抗剂及肾素抑制剂。

当高血压及糖尿病共同存在时,交感和 RAAS 两大系统相互激活,其激活程度可能高于

各自单独存在的状况。因此,这类药物成为首选。

1. ACEI 和 ARB　　ARB 和 ACEI 是有效的降压药物,适于高血压合并对糖尿病患者,并具有良好的肾保护作用。

然而,有研究指出,ACEI 和 ARB 降压疗效及对心血管事件的结局可能不同。2015 年一项对 35 项糖尿病患者的荟萃分析表明:ACEI 组能显著减少糖尿病全因死亡率 13%、心血管死亡率 17%、严重心血管事件发生率 14%,显著优于 ARB。而 ARB 降压疗效优于 ACEI。但是该分析发现两者均不能减少糖尿病患者脑卒中风险。ACCOMPLISH 试验比较了贝那普利联合氨氯地平或氢氯噻嗪在降低高血压合并糖尿病患者的心血管疾病事件发生的效果,结果表明贝那普利与氨氯地平联合使用,与氢氯噻嗪联合使用相比,前者在降低心血管事件方面更具有优越性。

2. **醛固酮受体拮抗剂**　　代谢综合征和肥胖患者普遍存在高血醛固酮水平,体重降低后血醛固酮水平也随之下降。人群研究证实超过正常值的高醛固酮水平的人群,高血醛固酮水平者全因死亡率明显增加。

近年来,醛固酮受体拮抗剂,螺内酯和依普利酮,已用于糖尿病肾病、蛋白尿的治疗,结果表明能延缓糖尿病肾病的进展。醛固酮受体拮抗剂的有效性和安全性也已在接受 ACEI 或 ARB 治疗的糖尿病患者中进行评估。一项纳入了 268 例已接受 ACEI 治疗的 2 型糖尿病患者的随机试验。与安慰剂相比,应用 50mg/d 或 100mg/d 的依普利酮可使尿白蛋白排泄量显著下降(40%~50% vs <10%)。但 100mg/d 依普利酮组发生重度高钾血症的比例较高(23% vs 12%)。醛固酮受体拮抗剂与 ACEI 或 ARB 联用,对蛋白尿的降低具有协同作用,可降低慢性心力衰竭和心肌梗死后的死亡率。

(二)钙通道阻滞剂

已有研究表明,钙通道阻滞剂(CCB)对高血压患者的糖代谢不会带来不利影响。鉴于黄种人对 CCB 降压有效率优于 ACEI 和 ARB。因此,在联合用药降压达标中,钙通道阻滞剂与 ACEI 或 ARB 的联合是一种合理的选择。SHIELD 研究的子研究对比了联合使用 ACEI 和 CCB 较 ACEI 单一疗法对高血压合并 2 型糖尿病患者的血管顺应性是否具有附加益处,结果表明接受氨氯地平/贝那普利的固定剂量组合治疗较依那普利单药治疗可显著改善患者的大血管顺应性。中年肥胖有代谢综合征的高血压患者交感激活、心率较快时,β 受体拮抗剂与二氢吡啶类 CCB 联合应用可供选择。对舒张压相对较高者,还可选择 CCB 与 α/β 受体拮抗剂合用。

(三)β 受体拮抗剂和 α/β 受体拮抗剂

β 受体拮抗剂在缺血性心脏病、慢性心力衰竭、高血压以及心律失常等疾病的防治中均发挥着无可替代的作用。鉴于阿替洛尔可能引起糖脂代谢紊乱、使新发糖尿病增加,多国指南推荐了第三代 β 受体拮抗剂,包括 α/β 受体拮抗剂,如卡维地洛、阿罗洛尔和拉贝洛尔等;具有血管扩张作用的 β 受体拮抗剂,如奈比洛尔、噻利洛尔等。卡维地洛有效地治疗各阶段的心力衰竭。此外,卡维地洛与阿罗洛尔能有效地治疗混合型心绞痛。拉贝洛尔已被我国及多国指南推荐适用于妊娠期高血压。

(四)利尿剂

临床实践证实长期服噻嗪类利尿剂会引起糖脂代谢异常,尤其是与 β 受体拮抗剂合用更易引起新发糖尿病。对肥胖、高血压并有多种糖脂代谢异常的高危患者应慎用。一般用小剂量 HCT 12.5mg/d 相对较安全而有效。

（五）其他降压药物

目前认为，α_1 受体拮抗剂能改善胰岛素敏感性，不影响甚至于改善糖脂代谢等优势，在高血压合并糖尿病的患者中具有应用价值。目前常用的是哌唑嗪、特拉唑嗪、多沙唑嗪等。至于其他类仅用于对糖尿病的影响研究较少。

三、个体化选择降压药物治疗

（一）避免 β 受体拮抗剂和 / 或噻嗪类利尿剂联合应用

20 世纪 80 至 90 年代一系列循证医学证明，β 受体拮抗剂和 / 或噻嗪类利尿剂可引发新发糖尿病。2005 年发表的 ASCOT 研究对约 1 万例有多种危险因素的高血压患者进行长达 5 年半的随访证实：β 受体拮抗剂 + 噻嗪类利尿剂联合用药组，比钙通道阻滞剂 +ACEI 联合用药组新发糖尿病有明显的增加，同时脑卒中、冠心病事件也明显增加。2006 年英国高血压防治指南中提出：β 受体拮抗剂不再作为降压一线用药。欧洲高血压防治指南从 2007 年起开始指出：β 受体拮抗剂不应作为降压首选。

国内外对 β 受体拮抗剂能否作为降压一线用药的问题一直尚有争论。至今，各国指南公认第三代 β 受体拮抗剂，包括：α/β 受体拮抗剂及有血管扩张作用的 β 受体拮抗剂是一种无糖脂代谢副作用、优于经典的 β 受体拮抗剂的新型降压药。

（二）合理选择服药时间和次数

有关这方面的研究目前很少，因此没有明确的推荐。但是，2014 年西班牙一项研究表明，睡前服药者和清晨服药者中糖尿病 6 年发生率分别为 4.8% 和 12.1%，相比于清晨醒来时服药，睡前服 ARB、β 受体拮抗剂或 α 受体拮抗剂联合降压用药，可能减少 50% 的 2 型糖尿病的发病风险，校正空腹血糖、腰围、动态血压、血压勺型模式和慢性肾脏病等因素后，睡前服药者新发糖尿病的风险较清晨服药者降低 57%。

（三）应用兼有降压效果的降糖药

1. 二甲双胍　UKPDS 研究显示：二甲双胍治疗肥胖的 2 型糖尿病患者，全因死亡风险下降 35%，心肌梗死下降 39% 明显优于磺脲类和胰岛素。尤其适用于高血压肥胖伴胰岛素抵抗患者，且无低血糖反应。最近一项对 4 113 例无糖尿患者群汇总分析发现服二甲双胍 3 个月至 3.2 年，尤其在 IGT 及肥胖（BMI≥30kg/m^2）亚组，每天服较大剂量的二甲双胍 >1 500mg 者，SBP 下降 5.03mmHg。可能与二甲双胍通过激活胰岛素受体酪氨酸酶，增加糖原合成，影响葡萄糖转运蛋白 4 活性从而改善胰岛素敏感性有关。在降压的同时更应注重改善胰岛素抵抗，从而增强降压效果，同时能防止从糖尿病前期发展成 2 型糖尿病。

2. 噻唑烷二酮类（TZDs）　罗格列酮使外周组织的胰岛素敏感性增加，降低血浆胰岛素水平，从而降低血糖和血压。此外，TZDs 类药还可抑制脂肪细胞合成分泌的一种脂源性内分泌多肽激素，瘦素的释放，瘦素有升压作用。最终可能通过直接影响血管内皮细胞的钙通道直接舒张血管降压的作用。

3. DDP-4 抑制剂及 SGLT-2 抑制剂　美国最新降糖药指南中指出：二肽基肽酶 -4（dipeptidyl peptidase-4，DDP-4）抑制剂和钠 - 葡萄糖协同转运蛋白 -2（sodium-glucose cotransporter 2，SGLT-2）抑制剂有降糖以外的降压作用。

SGLT-2 抑制剂通过抑制肾小管 SGLT-2 产生渗透性利尿作用，得到降压效果。它与

ACEI 联合是合适的配伍,此外,DDP-4 抑制剂与 ACE、二甲双胍与 RAS 阻滞剂也有协同降压效果。

(四)高血压合并糖尿病治疗的注意问题

1. **对肥胖的中青年中重度高血压注意筛查原发性醛固酮增多症** 研究发现原发性醛固酮增多症患者常合并代谢综合征,尤其是超重、肥胖的比例较大。所以,对肥胖的中青年中重度高血压应注意观察血钾,尤其服利尿剂后出现血清钾偏低时,及早发现原发性醛固酮增多症。醛固酮水平与 BMI 正相关。

醛固酮直接作用于胰岛素受体,使胰岛素敏感性下降并以剂量依赖方式下调葡萄糖转运子的表达,使胰岛素介导的葡萄糖摄取下降,同时使丝裂原活化蛋白激酶失活阻断胰岛素信号转导通道等,导致糖尿病。

2. **关注高血压合并 2 型糖尿病患者血 PTH 及维生素 D 水平** 高血压与糖尿病患者的甲状旁腺素(parathyroid hormone,PTH)及维生素 D 水平已备受关注。国外研究发现 PTH 与血压正相关,尤其是黑种人。我国的流行病学研究发现,老年人 PTH 与血压明显相关;在 20~83 岁人群中发现 PTH 与发生高血压的危险正相关。近几年研究发现,维生素 D 不足和 PTH 升高与肥胖、胰岛素抵抗、2 型糖尿病、高血压、血管性早老性痴呆等存在联系。维生素 D 能通过胰腺 β 细胞上的维生素 D 受体,刺激胰岛素基因转录,起到促进胰岛素分泌的作用;维生素 D 还能通过骨骼肌上的维生素 D 受体,促进胰岛素受体表达和葡萄糖转运;而且维生素 D/PTH 还作用于肾素-血管紧张素-醛固酮系统,参与血压的调控。

(五)健康生活方式对高血压及糖尿病患者治疗的重要性

1. **不良生活方式对血压的影响** 肥胖、高热量摄入,少运动、吸烟、过量饮酒、心理不健康等是高血压和糖尿病发病的共同重要原因。

(1)肥胖:肥胖和高血压间的关联有重要临床意义。体重增加可引起血压升高。值得注意的是,腹型肥胖患者的高血压风险最高,而腹型肥胖是代谢综合征的一个重要组成部分。

(2)少运动:长期有氧运动可能降低高血压的发生率。汇总研究发现:有氧耐力训练使静息收缩压及舒张压降低 3.0/2.4mmHg,在高血压患者可降低 6.9/4.9mmHg。

(3)吸烟:吸烟的导致交感神经过度兴奋,升高血压、心率和心肌收缩力,增加心肌的耗氧量。在一项关于血压正常的吸烟者的研究中,吸完第一支烟后收缩压平均升高了 20mmHg。在那些每日吸烟量大于等于 15 支的吸烟者中,高血压的发病率增加。吸烟也会增加发生 2 型糖尿病风险,相比不吸烟者,目前吸烟者发生 2 型糖尿病的风险增加 1.4 倍。同时,吸二手烟的人发生糖尿病的风险也会增加。

(4)饮酒:适量饮酒可能降低发生 2 型糖尿病及代谢综合征的风险,一项纳入将近 2 000 例男性的前瞻性研究,13 年随访后发现,少量饮酒者发生代谢综合征的风险降低 40%。但过量饮酒可能增加发生 2 型糖尿病及代谢综合征的风险,≥48g/d 时相对危险度为 1.04。

绝经后女性研究发现,与不饮酒者相比,持续 8 周每日摄入 30g 酒精(2 标准杯)的女性血清胰岛素水平降低,而血糖水平不变,从而显示胰岛素敏感性改善人群研究均显示,适度饮酒与脂联素水平升高相关,脂联素是一种脂肪细胞激素,可直接提高胰岛素敏感性。

2. **诸多不良生活方式可降低药物的疗效**

(1)吸烟对降压、降糖药物疗效的不良作用:烟草中烟雾含烟碱、一氧化碳等 4 000 多种有害物质,其中烟碱能诱导药物代谢酶使药物代谢加快,降低血药浓度,降低药效。吸烟后β受体拮抗剂的降压及减慢心率疗效降低,α受体拮抗剂的降压疗效也降低。阿司匹林的疗效在吸烟人群中也更低。因此提倡戒烟,如不能戒烟,至少在服药后30分钟不吸烟,否则血药浓度下降甚至是不吸烟的1/20。

(2)大量饮酒对降压、降糖药物的不良影响:乙醇影响肝微粒体氧化酶的灭活,会损伤肝细胞对药物的代谢和解毒功能,药物副作用增加,疗效减弱。服用沙坦类或普利类药物时,酒精扩血管作用明显,可造成血压骤然降升的副作用。饮酒与服用硝酸酯类,可导致头晕、直立性低血压等。

由于乙醇对交感和血管中枢有抑制作用,中枢 α_2 受体激动剂(可乐定)与 α_1 受体拮抗剂(如哌唑嗪)能有效地减轻戒断(酒、烟和可卡因)症状。

(3)高盐、低钾饮食对降压及降血糖药物的影响:高盐与低钾饮食与高血压的关系已经不容置疑。研究发现高盐、低钾与胰岛素抵抗有关。

高盐摄入可减弱大多数降压药的疗效,如ACEI,但可增强CCB的降压疗效。因CCB具有排钠缩容的作用,适用于高盐饮食的高血压患者和盐敏感性高血压患者。

在老年收缩期高血压研究中,血清钾浓度每下降0.5mmol/L,新发糖尿病的风险增加45%。对于肾功能正常或接近正常的高血压和/或糖尿病患者,尤应鼓励新鲜蔬菜和水果的高钾饮食。

(郭冀珍　陆晓虹　路方红)

● 参考文献

[1]刘力生.中国高血压防治指南2010[J].中华高血压杂志,2011,19(8):701-743.

[2]AGABITI-ROSEI E,MANCIA G,O'ROURKE M F,et al. Central blood pressure measurements and antihypertensive therapy:a consensus document[J]. Hypertension,2007,50(1):154-160.

[3]WILLIAMS B,LACY P S,THOM S M,et al. Differential impact of blood pressure-lowering drugs on central aortic pressure and clinical outcomes:principal results of the Conduit Artery Function Evaluation(CAFE)study[J]. Circulation,2006,113(9):1213-1225.

[4]JAMES P A,OPARIL S,CARTER B L,et al. 2014 evidence-based guideline for the management of high blood pressure in adults:report from the panel members appointed to the Eighth Joint National Committee(JNC 8)[J]. JAMA,2014,311(5):507-520.

[5]GROUP A S,GERSTEIN H C,MILLER M E,et al. Long-term effects of intensive glucose lowering on cardiovascular outcomes[J]. N Engl J Med,2011,364(9):818-828.

[6]WEBER M A,BAKRIS G L,JAMERSON K,et al. Cardiovascular events during differing hypertension therapies in patients with diabetes[J]. J Am Coll Cardiol,2010,56(1):77-85.

[7]MIRIC G,DALLEMAGNE C,ENDRE Z,et al. Reversal of cardiac and renal fibrosis by pirfenidone and spironolactone in streptozotocin-diabetic rats[J]. Br J Pharmacol,2001,133(5):687-694.

[8]EPSTEIN M,WILLIAMS G H,WEINBERGER M,et al. Selective aldosterone blockade with eplerenone reduces albuminuria in patients with type 2 diabetes[J]. Clin J Soc Nephrol,2006,1(5):940-951.

[9]杨孜,张为远.妊娠期高血压疾病诊治指南(2015)[J].中华妇产科杂志,2015,50(10):721-728.

[10]母义明,纪立农,宁光,等.二甲双胍临床应用专家共识[J].中国糖尿病杂志,2014,22(8):673-681.

［11］YAO L,FOLSOM A R,PANKOW J S,et al. Parathyroid hormone and the risk of incident hypertension: the Atherosclerosis Risk in Communities study［J］. J Hypertens,2016,34（2）:196-203.

［12］WINER N,FOLKER A,MURPHY J A,et al. Effect of fixed-dose ACE-inhibitor/calcium channel blocker combination therapy vs. ACE-inhibitor monotherapy on arterial compliance in hypertensive patients with type 2 diabetes［J］. Prev Cardiol,2005,8（2）:87-92.

［13］GROPPELLI A,GIORGI D M,OMBONI S,et al. Persistent blood pressure increase induced by heavy smoking［J］. J Hypertens,1992,10（5）:495-499.

［14］BOWMAN T S,GAZIANO J M,BURING J E,et al. A prospective study of cigarette smoking and risk of incident hypertension in women［J］. J Am Coll Cardiol,2007,50（21）:2085-2092.

第二十四章　高血压合并甲状腺功能亢进

高血压是常见的慢性疾病,分为原发性和继发性。甲状腺功能亢进(甲亢)引起的高血压属于继发性高血压。而原发性高血压可能合并甲亢。两者发病机制、治疗特点不尽相同,需要注意相关的鉴别诊断和治疗的特殊性。

第一节　甲状腺功能亢进继发高血压

甲状腺肿大、突眼症、基础代谢率升高、神经兴奋性增强、组织和器官功能增强为甲亢的特征。功能亢进性毒性弥漫性甲状腺肿是最常见的甲亢症状,占甲亢的 85%。正常的甲状腺状态对维持合适的血压有重要的作用。甲亢患者血压特点是收缩压升高,脉压增大,可见毛细血管搏动征,以及水冲脉。甲状腺功能恢复正常后血压多可恢复正常。

一、流行病学特点

目前关于甲亢引起高血压的相关流行病学资料较少。据估计,甲亢合并高血压占甲亢患者的 20%~30%。随年龄的不同和研究人群的不同,其发病率和表现形式差异较大。早年的一项观察性研究,在 458 例甲亢患者中血压 >150mmHg 的占 26%,其中 42% 的为重度甲亢患者。来自波兰的一项研究对比了亚临床甲亢患者和甲状腺功能正常人群,结果发现亚临床甲亢患者夜间血压水平、心率变异性和甲状腺功能正常人群比较显著增加。

二、甲亢继发高血压的病理生理

(一)甲状腺激素

甲状腺激素包括 T_3 和 T_4,其主要的作用为促进物质和能量的代谢和机体的生长发育。甲状腺激素可降低周围血管阻力,增加心肌收缩力,升高心率,增加心输出量。Asvold 等研究显示,甲状腺激素在参考范围内和血压水平呈正线性相关。Amouzegar 等纳入 4 756 例无甲状腺疾病的受试者,研究发现在甲状腺功能正常的人群中血清促甲状腺激素和血压之间无相关性;而血清中游离的 T_4 水平和血压水平有正相关关系。甲状腺激素对心脏具有正性变时、正性变力、正性变传导作用,且对外周动脉有舒张作用。甲亢患者因过多的甲状腺素造成新陈代谢旺盛及增加心输出量,增加儿茶酚胺对心肌的敏感性,导致收缩压升高。

(二)外周循环

目前认为,甲亢患者动脉和毛细血管床的开口扩张,组织灌流增大,血液循环加速,循环血容量增加,称之为高动力循环。由于患者外周血管阻力降低造成舒张压下降,这种外周血管舒张又反射性地引起心输出量增加,血压升高。外周血流量的增加使得心脏回心血量增加,通过 Frank-Starling 机制使每搏输出量增加。通过外周调节机制,组织可以根据其代谢需求控制自身的血流灌注。事实上,给予甲亢患者血管收缩剂可减少心脏每搏输出量,因此甲亢患者每搏输出量的增加是外周血管舒张的反射性的效应。

(三)心脏

心动过速、心律失常及高动力的心脏输出这些表现是甲亢常见的心脏表现。心输出量的增加是由于甲状腺激素对心肌收缩力的直接作用及外周血容量增加的反射调节引起。

在甲亢的动物模型中发现,使用甲状腺激素刺激后,心脏组织的 cAMP 含量增加。甲状腺激素可导致甲亢动物模型心肌细胞兴奋收缩耦联发生变化,心肌细胞内肌球蛋白 ATP 酶活性增加,但肌酸磷酸的化学能和心脏乳头肌细胞 ATP 能的利用率和较高的心脏输出量并不成比例,显示化学能转化为机械能的效率降低。Goodkind 的研究发现,使用甲状腺激素处理后的豚鼠乳头肌的等张收缩的力度和速度增加。这种心肌收缩力的增加不是甲状腺激素引起的心动过速所致,给予 β 受体拮抗剂也不能降低这种豚鼠乳头肌的心肌收缩力。Amidi 等研究发现甲亢患者心脏指数、每搏输出量指数及左心室射血分数升高。与心率的增加比较,每搏输出量更影响心输出量。甲亢患者的心脏输出量在有氧运动状态下因心肌耗氧量的增加,心脏输出量增加的幅度更为明显。

(四)交感肾上腺系统

临床研究发现甲状腺功能和交感肾上腺系统关系密切。甲亢患者的临床症状和外源性给予肾上腺素后的临床表现非常相似。抗交感的药物可降低甲状腺激素引起的心率和心脏输出量的增加。但是,甲亢患者血液中儿茶酚胺的水平并不升高甚至更低,其原因不明。客观提示甲状腺和交感肾上腺这两种系统的心血管效应可能是独立和叠加的,而不是协同。β 受体拮抗剂可以减慢心率,降低心脏输出量,降低脉压及延长循环时间,进一步证明交感肾上腺系统在高动力血液循环的发生中存在重要的作用。

(五)肾素 - 血管紧张素系统

甲亢时血浆肾素活性增高,RAS 过度激活,可能与甲状腺激素促进肝脏合成血管紧张素原增加有关。

总的来说,影响甲亢患者血压的变化是与甲状腺激素对外周血管、心肌细胞及窦房结功能影响相关。除此之外,外周组织代谢的变化使得外周血管阻力的降低,交感神经系统对心脏和血管的影响也起重要作用。高动力的循环状态是甲亢血压变化重要的病理生理基础。

三、甲亢继发高血压的发病机制

(一)心肌收缩力增强

心肌细胞 T_3 核受体较多,对甲状腺激素反应更加敏感。甲状腺激素可增加心肌细胞肌动蛋白和肌凝蛋白,并增加高活性的 V_1 型肌凝蛋白比率。甲状腺激素同时还增加心肌细胞内 Na^+-K^+-ATP 酶活性,使心肌收缩力增强。升高的血清 T_3 通过作用于心肌细胞和血管平滑肌细胞,增强心脏的收缩和舒张功能,降低外周血管阻力。Framingham 研究显示促甲状腺激素(thyrotropin,thyroid stimulating hormone,TSH)水平和左心室收缩力成反比。

（二）甲状腺激素对心率的影响

甲亢患者心率的增加可能是交感和副交感张力增加的结果。静息状态下甲亢患者心动过速（心率 >90 次 /min）非常常见，运动状态下心率增加更为显著。

（三）甲亢对血压的影响

甲状腺疾病血压的调节可能与体液因素相关，包括儿茶酚胺、RAS、血管升压素、心房钠尿肽、内皮素及肾上腺素髓质激素等。

1. **儿茶酚胺**　心动过速、心率增加、心输出量增加是甲亢患者常见的症状，这些症状是肾上腺活性增加的表现。虽然这些症状在甲亢患者中非常常见，但是甲亢患者儿茶酚胺的水平和代谢并不升高甚至下降。甲状腺激素可以调节肾上腺能信号通路、β_1 肾上腺素能受体、鸟嘌呤核苷酸调节蛋白及腺苷酸环化酶，目前尚无证据证实甲状腺激素可增加肾上腺对心脏的敏感性。这就可以解释使用 β 肾上腺阻滞剂可以改善过量 T_3、T_4 造成的心血管改变，但是心率仍不能恢复正常的现象。

2. **肾素的合成和释放**　甲状腺激素可以增加肾素的合成和释放，因此甲亢患者血浆肾素活性增加。β 肾上腺的激活可以介导肾素的释放。

3. **血管紧张素**　甲状腺激素可以刺激肝脏产生血管紧张素原。

4. **心房钠尿肽**　甲亢患者心房钠尿肽升高，心房钠尿肽可以使血管扩张，血管阻力降低，血容量增加。

5. **代谢产物**　甲亢时外周组织耗氧增加，代谢产物增加使外周动脉平滑肌松弛，血管扩张导致全身血管阻力降低 50%~60%。

6. **血容量**　多种因素导致甲亢患者的血容量增加，左心室舒张末期容积增加，心脏的前负荷增加。全身血管阻力降低且心脏收缩力增加，最终使得心输出量增加 2~3 倍。

（四）遗传学因素

新近有相关研究发现甲状腺激素和 TSH 相关的基因突变与血压升高有关，但是研究结果多样化，还需要进一步地评价。

综上所述，甲亢与高血压之间相关机制可能与以上因素相关，但在临床上需要进一步的研究证实。

四、甲亢继发高血压的临床表现

甲状腺激素兴奋窦房结，使心率加快。患者常诉心悸、胸闷等症状，心率常超过 90~100 次 /min。听诊心尖区与肺动脉瓣区第一心音增强，偶有第三心音和收缩中期吹风样杂音，可能与血流加速及乳头肌功能不全有关。血压特点为收缩压升高，舒张压下降，脉压增大，可见毛细血管搏动，临床称为水冲脉。

五、甲亢继发高血压的诊断

（一）甲亢的诊断

临床甲亢的诊断：①临床高代谢的症状和体征；②甲状腺体征：甲状腺肿和 / 或甲状腺结节，少数病例无甲状腺体征；③血清激素：TT_4、FT_4、TT_3、FT_3 升高，TSH 下降（<0.1mIU/L）。T_3 型甲亢时仅有 TT_3、FT_3 升高。

亚临床甲亢的诊断:血清 TSH 水平低于正常值下限,TT₃、TT₄ 在正常范围,不伴或伴有轻微的甲亢症状。

(二)血压升高的界定

甲亢患者在患病前若无原发性高血压,患病后出现血压的升高,多考虑为甲亢继发的高血压。血压界定为:非同日 3 次或 3 次以上血压 SBP≥140mmHg 和/或 DBP≥90mmHg。

六、甲亢合并高血压的治疗

(一)血压控制

甲亢引起的高血压在甲状腺疾病控制后通常是可逆的。甲亢的治疗是控制血压的基础。甲亢控制后,收缩压和心输出量下降,舒张压的总外周阻力升高,脉压降低,心率下降。甲亢合并高血压,β 受体拮抗剂是控制血压的推荐药物。β 受体拮抗剂使用存在禁忌证或不能耐受时,推荐根据血压水平及个体情况选用血管紧张素转换酶抑制剂或者钙通道阻滞剂。

(二)甲亢的治疗

1. 内科治疗 抗甲状腺药物治疗的优点为安全性好,但因服药时间长,患者的依从性较差。通常选用硫脲嘧啶类药物治疗,如甲巯咪唑、丙硫氧嘧啶、卡比马唑和甲硫氧嘧啶等。抗甲状腺药物药理作用主要抑制甲状腺过氧化物酶,进而抑制酪氨酸的碘化及耦联,使甲状腺素生成减少;抑制外周组织的 T₄ 转化为生物活性较强的 T₃ 和降低血液循环中甲状腺刺激性免疫球蛋白。抗甲状腺药物对已合成的甲状腺激素无效,故改善症状常需 2~3 周,恢复基础代谢率需 1~2 个月。

2. 外科治疗 若甲状腺肿大明显、压迫周围器官、药物治疗无效或停药后复发、药物依从性差的患者可通过外科手术切除部分甲状腺组织,减少甲状腺素的分泌,降低甲状腺激素的水平,控制甲亢。外科手术的缺点为:可造成永久性的甲减,手术可能造成出血、感染、神经损伤、手术瘢痕等风险,甚至发生甲状腺危象。

3. 放射性核素治疗 甲状腺摄取 ¹³¹I 后在甲状腺内,¹³¹I 可以释放出 β 射线。β 射线通过辐射的生物效应,破坏甲状腺组织,抑制甲状腺素的分泌。β 射线在组织中射程很短,对周围组织的影响极小。对于药物过敏、药物治疗无效、停药后复发、术后复发、不宜手术者可考虑放射性核素治疗。

(三)亚临床甲亢的治疗

有些学者认为,亚临床甲亢不同于亚临床甲减,需要药物干预。亚临床甲亢经抗甲状腺治疗,可以改善心率和心脏结构,并且降低心血管事件的发生风险。TSH 水平在 0.1mIU/L 或者以下,考虑启动使用抗甲状腺治疗。关于甲状腺疾病的治疗可参阅相关专科文献。

(余 静)

第二节 原发性高血压合并甲状腺功能亢进

原发性高血压合并甲亢的患者因为甲状腺激素的影响,其血压较单纯原发性高血压患者更加不易控制,容易进展为顽固性高血压。

一、流行病学特点

原发性高血压合并甲亢的流行病学研究较少,Federic 等的一个小样本研究显示,46%的原发性高血压患者伴随有各种甲状腺疾病;2% 的原发性高血压患者合并甲亢。检索相关文献,国内尚无原发性高血压合并甲亢患病率的报道,但是原发性高血压合并甲亢的临床报道并不少见。

二、临床表现

同时出现原发性高血压和甲亢的临床表现,头晕、头痛、疲劳、心悸等都是高血压常见的临床症状。甲状腺激素分泌过多造成高代谢综合征表现,疲乏无力、怕热多汗、皮肤潮湿、多食易饥、体重显著下降;精神神经系统出现多言好动、紧张焦虑、焦躁易怒、失眠不安、思想不集中、记忆力减退等症状;心血管系统表现为心悸气短、心动过速等;还可出现稀便、排便次数增加、甲状腺毒症周期性瘫痪等其他系统的疾病。

高血压合并甲亢患者原来稳定的血压出现波动,血压增高,脉压增大,药物不易控制,需要增加降压药物,需引起临床医生的关注。

三、高血压合并甲亢的治疗

(一)非药物治疗

高血压合并甲亢患者的非药物治疗同普通高血压患者。减轻体重可以改善糖脂代谢导致的心血管风险;减少钠摄入,每日食盐摄入不宜超过 6g;富含钙和钾的食物,监测钙和钾离子的水平,必要时补充;控制膳食中的脂肪摄入;戒烟限酒;增加运动提高心血管的调节适应能力。

(二)高血压的药物治疗

Siu CW 等的研究发现,甲亢患者血管栓塞事件、脑卒中、缺血性心脏病、充血性心力衰竭的发生率较高。因此,对于高血压病合并甲亢,应更多关注高血压和甲亢造成的心血管事件及相关合并症的治疗。

1. 血管紧张素转换酶抑制剂(angiotensin converting enzyme inhibitor,ACEI)**和血管紧张素 Ⅱ 受体拮抗剂**(angiotensin receptor blocker,ARB)　研究发现使用 ACEI 类药物西拉普利和 ARB 类药物厄贝沙坦可延缓甲状腺激素造成的心脏肥厚的进展。有证据显示,细胞内钙离子的负载在甲状腺激素促进心肌肥厚的过程中发挥着重要的作用,ACEI 类药物咪达普利和 ARB 类药物缬沙坦可通过改变细胞内钙离子改善甲亢造成的心肌肥厚。高血压合并甲亢的患者使用 ACEI 和 ARB 类药物可以更好地预防心血管事件的发生。

2. β 受体拮抗剂　交感神经系统是高血压发生的重要的病理生理机制。使用 β 受体拮抗剂降低血压的同时也能改善甲亢引起的相关症状,比如心悸、心动过速、震颤和焦虑。β 受体拮抗剂自身在甲状腺代谢中有特殊的作用,因此在高血压合并甲亢治疗中的作用更为重要。

(1)β 受体拮抗剂对甲状腺激素水平的影响:β 受体拮抗剂对甲亢患者症状改善的相关机制尚未阐述清楚。研究发现普萘洛尔对碘的吸收、释放和 T_4 的转化没有影响,然而甲状腺蛋白合成增加,T_3 水平增加。阿替洛尔在改善甲亢患者的症状时,T_4、游离 T_4、游离 T_3 浓度没有变化。

（2）β受体拮抗剂在高血压合并甲亢的临床使用：β受体拮抗剂是治疗高血压的重要药物，是甲亢患者控制症状的一线用药，Graves病使用β受体拮抗剂单药治疗。使用β受体拮抗剂主要是为了缓解甲亢患者的交感过度激活状态。不同的β受体拮抗剂效果不同，与药物对β肾上腺受体拮抗的选择性、细胞膜的稳定性、内源性交感活性及作用时长等因素相关。国内的研究观察使用普萘洛尔和比索洛尔对甲亢患者甲状腺激素和糖脂代谢的变化，发现正常剂量下选择性 β_1 受体拮抗剂比索洛尔对甲亢患者甲状腺激素及糖脂代谢无影响；非选择性 β_1 受体拮抗剂普萘洛尔则影响甲亢患者的血脂代谢。国内外的研究报道长效选择性 β_1 受体拮抗剂在控制血压和甲亢症状时优势明显且副作用更少，因此，长效选择性的 β_1 受体拮抗剂已代替非选择的β受体拮抗剂成为高血压合并甲亢患者的首选用药。

普萘洛尔是最常用且最早使用的β受体拮抗剂。国内指南推荐剂量为20~80mg/d，每4~6小时1次。普萘洛尔可以有效阻断甲状腺激素对心脏的兴奋作用，阻断 T_4 向 T_3 转化。主要用于抗甲状腺药物的初治使用。与甲巯咪唑联用，可有效控制甲亢症状，提高临床效应，改善甲状腺激素水平。

美托洛尔是选择性β受体拮抗剂，研究发现美托洛尔和普萘洛尔均可有效控制甲亢症状，普萘洛尔可使血清中反三碘甲状腺原氨酸的浓度增加，而美托洛尔无影响。美托洛尔在血清中的浓度相对更加稳定，因此可能更有效。

国内的一项研究发现在使用比索洛尔治疗后，总有效率为64.2%，治疗4周时，总有效率高达88.6%，比索洛尔疗效优于美托洛尔，针对甲亢性心动过速患者，选择比索洛尔治疗，其疗效明显优于美托洛尔。

卡维地洛是一种新型的α和β受体拮抗剂，可改善高血压患者的脂质代谢。来自Ozbilen等的一项研究纳入高血压合并甲亢的受试者各15例，分别使用卡维地洛6.25 mg，2次/d或美托洛尔50mg/d，两组均可改善血压、心率，其中卡维地洛可显著降低伴有脂质代谢异常的高血压合并甲亢患者的甘油三酯水平，改善脂质谱。

拉贝洛尔在高血压合并甲亢患者的使用见于相关的病例报道，在分娩期使用拉贝洛尔可以降低孕妇的脉率和血压及胎儿的心动过速。

3. 钙通道阻滞剂　甲亢患者交感系统激活，引起心动过速、心肌收缩力增强，会增加急性冠脉综合征（acute coronary syndrome，ACS）的风险。高血压合并甲亢患者，如同时合并ACS，钙通道阻滞剂治疗有效。来自美国的一项双盲交叉研究使用地尔硫䓬60mg 4次/d；普萘洛尔40mg 4次/d，结果发现地尔硫䓬在改善甲状腺毒症症状时更加有效且有更好的耐受性，可以作为普萘洛尔的替代治疗，尤其当β受体拮抗剂使用存在禁忌证时。

4. 利尿剂　研究发现螺内酯能够改善高甲状腺素诱导的心房电特性改变，可能是通过减轻细胞内钙离子超载，减少钙通道相关亚基的表达，减轻心肌纤维化和缝隙连接重构等机制减少房颤的发生风险。

此外，高血压合并甲亢患者，甲亢的控制有利于更好地控制血压，应将控制甲亢作为控制血压的重要条件。

四、预后

高血压合并甲亢的患者，高血压的治疗是持续的，考虑到甲亢对心血管系统的影响，因此选取合适的抗高血压药物显得尤为重要。

甲亢患者使用抗高血压治疗是否可以减少心血管疾病的风险,需要前瞻性的人群研究证实。在临床实践中,甲亢患者进行血压控制是必要的,目前的指南中关于甲亢的血压管理并未有特定的推荐。

（余　静）

● 参考文献

［1］HURXTHAL M L. Blood pressure before and after operation in hyperthyroidism［J］. Arch Int Med,1931,47（2）:167-181.

［2］KAMINSKI G,MAKOWSKI K,MICHALKIEWICZ D,et al. The influence of subclinical hyperthyroidism on blood pressure,heart rate variability,and prevalence of arrhythmias［J］. Thyroid,2012,22（5）:454-460.

［3］GROSSMAN W,ROBIN N I,JOHNSON L W,et al. The enhanced myocardial contractility of thyrotoxicosis. Role of the beta adrenergic receptor［J］. Ann Intern Med,1971,74（6）:869-874.

［4］AMIDI M,LEON D F,DEGROOT W J,et al. Effect of the thyroid state on myocardial contractility and ventricular ejection rate in man［J］. Circulation,1968,38（2）:229-239.

［5］OJAMAA K,KLEIN I,SABET A,et al. Changes in adenylyl cyclase isoforms as a mechanism for thyroid hormone modulation of cardiac beta-adrenergic receptor responsiveness［J］. Metabolism,2000,49（2）:275-279.

［6］TANG R,WANG J,YANG L,et al. Subclinical Hypothyroidism and Depression:A Systematic Review and Meta-Analysis［J］. Front Endocrinol（Lausanne）,2019,10:340.

［7］HONG-BROWN L Q,DESCHEPPER C F. Effects of thyroid hormones on angiotensinogen gene expression in rat liver,brain,and cultured cells［J］. Endocrinology,1992,130（3）:1231-1237.

［8］KOBORI H,ICHIHARA A,SUZUKI H,et al. Thyroid hormone stimulates renin synthesis in rats without involving the sympathetic nervous system［J］. Am J Physiol,1997,272（2 Pt 1）:E227-E232.

［9］SERNIA C,MARCHANT C,BROWN L,et al. Cardiac angiotensin receptors in experimental hyperthyroidism in dogs［J］. Cardiovasc Res,1993,27（3）:423-428.

［10］KLEMPERER J D,KLEIN I,GOMEZ M,et al. Thyroid hormone treatment after coronary-artery bypass surgery［J］. N Engl J Med,1995,333（23）:1522-1527.

［11］FREITAS F,ESTATO V,LESSA M A,et al. Cardiac microvascular rarefaction in hyperthyroid rats is reversed by losartan,diltiazem,and propranolol［J］. Fundam Clin Pharmacol,2015,29（1）:31-40.

［12］SU L,DAI Y,DENG W,et al. Renin-angiotensin system blocking agents reverse the myocardial hypertrophy in experimental hyperthyroid cardiomyopathy via altering intracellular calcium handling［J］. Zhonghua Xin Xue Guan Bing Za Zhi,2008,36（8）:744-749.

［13］GEFFNER D L,HERSHMAN J M. Beta-adrenergic blockade for the treatment of hyperthyroidism［J］. Am J Med,1992,93（1）:61-68.

［14］王芳,张志利. 两种β受体阻滞剂对甲亢患者甲状腺激素及糖脂代谢的影响［J］. 中西医结合心脑血管病杂志,2009,7（3）:267-268.

［15］李洪影,国玉芝,孙淑波,等. 比索洛尔和美托洛尔对甲亢性心动过速的疗效评价［J］. 黑龙江医药科学,2016,39（2）:11-12.

［16］OZBILEN S,EREN M A,TURAN M N,et al. The impact of carvedilol and metoprolol on serum lipid concentrations and symptoms in patients with hyperthyroidism［J］. Endocr Res,2012,37（3）:117-123.

［17］BOWMAN M L,BERGMANN M,SMITH J F. Intrapartum labetalol for the treatment of maternal and fetal thyrotoxicosis[J]. Thyroid,1998,8(9):795-796.

[18]范晓方,张钰,杨架林.甲亢合并急性冠脉综合征病例分析及文献回顾[J].临床急诊杂志,2015,16(9):730-732.

[19]熊斌,景金金,苏立.螺内酯对高甲状腺素诱导的兔心房颤动和心房重构的影响[J].中国病理生理杂志,2015,31(8):1376-1383.

第二十五章　高血压合并结缔组织病

第一节　高血压合并结缔组织病概述

一、结缔组织病的概念

关节、肌肉、肌腱、骨及软骨组织结构中含有大量的结缔组织,故临床上将累及关节、肌肉、肌腱、骨及软骨组织结构的疾病称为结缔组织病(connective tissue disease,CTD)。然而,许多结缔组织病实际上又是一类自身免疫性疾病,主要是这类疾病涉及了自身免疫反应。病理基础改变为结缔组织广泛的、不同程度的炎性损坏,其特点为纤维素蛋白变性、黏液水肿、炎性细胞浸润、肉芽肿形成,晚期呈透明性变或硬化,常伴有血管炎。

常见的结缔组织病有系统性红斑狼疮(systemic lupus erythematosus,SLE)、类风湿关节炎(rhcumatoid arthritis,RA)、进行性系统性硬化(progressive systemic sclerosis,PSS)、结节性多动脉炎(polyarteritis nodosa,PAN)、皮肌炎(dermatomyositis)。

在结缔组织病中最常见引起高血压的疾病为 SLE、PSS 和 PAN,这些疾病的共同特点是都累及肾脏,主要表现为狼疮性肾炎、系统性硬化病的肾危象、大动脉炎、结节性多动脉炎等。高血压合并结缔组织病多见于中、青年患者,多在疾病发展到一定阶段后出现,并且是肾脏受累在前,高血压出现在后。

此外,有些抗风湿药物如环孢素、肾上腺皮质激素、非甾体抗炎药物在长期大剂量应用时,也可以诱发高血压或促使原有的血压进一步升高。

二、结缔组织病合并高血压的分类

结缔组织病是继发性高血压最为常见的病因之一,按合并高血压持续时间的长短,可分为一过性和持续性两类。

1. 一过性高血压　多出现在结缔组织病活动期,一般为 1、2 级高血压,也可表现为 3 级高血压,甚至出现高血压危象。一般患者经过适当控制,缓解原发疾病,尤其是结缔组织病活动期控制,在去除引起高血压的诱因后,血压一般可恢复正常。

2. 持续性高血压　多由结缔组织病伴随肾脏病变引起。一般开始较轻,随着病情的延续,肾脏受损逐渐加重,血压逐渐增高。有少部分患者则因多种因素一开始就为 2、3 级高血压,预后较一过性高血压差。

三、结缔组织病合并高血压的发病机制

1. 血管炎　尽管各种结缔组织病引起的病变部位和程度不同,但共有的表现是血管受累较为突出。血管炎可以造成高血压:首先,血管炎导致血管壁增厚和管腔变小、外周阻力

增大;其次,血管炎累及中枢神经系统,影响到脑神经功能调节,尤其是血压调节功能;再次,血管炎损伤肝脏,使得肝脏灭活生物活性物质如肾素、醛固酮、血管紧张素等的功能下降。

2. 肾脏病变 结缔组织病引起的肾脏受累也较为常见,其中,SLE 患者中肾脏受累者达 78%,PSS 患者中达 45%,PAN 患者中达 80%。肾脏血管发生血管炎时,因血管腔狭窄造成肾血流量下降而导致肾脏缺血、肾血管张力降低,刺激肾小球小动脉压力感受器,肾素释放增加。结缔组织病造成的肾小球病变,直接导致 GFR 下降,水钠潴留。肾小管病变时,钠重吸收紊乱,钠离子浓度降低,激活致密斑感受器,促使肾素释放,通过肾素 - 血管紧张素系统造成血压升高。

四、诊断

应首先判断高血压是否由结缔组织病引起。尽管各种结缔组织病患者的临床表现千变万化,但均存在多系统的器官损害,如肾脏、肺脏、心脏、肝脏、皮肤等体征,且无法用高血压解释。结缔组织病的实验室检查共同表现为血沉快、补体降低、球蛋白增高等,有的结缔组织病患者可检测到自身抗体,有助于该病的诊断。

五、治疗

首先,病因治疗,一旦确诊结缔组织病,立即采用相应的治疗,比如对 SLE、PAN,应积极使用足量的糖皮质激素,尽快控制疾病,也应根据病情使用免疫抑制剂。其次,降压治疗,其治疗原则同原发性高血压。对于 1 级高血压,可以先给予单一药物控制,而对于 2、3 级高血压,则主张多种药物联合治疗。首选血管紧张素转换酶抑制剂(ACEI),也可用血管紧张素 Ⅱ 受体阻滞剂(ARB)、钙通道阻滞剂、β 受体拮抗剂和血管扩张剂等。

对于结缔组织病诱发的高血压,只要认真观察病情,做到准确判断,限制或去除诱发因素,配合针对高血压的药物治疗,一般预后较好,能得到有效控制。

(马建林 赵连友 李中言)

第二节 高血压合并各类结缔组织病

一、高血压合并系统性红斑狼疮

高血压合并系统性红斑狼疮的临床改变以累及肾脏为主要表现,而其他临床表现则与高血压关系不大。系统性红斑狼疮是一种累及关节、肌腱和其他结缔组织及器官的自身免疫性疾病,以青年女性多见(女:男为 10:1)。目前认为自身抗体和免疫复合物伴有补体激活为其导致心血管疾病的主要危险因素。

(一)主要表现

1. 肾脏受累的改变 本病有 14%~46% 的患者出现高血压,主要原因是肾脏实质受累,即狼疮性肾炎(lupus nephritis,LN)。其免疫复合物沉积于肾小球系膜、上皮细胞、内皮细胞,造成肾小球肾炎,严重者累及肾间质。LN 最早出现的临床表现为蛋白尿,随之而来的是不同程度的血尿、管型尿、水肿、高血压以及肾功能不全等。无论是肾性高血压或血清肌酐的异常升高都预示其预后不良,由于持续性高血压可以加重肾血管内膜损害,导致管壁增厚、管腔进一步狭窄,肾功能也进一步恶化。研究资料已经显示,肾衰竭是系统性红斑狼疮患者主要死亡原因之一。除 LN 外,系统性红斑狼疮合并肾病综合征也较为常见,高血压是系统性红斑狼疮最为常见的心血管疾病的主要表现之一,但无特异性,其血压升高的特点是收缩压和舒张压同时升高。

2. 其他器官受累的改变

(1) 皮肤黏膜:其典型的临床表现为面颊部蝶形红斑,主要分布于面颊、高出皮面呈痒痛性红斑。其他部位的皮损为盘状红斑。

(2) 发热及骨关节炎:约 92% 的系统性红斑狼疮患者可以出现各种各样的发热,以长期低热为主要表现。约 91% 的系统性红斑狼疮患者伴有多发性关节疼痛或关节炎。

(3) 心脏:系统性红斑狼疮患者心脏受累的主要病变为心包炎、心肌炎、心内膜炎、冠状动脉病变,50%~89% 的系统性红斑狼疮患者有心脏病症状。

(4) 肺脏:胸膜炎是系统性红斑狼疮最为常见的肺部临床表现,约 1/3 的患者合并胸腔积液,一般为少至中量(400~800ml),只有极少数患者出现大量胸腔积液,常为渗出性,双侧或单侧均可以出现。极少数病例发生肺间质纤维化。

(5) 神经系统症状:约 50% 的系统性红斑狼疮患者出现神经系统受累的临床表现,主要表现各种形式的神经病和精神病,如神经症、癫痫、脑器质病病变,脊髓和周围神经病变等。

(6) 消化系统症状:半数以上的病例出现消化系统症状,表现为食欲减退、恶心、呕吐、腹痛、腹泻、腹水和便血等。

(7) 血液系统症状:常见的表现为贫血、白细胞减少和血小板减少。其中以贫血最为常见,这与微血管病变、铁的利用障碍、慢性肾脏病变等因素有关。

(8) 淋巴结改变:常以腋窝处淋巴结肿大为明显,其次为颈部,偶尔可以发生全身淋巴结肿大。内脏淋巴结肿大多见于肺门、纵隔和支气管分叉处,后者可以引起肺中叶综合征。

(9) 狼疮性危象:为系统性红斑狼疮患者病情恶化的一种表现,表现为高热、全身极度衰竭和疲乏,严重头痛和腹痛,常有胸痛。可出现各种心肌炎、心力衰竭和中枢神经系统症状。

3. 合并症　系统性红斑狼疮的合并症较多,但主要的是过敏和感染。首先,过敏反应以药物过敏为主,表现为病情加重且不容易逆转,接受了致敏药物后出现高血压、高热等症状,容易引起过敏的药物有青霉素类、磺胺类、雌激素、普鲁卡因、苯妥英钠等,故患者禁用以上药物。其次,感染是最为常见的死因及病情恶化的主要因素,主要是与自身免疫功能低下及长期接受免疫抑制剂治疗有关。

(二)诊断要点和鉴别诊断

当前我国采用美国风湿病协会(ARA)在 1997 年修订的分类标准,包括 11 项内容:①颧颊部红斑;②盘状狼疮;③光过敏;④口腔溃疡;⑤非侵蚀性关节炎;⑥胸膜炎或心包炎;⑦蛋白尿(>0.5g/d)或尿细胞管型;⑧癫痫发作或精神病,除外药物或已知的代谢紊乱;⑨溶血性贫血或白细胞减少,或淋巴细胞减少,或血小板减少;⑩抗 dsDNA 抗体阳性,或抗 Sm 抗体阳性,或抗磷脂抗体阳性(包括抗心磷脂抗体,或狼疮抗凝物,或至少持续 6 个月的梅毒血清试验假阳性三者中各具备一项阳性);⑪抗核抗体:在任何时候和未用药物诱发“药物性狼疮”的前提下,抗核抗体滴度异常。上述分类标准具备其中 4 项或 4 项以上者,在除外感染、肿瘤和其他结缔组织病后,即可诊断为系统性红斑狼疮。

此外,临床上有时还可以见到具有一些症状提示诊断系统性红斑狼疮的患者,但是不能满足上述诊断标准,国外学者 Ganczarczy 等人将这部分患者归为隐匿型,目前认为,隐匿型是系统性红斑狼疮的一种亚型,临床表现轻微,肾脏、中枢神经系统受累极少,预后良好。

典型的多系统受损和抗核抗体阳性的系统性红斑狼疮患者诊断并不困难,但是系统性红斑狼疮临床表现复杂,容易与其他全身性疾病相混淆。临床上一般主要与皮肌炎、类风湿关节炎、结节性多动脉炎、混合性结缔组织病及急性风湿热等疾病相鉴别。

(三)治疗

治疗高血压合并系统性红斑狼疮的前提是分析高血压的病因和诱因。一般来讲,系统性红斑狼疮诱发高血压肾脏的损害更为突出;此外,系统性红斑狼疮合并高血压也可能是医源性的,对于医源性高血压的治疗主要是消除医源性因素,也可以用药物控制高血压。

1. 继发性高血压的治疗 在治疗原发病的同时,必须控制其高血压,包括非药物治疗和药物治疗两种方法,治疗标准是将血压控制在 140/90mmHg 水平以下。对于肾脏受损患者,如果尿蛋白 >1g/24h,最好使血压降低至 125/75mmHg 以下,如果尿蛋白 <1g/24h,则将血压控制在 130/80mmHg 以下。

降压药物可考虑选用血管紧张素转换酶抑制剂(ACEI)、血管紧张素 II 受体阻滞剂(ARB)、钙通道阻滞剂(CCB)和噻嗪类利尿剂,若降压困难,可考虑中枢性降压药或直接扩血管类降压药。应严密监测肌酐水平。肾功能恶化是降压治疗困难的关键,对于难治性高血压可考虑透析或超滤,有条件可以考虑肾移植。

应注意以下几点:①系统性红斑狼疮患者应在每次就诊时规律地评估血压,至少每年 1 次。②如果患者血压升高超过标准[收缩压 >140mmHg 和 / 或舒张压 >90mmHg]应密切观察,强调非药物疗法治疗高血压的重要性,非药物疗法包括限制钠摄入、节制饮酒、控制体重以及去除其他心血管危险因素。③如果采取上述措施,收缩压仍 >140mmHg 或舒张压仍 >90mmHg,则考虑采用药物治疗,一线降压药物一般可选择小剂量噻嗪类利尿剂、ACEI 和 ARB,对于多数系统性红斑狼疮合并高血压的患者而言,一般需要两种药物或两种以上降压药物联合才能控制血压达标,推荐联合 CCB,由于 β 受体拮抗剂可加重某些系统性红斑狼疮患者的雷诺现象,临床上要慎用。④理想血压应控制在收缩压 <130mmHg、舒张压 <80mmHg 水平,要求每 3 个月观察一次血压。

2. 系统性红斑狼疮的治疗 应按个体化原则治疗,根据系统性红斑狼疮的亚型、病情轻重、过去的治疗情况等制订治疗方案。要权衡药物的风险 / 效果比,在控制系统性红斑狼疮病情与药物的副作用之间寻找最佳药物的种类、剂量和疗程极为重要。治疗的目的是维持器官功能,防止脏器损伤,同时预防或延缓系统性红斑狼疮活动期的发生。治疗包括非甾体抗炎药、糖皮质激素、免疫抑制剂、免疫增强剂、免疫球蛋白等。

二、高血压合并系统性硬化

系统性硬化(systemic sclerosis,SSc)是一种自身免疫性弥漫性结缔组织病。它以局限性或弥漫性皮肤增厚、变硬、最终萎缩为特征,并可累及血管、心脏、肺脏、肾脏和消化系统。

(一)主要表现

1. 皮肤改变 皮肤病是系统性硬化的特征性改变,一般将其分为三期:第一期为水肿期,手和手指、前臂、足和腿出现双侧对称性无痛性凹陷性水肿,手指肿胀发紫;第二期为硬化期,皮肤增厚、发紧、变硬,皮肤硬化多从指端开始;第三期为萎缩期,随着病情的发展,皮肤绷紧发亮,正常皮皱消失,面部皮肤菲薄,面容呆板无表情,嘴唇薄而紧缩,张口受限,色素沉着,可以出现斑片状毛细血管扩张及皮下钙化灶。

2. 皮肤外表现 该病还可以累及肾脏、心脏、肺脏、消化系统和神经系统等多个器官,其中,累及肾脏主要表现为高血压和慢性肾功能不全。尿蛋白阳性为肾脏损害的早期临床表现。15%~20% 的患者在病程中血压突然升高,眼底絮状出血或渗出、高血压脑病、肺水肿,肾素活性明显升高,肾功能急剧恶化,短期发展为终末期肾衰竭。

（二）诊断

根据皮肤表现、特异性内脏受累以及特异性抗核抗体等,临床诊断一般不难,目前常用的是美国风湿病学会分类标准。

主要标准:近端皮肤硬化:对称性手指及掌指(或跖趾)关节近端皮肤增厚、紧硬,不易提起。类似皮肤改变可同时累及肢体的全部、颜面、颈部和躯干。

次要标准:①指端硬化:硬皮改变仅限于手指;②指端凹陷性瘢痕或指垫变薄:由于缺血导致指尖有下凹区,或指垫消失;③双肺底纤维化:标准立位胸片双下肺出现网状条索、结节,密度增加,亦可呈弥漫斑点状或蜂窝状,并已确定不是原发于肺部的疾病所致。

凡是具有主要标准或大于等于 2 条的次要标准者则可以诊断为系统性硬化。

（三）鉴别诊断

对于血压骤升及视乳头出血的患者,需要与恶性高血压和恶性肾动脉狭窄相鉴别;对于有硬皮病表现者需要与硬斑病、条形硬皮病、嗜酸性筋膜炎、新生儿硬肿病、硬皮黏液水肿病、淀粉样变等相鉴别。

（四）治疗

系统性硬化的肾性高血压是肾功能和心力衰竭的主要因素,因此及早降低血压是保护患者心肾的一个主要措施。而系统性硬化本身无理想的治疗药物,肾上腺皮质激素、免疫抑制剂对系统性硬化无可靠疗效,长期应用有时反而加重血压的升高。

由于高血压多数是继发于系统性硬化患者的肾损害,且多为恶性高血压。其主要机制为 RAS 被激活,故首选 ACEI 降压治疗,可以选用短效的 ACEI 类药物,力争 72 小时内使血压降至目标值以下。ACEI 的剂量可以每隔 6~12 小时调整一次。如果 48 小时内使用 ACEI 至最大剂量血压仍然不能降至目标值,则可以考虑加用钙通道阻滞剂、利尿剂或中枢性降压药物。值得提及的是,即使血压控制正常,部分患者的血肌酐可能仍以每天 44.2~88.4μmol/L 的速度持续升高,直至 3~4 天后血肌酐达峰值,以后才下降。即便使用 ACEI 可以引起肾功能进一步恶化,但对于系统性硬化肾危象患者仍要坚持使用 ACEI,其原理是 ACEI 的使用有助于控制高肾素血症,并可使部分患者有机会恢复肾功能。

三、高血压合并大动脉炎

大动脉炎的诊断、临床诊断及治疗详见"高血压合并大动脉炎"一章。

四、高血压合并结节性多动脉炎

结节性多动脉炎的特点是累及中等动脉的血管炎,在受累动脉壁出现坏死,导致节段性狭窄或瘤样扩张的特异性病理改变,极少或不发生免疫复合物沉积。病因不明,可能与感染

（如乙肝病毒）、药物等有关,自身免疫因素在本病中起到重要作用。

（一）临床表现

结节性多动脉炎的临床表现除全身表现如发热、疲乏无力、食欲减退、体重下降外,主要包括肾脏损害造成的高血压以及其他系统损害两部分。

1. **肾脏损害** 有 20%~30% 的患者出现肾性高血压,有的伴有肾功能异常。其肾脏损害的特点是尿异常不明显,仅有少量蛋白尿及红细胞。肾血管造影发现多发性小动脉瘤及狭窄。肾组织病理显示有血管病变及梗死,而肾小球肾炎等微小血管病变不明显。

2. **其他系统损害** 25%~52% 的患者出现血管性紫癜、结节红斑样皮肤结节、网状青斑、远端指（趾）缺血坏死及雷诺现象;46%~63% 的患者出的现关节炎或关节痛、肌痛和间歇性跛行;36%~72% 的患者出现神经系统受累,以外周神经受累为主;此外,还可以出现腹痛、腹泻、呕吐、胃肠道出血、心脏扩大、心律失常、心绞痛,甚至发生心肌梗死等消化和心血管系统改变以及睾丸或附睾受累的表现。

3. **辅助检查** 可见轻度贫血、白细胞稍高;尿液分析可见蛋白尿、血尿、管型尿;还可见血沉快、C 反应蛋白增高、白蛋白下降、球蛋白增高、部分患者 HBsAg 阳性。中小血管造影发现有微小动脉瘤形成和节段性血管狭窄。病理检查可以发现典型的坏死性动脉炎的病理特点。

（二）诊断

由于结节性多动脉炎缺少特征性表现,故早期不易诊断,对于可疑患者建议早期进行病理检查及血管造影,以便进行综合分析、诊断。根据 1990 年美国风湿病协会结节性多动脉炎分类标准,在以下 10 项中有 3 项阳性者即可以诊断结节性多动脉炎:①体重下降:在发病初期即出现,无控制饮食或其他因素;②网状青斑:四肢或躯干呈斑点及网状斑;③睾丸痛或触痛:并非由于感染、外伤或其他因素所致;④肌痛、无力或下肢触痛:弥漫性肌痛（不包括肩部、骨盆带肌）或肌无力、或小腿肌肉压痛;⑤单神经炎或多发性神经炎:单神经炎、多发性单神经炎或多发性神经的出现;⑥舒张压大于等于 90mmHg;⑦尿素氮或肌酐升高:血清尿素氮大于等于 14.3mmol/L,或血清肌酐大于等于 133μmol/L,非因脱水或阻塞所致;⑧乙型肝炎病毒:HBsAg 阳性或 HBsAb 阳性;⑨动脉造影异常:显示内脏动脉闭塞或动脉瘤、除外其他原因引起;⑩中小动脉活检:血管壁有中性粒细胞或单核细胞浸润。

（三）治疗

结节性多动脉炎的对症治疗因病情而定,早期治疗有助于改善其预后。目前该病的治疗以糖皮质激素为首选,对糖皮质激素抵抗者或重症病例应联合使用环磷酰胺。对有乙型肝炎病毒（HBV）感染者不宜使用环磷酰胺,可以用糖皮质激素合并抗病毒药物阿糖腺苷与干扰素 α 的治疗。

抗高血压治疗,根据高血压形成的机制不同针对性应用降压药物或其他治疗,主要包括原发病治疗、保护肾脏治疗,降压药物可以选用 ACEI、ARB、钙通道阻滞剂、利尿剂及其他血管扩张剂等。

（马建林　赵连友　李中言）

第三节　抗结缔组织病药物与高血压的关系

有些结缔组织病患者在接受药物治疗的过程中也可能会出现高血压或原有的高血压进一步加重,临床上常用的导致血压升高的抗结缔组织病药物如下。

（一）环孢素

环孢素导致高血压的原因主要与其肾毒性有关,而后者与剂量和疗程密切相关。10%~33%的患者服用环孢素后出现高血压。对于服用该药物的患者应密切观察血压和肾功能的变化,一般剂量控制在小于5mg/d,以减少肾毒性,对于药物引起的高血压患者适当给予降压治疗外,主要是及早停药,及早恢复肾功能。

（二）糖皮质激素

该药物可以引起肾小管对于水钠的重吸收,造成水钠潴留,并具有促进血管紧张素Ⅱ的生产作用,使部分长期应用或大剂量应用的患者出现高血压,或使得原有的高血压进一步升高,应及时减量或调至最小剂量。一般加用利尿剂或血管紧张素转换酶抑制剂治疗即可。如效果不佳,可以加用其他降压药物。

（三）非甾体抗炎药物

应用初期有水钠潴留作用,长期应用时因对肾脏环氧化酶的抑制而使得前列环素水平下降,从而影响了肾脏血流,出现间质性肾炎。其高血压的发生与药物的剂量和疗程有关,如长期应用应注意及时减量。

总之,对于结缔组织病合并高血压的患者,治疗原发病的药物可能导致和加重高血压,密切观察血压变化,及时发现药物的副作用和毒性作用从而更加恰当地治疗其原发病,延长患者生命。

（马建林　赵连友　李中言）

● 参考文献

[1] LANDMESSER U, CAI H, DIKALOV S, et al. Role of p47(phox)in vascular oxidative stress and hypertension caused by angiotensin Ⅱ[J]. Hypertension, 2002, 40(4):511-515.

[2] ISHIZAKA N, AIZAWA T, OHNO M, et al. Regulation and localization of HSP70 and HSP25 in the kidney of rats undergoing long-term administration of angiotensin Ⅱ[J]. Hypertension, 2002, 39(1):122-128.

[3] SHIMIZU-HIROTA R, SASAMURA H, MIFUNE M, et al. Regulation of vascular proteoglycan synthesis by angiotensin Ⅱ type 1 and type 2 receptors[J]. J Am Soc Nephrol, 2001, 12(12):2609-2615.

[4] FLACK J M, SICA D A, BAKRIS G, et al. Management of high blood pressure in Blacks:an update of the International Society on Hypertension in Blacks consensus statement[J]. Hypertension, 2010, 56(5):780-800.

[5] HILL GS, NOCHY D. Antiphospholipid syndrome in systemic lupus erythematosus[J]. J Am Soc Nephrol, 2007, 18(9):2461-2464.

[6] ZHU K K, XU W D, PAN H F, et al. The risk factors of avascular necrosis in patients with systemic lupus erythematosus:a meta-analysis[J]. Inflammation, 2014, 37(5):1852-1864.

[7] ARSLAN Z I, TURNA C K, OZERDEM C Y, et al. Treatment of Posterior Reversible Encephalopathy Syndrome that Occurred in a Patient with Systemic Lupus Erythematosus by Plasmapheresis[J]. Turk J Anaesthesiol Reanim, 2015, 43(4):291-294.

［8］HSU V M,CHUNG L,HUMMERS L K,et al. Development of pulmonary hypertension in a high-risk population with systemic sclerosis in the Pulmonary Hypertension Assessment and Recognition of Outcomes in Scleroderma（PHAROS）cohort study［J］. Semin Arthritis Rheum,2014,44（1）:55-62.

［9］GRASSEGGER A,POHLA-GUBO G,FRAUSCHER M,et al. Autoantibodies in systemic sclerosis （scleroderma）:clues for clinical evaluation,prognosis and pathogenesis［J］. Wien Med Wochenschr,2008,158（1-2）: 19-28.

［10］LORIA A S,POLLOCK D M,POLLOCK J S. Early life stress sensitizes rats to angiotensin Ⅱ -induced hypertension and vascular inflammation in adult life［J］. Hypertension,2010,55（2）:494-499.

［11］GIBBONS G H,SHURIN S B,MENSAH G A,et al. Refocusing the agenda on cardiovascular guidelines: an announcement from the National Heart,Lung,and Blood Institute［J］. Circulation,2013,128（15）:1713-1715.

［12］LAROIA S T,LATA S. Hypertension in the liver clinic - polyarteritis nodosa in a patient with hepatitis B ［J］. World J Clin Cases,2016,4（3）:94-98.

［13］BLAUSTEIN D A,KUMBAR L,SRIVASTAVA M,et al. Polyarteritis nodosa presenting as isolated malignant hypertension［J］. Am J Hypertens,2004,17（4）:380-381.

［14］WU K,THROSSELL D. A new treatment for polyarteritis nodosa［J］. Nephrol Dial Transplant,2006,21 （6）:1710-1712.

第二十六章　高血压合并血脂异常

目前我国高血压患者中半数伴有血脂异常，而随着肥胖人群的进一步扩大，这部分患者的数量还将会进一步增加。关注高血压患者的降脂治疗是防治心血管疾病的重要环节。

第一节　高血压合并血脂异常的流行病学

一、高血压与血脂异常的相关性

Oslo 调查研究了 16 525 名健康男性，发现在 40 岁后，舒张压 >110mmHg 者与舒张压 <110mmHg 者相比较，其血清胆固醇值平均升高 0.71mmol/L，并且经多因素分析显示血压与血清总胆固醇（TC）之间的关系仅受体重指数和三酰甘油（TG）水平的影响，而不受年龄、吸烟、随机血糖、季节、运动量及社会经济状况的影响。对美国 22 071 名男性医生随访 14.9 年的前瞻性研究显示，更高水平的 TC、non-HDL-C 和 TC/HDL-C 是高血压发生的独立危险因素，血脂异常似乎早于高血压发病年数，血脂异常和高血压之间的关系甚至在调整多种混杂因素后仍保持此相关性。Tromso 研究分析了 8 081 名 20~54 岁的男性和 7 663 名 20~49 岁的女性，发现无论是男性或是女性的血清 TC 和 non-HDL-C 水平均随着血压的增高而显著增高；血压和 TC 水平的相关性在男性随着年龄增长而降低，在女性则随着年龄增长而增强；舒张压 >99mmHg 的男性比舒张压 <70mmHg 的男性平均血清 TC 水平升高 0.69mmol/L，在年轻男性中这种差别更显著。这种差别使此研究人群 8 年罹患心肌梗死的危险增加 30%。这种危险因素间的相互作用提示在高水平的血压值时，高胆固醇血症致动脉粥样硬作用更为显著。研究发现，高胆固醇血症与高血压对 CVD 的发生既有单独作用，亦有协同作用，二者作用的联合不是单纯的叠加效应而是放大效应或乘积效应。另一项在亚太地区 2 547 447 人年的观察显示，高血压伴高胆固醇血症增加冠心病和缺血性脑卒中的风险，无论是白种人和亚洲人均显示相同结果。

二、高血压合并血脂异常与基因及遗传的关系

原发性高血压是在一定的遗传背景下与多种环境因素相互作用而引起的多因素疾病。血脂异常绝大多数也是因遗传因素与环境因素相互作用的结果。WiIIiams 等调查了 58 个家族中 131 名高血压患者，发现在高血压家族中有显著的脂质异常聚集现象。

三、他汀类调脂药改善血脂水平与降压药疗效的关系

Kanbay 等报道，阿托伐他汀 20mg/d 治疗高血压伴血脂异常患者，与单纯饮食控制相比，24 小时平均收缩压、舒张压、白昼平均血压和夜晚平均血压均明显降低，提示他汀类药物有

利于高血压患者的血压控制。另一项研究对 1 500 例高胆固醇血症患者分别给予他汀类或其他调脂药(氯贝丁酯或考来烯胺),随访 5 年。接受他汀类药物治疗患者血压的下降幅度较其他降脂药物明显,他汀类的降压作用很大程度上独立于胆固醇水平的下降。

四、联合降压及调脂治疗防治心血管疾病的有效性

大规模随机临床研究显示,合并多重危险因素的高血压患者仅控制血压仍然有较高的心血管事件风险。控制血压的基础上,降低胆固醇可进一步显著降低心血管疾病事件的风险。1994 年,斯堪的纳维亚辛伐他汀生存研究(scandinavian simvastatin survival study),即 4S 研究奠定了他汀类药物在动脉粥样硬化性心血管疾病(arteriosclerotic cardiovascular disease,ASCVD)防治中的基石地位。此后,进行了一系列高血压人群的干预研究和亚组分析(表 26-1-1)。

高血压患者的一系列他汀类药物治疗研究进一步证实了百年"胆固醇理论",即在一定范围内,只要降低胆固醇,就能降低动脉粥样硬化性心血管事件的风险。因此,高血压患者在控制血压的同时,充分重视降胆固醇治疗对心血管疾病一级预防具有重要意义。在早期与长期的降胆固醇治疗中持续获益。

表 26-1-1　高血压患者降胆固醇一级预防的主要研究证据

研究	例数	入选患者	治疗	低密度脂蛋白胆固醇 / (mmol/L)		研究终点	统计学结果	
				基线	治疗后		HR(95%CI)	P 值
ALLHAT-LLA	10 355	高危高血压患者	开放性普伐他汀 20~40mg	3.8	2.7	总死亡率	0.99(0.89~1.11)	0.88
HPS	20 536	心血管疾病高危人群,高血压患者占 41%	辛伐他汀 40mg	3.4	2.3	总死亡率 主要血管事件	0.87(0.75~0.91) 0.76(0.72~0.81)	0.000 3 0.000 1
ASCOT-LLA	10 305	高血压患者	阿托伐他汀 10mg	3.4	2.3	非致命性心肌梗死	0.64(0.50~0.83)	0.000 5
MEGA 亚组	3 277	高胆固醇血症合并高血压患者	普伐他汀 10~20mg	4.0	3.2	冠心病合并脑梗死	0.65(0.46~0.93)	0.02
JUPITER	17 802	LDL<3.4mmol/L 且 CRP>20mg/L 人群,高血压患者占 57%	瑞舒伐他汀 20mg	2.8	1.4	心血管疾病时间	0.56(0.46~0.69)	<0.000 1
HOPE3 亚组	12 705	心血管疾病中危人群	瑞舒伐他汀 20mg 坎地沙坦 16mg/d 氢氯噻嗪 12.5mg/d	3.3	2.4	主要复合终点事件 次要复合终点事件	0.7(0.56~0.90) 0.7(0.57~0.89)	0.005 0.003

(叶　平)

第二节　高血压与血脂异常的内在联系

高血压和血脂异常是心血管疾病的独立危险因素,各自的作用机制研究较明确,但我们对高血压合并血脂异常的相互影响机制还知之甚少。下面对近些年的研究成果及假说做简单介绍。

一、血管内皮损伤

(一)血脂异常对内皮功能的影响

目前认为血脂异常能损害血管内皮细胞的功能,主要是通过氧化型低密度脂蛋白(OX-LDL)途径,减少血管内皮细胞 NO 和前列腺素 I_2(PGI_2)等舒血管物质的释放,同时增加内皮素 -1(E-1)、血栓素 A2(TXA2)等缩血管物质的释放。脂质异常还可能通过血管内皮调节环节,间接地降低动脉弹性及顺应性。

(二)高血压损害血管内皮功能

血脂异常可以通过损害内皮功能等机制升高血压,而升高的血压可进一步损害内皮功能,加重动脉粥样硬化。可能由于高血压时血管紧张素Ⅱ(AngⅡ)常常升高,AngⅡ为强力血管收缩剂,亦促进平滑肌细胞(SMC)的生长,促进粥样斑块的形成。高血压也有促炎作用,增加过氧化氢及自由基形成,如血浆中超氧阴离子及氢氧离子增加,上述这些物质都减少内皮 NO 的形成,增加血液中的细胞向管壁黏附及周围血管阻力。

(三)控制高血压及血脂异常可逆转内皮功能障碍及改善临床后果

迄今有充分的事实阐明,在某些情况下,内皮功能障碍可以逆转。HMG-CoA 还原酶抑制剂(他汀类)可以通过降低胆固醇和非胆固醇依赖性途径,改善患者血管内皮功能。某些降压药物例如血管紧张素转换酶抑制剂(ACEI),钙通道阻滞剂或 β 受体拮抗剂可以降低血压、逆转内皮功能下降。

二、胰岛素抵抗

许多研究均证实,高胰岛素血症与脂质代谢紊乱相关,表现为高三酰甘油血症、低高密度脂蛋白胆固醇和极低密度脂蛋白胆固醇增多。胰岛素抵抗不仅可使肝脏合成 TG 及 LDL-C 增多,增加肝脏脂酶活性,使 HDL-C 降解增加,并可使脂蛋白脂肪酶(LPL)活性降低从而降低机体清除 TG 的能力。与此同时,高胰岛素血症造成交感神经系统活性亢进、肾脏水钠重吸收增强、损伤血管平滑肌细胞与动脉弹性减退使血压升高。原发性高血压患者存在胰岛素抵抗现象,高血压的严重程度与胰岛素抵抗程度相关。

三、肾损伤

血脂代谢异常可引起肾微血管损伤,也能引起高血压;研究证实脂代谢异常与肾功能下降有联系。可能因血清 TG、TC、LDL-C 等增高会增加血液黏滞度,从而减慢血流速度,促进血细胞在肾微循环中聚集和微血管病变网,而 HDL-C 降低会失去其对肾血管的保护作用等促进慢性肾病发生。LDL-C 升高可促进动脉中层平滑肌细胞过度增生,加速动脉粥样硬化,增加肾小管毛细血管内压,导致肾小球高滤过;另外 LDL-C 具有化学趋化作用,被巨噬细胞摄取后刺激其产生生长因子和细胞因子,促进肾间质纤维化。

四、细胞膜结构及受体功能的异常

血脂异常时,细胞膜脂质含量和构成组分发生改变,表现为不饱和脂肪酸比例减少,而饱和脂肪酸比例增多。这使得细胞膜的流动性、通透性、物质转运、酶的活性及信号转导等出现异常。通过这些机制参与高血压发病。这种异常变化在有家族史的高血压患者中表现最为明显。

五、遗传基因

高血压与血脂代谢紊乱也可能是遗传基因与环境因素相互作用的结果,有学者对 18 个家族性混合型高脂血症的荷兰家族进行了针对血压的基因扫描,结果支持存在可能影响血压和血脂指标的遗传因素。但在何种机制上互相影响,至今不明。

六、其他

脂联素(adiponectin,APN)、大颗粒脂蛋白如乳糜微粒或低密度脂蛋白胆固醇对血压产生一定影响。某些不良生活行为也可同时影响血压及血脂水平,如吸烟和不良饮食结构。

(叶 平)

第三节 高血压合并血脂异常的治疗

一、降压药物对脂代谢的影响

高血压合并血脂异常时使用降压药物要考虑药物对脂代谢的影响。临床研究证明,有的降压药物对脂代谢可产生不良影响。

(一)β 受体拮抗剂

非选择性 β 受体拮抗剂和 $β_1$ 受体拮抗剂常引起 TG 升高和 HDL-C 下降,TC 不受影响,升高 TG 和极低密度脂蛋白胆固醇(VLDL-C)可达 25%,HDL-C 下降 10%~15%。非选择 β 受体拮抗剂较选择性 β 受体拮抗剂对血脂的影响大。而有内源性拟交感活性的 β 受体拮抗剂对血脂常无明显影响。研究已证实:非选择性 β 受体拮抗剂如普萘洛尔、索他洛尔、纳多洛尔和噻吗洛尔可引起 TG 升高和 HDL-C 下降。普萘洛尔可使 TG 分解减少,VLDL 分解减少和脂蛋白脂肪酶活性受抑,而美托洛尔对脂蛋白脂肪酶无影响。

(二)利尿剂

利尿剂的降压效果是肯定的,但是,大剂量利尿剂的副作用如血脂紊乱、糖耐量减低、低钾、低镁血症,也使其应用受到限制。各种利尿剂对血脂、脂蛋白的影响各异,并与剂量有关,大剂量(≥50mg)的噻嗪类利尿剂可引起血脂紊乱。螺内酯对血脂无明显影响,吲达帕胺对血脂的影响也是中性的。

(三)α₁ 受体拮抗剂

$α_1$ 受体拮抗剂可有效降压,提高胰岛素敏感性和改善血脂异常。Kirkendel 等证实,临床剂量的哌唑嗪(prazosin)治疗 8 周可使血清总胆固醇轻度并有明显意义的下降。轻度高血压治疗研究（TOMHS）研究表明，多沙唑嗪（doxazosin）使 TC、LDL-C、TG 和胰岛素水平下降，并较其他类降压药显著。尽管如此，临床试验显示 α_1 受体拮抗剂对心血管事件无有利的影响。

（四）钙通道阻滞剂

既往研究提示钙通道阻滞剂（CCB）对血脂代谢的影响是中性的。只有一些小样本的研究表明钙通道阻滞剂可改变血脂。Kasiske 的荟萃分析显示氨氯地平（amlodipine）、非洛地平（felodipine）、伊拉地平（isradipine）、尼卡地平（nicardipine）、尼索地平（nisoldipine）等对血脂无影响。30 个长期临床试验中只有 2 个对血脂有影响，而且是微弱和暂时的。只有维拉帕米（verapamil）对脂质研究表明维拉帕米缓释剂可改善血脂代谢。

（五）血管紧张素转换酶抑制剂

血管紧张素转换酶抑制剂（ACEI）对血脂代谢无不良影响，是中性或有益的。对血脂正常的高血压患者，ACEI 不影响 TC、TG、HDL-C、LDL-C 或 VLDL-C。TOMHS 研究中，随机、安慰剂对照的 902 例轻度高血压患者用利尿剂、α_1 受体拮抗剂、β 受体拮抗剂、钙通道阻滞剂或 ACEI 单独用药治疗 12 个月，结果显示 ACEI 可改善血脂，LDL-C 轻度下降，HDL-C 水平轻度升高，三酰甘油下降。

综上所述，对高血压伴血脂异常患者的降压治疗最好首选对控制血脂水平有益或呈中性影响的降压药物，如钙通道阻滞剂、血管紧张素转换酶抑制剂或血管紧张素 II 受体阻滞剂，特别是糖尿病患者。大剂量的利尿剂或 β 受体拮抗剂有升高血清 TG 和 TC、LDL-C 的作用，使用期间需注意复查血脂，必要时调整降脂药物。

二、高血压合并血脂异常的治疗

积极纠正血脂异常是高血压患者全面防治心血管疾病的重要环节，应当按照有无高血压，其他心血管危险因素的多少，结合血脂水平来综合评估心血管疾病的发病危险。

（一）高血压患者调脂治疗的危险分层和目标值

2013 年 12 月美国 ACC/AHA 联合颁布的《降胆固醇治疗成人动脉粥样硬化性心血管疾病（ASCVD）风险指南》强调了他汀类药物治疗对减少 ASCVD 事件的重要意义，取消了降脂治疗 LDL-C 目标值，明确了四类他汀类药物治疗的获益人群。从某种程度上来说，简化了选择降脂治疗的依据：①临床确诊的 ASCVD 者；②原发性低密度脂蛋白胆固醇（LDL-C）升高 $\geqslant$4.9mmol/L（190mg/dl）者；③年龄在 40~75 岁，LDL-C 在 1.8~4.9mmol/L（70~189mg/dl），患有糖尿病者；④无 ASCVD 与糖尿病，年龄在 40~75 岁，LDL-C 在 1.8~4.9mmol/L（70~189mg/dl），10 年间 ASCVD 风险 $\geqslant$7.5% 者（汇集队列风险评估方程）。对于各类患者人群，指南重点强调他汀类药物在 ASCVD 一级和二级预防中降低 ASCVD 风险的重要作用，并主要推荐采用高强度的治疗方案，以实现最大临床获益。

需要注意的是，由于指南制定的 RCT 证据来源多基于欧美地区的白种人和黑种人，东西方人群的体质及国情存在较大差异，因此指南声明该风险评估模型对亚洲人群仅为参考。

2016 年 10 月，在《中国成人血脂异常防治指南（2007 年修订版）》的基础上，以我国近年来心血管疾病流行病学研究进展和血脂异常大规模随机临床试验为依据，参考国内外有关研究进展及指南推荐，公布了《中国成人血脂异常防治指南（2016 年修订版）》。新指南依据国人长期队列研究流行病学数据和临床循证研究进展，对人群的心血管疾病危险分层做了重大更新（表 26-3-1）。

表 26-3-1 ASCVD 总体发病危险评估流程

符合下列任意条件者,可直接列为高危或极高危人群

极高危:ASCVD 患者

高危:(1)LDL-C≥4.9mmol/L 或 TC≥7.2mmol/L

　　　(2)糖尿病患者[LDL-C 为 1.8~4.9mmol/L 或 TC 为 3.1~7.2mmol/L]且年龄≥40 岁

↓不符合者,评估 ASCVD 10 年发病危险

危险因素 个数 [a]		血清胆固醇水平分层 /(mmol/L)		
		3.1≤TC<4.1(或) 1.8≤LDL-C<2.6	4.1≤TC<5.2(或) 2.6≤LDL-C<3.4	5.2≤TC<7.2(或) 3.4≤LDL-C<4.9
无高血压	0~1 个	低危(<5%)	低危(<5%)	低危(<5%)
	2 个	低危(<5%)	低危(<5%)	中危(5%~9%)
	3 个	低危(<5%)	中危(5%~9%)	中危(5%~9%)
有高血压	0 个	低危(<5%)	低危(<5%)	低危(<5%)
	1 个	低危(<5%)	中危(5%~9%)	中危(5%~9%)
	2 个	中危(5%~9%)	高危(≥10%)	高危(≥10%)
	3 个	高危(≥10%)	高危(≥10%)	高危(≥10%)

↓ ASCVD10 年发病危险为中危且年龄 <55 岁者,评估余生危险

具有以下任意 2 项及以上危险因素者,定义为高危

　·收缩压≥160mmHg 或舒张压≥100mmHg

　·N-HDL-C≥5.2mmol/L(200mg/dl)

　·HDL-C<1.0mmol/L(40mg/dl)

　·BMI≥28kg/m^2

　·吸烟

注:[a] 危险因素包括吸烟、低 HDL-C 及男性≥45 岁或女性≥55 岁;慢性肾脏疾病患者的危险评估及治疗请参见特殊人群血脂异常的治疗。

　　指南同时坚持了调脂治疗的目标值:极高危者 LDL-C<1.8mmol/L;高危者 LDL-C<2.6mmol/L;中危和低危者 LDL-C<3.4mmol/L;LDL-C 基线值较高不能达目标值者,LDL-C 至少降低 50%;极高危患者 LDL-C 基线在目标值以内者,LDL-C 仍应降低 30% 左右。

　　针对高血压患者降胆固醇治疗应参考危险分层并制订相应目标值,便于临床实施并为提高高血压患者心血管疾病一级预防提供参考。高血压患者降胆固醇治疗的危险分层和目标值见表 26-3-2。

表 26-3-2 高血压患者降胆固醇治疗的危险分层和目标值

临床疾病	危险分层	LDL-C 目标值
高血压 + 糖尿病	极高危	<1.8mmol/L(70mg/dl)
高血压 +1 项或以上其他危险因素 [a]	高危	<2.6mmol/L(100mg/dl)
单纯高血压	中危	<3.4mmol/L(130mg/dl)

注:[a] 其他危险因素包括年龄(男性≥45 岁,女性≥55 岁)、吸烟、HDL-C<1.04mmol/L、BMI≥28kg/m^2、早发缺血性心血管家族史、左心室肥厚、微量蛋白尿、C 反应蛋白 >20mg/L、慢性肾病等。

（二）高血压患者的调脂治疗

1. 生活方式改变　血脂异常明显受饮食及生活方式的影响,饮食治疗和生活方式改善是治疗血脂异常的基础措施。良好的生活方式包括坚持心脏健康饮食、规律运动、戒烟、限酒和保持理想体重。生活方式干预是一种最佳成本 / 效益比和风险 / 获益比的治疗措施。生活方式改变基本要素见表 26-3-3。

表 26-3-3　生活方式改变基本要素

要素	建议
限制升高 LDL-C 的膳食成分	
饱和脂肪酸	< 总能量的 7%
膳食胆固醇	< 300mg/d
增加降低 LDL-C 的膳食成分	
植物固醇	2~3g/d
水溶性膳食纤维	10~25g/d
总能量	调节到能够保持理想体重或减轻体重
身体活动	保持中等强度锻炼,每天至少消耗 200kcal（837kJ）

2. 调脂药物治疗　人体血脂代谢途径复杂,有诸多酶、受体和转运蛋白参与。临床上可供选用的调脂药物有许多种类,大体上可分为两大类:①主要降低胆固醇的药物。②主要降低三酰甘油的药物。其中部分调脂药物既能降低胆固醇,又能降低三酰甘油。对于严重的血脂异常,常需多种调脂药联合应用,才能获得良好疗效。

（1）主要降低胆固醇的药物:这类药物的主要作用机制是抑制肝细胞内胆固醇的合成,加速 LDL 分解代谢或减少肠道内胆固醇的吸收,包括他汀类、胆固醇吸收抑制剂、普罗布考、胆酸螯合剂及其他调脂药。

1）他汀类:他汀类（statins）亦称 3- 羟基 3- 甲基戊二酰辅酶 A（3-hydroxy-3-methylglutaryl-coenzyme A,HMG-CoA）还原酶抑制剂,能够抑制胆固醇合成限速酶 HMG-CoA 还原酶,减少胆固醇合成,继而上调细胞表面 LDL 受体,加速血清 LDL 分解代谢。此外,还可抑制 VLDL 合成。因此他汀类能显著降低血清 TC、LDL-C 水平,也能降低血清 TG 水平和轻度升高 HDL-C 水平。

他汀类药物的副作用包括头痛、失眠、抑郁以及消化不良、腹泻、腹痛、恶心等消化道症状,严重副作用包括肝功能异常 / 转氨酶升高、肌肉副作用（肌痛、肌炎和横纹肌溶解）。

2）胆固醇吸收抑制剂:依折麦布（ezetimibe）能有效抑制肠道内胆固醇的吸收。推荐剂量为 10mg/d。依折麦布的安全性和耐受性良好,其副作用轻微且多为一过性,主要表现为头疼和消化道症状,与他汀类药物联用也可发生转氨酶增高和肌痛等副作用,禁用于妊娠期和哺乳期。

3）普罗布考:普罗布考通过掺入 LDL 颗粒核心,影响脂蛋白代谢,使 LDL 易通过非受体途径被清除。常见副作用为胃肠道反应;也可引起头晕、头痛、失眠、皮疹等;极为少见的严重副作用为 QT 间期延长。室性心律失常、QT 间期延长、血钾过低者禁用。

4）胆酸螯合剂:胆酸螯合剂为碱性阴离子交换树脂,可阻断肠道内胆汁酸中胆固醇的重吸收。与他汀类联用可明显提高调脂疗效。常见副作用有胃肠道不适、便秘和影响某些药物的吸收。此类药物的绝对禁忌证为异常 β 脂蛋白血症和血清 TG>4.5mmol/L(400mg/dl)。

5）其他调脂药:脂必泰是一种红曲与中药(山楂、泽泻、白术)的复合制剂,具有轻至中度降低胆固醇的作用,副作用少。多甘烷醇是从甘蔗蜡中提纯的一种含有 8 种高级脂肪伯醇的混合物,调脂作用起效慢,副作用少。

(2)主要降低三酰甘油的药物:贝特类、烟酸类和高纯度鱼油制剂。

1）贝特类:贝特类通过激活过氧化物酶体增殖物激活受体 α(peroxisome proliferator activated receptor -α,PPAR-α)和激活脂蛋白脂酶(lipoprotein lipase,LPL)而降低血清 TG 水平和升高 HDL-C 水平。常见副作用与他汀类药物类似,包括肝脏、肌肉和肾毒性等,血清肌酸激酶和 ALT 水平升高的发生率均 <1%。

2）烟酸类:烟酸也称作维生素 B$_3$,属人体必需维生素。大剂量时具有降低 TC、LDL-C 和 TG 以及升高 HDL-C 的作用。调脂作用与抑制脂肪组织中激素敏感脂酶活性、减少游离脂肪酸进入肝脏和降低 VLDL 分泌有关。烟酸最常见的副作用是颜面潮红,其他有肝脏损害、高尿酸血症、高血糖、棘皮症和消化道不适等,慢性活动性肝病、活动性消化性溃疡和严重痛风者禁用。

3）高纯度鱼油制剂:鱼油主要成分为 ω-3 脂肪酸。主要用于治疗高三酰甘油血症。副作用少见,发生率为 2%~3%,包括消化道症状,少数病例出现转氨酶或肌酸激酶轻度升高,偶见出血倾向。

(3)PCSK 抑制剂:PCSK9 抑制剂是近年血脂领域的研究热点。通过抑制 PCSK9,可阻止 LDL 受体降解,促进 LDL-C 的清除。PCSK9 抑制剂具有强大的降胆固醇作用,可降低 LDL-C 50%~70%。PCSK9 单克隆抗体依洛尤在我国获批治疗纯合子型家族性高胆固醇血症和心血管风险极高危人群。

降脂药物治疗需个体化,治疗期间必须监测安全性。依据患者的心血管疾病状况和血脂水平选择药物的起始剂量,首次用药 4~8 周复查安全性指标(AST/ALT、CK)和血脂水平。以后每 3~6 个月再复查上述指标;如果能达到要求,改为每 6~12 个月复查 1 次。如果 AST/ALT 超过正常上限 3 倍,应暂停给药。在用药过程中应询问患者有无肌痛、肌压痛、肌无力、乏力和发热等症状,血清肌酸激酶(CK)升高超过正常上限 5 倍应停药。用药期间如有其他可能引起肌溶解的急性或严重情况,如败血症、创伤、大手术、低钾血症和抽搐等,应暂停给药。

总之,高血压合并血脂异常使发生动脉粥样硬化性心血管疾病风险增加,积极有效的降压和调脂治疗,无疑可以显著降低心血管事件的发生率、心血管疾病死率和总病死率。虽然某些降压药物对血脂水平有不良影响,但降压治疗降低心血管疾病的风险主要来源于血压的降低。因此,若能合理选择降压药物和合理调整药物剂量,同样可使高血压合并血脂异常患者从降压治疗最大获益。对合并高血压的血脂异常患者有效的使用调脂药物,特别是他汀类药物,对动脉粥样硬化性心血管疾病一级预防和二级预防均有显著的有益作用。

(叶　平)

● **参考文献**

［1］赵水平,孙艺红.高血压患者降胆固醇治疗一级预防中国专家共识［J］.中华心血管病杂志,2016,44（8）:661-664.

［2］HJERMANN I,HELGELAND A,HOLME I,et al. The association between blood pressure and serum cholesterol in healthy men:the Oslo study［J］. J Epidemiol Community Health（1978）,1978,32（2）:117-123.

［3］BONAA K H,THELLE D S. Association between blood pressure and serum lipids in a population. The Tromso Study［J］. Circulation,1991,83（4）:1305-1314.

［4］OCHNER M,AYALA C,JILES R. Effect of race category redefinition on hypertension and hypercholesterolemia prevalence in the behavioral risk factor surveillance system,1999 and 2001［J］. Ethn Dis,2006,16（1）:152-158.

［5］WILLIAMS R R,HUNT S C,HOPKINS P N,et al. Familial dyslipidemic hypertension. Evidence from 58 Utah families for a syndrome present in approximately 12% of patients with essential hypertension［J］. JAMA,1988,259（24）:3579-3586.

［6］KANBAY M,YILDIRIR A,BOZBAS H,et al. Statin therapy helps to control blood pressure levels in hypertensive dyslipidemic patients［J］. Ren Fail,2005,27（3）:297-303.

［7］BORGHI C,DORMI A,VERONESI M,et al. Association between different lipid-lowering treatment strategies and blood pressure control in the Brisighella Heart Study［J］. Am Heart J,2004,148（2）:285-292.

［8］陈灏珠.实用内科学［M］.14版.北京:人民卫生出版社,2013.

［9］CYBULSKY M,COOK S,KONTSEVAYA A V,et al. Pharmacological treatment of hypertension and hyperlipidemia in Izhevsk,Russia［J］. BMC Cardiovasc Disord,2016,16:122.

［10］OTANI H. Oxidative stress as pathogenesis of cardiovascular risk associated with metabolic syndrome［J］. Antioxid Redox Signal,2011,15（7）:1911-1926.

［11］SOWERS J R,WHALEY-CONNELL A,EPSTEIN M. Narrative review:the emerging clinical implications of the role of aldosterone in the metabolic syndrome and resistant hypertension［J］. Ann Intern Med,2009,150（11）:776-783.

［12］GOMEZ P,RUILOPE L M,BARRIOS V,et al. Prevalence of renal insufficiency in individuals with hypertension and obesity/overweight:the FATH study［J］. J Am Soc Nephrol,2006,17（12 Suppl 3）:S194-S200.

［13］ALLAYEE H,DE BRUIN T W,MICHELLE DOMINGUEZ K,et al. Genome scan for blood pressure in Dutch dyslipidemic families reveals linkage to a locus on chromosome 4p［J］. Hypertension,2001,38（4）:773-778.

［14］诸骏仁,高润霖,赵水平,等.中国成人血脂异常防治指南（2016年修订版）［J］.中国循环杂志,2016,31（10）:937-953.

第二十七章　高血压合并高尿酸血症

血尿酸水平升高是高血压的一个独立危险因子,同时高尿酸血症还与冠状动脉粥样硬化性心脏病、心力衰竭等心血管疾病密切相关。因此,应充分认识高尿酸血症在高血压的发生、发展及转归中的重要性和危害性,及时做出正确的判断和治疗。

第一节　高血压合并高尿酸血症概述

一、高尿酸血症

(一) 尿酸的代谢

尿酸是人体嘌呤代谢的产物(图27-1-1)。人体嘌呤来源有两种,内源性为自身合成或核酸降解(大约600mg/d),约占体内总尿酸量的80%;外源性为摄入嘌呤饮食(大约100mg/d),约占体内总尿酸量的20%。在正常状态,体内尿酸池为1 200mg,每天产生尿酸约750mg,排出800~1 000mg,30%从肠道和胆道排泄,70%经肾脏排泄。肾脏是尿酸排泄的重要器官,如果肾肌酐清除率减少5%~25%,就可导致高尿酸血症。正常情况下,人体每天尿酸的产生和排泄基本上保持动态平衡,凡是影响血尿酸生成和/或排泄的因素均可以导致血尿酸水平增加。在高尿酸血症形成过程中,内源性代谢紊乱较外源性因素更为重要。高尿酸血症形成的常见原因有以下两点:①尿酸生成增多:主要由外源性嘌呤摄入过多或嘌呤代谢过程

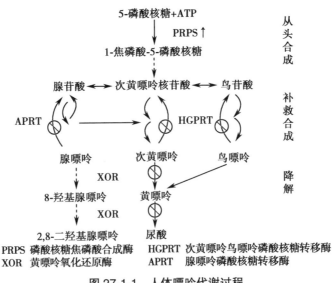

图 27-1-1　人体嘌呤代谢过程

中酶的缺陷所引起。②肾脏尿酸排泄减少,包括肾小球尿酸滤过减少、肾小管重吸收增多、肾小管尿酸分泌减少及尿酸盐结晶在泌尿系统沉积等。

(二)高尿酸血症的危险因素

高尿酸血症与年龄、性别、地区分布、种族、遗传及社会地位都有一定关系。高龄、男性、一级亲属中有高尿酸血症史、有静坐的生活方式、社会地位高、存在心血管危险因素及肾功能不全者易发生高尿酸血症。

进食高嘌呤食物如肉类、海鲜、动物内脏、浓肉汤等,饮酒(啤酒、白酒)以及剧烈体育锻炼均可使血尿酸增加。某些药物长时间应用可导致血尿酸增高,如噻嗪类利尿剂、小剂量阿司匹林等均阻止尿酸排泄。

(三)高尿酸血症的诊断标准及分型

正常嘌呤饮食状态下,非同日 2 次空腹血尿酸水平男 >420μmol/L 或女 >357μmol/L 可以诊断为高尿酸血症。对高尿酸血症进行诊断分型有助于发现高尿酸血症的病因,从而给予针对性治疗。高尿酸血症患者低嘌呤饮食 5 天后,留取 24 小时尿检测尿酸水平。

1. 尿酸排泄不良型 尿酸排泄少于 0.48mg/(kg·h)。尿酸清除率(Cua,尿酸 × 每分钟尿量 / 血尿酸)<6.2ml/min。

2. 尿酸生成过多型 尿酸排泄大于 0.51mg/(kg·h),尿酸清除率≥6.2ml/min。

3. 混合型 尿酸排泄超过 0.51mg/(kg·h),尿酸清除率 <6.2ml/min。考虑到肾功能对尿酸排泄的影响。以肌酐清除率(Cer)校正。根据 Cua/Cer 比值对高尿酸血症分型如下:>10% 为尿酸生成过多型;<5% 为尿酸排泄不良型;5%~10% 为混合型。

二、高尿酸血症的流行病学

(一)高尿酸与高血压

在原发性高血压患者中,高尿酸血症的发生率在 20%~40%,并有逐渐上升的趋势。2014 年 Ofori 等新发高血压患者 130 例横断面研究结果显示,高血压患者检出率 46.9%,显著高于正常血压或得到控制者的 16.9%。过去多认为高尿酸血症是高血压一种伴随现象,现在认为高尿酸血症是原发性高血压的独立危险因素。PAMELA 研究进一步揭示了高尿酸血症与高血压的因果关系,血清尿酸水平每增加 59.5μmol/L,高血压的发病风险增加约30%。

在青少年中,血清尿酸水平增加与原发性高血压形成的关系更加明显。正常血压青少年中 9.5% 存在高尿酸血症,临界高血压青少年 49% 存在高尿酸血症,中重度高血压青少年73% 存在高尿酸血症。在 Framingham 研究中发现,尿酸和高血压的相关强度随着患者年龄及高血压病程的增加而降低,提示尿酸水平的变化在青年和早期高血压之间的关系具有更重要的意义。

高血压合并高尿酸血症在靶器官损害方面较单纯高血压明显增加。在心脏方面,血尿酸升高可增加慢性心力衰竭发病率,其机制可能与黄嘌呤氧化酶活性有关,心肌组织内黄嘌呤氧化酶活性增加引起尿酸盐前体及氧化活性分子增多,导致心肌肥厚、心肌纤维化、心室重构、心肌收缩能力障碍。2014 年,Ofori 等对未经治疗原发性高血压患者 130 例进行分组对照研究,提示高血压伴高尿酸血症患者与单纯高血压患者的左心室肥厚发生率分别为70.5%、42.0%,尽管缺少治疗性试验,研究仍提示,降压同时降血尿酸有助于延缓左心室肥厚,缓解心力衰竭进展,且较单纯降压更明显。肾脏方面,研究报道高尿酸血症可致肾功能减退,增加慢性肾脏病发病率,并且在高血压患者中,上述作用更显著。2014 年,Ofori 等研究结果显示,在高血压患者中 54.1% 高尿酸血症患者尿微量白蛋白阳性,仅有 24.6% 血尿酸正常者尿微量白蛋白呈阳性。

(二)高尿酸与心脑血管事件

关于健康人群血尿酸与心血管疾病之间的关系,目前有大量有关健康受试者的前瞻性队列研究的资料,绝大多数研究表明升高尿酸血症与心血管事件之间独立相关。美国国家健康和营养调查(NHANES Ⅰ)是描述美国人群的第一个流行病学研究,随访 21 年,研究结果显示,尿酸的升高与全病因心血管疾病和缺血性心脏病的死亡率显著相关。NHANES Ⅲ研究显示,血尿酸水平≥357μmol/L 是冠心病的独立危险因素,血尿酸水平≥417μmol/L 是脑卒中的独立危险因素。2009 年芬兰公布了一项对无心血管疾病、肿瘤和糖尿病的 1 423 名中年男性的研究,平均随访 11.9 年,期间有 157 人死亡,其中 55 人死于心血管疾病。这一研究结果引起了广泛关注。同年中国台湾地区学者对年龄在 35 岁以上的 41 879 名健康男性和 48 514 名健康女性进行为期平均 8.2 年的随访研究发现,血清尿酸≥420μmol/L 时,心血管事件低危组的全因死亡率和不良心血管事件发生率的危险比分别为 1.24 和 1.48。

(三)高尿酸血症与代谢综合征

越来越多的研究发现,高尿酸血症与代谢综合征密切相关。我国一项 1 600 人的横断面调查显示,高尿酸血症合并 3 种以上危险因素(肥胖、高血压、高胆固醇血症、高甘油三酯血症、低密度脂蛋白血症)的比例男性和女性分别高达 76.92% 和 67.64%。高尿酸血症患者中约 80% 伴高血压,50%~70% 合并超重或肥胖,67% 以上合并高脂血症。体内脂肪含量与尿酸的代谢密切相关,内脏脂肪增加的肥胖者尿酸的产生明显增加而肾脏排泄率下降,体重减轻后尿酸水平可明显降低。并且腹型肥胖可明显增加胰岛素抵抗,对于肥胖患者,腹型肥胖患者高尿酸血症的发生率明显高于以皮下脂肪增多为主的肥胖患者,腹型肥胖与血尿酸的生成增多呈显著正相关。2014 年 Han 等对 1999—2012 年 NHANES 库中大量数据分析得出,高尿酸血症合并肥胖患者,高血压患病率显著高于单纯高尿酸血症患者及肥胖患者,认为肥胖与高尿酸血症可协同升高血压,其机制可能与诱导胰岛素抵抗有关。高胰岛素血症可导致 24 小时尿酸清除率降低。除了胰岛素抵抗外,代谢综合征尚可通过其他通路影响尿酸的代谢,例如高血压可引起肾血流减少,从而促进尿酸盐的重吸收。而甘油三酯升高可降低尿酸排泄。反之,尿酸的升高也可促进代谢综合征的进展,Nakagawa 等在应用别嘌醇后可明显降低体重、胰岛素、血压及三酰甘油水平,其机制可能与尿酸对于炎症及氧化应激的影响及对内皮细胞的损伤有关。因此代谢综合征之父 Reaven 教授提出将高尿酸血症纳入代谢综合征。

三、高尿酸血症和高血压的内在机制联系

(一)高血压患者高尿酸的发病机制

在高血压患者中,其尿酸增高与以下机制有关:①肾血流动力学紊乱:高血压患者肾血管阻力增加,同时高血压患者多见微量白蛋白尿,可使血尿酸增高。有研究证实,伴有家族性高尿酸血症肾病者,肾血流动力学异常先于尿酸代谢失常的出现。②微血管病变:高血压患者由于微血管病变导致组织缺氧,抑制离子交换转运系统,使肾小管分泌尿酸被抑制而导

致高尿酸血症。③肾灌注不足：长期高血压可导致肾灌注不足，肾小管因缺氧而导致此部位的乳酸生成增加，而乳酸对尿酸的排泄有竞争抑制作用，进而引起高尿酸血症。④胰岛素抵抗：长期高血压可能存在胰岛素抵抗，发生继发性高胰岛素血症，增高的胰岛素可影响尿酸的排泄，使尿酸升高。⑤有些高血压患者采用利尿剂，特别是与噻嗪类和襻利尿剂治疗，血容量减少，尿酸重吸收增加。此外，一些高血压患者同时服用阿司匹林预防或治疗缺血性心脑疾病，影响尿酸排泄，也是造成尿酸进一步升高的原因。

（二）尿酸水平升高导致高血压的机制

尿酸导致高血压的可能机制如下。①尿酸导致外周血管阻力增加。尿酸可抑制一氧化氮合成。其不仅对一氧化氮具有直接灭活作用。还可通过氧化还原反应及激活精氨酸酶的活性等作用导致一氧化氮生物活性的下降。导致阻力血管和肾脏入球小动脉收缩，以非钠离子依赖方式增加系统性血压。②血清尿酸可以通过增加血小板源性生长因子表达，刺激血管平滑肌细胞增殖，导致动脉弹性下降；亦可激活血小板 5-羟色胺、ADP 等血管活性物质释放增多，破坏血管内皮细胞而加速脂质沉积。③尿酸兴奋肾素-血管紧张素系统，增加肾脏钠离子重吸收，增加肾素活性和血管紧张素 II 水平，最终引起肾脏微血管疾病。肾入球小动脉硬化，同时改变尿钠排泄，钠离子负载加重，最后形成钠依赖性高血压。④尿酸诱导胰岛素抵抗。尿酸可抑制一氧化氮的生物利用，使组织对胰岛素反应下降，产生胰岛素抵抗。通过胰岛素抵抗而致血液循环中内皮素增高，而内皮素又可致血管内皮功能改变，外周阻力增加，导致血压增高。⑤尿酸盐可以形成尿酸结石，引起肾后性梗阻，也可沉积于肾小管、肾间质直接造成肾小管间质炎症、纤维化的增加，导致肾脏疾病。⑥尿酸导致高血压形成同时，诱导肾内缺血，进一步增加交感神经系统兴奋，最终导致乳酸的释放，而由于乳酸可以竞争尿酸肾脏排泄转运体减少尿酸排泄导致血清尿酸水平进一步升高，使得高尿酸血症的纠正变得困难，形成恶性循环。

（谢良地　林立建）

第二节　高血压合并高尿酸血症的治疗

一、降尿酸药物的选择

降尿酸可通过改变生活方式，如饮食控制、大量饮水、碱化尿液等。饮食控制日常生活中要注意低嘌呤饮食（特别要避免动物内脏）、控制蛋白质入量[<1.0g/（kg·d）]，多吃新蔬菜和水果（少食豆类）、避免酒精饮料。大量饮水指每天维持 1.5~2L 液体摄入，保证每日尿量达 2 000~2 500ml，增加尿酸排泄。但目前有研究显示，再严格的饮食控制也只能降低约 60μmol/L 的血清尿酸，对于本来食量就不多的老年患者，已不再如以往强调低嘌呤饮食。

经典的降尿酸药物，包括抑制尿酸合成药物（别嘌醇）与促进尿酸排泄药物（苯溴马隆、丙磺舒、磺吡酮）。

别嘌醇作为传统抑制尿酸合成药物，是黄嘌呤氧化酶抑制剂，能够抑制黄嘌呤氧化酶活性，阻止次黄嘌呤及黄嘌呤代谢为尿酸，减少尿酸生成，降低血和尿中尿酸浓度，防止尿酸形成结晶沉积在关节和其他组织中。另外，别嘌醇减少血尿酸生成同时可减少活性氧分子生成，改善活性氧分子蓄积诱导的一氧化氮合成障碍及内皮功能紊乱，从而达到治疗高血压的作用。别嘌醇的使用应该从小剂量开始,主要是出于以下考虑:小剂量开始,可以减少诱发痛风发作的可能。另外,别嘌醇最常见的副作用为药物性皮疹,其与药物剂量相关。目前对于别嘌醇相关的严重药疹与 *HLA-B*5801* 基因密切相关已经得到肯定,在部分亚裔人群中,由于该基因的阳性率较高,因此一直成为亚裔痛风患者的用药顾虑。对不能耐受或不适合嘌呤醇治疗可以选用新型的抑制尿酸合成药物,如非布司他。非布司他为新的黄嘌呤氧化酶的非嘌呤选择性抑制剂,一项为期 2 年的研究显示,此药对绝大多数高尿酸血症和痛风的患者有效,并能够使血尿酸水平下降并稳定在 354μmol/L 以下,同时该药物导致的药物性皮疹明显低于别嘌醇。

促进尿酸排泄的药物能够抑制尿酸盐在肾小管的主动吸收,增加尿酸盐分排泄,降低血中尿酸盐浓度,从而减少尿酸沉积,其代表药物:苯溴马隆、丙磺舒。但对于中度以上肾功能受损或者已有肾结石的患者,如果使用排尿酸药,可能会造成尿酸盐结石或使原有的结石增大,加重肾损害,尽量避免使用促尿酸排泄药物。对经过传统降尿酸药物(尤其是最大剂量的黄嘌呤氧化酶抑制剂)治疗,但仍未达到血清尿酸浓度慢性痛风患者,可以考虑培格洛替酶。培格洛替酶是美国 FDA 迄今批准用于对传统降尿酸药物治疗无效或有医学禁忌证(主要是共患疾病)的有症状痛风患者的第一个治疗药物,对于无症状性高尿酸血症目前还未推荐。

降尿酸药物是否可作为一种新的临床降压药物用于临床,还需要大规模的临床研究证实。Feig 等对高血压前期的青少年肥胖患者进行随机双盲研究发现,以丙磺舒降血尿酸后,平均收缩压下降 10.2mmHg,舒张压下降 8.8mmHg,降压同时兼有降低血管阻力作用。因此,认为青少年高血压或高血压前期患者,予以丙磺舒降低血尿酸可有效降低血压水平,但在成人原发性高血压患者的降压效果欠佳。有研究则认为,在心血管及肾脏疾病的高危人群中,轻度高尿酸血症即可进行药物治疗,具体尚需研究证实。也有研究认为,对于长期高尿酸血症,血管壁已经发生动脉硬化并形成高血压,此时的高血压已成为非尿酸依赖性,即使应用降尿酸药物也不会产生明显的降压作用。

二、降压药物对尿酸代谢的影响

(一)血管紧张素 II 受体阻滞剂

由于血管紧张素 II 受体阻滞剂(ARB)通常不降低血管紧张素 II 水平,厄贝沙坦、缬沙坦、替米沙坦对尿酸的影响,目前尚无统一的意见,一般认为对尿酸影响不大。

但对于氯沙坦,有大量研究证实其能够显著降低高血压伴高尿酸血症患者的血清尿酸水平,可以降低尿酸约 15%,是伴高尿酸血症的轻、中度高血压患者的理想选择。基础研究证明,氯沙坦具有类似丙磺舒的排尿酸作用,可能与其抑制肾小管的 URAT1 有关。

(二)血管紧张素转换酶抑制剂

血管紧张素转换酶抑制剂(ACEI)类药物对尿酸的排泄目前还有争议,有临床报道认为其能增加肾血流量,促进尿酸排泄,但也有报道其仅扩张肾动脉的一部分,用药后,肾脏总血流量反而减少,使尿酸排出减少。长期服用这类药物对血尿酸产生的影响还需进一步研究。由于本类药物对尿酸及血糖影响不大,高血压伴高尿酸及高血压伴高尿酸血症伴糖尿病患者,使用本类药物较为合理。

(三)钙通道阻滞剂

氨氯地平通过增加尿酸清除等机制有一定降低尿酸的作用,所以,对高血压合并高尿酸血症者,可适当选用。一项覆盖 1 775 505 人平均随访 5 年以上的队列研究证实,钙通道阻滞剂(包括氨氯地平、非洛地平、硝苯地平和地尔硫䓬等)具有降尿酸作用,其机制包括改善GFR、增加尿酸排泄等。因此,对于高血压合并高尿酸血症的患者使用钙通道阻滞剂可能是有益的。

(四)β 受体拮抗剂

较多研究证实 β 受体拮抗剂类药物能够升高血尿酸,其升高尿酸的机制仍然不明确。β受体拮抗剂在与利尿剂相同降压效力情况下对尿酸水平的影响小,如美托洛尔、倍他洛尔等,可根据情况使用。高血压患者应用普萘洛尔后尿酸的肾脏清除率下降,但在健康人群中未发现尿酸水平的变化。由此可见,β 受体拮抗剂对健康人群及高血压人群的尿酸代谢影响并不相同。因此,在评价 β 受体拮抗剂对尿酸的影响时,应该慎重考虑其他因素,如饮食、身体状态等。

(五)α₁ 肾上腺素受体阻滞剂

本类药物具有与去甲肾上腺素相反的作用。因此,理论上该类药物具有增加尿酸排泄、降低血清尿酸水平的作用。然而,仅 α₁ 肾上腺素受体阻滞剂在正常的使用剂量下并不改变血清尿酸水平。这可能是由于血管紧张素 II 增加,阻断了该药选择性阻断近曲小管 α₁ 受体诱导的增加尿酸肾脏排泄的作用。

(六)利尿剂

常用的利尿剂如氢氯噻嗪、呋塞米、螺内酯等均有升高血尿酸作用,其升高血尿酸水平呈剂量相关性,因此容量依赖性高血压使用利尿剂要小心。通常利尿剂通过以下途径导致血清尿酸水平增加:①增加尿酸肾脏近曲小管净重吸收;②与尿酸竞争肾小管的分泌位点,减少尿酸排泄率;③减少血容量。此类利尿剂包括所有的襻利尿剂以及效应点位于肾脏远曲小管的利尿剂,包括噻嗪类利尿剂、钠通道阻滞剂、醛固酮受体拮抗剂、襻类与噻嗪类药物的复合制剂以及保钾利尿剂。利尿剂引起的血清尿酸增高一般在开始应用几天后出现,但如果首剂即服用大剂量(如 80mg 呋塞米),血清尿酸水平可能会在 24 小时内增加。在长期应用利尿剂治疗期间,对于肾脏功能正常及没有液体潴留的患者来说,血清尿酸对利尿剂的反应会保持稳定,不会受到利钠增加或利尿剂抵抗等因素影响。利尿剂导致血清尿酸增加的幅度受利尿剂剂量的影响,因此在高血压合并高尿酸血症的患者中如因特殊原因需使用时,以小剂量为宜。

在利尿剂中吲达帕胺除有利尿剂作用外,还具有钙拮抗作用,其降压机制主要是抑制细胞的内向钙离子流,直接扩张血管平滑肌,降低血管收缩及血管对升压物质的反应,使血管阻力下降而产生降压作用。由于其降压与利尿作用相分离,且在利尿作用很轻微的剂量时即可产生明显的降压作用,所以,当高血压合并高尿酸血症的患者需少量使用利尿剂时,可优先考虑使用本药,且不需另外加用其他利尿剂。但也有报道使用吲达帕胺后痛风发作的例子。

三、其他心血管类药物对尿酸的影响

调血脂药非诺贝特、阿托伐他汀等,通过增加尿酸清除等机制,兼具弱的降血尿酸作用,如患者合并高脂血症,可优先考虑。2007 年欧洲的指南推荐将非诺贝特作为降尿酸的辅助用药。阿司匹林约以 25% 的原形由肾脏排泄,在大剂量时亦可竞争性抑制尿酸的重吸收,增加尿酸的排泄,但是每日剂量小于 2.6g 时,可造成体内尿酸潴留,故长期服用此类药物的患者应注意碱化尿液并增加饮水量,必要时加用抑制尿酸合成药。

四、高尿酸血症患者应慎用的药物

在实际临床工作中,有些药物在一定条件下,可不同程度地引起血尿酸水平上升,甚至可引起高尿酸血症。这些药物大致包含:①双胍类降糖药、胰岛素,其机制为影响尿酸的排泄,促进尿酸的再吸收。②吡嗪酰胺、乙胺丁醇等抗结核药,这类药品的代谢产物可竞争性影响尿酸的排泄。③ 6- 巯基嘌呤等肿瘤化疗药,其代谢产物影响尿酸的排泄。④烟酸、大剂量使用维生素 C 等维生素类药,使血液中尿酸浓度增加,诱发高尿酸血症。⑤环孢素、他克莫司等免疫抑制剂主要影响肾血流,从而导致尿酸排泄受阻。⑥肌苷,又名次黄嘌呤核苷,为黄嘌呤的代谢产物,使用后可大幅提高体内尿酸水平。

(谢良地 林立建)

第三节 高血压合并高尿酸血症的研究进展

尿酸作为核酸代谢的终末产物,血尿酸的异常意味着核酸代谢的失衡。目前认为代谢综合征是糖、脂、蛋白质、核酸代谢异常的聚集。但现行指南尚未把高尿酸血症纳入代谢综合征的组分。由于高尿酸血症在一定程度上可以预测高血压患者预后与临床合并症的发生,因此,在高血压合并高尿酸血症患者的治疗和处理时,要充分考虑降压药物对尿酸的影响及给予相应的降低尿酸处理。

但仍存一些质疑:①目前关于尿酸和高血压相关性的干预性研究相对较少,且多在严格选择的患者当中进行。目前尚无大型的临床试验研究得出降尿酸治疗可降低心血管事件的发生。②在酶催化尿酸生成产物中,检测到氧化剂成分,应用黄嘌呤氧化酶抑制剂,如别嘌醇,在阻滞尿酸生成同时,也阻滞相应氧化剂生成。黄嘌呤氧化酶抑制剂改善血管内皮功能、降压作用可能与氧化因子生成减少有关,而与血尿酸降低无关。总之,血尿酸通过直接或间接方式影响血压水平,增加心血管疾病风险;但尿酸可否作为高血压治疗的新靶点,尚需更多证据。

(谢良地 林立建)

● 参考文献

[1] BICKEL C,RUPPRECHT H J,BLANKENBERG S,et al. Serum uric acid as an independent predictor of mortality in patients with angiographically proven coronary artery disease[J]. Am J Cardiol,2002,89(1):12-17.

[2] OFORI S N,ODIA O J. Serum uric acid and target organ damage in essential hypertension[J]. Vasc Health Risk Manag,2014,10:253-261.

[3] BOMBELLI M,RONCHI I,VOLPE M,et al. Prognostic value of serum uric acid:new-onset in and out-of-office hypertension and long-term mortality[J]. J Hypertens,2014,32(6):1237-1244.

[4] 商卓,王文. 高尿酸血症与高血压[J]. 中国心血管杂志,2016,21(2):87-89.

[5] BERGAMINI C,CICOIRA M,ROSSI A,et al. Oxidative stress and hyperuricaemia:pathophysiology,

clinical relevance, and therapeutic implications in chronic heart failure[J]. Eur J Heart Fail, 2009, 11(5):444-452.

[6] KANBAY M, HUDDAM B, AZAK A, et al. A randomized study of allopurinol on endothelial function and estimated glomular filtration rate in asymptomatic hyperuricemic subjects with normal renal function[J]. Clin J Am Soc Nephrol, 2011, 6(8):1887-1894.

[7] FANG J, ALDERMAN M H. Serum uric acid and cardiovascular mortality the NHANES I epidemiologic follow-up study, 1971-1992. National Health and Nutrition Examination Survey[J]. JAMA, 2000, 283(18):2404-2410.

[8] STRASAK A M, KELLEHER C C, BRANT L J, et al. Serum uric acid is an independent predictor for all major forms of cardiovascular death in 28,613 elderly women: a prospective 21-year follow-up study[J]. Int J Cardiol, 2008, 125(2):232-239.

[9] HAN G M, GONZALEZ S, DEVRIES D. Combined effect of hyperuricemia and overweight/obesity on the prevalence of hypertension among US adults: result from the National Health and Nutrition Examination Survey[J]. J Hum Hypertens, 2014, 28(10):579-586.

[10] NAKAGAWA T, HU H, ZHARIKOV S, et al. A causal role for uric acid in fructose-induced metabolic syndrome[J]. Am J Physiol Renal Physiol, 2006, 290(3):625-631.

[11] FEIG D I, SOLETSKY B, JOHNSON RJ. Effect of allopurinol on blood pressure of adolescents with newly diagnosed essential hypertension: a randomized trial[J]. JAMA, 2008, 300(8):924-932.

第二十八章 高血压合并高黏血症

随着对高血压病理过程研究的深入,目前已认识到降压治疗只能降低血压,不能消除与血压相关的心血管疾病危险,在血压被控制后,这些危险因子依然存在。血流状态、血液成分和血管壁的改变是心肌梗死、脑梗死等血栓性疾患发生的三大主要因素。代谢综合征(MS)是一组代谢紊乱性疾病的总称,是以中心性肥胖、胰岛素抵抗、高血压、高三酰甘油血症、低高密度脂蛋白胆固醇、糖耐量下降或2型糖尿病为主要临床表现的一个症候群。MS患者一般同时表现出多重心血管危险因素,其所涉及的代谢异常,如血糖异常、高血压、血脂异常等都可以引起血流动力学指标改变。血黏度是一个综合性指标,它取决于血浆黏度、血细胞比容、红细胞聚集性及流变性等。Medvedeva等认为高黏血症是代谢综合征的后果。高脂血症、高血压、高血糖与高黏血症密切相关,高血压、高血脂、高血糖合并高黏血症的比例为85.6%、80.4%、77.6%,说明代谢异常可以影响血流动力学特性。纠正各种代谢异常,同时改善血流变学特性,可达到早期血管保护和多器官保护的效果。

第一节 高血压合并高黏血症概述

一、高黏血症的概况

高黏血症是由于血液中红细胞聚集成串,丧失应有的间隙和距离,或者血液中红细胞在通过微小毛细血管时的弯曲变形能力下降,使血黏度增加,循环阻力增大,微循环血流不畅所致。血黏度可通过在高剪切速率(high shear rate,HSR)或低切变率(low shear rate,LSR)条件下应用血细胞比容(hematocrit,HCT)及总蛋白(total protein,TP)作为参数计算。在 HSR 条件下公式为:$(0.12 \times HCT) + 0.17(TP-2.07)$;在 LSR 条件下公式为:$(1.89 \times HCT) + 3.76(TP-78.42)$。也可通过测定血浆黏度、HCT、红细胞刚性指数和聚集指数、血小板聚集性、血浆纤维蛋白原等指标来评估血液黏性。按 Kaber 法,应用 NXE-1 型锥板式黏度计,在25℃条件下,分别以 $225S^{-1}$、$30S^{-1}$ 和 $4.5S^{-1}$ 作为高、中、低切变率测定全血表观黏度,固定以切变率 $225S^{-1}$ 测定血浆黏度;采用离心法测定 HCT;按 Dintenfass 法计算红细胞刚性指数和聚集指数;采用亚硫酸钠法测定血浆纤维蛋白原。

(一)引起高黏血症的原因

1. **细胞浓度过高** 血液中的细胞数量相对增多。例如老年人体内水分相对减少,血液中的水含量也减少,那么血细胞的比例就会相对增大,由于血液中的液体成分减少,固体成分增多,血液中的黏度就自然升高了。

2. **血黏度增高** 血液中除了红细胞以外,还有许多血浆蛋白,如球蛋白、纤维蛋白原等。这些大分子蛋白质增多时常与红细胞黏合成网格,增加了血液流动的阻力,导致血黏度增高。

3. 血细胞的聚集性增高　当红细胞或血小板的结构出现某种异常时,红细胞和血小板就会积聚到一起,就会阻塞血管,形成血栓。

4. 血细胞的变形性减弱　人体内的毛细血管是很细的,最小的血管只能允许一个血细胞通过,而且血细胞在通过小血管时还要改变形状,以利通过,当血细胞的变形能力减弱时,通过小血管时很困难,影响血流速度,因而使血黏度增高。

5. 血脂异常　由于血液是全身循环的,所以血液中脂质含量过高时,可以使血液的自身黏度改变。另外,增高的血脂可抑制纤维蛋白溶解,使血黏度更加增高。血黏度的增高,易导致冠心病的发生,甚至诱发急性心肌梗死。

（二）高黏血症的信号及症状

高黏血症是由神经功能障碍、视觉干扰及出血倾向组成的一组症候群,并存在一些早期信号。血液黏稠、流速减慢,血液中脂质便沉积在血管的内壁上,引起管腔狭窄、供血不足,导致心肌缺血、脑血栓、肢体血管血栓等疾病的发生。有些中老年人经常感觉头晕、困倦、记忆力减退等症状,认为是人生走向衰变的必然现象,其实这就是高黏血症造成的。早期主要表现为晨起头晕、午餐后犯困、晚上清醒、蹲着干活气短、阵发性视物模糊;查血时,往往针尖阻塞和血液很快凝集在针管中;血液流变学测定时,血黏度"+++"以上,其他各项指数也显著增高。在日常生活中,中老年人如发现自己有上述症状,应及时去医院做血液流变学检查。

二、高血压与高黏血症的内在联系

高血压常伴随着高黏血症,高血压患者因红细胞刚性指数升高,变形能力下降,加之血黏度也升高,故全血表观黏度升高。

血压升高时血小板聚集性各指标显著升高,单纯降压治疗并不能明显改善血液黏性和血细胞聚集性变。血压升高达到高血压 2 期时,血管内皮受损,血小板在切应力作用下被挤向管周,血小板碰撞机会多,故极易被激活而发生聚集。全血表观黏度和血小板聚集呈极显著正相关,血小板聚集后形成的聚集体有较强的力学稳定性,可存在于快速的血流中,并栓塞毛细血管和小动脉,造成微循环障碍,从而引起血液黏度增高。而高黏度的血液又可加剧血小板聚集,二者互为因果,呈正反馈关系,这是血栓形成的基础。

高血压患者存在红细胞聚集增强趋势,随着病程的发展,一旦血细胞聚集和血液黏度呈正反馈变化关系,这可能就是心血管意外发生的警报。

高黏血症在高血压的发生、发展过程中也起到至关重要的作用。高黏血症患者多数伴有不同程度的冠心病、高血压、脑血管病、2 型糖尿病等疾患,动脉粥样硬化是此类患者共同的病理学基础,血栓形成则是常见的突发事件。高黏血症除引起微循环灌注不良外,还可以直接影响血流状态,造成血管损伤的发生,同时血液黏滞性增高所致血液流变紊乱是高血压及其他的心血管疾病形成的危险因素有关。

（赵　昕）

第二节　高血压合并高黏血症的治疗

目前已经有研究证明除利尿剂,其余降压药物在降压同时对高黏血症的治疗也有益处,利尿剂在治疗高血压的同时会增加血黏度。

（一）利尿剂

噻嗪类使用最多,主要副作用是低钾血症症和影响血脂、血糖、血尿酸代谢,其他还包括乏力、尿量增多等。既往有关长期应用氢氯噻嗪治疗原发性高血压患者血浆及细胞外液容量的变化方面的研究表明,应用噻嗪类利尿剂后 1、2、4 个月,患者的血浆容量较前均显著减少,同时文中也提到,原发性高血压患者在终止长期的噻嗪类治疗药物后,血浆容量平均可以增加 241ml。另外有关于医源性高黏血症、血栓形成方面的研究,对应用利尿剂导致高黏血症的机制进行了归纳。文中指出,从理论上讲,利尿剂在高血压治疗中的应用有几种潜在的不良流变学效应:①血细胞比容增加;②血黏度增加;③血浆蛋白水平升高导致血浆黏度增加;④血浆浓度升高引起的红细胞聚集增加。同时利尿剂的使用会导致凝血系统的改变,尤其会影响内源性纤溶系统活性,从而有利于血栓形成。鉴于上述原因,高血压合并高黏血症的患者一般不采用利尿剂治疗。

（二）α、β 受体拮抗剂

既往关于选择性 α 受体拮抗剂哌唑嗪的研究显示,哌唑嗪对血流动力学存在至关重要的影响,高血压患者经过哌唑嗪治疗 6 周后,血细胞比容、全血和血浆黏度明显降低,胶原、ADP 和肾上腺素诱导的血小板聚集率在治疗后呈下降趋势。

β 受体拮抗剂有选择性（$β_1$）、非选择性（$β_1$ 与 $β_2$）和兼有 α 受体拮抗剂三类。该类药物可通过抑制中枢和周围 RAAS,抑制心肌收缩力和减慢心率发挥降压作用,降压起效较强而且迅速。副作用主要有心动过缓、乏力、四肢发凉。β 受体拮抗剂对心肌收缩力、窦房结及房室结功能均有抑制作用,并可增加呼吸道阻力,急性心力衰竭、病态窦房结综合征及房室传导阻滞的患者禁用。选择性 $β_1$ 受体拮抗剂美托洛尔对降低血黏度也是有益处的,一项对照研究显示,每日口服美托洛尔片 50~200mg 与口服安慰剂相比,美托洛尔组血黏度显著降低,另有研究提示,美托洛尔片可使红细胞变形能力明显提高。关于 β 受体拮抗剂可能通过干扰红细胞 - 内皮细胞相互作用来发挥对短期和长期心肌梗死预防作用的可能性研究结论证实,β 受体拮抗剂能显著降低红细胞黏度并增加红细胞变形能力。

（三）钙通道阻滞剂

根据药物核心分子结构和作用于 L 通道不同的亚单位,钙通道阻滞剂分为二氢吡啶类和非二氢吡啶类,前者以硝苯地平为代表,后者有维拉帕米和地尔硫䓬。根据药物作用持续时间,钙通道阻滞剂又可分为短效和长效。降压作用主要通过阻滞电压依赖 L 通道减少细胞外钙离子进入血管平滑肌细胞内,减弱兴奋 - 收缩耦联,降低阻力血管的收缩反应,钙通道阻滞剂还能减轻 AT Ⅱ 和 $α_1$ 肾上腺素能受体的缩血管效应,减少肾小管钠重吸收。主要缺点是开始治疗时有反射性交感活性增强,引起心率增快、面部潮红、头痛、下肢水肿等,尤其是使用短效制剂时。非二氢吡啶类抑制心肌收缩和传导功能,不宜在心力衰竭、窦房结功能低下或心脏传导阻滞患者中应用。研究显示与安慰剂组相比,缓释钙通道阻滞剂组在治疗高血压时影响血小板功能和流变性能,使在 ADP 诱导的血小板聚集和血小板内钙离子浓度显著下降,从而减少了血小板的聚集和细胞内游离钙浓度,在降压同时对高黏血症的治疗也有益处。

(四)血管紧张素转换酶抑制剂及血管紧张素Ⅱ受体阻滞剂

一项前瞻性、开放性、平行对照研究比较了 ARB 氯沙坦和 ACEI 依那普利在治疗高血压时对血流动力学的影响,结论显示氯沙坦和依那普利在治疗高血压时均可使血细胞变形能力增加,对于口服依那普利的患者,改善细胞变形性的同时并不显著降低全血黏度;但在服用氯沙坦的患者中,血细胞变形能力增加反而伴随着血浆黏度的显著增加。但也有观察使用 ARB 降压的老年高血压患者的红细胞血液学和血流动力学影响的小型开放性研究,得出应用氯沙坦 1 年后血红蛋白、血浆促红细胞生成素和血流动力学指标无变化,认为与血黏度下降无显著相关。

总之,高黏血症不是独立一种疾病,它是高血压的伴随产物。高血压常常合并高黏血症,两者密切关联。这是因为当血液黏稠度增高时,血液流速减慢,人体必然代偿性提高血压,才能提升血流的通过能力,久而久之引起失代偿性高血压。同时,血液黏稠容易发生凝血,造成血管栓塞,从而发生缺血性心、脑血管疾病。

(赵 昕)

● 参考文献

[1] MEDVEDEVA I V,DORODNEVA E F,PUGACHEVA T A,et al.[Analysis of lipid plasma spectrum and basic parameters of red cell membranes in patients with metabolic syndrome and ischemic heart disease][J]. Klin Med(Mosk),2002,80(5):27-30.

[2] DUYULER P T,DUYULER S,ILERI M,et al. Evaluation of Whole Blood Viscosity in Patients with Aortic Sclerosis[J]. J Tehran Heart Cent,2017,12(1):6-10.

[3] KASSER U,KROEMER H,ALTROCK G,et al. Reference ranges of viscoelasticity of human blood[J]. Biorheology,1988,25(5):727-741.

[4] DINTENFASS L,KAMMER S. Re-evaluation of heat precipitation method for plasma fibrinogen estimation:effect of abnormal proteins and plasma viscosity[J]. J Clin Pathol,1976,29(2):130-134.

[5] PRESTON F E,SOKOL R J,LILLEYMAN J S,et al. Cellular hyperviscosity as a cause of neurological symptoms in leukaemia[J]. Br Med J,1978,1(6111):476-478.

[6] MINATO S,TAKENOUCHI A,UCHIDA J,et al. Association of Whole Blood Viscosity With Metabolic Syndrome in Type 2 Diabetic Patients:Independent Association With Post-Breakfast Triglyceridemia[J]. J Clin Med Res,2017,9(4):332-338.

[7] LETH A. Changes in plasma and extracellular fluid volumes in patients with essential hypertension during long-term treatment with hydrochlorothiazide[J]. Circulation,1970,42(3):479-485.

[8] BASKURT O K,MEISELMAN H J. Iatrogenic hyperviscosity and thrombosis[J]. Semin Thromb Hemost,2012,38(8):854-864.

[9] GERC V,KOBLAR V,BRKIC D,et al.[Hemorheologic changes in patients with essential hypertension treated with prazosin][J]. Med Pregl,1992,45(7-8):285-287.

[10] KOLTRINGER P,LANGSTEGER W,PIERER G,et al.[Effect of metoprolol on microcirculation and blood viscoelasticity][J]. Acta Med Austriaca,1991,18(3):75-77.

[11] HEILMANN L,SIEKMANN U.[Effect of metoprolol on the flow properties of blood][J].

Arzneimittelforschung,1984,34(3):298-302.

[12] BOOGAERTS M A,ROELANT C,TEMMERMAN J,et al. Effect of beta-blocking drugs on red cell adhesive and rheological properties[J]. J Lab Clin Med,1983,102(6):899-908.

[13] CHOU T Z,LEE K W,DING Y A. Effect of felodipine-ER on blood pressure,platelet function,and rheological properties in hypertension[J]. Can J Cardiol,1993,9(5):423-427.

[14] SHAND B I. Haemorheological effects of losartan and enalapril in patients with renal parenchymal disease and hypertension[J]. J Hum Hypertens,2000,14(5):305-309.

[15] SHAND B I,GILCHRIST N L,NICHOLLS M G,et al. Effect of losartan on haematology and haemorheology in elderly patients with essential hypertension:a pilot study[J]. J Hum Hypertens,1995,9(4):233-235.

第二十九章　围手术期高血压治疗

围手术期高血压是指手术前、手术中及麻醉恢复期发生的高血压。有证据显示,围手术期血压剧烈波动至高血压或低血压可能引发脑卒中、急性冠脉综合征、肾衰竭,将增加围手术期的死亡风险。Howell 等人指出:高血压患者同正常血压者相比,发生围手术期心血管事件的危险将增加 1.31 倍。也有学者指出,推迟手术来控制血压是否能改善心血管预后并不确定。ACC/AHA 关于《非心脏手术围手术期心血管评估与治疗指南》指出,未控制的高血压本身对围手术期的治疗并不构成很大的危害,但须对拟手术的高血压患者进行严格的评估。

第一节　围手术期高血压概述

一、围手术期高血压的定义和病生理机制

围手术期高血压是指外科手术住院期间(包括手术前、手术中和手术后,一般 3~4 天)伴发的急性血压增高,收缩压、舒张压或平均动脉压超过基线 20% 以上。围手术期血压升高的病生理机制比较复杂。主要有交感神经兴奋性增高、RAAS 激活及内皮功能损伤等。血压正常者在围手术期也易发生高血压,可能与术前紧张所致交感神经过度兴奋相关。

二、围手术期高血压的高危因素

围手术期高血压的相关危险因素非常多而复杂,常见有:

1. 原发性高血压术前控制不理想。
2. 原发性高血压不合理停用降压药物。
3. 继发性高血压。
4. 部分易发生高血压的手术类型有如颈动脉、腹部主动脉、外周血管、腹腔和胸腔手术。
5. 麻醉诱导期。
6. 麻醉深度不当或镇痛不全,术中因疼痛而引起交感神经兴奋血管收缩。
7. 麻醉恢复早期疼痛感、低体温、低通气缺氧或二氧化碳蓄积。
8. 清醒状态下进行有创操作。
9. 手术操作刺激。
10. 药物使用不当,过度输液使容量负荷过重,以及术后 24~48 小时血管外间隙液体回流入血管床。
11. 气管导管、导尿管、引流管等不良刺激。
12. 颅内高压。

13. 寒战、恶心、呕吐等副作用。

14. 紧张、焦虑、恐惧、失眠等心理应激因素。

（陈源源）

第二节 围手术期高血压的术前评估

研究表明，术前高血压与术中发生心动过缓、心动过速及高血压相关。同血压正常者相比，术前高血压将使术后死亡的危险增加 3.8 倍。因此对于即将实施手术的高血压患者，应进行仔细地评估，加强血压、心率的控制，给予可能的心脏保护，保证重要脏器灌注，并配以有经验的麻醉师。

1. 首先应判断患者是否为高血压患者、血压升高程度、治疗情况、病程等。

2. 需要对高血压患者进行危险分层。靶器官损害的存在将影响围手术期高血压的发生及危害程度。

3. 高血压是否需要进一步控制。

4. 手术前应筛查是否有无症状性冠心病存在。

5. 可通过心电图这一简单有效的方法判断患者是否存在左心室肥厚。

6. 高脂血症的存在常增加心血管事件发生风险，高血压、高血脂及高血糖并存者应警惕动脉粥样硬化性心脑血管疾病存在。

7. 如尿蛋白阳性，应检查 24 小时尿蛋白排泄情况并评判肾功能。

8. 超声心动图是评估心脏结构和功能的无创有效方法。

9. 腹部超声可以排除肾血管狭窄（单侧小肾）、肾上腺瘤和肾脏疾病（双侧肾萎缩）。

10. 对于发作性血压中重度增高并伴有脸色苍白、心悸的患者应警惕儿茶酚胺增高相关高血压，注意筛查继发性高血压如嗜铬细胞瘤。

（陈源源）

第三节 围手术期高血压的血压控制原则和药物治疗

一、围手术期高血压的血压控制原则

围手术期高血压血压控制的目的是保证重要脏器灌注，降低心脏后负荷，维护心功能。

目前尚无延期手术的高血压阈值，原则上轻、中度高血压（<180/110mmHg）不影响手术进行；为抢救生命的急诊手术，不论血压多高，都应急诊手术；对严重高血压合并威胁生命的靶器官损害，应在短时间内采取措施改善生命脏器功能，如高血压合并左侧心力衰竭，高血压合并不稳定型心绞痛或变异型心绞痛，合并少尿型肾衰竭，合并严重低钾血症（<2.9mmol/L）。对进入手术室后血压仍高于 180/110mmHg 的择期手术患者，建议推迟手术；或者因患者有手术需要（如肿瘤患者伴有少量出血），在征得家属同意的情况下手术。

近年来许多研究显示无症状的轻、中度高血压患者收缩压 <180mmHg 和 / 或舒张压 <110mmHg 不对手术构成额外的危险。但如果舒张压≥110mmHg 伴有临床症状，或舒张压≥120mmHg 不伴有临床症状，或收缩压≥200mmHg 都应该推迟择期手术日。不推荐在数小

时内紧急降压治疗,术前紧急降压常带来重要靶器官缺血及降压药物的副作用。高血压的控制应在术前数周内进行。

对于许多高血压患者,突然停服长期服用的抗高血压药物也是发生围手术期高血压的原因之一。应尽量缩短停药期,在术前数天内替换为长效制剂,且在术前当天仍然给药。须注意术前一天清晨应停用 ACEI 类药物,因其易引起术中低血压。有证据表明,术前 β 受体拮抗剂的应用可以有效减少血压波动、心肌缺血以及术后心房颤动发生,还可降低非心脏手术的死亡率。反之停用 β 受体拮抗剂和可乐定可以引起血压和心率的反跳。不能口服的患者可以使用静脉或舌下含服的 β 受体拮抗剂,也可以使用可乐定皮肤贴剂。术前单剂量的 β 受体阻滞剂可以有效地降低气管插管相关的心动过速发生。

如在围手术期出现高血压急症,通常需要给予静脉降压药物,即刻目标是在 30~60 分钟内使舒张压降至 110mmHg 左右,或降低 10%~15%,但不超过 25%。如果患者可以耐受,应在随后的 2~6 小时将血压降低至 160/100mmHg。主动脉夹层患者降压速度应更快,在 24~48 小时内将血压逐渐降至基线水平。应选用起效迅速,作用时间短的药物如拉贝洛尔、艾司洛尔、尼卡地平、硝酸甘油、硝普钠和非诺多泮。术中血压骤升应积极寻找并处理各种可能的原因如疼痛、血容量过多、低氧血症、高碳酸血症和体温过低等。

二、围手术期高血压的药物治疗

用于控制围手术期血压的药物较多。由于在许多情况下围手术期高血压都要求快速控制血压,所以通常会选择静脉降压药。

1. 围手术期高血压的静脉用药原则

(1)无哮喘史及其他 β 受体拮抗剂禁忌证者,艾司洛尔可作为首选用药。①如用药后心率≥70 次/min,可重复使用,治疗有效后应选用长效制剂长期使用;②如用药后心率 <70 次/min,选用原则(2)。

(2)如果有哮喘史及其他 β 受体拮抗剂禁忌证者,计算肌酐清除率:①如肌酐清除率≥60ml/min,不存在冠心病、心功能不全等,可任意选择硝普钠、硝酸甘油、非诺多泮、静脉用 ACEI 类药物及尼卡地平等;而对于存在冠心病及心功能不全者则首选硝普钠、硝酸甘油及静脉用 ACEI 类药物。②如肌酐清除率 < 60ml/min,则选用血管扩张剂,如非诺多泮。临床常用静脉药物见表 29-3-1。

表 29-3-1　围手术期高血压常用静脉降压药物

药品	作用机制	应用剂量	起效时间	持续时间	注意事项	副作用
硝普钠	NO 供体,血管扩张	0.5μg/(kg·min),逐渐增加剂量,最大剂量 2μg/(kg·min),根据血压调整剂量	1~2 分钟	1~10 分钟	心肌缺血、脑缺血、颅内高压及肝肾功能损害者慎用	低血压、心动过速、头痛、氰化物和硫氰酸盐中毒、恶心、呕吐、脸红、肌肉痉挛等

续表

药品	作用机制	应用剂量	起效时间	持续时间	注意事项	副作用
硝酸甘油	NO供体,血管扩张	5μg/min,每5~10分钟增加5μg/min,最大剂量60μg/min	2~5分钟	5~10分钟	警惕低血压发生	低血压、头痛、头晕、呕吐、快速耐受性、高铁血红蛋白血症
艾司洛尔	选择性β₁受体拮抗剂	500~1 000μg/kg负荷剂量,以50μg/(kg·min)静脉推注,最大剂量300μg/(kg·min)	1~2分钟	10~30分钟	慢性阻塞性肺疾病、哮喘、心动过缓、心脏传导阻滞、急性心力衰竭、贫血等慎用	低血压、支气管痉挛、心力衰竭、心脏传导阻滞
拉贝洛尔	α、β受体拮抗剂	20~50mg,静脉滴注15分钟,可重复,总量可达300mg;也可静脉泵入0.5~2.0mg/min,根据血压调整	2~5分钟	0.3~23.0小时（平均6小时）	急性心力衰竭、心动过缓、心脏传导阻滞、哮喘、慢性阻塞性肺疾病等慎用	恶心、头皮发麻、支气管痉挛、头晕、心脏传导阻滞、直立低血压
尼卡地平	二氢吡啶钙通道阻滞剂	起始5mg/h,每5分钟递增2.5mg/h,最大剂量为15mg/h[0.5~10.0μg/(kg·min)]	5~15分钟	4~6小时	颅内压高者慎用	心动过速、头痛、周围水肿、心绞痛、恶心、房室传导阻滞、头晕
地尔硫䓬	非二氢吡啶钙通道阻滞剂	5~10mg静脉注射,或5~15μg/(kg·min)泵入	2~7分钟	30分钟至10小时	急性心力衰竭、心动过缓、心脏传导阻滞慎用	心动过缓、房室传导阻滞、低血压、心力衰竭、外周水肿、头痛、便秘、肝毒性
氯维地平	钙通道阻滞剂	初始2mg/h,每3分钟剂量翻倍,直至最大剂量132mg/h	2~4分钟	5~15分钟	贫血患者慎用	恶心、呕吐、焦虑、心动过速
乌拉地尔	外周选择性α₁受体拮抗剂,中枢激活5-羟色胺1A受体	25mg静脉注射,2分钟后可重复,总量可达100mg,或者静脉泵入5~40mg/h,根据血压调整	0.5~3分钟	40~90分钟	主动脉峡部狭窄或动静脉分流的患者禁用	低血压、头痛、头晕
非诺多泮	选择性多巴胺D₁受体拮抗剂	起始0.1μg/(kg·min),每15分钟滴定0.05~0.10μg/(kg·min),最大剂量1.6μg/(kg·min)	5分钟内	30~60分钟	心肌缺血、颅内高压、青光眼慎用	反射性心动过速、增加眼压

（陈源源）

第四节　围手术期高血压管理策略

中国心胸血管麻醉学会与北京高血压防治协会在 2016 年发布了《围术期高血压管理专家共识》，就不同类手术前后及手术中高血压的管理进行了相对较具体的共识指导，现叙述如下。

一、围手术期高血压管理

1. 心脏手术围手术期高血压管理

（1）充分地术前镇静。

（2）先麻醉再降压。

（3）体外循环期间维持适当灌注流量。若平均动脉压 >90mmHg 应加深麻醉或用降压药物，如乌拉地尔、尼卡地平。

（4）术后完善镇痛，消除高血压诱因，根据心功能状况合理控制血压。

（5）主动脉瓣膜手术在体外循环转流和术后易发生高血压，可用乌拉地尔、尼卡地平、硝普钠处理；对合并心肌肥厚的患者应维持血压在较高水平。二尖瓣成形术后应控制收缩压 <120mmHg。

（6）冠状动脉旁路移植术围手术期应维持较高的灌注压，平均动脉压 >70mmHg，避免降压过程中心率增快，保持平均动脉压（mmHg）/ 心率 >1。不建议用硝普钠控制血压，以免引起冠脉窃血。

（7）动脉导管结扎术在结扎导管时将收缩压降至 70~80mmHg 或血压降低不超过基础水平的 40%，应注意术后高血压反跳，及时给予镇静、乌拉地尔、β 受体拮抗剂或钙通道阻滞剂等治疗。

2. 主动脉夹层围手术期高血压管理

（1）术前积极控制血压及降低心室收缩力，防止夹层假腔扩张、撕裂的前提下，尽可能保证组织器官灌注。

（2）充分镇痛的同时，尽快将收缩压控制在 100~120mmHg，心率尽量控制在 50~60 次 /min。

（3）药物治疗的基本原则：快速、平稳、联合用药。首选 β 受体拮抗剂，或联合应用乌拉地尔、硝普钠等血管扩张剂。

（4）在遵循基本原则的同时，对于不同类型的主动脉夹层应注意差异化和个体化治疗：A 型应更积极地将心率、血压控制在上述达标水平，并在此基础上尽快进行外科手术治疗。B 型目前多主张一周后再行大血管覆膜支架术，围手术期的血压控制在保证重要脏器血流灌注的最低水平。有创动脉测压应建立在肢体动脉未受累及的那侧，以保证血压监测的真实准确。

（5）术后为保证组织器官的灌注应维持较高水平的血压。

3. 妊娠期高血压围手术期高血压管理

（1）重视药物的使用对母体和胎儿的双重影响。因胎盘无自动调节血压功能，降压过程力求平稳，不能过快、过度，在控制血压同时应注意补充容量，以免影响胎儿血供。

（2）常用降压药物有拉贝洛尔、钙通道阻滞剂，慎用硝普钠。

（3）围手术期血压不宜高于治疗前水平，避免发生高血压危象、高血压脑病或脑卒中。

（4）为保证胎盘血流灌注，血压不低于 130/80mmHg。

（5）应注意降压药物与镇静药物、解痉药（如硫酸镁）的相互作用。

4. 颅内病变围手术期高血压管理

（1）颅内病变引起的高血压常见原因有颅脑外伤、脑出血、颅脑肿瘤及颅内感染等，尤其以颅脑外伤及脑出血常见。其共同特点多因颅内压升高引起高血压；部分垂体肿瘤可导致水钠潴留而引起高血压；脑干血管活动中枢损伤或占位也可导致高血压。

（2）关于自发性脑出血血压管理目标，我国参考 2015 版 AHA/ASA《自发性脑出血处理指南》，并结合中国实际情况建议：①收缩压在 150~220mmHg 和无急性降压治疗禁忌证的脑出血患者，急性期收缩压降至 140mmHg 是安全的（Ⅰ类，A 级证据），且能有效改善功能结局（Ⅱa 类，B 级证据）。②收缩压 >220mmHg 的脑出血患者，连续静脉用药强化降低血压和频繁血压监测是合理的（Ⅱb 类，C 级证据）。但在临床实践中应根据患者高血压病史的长短、基础血压值、颅内压情况及入院时的血压情况个体化决定降压目标。③为了防止过度降压导致脑灌注压不足，可在入院时高血压基础上每日降压 15%~20%。④脑出血急性期推荐静脉给予快速降压药物，可选择乌拉地尔、拉贝洛尔、盐酸艾司洛尔、依那普利等。

（3）重症动脉瘤性蛛网膜下腔出血管理专家共识（2015）建议：①目前尚不明确能够降低动脉瘤再出血风险的最佳血压水平，动脉瘤处理前可将收缩压控制在 140~160mmHg（中等质量证据，强推荐）。②处理动脉瘤后，应参考患者的基础血压，合理调整目标值，避免低血压造成的脑缺血（低质量证据，弱推荐）。

（4）降低血压的同时应保证脑灌注压（CPP）≥60mmHg。

（5）一切有利于降低颅内压的措施，如限制液体入量、利尿、巴比妥类镇静、过度通气等均有助于降低血压。对机械通气的患者，应维持 $PaCO_2$ 在 30~35mmHg，以利于降低颅内压。

（6）避免应用可能增高颅内压的降压药物，优先选用乌拉地尔。

5. 嗜铬细胞瘤围手术期高血压管理

（1）术前应积极抗高血压治疗，同时补充容量，最终目标为术前 24 小时内未出现血压 >160/90mmHg；未发生血压 <80/45mmHg 及直立性低血压；术前 1 周心电图无 ST 段或 T 波改变；无频发性室性期前收缩。

（2）α 肾上腺素能受体阻滞剂为术前控制血压的主要药物，以酚苄明、酚妥拉明最为常用。β 肾上腺素能受体阻滞剂是控制心率的常用药物，但切忌在未使用 α 受体拮抗剂时单独使用，以免出现仅阻滞 β 受体的血管扩张作用后加重肾上腺素作用于 α 受体所导致的血压剧增。

（3）术中一旦血压超过基础血压 1/3 或达到 200mmHg 时，除分析、排除诱发原因外，应立即采取降压措施，同时提示外科医生暂停手术操作。常用药物为酚妥拉明、乌拉地尔、硝普钠。若同时心率 >100 次 /min，可静脉注射 β 受体拮抗剂。

（4）术中应尽量避免使用刺激交感神经系统的药物（如麻黄碱、氯胺酮等）、抑制副交感神经系统的药物、引起组胺释放的药物（如吗啡、阿曲库铵、氟哌利多等）。

二、手术后高血压的处理原则

术后 2~3 天的高血压应考虑与停用抗高血压药物血压反跳有关。单胺氧化酶抑制剂、术后应用可卡因、术后大量静脉输注盐水、拔除气管插管等均可能增加血压,同时应排除因疼痛、高容量、低通气、高碳酸血症及低体温寒战等可逆因素对血压的影响。30% 的术后高血压是特发性的,且可在 3 小时内恢复,故在去除可能的因素前暂不用抗高血压药。

当继发性因素不能解释血压升高的原因时,应该给予药物治疗如钙通道阻滞剂、β 受体拮抗剂或 α、β 受体拮抗剂等,并准备给予长期的抗高血压治疗。根据患者血压升高情况及危险分层具体情况选择药物。有高血容量的患者可以采用利尿剂,高血压伴心动过速的患者可以采用 β 受体拮抗剂,高血压伴心力衰竭的患者可以采用血管紧张素转换酶抑制剂,高血压伴焦虑的患者可以用 β 受体拮抗剂,高血压伴冠心病的患者可采用硝酸甘油或 β 受体拮抗剂以减少心肌缺血,老年患者单纯收缩压高可选择用钙通道阻滞剂或利尿剂,重度高血压患者可使用静脉硝普钠治疗。

总之,成功的手术治疗必须与完美的合并症和 / 或伴发症处理相辅相成,才能使患者获益最大,围手术期血压管理的好坏也决定着手术患者的手术成功率及远期预后。应该在手术前、手术中及手术后充分评估患者的情况并给出最优判断,选择良好的治疗方案。目前还需要更多的临床研究来证实围手术期血压管理对患者远期预后的意义。

（陈源源）

● 参考文献

［1］魏丽慧 . 高血压与妇产科手术 / 妇产科手术精要与合并症［M］. 北京：北京大学医学出版社,2012.

［2］刘力生 . 中国高血压防治指南 2010［J］. 中华高血压杂志,2011,19（8）：701-743.

［3］BROWNER W S,LI J,MANGANO D T. In-hospital and long-term mortality in male veterans following noncardiac surgery. The Study of Perioperative Ischemia Research Group［J］. JAMA,1992,268（2）：228-232.

［4］WEBER M A,SCHIFFRIN E L,WHITE W B,et al. Clinical practice guidelines for the management of hypertension in the community：a statement by the American Society of Hypertension and the International Society of Hypertension［J］. J Clin Hypertens（Greenwich）,2014,16（1）：14-26.

［5］LIEN S F,BISOGNANO J D. Perioperative hypertension：defining at-risk patients and their management［J］. Curr Hypertens Rep,2012,14（5）：432-441.

［6］HANADA S,KAWAKAMI H,GOTO T,et al. Hypertension and anesthesia［J］. Curr Opin Anaesthesiol,2006,19（3）：315-319.

［7］MARIK P E,VARON J. Perioperative hypertension：a review of current and emerging therapeutic agents［J］. J Clin Anesth,2009,21（3）：220-229.

［8］EZZATI M,OZA S,DANAEI G,et al. Trends and cardiovascular mortality effects of state-level blood pressure and uncontrolled hypertension in the United States［J］. Circulation,2008,117（7）：905-914.

［9］林其德 . 妊娠期高血压疾病诊治指南（2012 版）［J］. 中华妇产科杂志,2012,47（6）：476-480.

［10］AUDIBERT G,STEINMANN G,CHARPENTIER C,et al.［Anaesthetic management of the patient with acute intracranial hypertension］［J］Ann Fr Anesth Reanim,2005,24（5）：492-501.

［11］马潞,李浩,吴波,等 . 自发性脑出血诊断治疗中国多学科专家共识［J］中华神经外科杂志,2015,31（12）：1189-1194.

［12］徐跃峤,王宁,胡锦,等 . 重症动脉瘤性蛛网膜下腔出血管理专家共识（2015）［J］中国脑血管病杂志,2015,12（4）：215-224.

［13］BRUNAUD L,BOUTAMI M,NGUYEN-THI P L,et al. Both preoperative alpha and calcium channel blockade impact intraoperative hemodynamic stability similarly in the management of pheochromocytoma［J］. Surgery,2014,156（6）:1410-1417;discussion1417-1418.

［14］罗爱伦.现代麻醉学［M］.4版.北京:人民卫生出版社,2014.

第三十章 抗高血压药物种类和临床应用

第一节 抗高血压药物的分类

抗高血压药物是作用于血压调节系统中的一个或多个部位而发挥作用,故可根据药物的主要作用机制以及部位进行药理学分类。此外,还包括具有协同降压机制的固定配比的降压复方制剂。

一、利尿剂

1. 噻嗪类利尿剂,包括噻嗪型利尿剂(氢氯噻嗪、苄氟噻嗪)、噻嗪样利尿剂(氯噻酮、吲达帕胺)。
2. 保钾利尿剂。
3. 醛固酮受体拮抗剂。
4. 襻利尿剂。

二、肾素-血管紧张素系统抑制剂

1. 血管紧张素转换酶抑制剂。
2. 血管紧张素 II 受体阻滞剂。
3. 肾素抑制剂。

三、钙通道阻滞剂

1. 二氢吡啶类钙通道阻滞剂。
2. 非二氢吡啶类钙通道阻滞剂。

四、肾上腺素受体抑制剂

1. β 受体拮抗剂　非选择性 β 受体拮抗剂、选择性 β_1 受体拮抗剂、非选择性 β 受体拮抗兼 α_1 受体拮抗剂。
2. α_1 受体拮抗剂。

五、交感神经抑制剂

1. 中枢性降压药。
2. 交感神经末梢抑制剂。

六、血管扩张药

1. 直接血管扩张药。
2. 钾通道开放剂。
3. 其他血管扩张药。

七、复方抗高血压药物

1. 传统复方降压制剂。
2. 新型复方降压制剂。

（陈鲁原）

第二节 利 尿 剂

一、噻嗪类利尿剂

（一）降压作用机制

噻嗪类利尿剂确切的降压作用机制还不完全清楚。所有的利尿剂起初都是通过增加尿钠排泄，减少血容量和细胞外液量，降低心输出量来降低血压的。但是大多数噻嗪类利尿剂6小时后就几乎没有促尿钠排泄的作用了，而血管阻力持续下降；6~8周后，血容量、细胞外液量和心输出量逐步恢复正常。周围血管阻力降低的机制可能由于小动脉平滑肌细胞内的低钠，通过 Na^+、Ca^{2+} 交换机制使细胞内钙含量减少，因而小动脉平滑肌张力降低。因此，噻嗪类利尿剂的短期降压效果与增加尿钠排泄有关，而长期降压效果与扩张血管有关。

（二）噻嗪型和噻嗪样利尿剂的区别

1. 噻嗪型和噻嗪样利尿剂都作用于远曲小管，但前者分子结构中包含苯噻二嗪核和磺酰胺基，后者分子结构中包含磺酰胺基。
2. 噻嗪类与噻嗪型利尿剂的药代动力学特征见表30-2-1。

表 30-2-1 噻嗪类与噻嗪型利尿剂的药代动力学特征

利尿剂	对碳酸酐酶的相对抑制作用	口服生物利用度 /%	分布容积 /（L/kg）	清除途径	持续时间 /小时	清除半衰期 /小时
噻嗪型						
氢氯噻嗪	+	60~70	2.5	95% 经肾脏清除	12~18	9~10
苄氟噻嗪	−	90	1.0~1.5	30% 经肾脏清除	12~18	9
噻嗪样						
氯噻酮	+++	65	3~13	65% 经肾脏清除	48~72	50~60
吲达帕胺	++	93	25	肝脏代谢	24	24

（三）噻嗪类利尿剂降压治疗的特点

1. 噻嗪类利尿剂起效慢,作用相对温和,持续时间长,限制钠摄入有助于发挥其效果。单独使用低剂量噻嗪类利尿剂疗效不佳时,应该考虑增加其他抗高血压药物,而不是单纯加大药量。目前氢氯噻嗪更多的是与其他药物合用或使用单片复方制剂。

2. 单独应用噻嗪类利尿剂的降压效果不一,与多种因素有关,如患者年龄、种族、肾功能等。相对年轻人而言,老年患者一般对盐更敏感,而利尿剂可以排除水分和盐。

3. 实践证明噻嗪类利尿剂几乎可以增强所有抗高血压药物的降压效果。这一增强作用主要是利用了药物的多种机制降压,也与防止其他降压药使用时伴随产生的水钠潴留有很大关系。利尿剂联合 ACEI 或 ARB 为最常见的由两种固定剂量降压药组成的复方制剂,并且两药合用可降低利尿剂的使用剂量,减少其副作用,而费用增加极少。

4. 在某些情况下,利尿剂的降压作用会被削弱,例如非甾体抗炎药可能降低大多数利尿剂的作用。对于肾功能不全的患者(如血肌酐大于 1.5mg/dl 或肌酐清除率 <30ml/min),噻嗪类利尿剂难以分泌到肾小管中发挥作用。此外,内源性的有机酸会与利尿剂在近曲小管发生不完全的竞争性转运,肾脏的利尿反应会随着肾脏损害的加重而逐渐降低。

二、保钾利尿剂

保钾利尿剂抑制远曲小管和集合管的钠 - 氢共同转运体,抑制 Na^+ 再吸收和减少 K^+ 分泌,其作用不依赖醛固酮,利尿作用弱。

阿米洛利促尿钠排泄和抗高血压活性较弱,但与噻嗪类或襻利尿剂合用时则作用增强,并可明显减少钾的排泄。此外,还具有扩血管效应。这种药主要用于对醛固酮阻滞剂耐受的醛固酮增多症患者和钠通道基因突变导致的 Liddle 综合征。

氨苯蝶啶的利尿和留钾作用均弱于螺内酯,单用几乎不影响血压,常与排钾利尿剂合用。在临床实践中,有时胃肠道副作用限制了它的使用。此外,氨苯蝶啶可增加血尿酸浓度。

三、醛固酮受体拮抗剂

本药为醛固酮的竞争性抑制剂,可抑制醛固酮作用于盐皮质激素受体,拮抗其促进肾远曲小管和集合管 Na^+ 重吸收和 K^+ 排泄的作用。由于本药对肾小管其他各段无作用,故利尿作用较弱。这类药物包括螺内酯和依普利酮。

螺内酯单独用于治疗高血压已有多年,但目前主要与噻嗪类利尿剂联合用于保钾,其效果相当于 32mmol 氯化钾。容量负荷过重是难以控制的高血压常见原因之一,与利尿剂治疗不充分、高盐摄入以及进行性肾功能不全有关,宜作相应改进与处理。依普利酮的降压有效性和降低收缩压与舒张压的幅度与依那普利相似。对单纯收缩期高血压、饮食所致肥胖相关的高血压也有一定的降压作用。依普利酮选择性更强,其阻断雄激素和孕激素受体的作用大大降低,与性激素相关的副作用比螺内酯少。

四、襻利尿剂

襻利尿剂通过抑制髓襻升支粗段的钠 - 钾 - 氯同向转运体,减少 35%~45% 的钠及氯的重吸收。另外,襻利尿剂还具有排钠作用。虽然襻利尿剂比噻嗪类利尿剂更显强效、起效更快,然而如果给予相等的剂量却并无突出的降压效果。这可能是因为襻利尿剂的作用时间短(口服制剂维持不超过 6 小时),一次给药不足以使体内钠的负平衡保持 24 小时;而初始产生的排钠作用常跟随钠潴留,抵消了急性排钠效果。

通常应用襻利尿剂治疗难治性高血压,特别是伴 GFR 降低(≤40~50ml/min)的患者,因为该类药此时的利钠和利尿作用一致。该类药物增加尿钙排出,不适合用于有骨质疏松的女性患者。

五、利尿剂的主要副作用

有研究显示,与钙通道阻滞剂和血管紧张素转换酶抑制剂类相比,长期使用利尿剂可能多出 1%~3.5% 的新发糖尿病。

另外,因国人多为高盐低钾饮食,故不容忽视噻嗪类利尿剂引起的低钾血症等副作用和治疗的依从性问题。

另外,噻嗪类利尿剂能竞争性抑制尿酸排出,使血尿酸水平升高。由于利尿剂所致的高尿酸血症呈剂量依赖性,小剂量利尿剂治疗高血压通常不会导致尿酸蓄积,也很少引起痛风。

(陈鲁原)

第三节　肾素-血管紧张素系统抑制剂

一、血管紧张素转换酶抑制剂

(一)降压机制

血管紧张素转换酶抑制剂(ACEI)的降压机制包括:①通过抑制循环和组织中血管紧张素转换酶使 AngⅡ生成减少;②抑制激肽酶Ⅱ,使具有血管扩张作用的缓激肽(BK)积聚而发挥降压和抗动脉粥样硬化作用;③增加 Ang-(1-7)的形成。已知 Ang-(1-7)可直接作用于内皮细胞,促进 NO、PGI_2 的合成与释放并提高 BK 水平。ACEI 抑制 ACE 后,强化了 Ang(1-7) 对 AngⅡ的拮抗作用;④ ACEI 的其他药理作用还包括减少醛固酮分泌和特异性的肾血管扩张,对抗氧自由基对心脏和血管的损伤作用,减少内皮细胞形成内皮素等(表 30-3-1)。

表 30-3-1　血管紧张素转换酶抑制剂的特性

药物	与锌离子结合	前体药物	清除途径	作用持续时间/小时	剂量范围/mg
贝那普利	羧基	是	肾	24	5~4
卡托普利	巯基	否	肾	6~12	25~150
依那普利	羧基	是	肾	18~24	5~40
福辛普利	磷酰基	是	肾、肝	24	10~40
赖若普利	羧基	否	肾	12~18	5~40

续表

药物	与锌离子结合	前体药物	清除途径	作用持续时间 / 小时	剂量范围 /mg
莫昔普利	羧基	是	肾	24	7.5~30
培哚普利	羧基	是	肾	24	4~16
喹那普利	羧基	是	肾	24	5~80
雷米普利	羧基	是	肾	24	1.25~20
群多普利	羧基	是	肾	24+	1~8

（二）血管紧张素转换酶抑制剂的降压特点和临床益处

ACEI 单药治疗大多 1 小时内出现降压效应,但可能需要几周才能达到最大降压效应。阻断 AT Ⅱ 对缺血的肾脏灌注作用可能会导致肾功能的急速下降,因此 ACEI 禁用于双侧肾动脉狭窄的患者。

85% 以上的 ACE 分布于组织,如血管壁、心脏、脑、肾,以及肾上腺皮质粒细胞、肺泡巨噬细胞、外周单核细胞等。局部斑块组织的单核 - 巨噬细胞中,ACE 也存在高度活性。ACEI 对高血压患者靶器官具有保护作用。左心室肥厚(LVH)是高血压的严重合并症之一。循环和组织 RAS 的激活参与了 LVH 的病理过程。ACEI 减少 Ang Ⅱ 的产生,阻断 Ang Ⅱ 和醛固酮的促生长作用,并增强 BK 抑制心脏重构的作用。因此,ACEI 治疗可以减轻或逆转心肌肥厚和纤维化。糖尿病肾病是糖尿病最常见的一种微血管病变,也是慢性肾病和慢性肾衰竭的常见原因。ACEI 扩张肾小球的出球小动脉作用大于扩张入球小动脉作用(可能主要依靠缓激肽),故能有效降低肾小球内毛细血管压,从而降低肾脏高灌注,减少白蛋白排泄。也有人认为,这种对肾的保护作用,可能不单纯是依赖于血压降低,而是一种独立的机制而产生。

（三）血管紧张素转换酶抑制剂的安全性

刺激性干咳以及有时无法忍受的咳嗽是 ACEI 最常见的副作用,通常在停药后几周消失并在重新服用后出现。这个副作用在不同的 ACEI 之间也存在差异。激肽水平的升高被认为是引起咳嗽的机制。在肾功能不全时患者易发生血钾升高。原因多种多样,大多数反映了肾灌注降低、醛固酮分泌减少以及肾小管功能的下降。另外,部分患者在服用 ACEI 后可出现血清肌酐(SCr)增高。大多数急性肾功能减退的报告见于慢性心力衰竭、血容量下降或肾动脉狭窄(双侧或单肾的肾动脉狭窄)的患者。其他副作用包括低血压、血管性水肿、味觉障碍、皮疹和白细胞减少症等。

二、血管紧张素Ⅱ受体阻滞剂

血管紧张素Ⅱ受体阻滞剂(ARB)是 20 世纪 90 年代问世的一种抗高血压药。

（一）降压机制及相关作用

ARB 以高亲和力和特异性与 AT1 结合,从受体水平阻断血管紧张素Ⅱ的作用,而不是阻止其产生(表 30-3-2)。ARB 不影响缓激肽降解和前列腺素合成,故不会引起干咳、血管神经性水肿等副作用。虽然 ARB 对 RAS 系统的阻断比 ACEI 更全面和高效,但是 ACEI 增加

Ang（1-7）的形成、抑制缓激肽的降解能够带来相关的心血管获益。

表 30-3-2　血管紧张素 Ⅱ 受体阻滞剂的特性

药物	半衰期 / 小时	活性代谢产物	每日剂量 /mg
坎地沙坦酯	9~13	是	8~32,1 次
依普沙坦	5~7	否	400~800,1 次
厄贝沙坦	11~15	否	150~300,1 次
氯沙坦	2(6~9)	是	50~100,1 次
奥美沙坦酯	13	是	20~40,1 次
替米沙坦	24	否	40~80,1 次
缬沙坦	9	否	80~320,1 次
阿齐沙坦酯	11	是	40~80,1 次
他索沙坦	6.6	是	50~200,1 次

（二）ARB 的降压特点和临床益处

ARB 的降压作用平稳、持久,有助于控制清晨高血压。无论是单独应用还是与利尿剂联合应用,ARB 对肾功能不全患者,伴或不伴糖尿病患者的降压疗效均已证实。在现有的抗高血压药物中,ARB 是唯一证实其安全性与安慰剂相似的药物。

三、肾素抑制剂

阿利吉仑是美国 FDA 于 2007 年批准上市的第一个口服的非肽类直接肾素抑制剂（renin inhibitors，DRI）。

（一）降压机制及相关作用

肾素是肾小球旁器的球旁细胞释放的一种蛋白水解酶,可以把来源于肝脏的血管紧张素原转化为血管紧张素 Ⅰ,后者再在血管紧张素转换酶的作用下转化为血管紧张素 Ⅱ,然后通过组织中血管紧张素 Ⅱ 受体而发挥作用。抑制肾素的活性可使 RAS 的限速过程受限,血浆肾素活性明显下降从而 AngI、AngⅡ、醛固酮也明显下降。

（二）降压特点与心肾保护作用

1. **降压特点**　阿利吉仑的降压作用为肾素依赖性,大剂量给药只会延长作用时间,不会导致血压骤降。阿利吉仑可以阻断噻嗪类利尿剂导致的肾素反应性升高,小样本试验与氢氯噻嗪联合时,血浆肾素活性并没有升高。当其联用氢氯噻嗪、氨氯地平时,阿利吉仑可进一步降低血压。

2. **心肾保护作用未能够超越 ACEI 和 ARB**　为了全面评估阿利吉仑的心肾保护作用,全球开展了迄今为止最大规模的临床研究计划 ASPIREHIGHER 项目,近几年来其中一些研究的结果逐渐浮出水面,并未显示出阿利吉仑的心血管保护能超越 ACEI 和 ARB,带来更多获益。

（陈鲁原）

第四节　钙通道阻滞剂

钙通道阻滞剂(CCB)是国内应用较早、较为广泛的一类抗高血压药物,具有其自身的特点和优势。

一、钙通道阻滞剂的作用机制和分类

(一)钙通道阻滞剂与钙通道作用

目前共发现6种钙通道,其中对L型、T型和N型钙通道有一定的研究。L型钙通道大多分布在血管平滑肌细胞,在心肌细胞和其他脏器也有少量分布。现有的各类钙通道阻滞剂对L型钙通道均高度敏感,通过对这种钙通道的作用,抑制血管收缩而产生降压作用。其中二氢吡啶类CCB(DHP-CCB)具有突出的血管扩张作用;非二氢吡啶类CCB(nonDHP-CCB,包括苯并噻氮䓬类和苯烷胺类)的血管选择性不如DHP-CCB,但对窦房结和房室结处的钙通道有选择性,具有负性变时、负性肌力作用,适用于心率增快的高血压患者(表30-4-1)。

表 30-4-1　钙通道阻滞剂对心脏的作用

项目	硝苯地平	氨氯地平	地尔硫䓬	维拉帕米
心率	↑	↑	↓	↓
窦房结传导	0	0	↓↓	↓
房室结传导	0	0	↓	↓
心肌收缩力	↓/0	↓/0	↓	↓↓
神经激素激活	↑	↑/0	↑	↑
血管扩张	↑↑	↑↑	↑	↑
冠脉血流	↑	↑	↑	↑

注:↓ = 降低;0= 无变化;↑ = 增加。

(二)钙通道阻滞剂的主要心血管作用

1. 对血管的作用　CCB扩张冠状动脉和外周血管,增加冠状动脉血流量,缓解心绞痛。CCB具有保护血管内皮细胞结构和功能完整、减轻血管钙化、抗动脉粥样硬化、抑制血管平滑肌细胞增殖的作用。

2. 对心脏的作用　CCB减少细胞内钙量,避免缺血心肌细胞坏死,起到保护作用。CCB可逆转或减轻左心室肥厚。地尔硫䓬和维拉帕米具有负性肌力、负性频率和负性传导作用。维拉帕米能减慢窦房结发放冲动,也可减慢房室结传导。可减慢前向传导,因而可以消除房室结折返。

3. 对血流动力学作用　不同CCB降低血管外周阻力的同时,对心率及心搏出量影响不同。CCB对系统血压的有效控制可以克服其扩张肾脏入球小动脉的弊端,不造成肾小球的高滤过、高灌注,使肾小球内的血流动力学变化得到改善,达到保护肾脏的作用(表30-4-2)。

表 30-4-2　治疗高血压的钙通道阻滞剂

药物	制剂和剂量	达峰效应时间（小时）	消除半衰期（小时）
氨氯地平	片剂；2.5~10.0mg	6~12	30~50
地尔硫䓬	短效普通片剂、缓释片剂；剂量不一	0.5~1.5	2~5
	持续释放片剂；180~480mg	6~11	5~7
非洛地平	持续释放片剂；2.5~10.0mg	2.5~5.0	11~16
伊拉地平	片剂；2.5~10mg	1.5	8~12
尼卡地平	短效普通片剂；20~40mg	0.5~2.0	8
	持续释放片剂；60~120mg	—	8
硝苯地平	短效普通胶囊；剂量不一	0.5	2
	持续释放片剂；30~120mg	6	7
尼索地平	持续释放片剂；20~40mg	6~12	7~12
	短效普通片剂；剂量不一	0.5~1.0	4.5~12.0
维拉帕米	持续释放片剂；120~480ng	4~6	4.5~12.0

二、钙通道阻滞剂降压特点和心肾保护作用

（一）降压特点

DHP-CCB 降压作用起效迅速，降压疗效较强，一般能降低血压 10%~15%，剂量与疗效呈正相关关系。这类药物的降压特点还包括：疗效的个体差异较小，高钠摄入不影响降压疗效，非甾体类抗炎症药物不干扰降压作用，对嗜酒患者也有显著的降压作用，以及与其他类型降压药物联合治疗能明显增强降压作用。

1. **CCB 在东方人群中降压疗效较为突出**　在 HOT 国际试验中，亚洲人群的降压幅度大于整体人群，与我国广大临床医生的实践体会是相一致的，这可能与东方人群高钠饮食结构有很大关系。《中国高血压防治指南 2010 年修订版》中也明确指出，CCB 在预防脑卒中方面具有相对优势。

2. **CCB 更适用于容量性高血压**　如老年高血压、单纯收缩期高血压及低肾素活性或低交感活性的高血压，这些药理学特点使得 DHP-CCB 治疗老年、盐敏感性高血压及高盐饮食的患者更具优势。

3. **与其他类型降压药物联合治疗明显增强降压**　CCB 能联合其他各种类型的降压药物，包括 ACEI、ARB、β 受体拮抗剂、噻嗪类利尿剂，进一步提高降压疗效和改善血压控制达标率。

4. **CCB 降压治疗的费用 - 效果比**　2006 年英国 NICE/BHS 高血压指南采用增量费用 - 效果比（ICER）作为观察指标，评价各种降压治疗方案的成本与效果。65 岁以上的高血压患者，其心血管疾病年发病风险是 2%，心力衰竭风险是 1%，糖尿病风险是 1.1%，CCB 对这部分患者的费用 - 效果比是最佳的。

（二）CCB 的心肾保护作用

1. **DHP-CCB**　这类药通过影响 Ca^{2+} 生理活动而影响动脉粥样硬化的多个环节。多年来从基础到临床研究均证实了 DHP-CCB 抗动脉粥样硬化的作用。DHP-CCB 可能通过调节内皮依赖性血管舒张、降低内皮通透性和抑制白细胞黏附而改善内皮功能紊乱。由于内皮细胞仅含有极少数的钙离子通道，因此钙通道阻滞剂的保护作用不仅仅是通过阻断钙离子通道起作用，也通过细胞内的机制，如抑制蛋白激酶。

2. **nonDHP-CCB**　这类药能扩张冠状动脉增加其血流量，预防和解除冠状动脉痉挛；还能够保护血管内皮细胞功能、抗动脉硬化、抑制血管平滑肌细胞增殖及血小板聚集作用。地尔硫䓬和维拉帕米均能够扩张肾脏入球小动脉增加肾血流，有效降压作用不会造成肾小球的高滤过、高灌注。地尔硫䓬和维拉帕米能够减少蛋白尿，其机制可能与改善肾小球对白蛋白的选择通透性，而更可能与降低肾脏灌注压有关。

三、钙通道阻滞剂常见的副作用

1. **直立性低血压**　并不常见，主要在与其他降血压药物联合使用时，且多发生于老年患者，必要时降低药物剂量。

2. **心动过速**　主要见于 DHP-CCB，为药物扩血管反射性激活交感神经系统所致，与 β 受体拮抗剂合用可以减少其发生，并有良好的协同作用。

3. **头痛、颜面潮红、多尿**　为扩血管作用所致，随着用药时间的延长症状可以减轻或消失，如不能耐受，换用其他降压药。

4. **便秘**　为药物影响肠道平滑肌钙离子的转运所致，为 nonDHP-CCB 比较常见的副作用。

5. **胫前、踝部水肿**　为 DHP-CCB 较常见的副作用。

6. **心动过缓或传导阻滞**　多见于 nonDHP-CCB。

7. **抑制心肌收缩力**　多见于 nonDHP-CCB。

（陈鲁原）

第五节　肾上腺素受体抑制剂

用于治疗高血压的肾上腺素能抑制剂的种类很多。这类药物中一些通过作用于中枢 $α_2$ 受体抑制交感神经的活性，一些抑制节后交感神经元，一些阻断靶器官的 α 或 β 肾上腺素受体。直接阻断交感神经节的药物已经不再使用。

一、β 受体拮抗剂

（一）β 受体拮抗剂的分类和药理学差异

在临床上，根据对 $β_1$ 受体的相对选择性，可将 β 受体拮抗剂分为非选择性 β 受体拮抗剂、选择性 $β_1$ 受体拮抗剂及非选择性 β 受体拮抗兼 $α_1$ 受体拮抗剂三种类型。该类药物还可分为脂溶性或水溶性，以及具有或不具有内在拟交感活性等类型。各种 β 受体拮抗剂在药理和药代动力学上相差较大（表 30-5-1）。

表 30-5-1 部分 β 受体拮抗剂的药理学特性

药物	β₁ 选择性	内源性拟交感活性	α 阻断	脂溶性	常规日剂量
选择性					
醋丁洛尔	+	+	−	+	200~1 200mg
阿替洛尔	++	−	−	−	20~100mg
倍他洛尔	++				
比索洛尔	+++	−	−	+	2.5~20mg
奈比洛尔	++	−	−	++	5~10mg
美托洛尔	++	−	−	++	50~200mg
艾司洛尔	++	−	−	−	25~300μg/(kg·min)静脉注射
兼扩张血管					
拉贝洛尔	−	−	+	++	200~1 200mg
卡维地洛	−	−	+	+	12.5~50mg
阿罗洛尔	−	−	++	−	10~30mg
非选择性					
纳多洛尔	−	−	−	−	20~240 mg
喷布洛尔	−	+	−	+++	10~20mg
吲哚洛尔	−	+++	−	++	10~60mg
普萘洛尔	−	−	−	+++	40~240mg
噻吗洛尔	−	−	−	++	10~40mg

目前兼有 α 和 β 受体拮抗作用的药物广泛应用,一方面通过 α₁ 受体拮抗作用使外周血管扩张、血管阻力下降,降低血压,同时防止交感神经张力反射性增加;另一方面通过非选择性阻断 β 受体,可减慢心率、抑制心肌收缩力和减少心排血量等。其降压作用在低剂量时主要为 β 受体拮抗所致,高剂量时则主要为 α₁ 受体拮抗的作用。因此,α 和 β 受体拮抗剂在高血压治疗中具有良好前景。

(二) β 受体拮抗剂的降压作用机制

β 受体拮抗剂能选择性地与 β 肾上腺素受体结合,从而拮抗神经递质和儿茶酚胺对 β 受体的激动和兴奋作用,产生多种调节血压的效应,包括心输出量降低、肾素释放减少、中枢交感神经冲动减少、突触前阻滞抑制了儿茶酚胺的释放,以及可能的外周血管阻力的降低。

(三) β 受体拮抗剂的降压特点与心血管保护

1. β 受体拮抗剂在静息心率较快的中、青年高血压患者;伴有高动力循环(如甲亢)、震颤或偏头痛患者;高肾素型高血压,合并冠心病(特别是心绞痛、心肌梗死后)、快速心律失常、充血性心力衰竭患者中具有降压优势。β 受体拮抗剂对于心血管疾病的预防和心血管保护具有广泛的作用,是冠心病合并高血压患者的首选降压药物。

2. 心率是交感激活的"窗口",是导致高血压患者心血管事件增加的独立危险因素。β

受体拮抗剂与 DHP-CCB 和噻嗪类利尿剂的三药联合使用是降压效力较强的治疗方案。由于 β 受体拮抗剂可抑制肾小球旁器释放肾素,故与 ACEI 或 ARB 合用的降压作用受限,但常用于合并冠心病、心力衰竭的患者。

3. β 受体拮抗剂用于降压治疗存在某些劣势　与利尿剂和钙通道阻滞剂比较,β 受体拮抗剂对老年人、单纯收缩期高血压、非洲裔美国人的高血压的降压疗效相对较差。β 受体拮抗剂降低中心动脉压的幅度、改善动脉僵硬程度和小动脉重塑的作用不如 CCB,抑制颈动脉内膜中层厚度的作用不如 CCB 和 ACEI,延迟或逆转左心室肥厚的作用不如 ARB。

（四）β 受体拮抗剂的副作用

对于潜在窦房结或房室结功能减退者,使用 β 受体拮抗剂可发生明显心动过缓或房室传导阻滞。但是这些情况主要见于大剂量使用时或使用非选择性 β 受体拮抗剂。在使用胰岛素治疗的糖尿病患者中,β 受体拮抗剂可能会掩盖一些低血糖症状,如震颤、心动过速,但不影响出汗。长期使用 β 受体拮抗剂治疗的冠心病患者如果停药,可能发生停药综合征,增加心绞痛、心肌梗死或猝死等风险。一项汇集了 6 个试验总计 55 675 例患者的荟萃分析的结果表明,与安慰剂或非利尿剂降压药比较,β 受体拮抗剂导致新发糖尿病的风险增加 32%。对于选择性或非选择性的 β 受体拮抗剂,合并支气管哮喘的高血压患者是绝对禁忌证,但合并慢性阻塞性肺疾病（COPD）的高血压患者并非禁忌证,其依据主要来自荷兰的一项观察性队列研究。该研究入选 45 岁以上 COPD 患者 2 230 例,其中约 66.3% 合并高血压等心血管疾病,与非 β 受体拮抗剂组比较,应用 β 受体拮抗剂的总死亡率和 COPD 恶化率均显著降低,伴或不伴心血管疾病的患者同样获益。外周动脉疾病（PAD）患者应用 β 受体拮抗剂可能会发生肢端循环障碍、加重间歇性跛行,少数患者可出现雷诺现象。β 受体拮抗剂是否影响以及在多大程度上影响性功能,是一个有争论问题。有研究结果表明,与美托洛尔比较,奈必洛尔能够避免男性患者的勃起功能障碍。

二、α₁ 受体拮抗剂

（一）α₁ 受体拮抗剂的降压作用机制

α_1 受体拮抗剂选择性阻滞血液循环或中枢神经系统释放的儿茶酚胺与突触后 α_1 受体相结合,在心输出量没有显著变化的情况下降低了外周阻力,增加肾血流量,产生降压效应。α_1 受体拮抗剂还存在其他药理作用:开放静脉血管床,至少在开始用药阶段是这样,可能影响内脏血管床的作用要强于外周血管床,导致内脏血管床内血流分布增多,这可以解释使用快速起效的哌唑嗪时常见的首剂低血压现象。

（二）α₁ 受体拮抗剂的抗高血压作用

这类药与利尿剂、β 受体拮抗剂、ACEI、CCB 的降压效果相当;种族和年龄对疗效无重要影响。肾衰竭患者使用该类药时降压反应增强,必要时需减量使用。多沙唑嗪、曲马唑嗪较特拉唑嗪脂溶性差,与 α_1 受体的亲和力只有哌唑嗪的 1/2 或更少,但作用时间较长,通常可维持 24 小时持续降压,只需要每日服用一次。该类药可以与利尿剂、β 受体拮抗剂、CCB 类药物有效地联合使用。与噻嗪类利尿剂或 β 受体阻滞剂联合使用,使降压作用加强而水钠潴留可能减轻。对于难治性高血压,可在已联合应用三种一线抗高血压药物仍不能达到血压目标值时加用此类药物。

（陈鲁原）

第六节　交感神经抑制剂

一、中枢性降压药

（一）中枢 α 受体激动剂

1. 药理作用　这些药物具有以下明确的效应：显著降低交感活性，表现为较低的去甲肾上腺素水平；降低压力感受器的活性以代偿血压的下降；外周阻力和心输出量的适度下降；降低血浆肾素水平；在血压降低时维持肾血流。

2. 中枢 α 受体激动剂的特点

（1）甲基多巴：为芳香氨酸脱羧酶抑制剂，在脑内转化为 α- 甲基去甲肾上腺素后激动中枢突触后膜 α_2 受体而降压。本品作用快、温和，可降低卧位和立位血压，很少出现直立性低血压。对老年人降压作用敏感，须酌减药量。

甲基多巴可用于治疗妊娠期高血压。

（2）可乐定：该药激动中枢 α_2 受体和咪唑啉受体，但副作用相对较多，现已少用。可乐定可以用于嗜铬细胞瘤的筛查实验。

（二）咪唑啉受体激动剂的特点

现有研究表明，α_2 受体主要存在于孤束核与蓝斑核，而腹外侧核主要是咪唑啉受体（IR），只参与降压，不引起嗜睡、口干。咪唑啉受体大体分为Ⅰ1 和Ⅰ2（Ⅰ1R 和Ⅰ2R）两种亚型。兴奋Ⅰ1R 可抑制 NA 的释放，抑制 RAS 导致血压下降。

现在已有一些选择性比较高的Ⅰ1R 激动药试用于临床，为第二代中枢性降压药，如莫索尼定（moxonidine）、雷美尼定（rilmenidine）等，降压效果与可乐定相似。由于对Ⅰ1R 的亲和力远大于 α_2 受体，因此，第二代中枢性降压药的副作用较前一代大大减轻。

二、交感神经末梢抑制剂

交感神经末梢抑制剂作用于去甲肾上腺素能神经末梢部位，一方面阻滞交感神经末梢囊泡内的去甲肾上腺素释放，抑制外周去甲肾上腺素能神经对血管平滑肌的收缩作用；另一方面又阻止去甲肾上腺素再被摄入囊泡，从而减少 NE 的合成，使囊泡内的递质逐渐减少而耗竭从而降血压。此类药物中，只有利血平（reserpine）仍在继续使用。

（陈鲁原）

第七节　血管扩张药

一、直接血管扩张药

（一）肼屈嗪

肼屈嗪（hydralazine）能直接扩张周围血管，以扩张小动脉为主，降低外周总阻力而降压。对脑动脉、肾动脉和冠状动脉也有扩张作用。该药禁用于无心力衰竭的冠状粥样硬化性心脏病、心绞痛患者。由于可引起严重副作用（如发生狼疮样综合征），目前临床较少用肼屈嗪治疗高血压。

（二）硝普钠

硝普钠能同时直接扩张动脉和静脉,尤其是扩张冠状动脉,一般不影响肾血流和 GFR;降低心脏前、后负荷,减少左心室容量,减轻室壁压力,增加每搏输出量,减少心肌耗氧量。硝普钠由于起效快、效果好,常作为治疗高血压急症的首选药。停药后效果持续时间短。主动脉夹层急性期若选硝普钠,应给予足量 β 受体拮抗剂,以避免反射性交感神经兴奋。

二、钾通道开放剂

米诺地尔(minoxidil)作用强度和作用持久时间均优于肼屈嗪,有强大的小动脉扩张作用,使外周阻力下降,血压下降,而对容量血管无影响,故能促进静脉回流。米诺地尔直接扩张小动脉到更一定程度后会引起各种反应,如反射性兴奋交感神经而使心率加快、心输出量增加,血浆肾素活性增加和水钠潴留。

三、其他血管扩张药

乌拉地尔具有外周和中枢双重降压作用。该药的中枢作用主要通过激动 5- 羟色胺 1A 受体,降低延髓心血管中枢的交感反馈调节而降压。外周主要阻断突触后 α_1 受体,使血管扩张显著降低外周阻力。

（陈鲁原）

第八节　复方抗高血压药

复方抗高血压药,又可称为固定复方降压制剂,通常由不同作用机制的两种或多种小剂量降压药组成。2 级或 3 级高血压患者可作为初始治疗的选择之一。

一、传统复方降压制剂

大多数的主要成分为氢氯噻嗪、利血平和双肼屈嗪,其次为可乐定;有的还包括镇静、中药、钙镁钾制剂及维生素等辅药成分。常用的药物包括:

复方利血平片（复方降压片）:其组分为利血平、双肼达嗪、氢氯噻嗪、异丙嗪、氯氮草、维生素 B_1、维生素 B_6、泛酸钙、氯化钾、三硅酸镁。

复方硫酸双肼屈嗪片（常药降压片）:其组分为可乐定、氢氯噻嗪、肼屈嗪。

复方利血平氨苯蝶啶片（北京降压 0 号）:其组分为利血平、氯氮草、氨苯蝶啶、氢氯噻嗪、双肼达嗪。

复方地巴唑氢氯噻嗪胶囊（复方降压胶囊）:其组分为利血平、胍乙啶、氢氯噻嗪、异丙嗪、氯氮草、地巴唑、维生素 B_1、维生素 B_6。

此类复方制剂降压作用明确且价格低廉,尽管这些传统的固定复方制剂已不是当前抗高血压治疗的主流,但仍可作为基层降压治疗的一种选择,也可以与其他降压药合理联合使用,治疗中、重度高血压患者。另外,还有中西药复方降压药复方罗布麻、珍菊降压片等。这类由中、西药组成的复方降压药,有明显的历史局限性。

二、新型复方降压制剂

（一）ACEI/ARB 和噻嗪类利尿剂的复方制剂

利尿剂减少血浆容量而使血压降低,但血浆容量降低会激活 RAS 系统,两药联合对 RAS 机制与容量机制进行双重阻断,使降压作用明显增强;ACE 抑制剂或 ARB 能够减少利尿剂导致的低钾血症,患者依从性较好。

（二）ACEI/ARB 和钙通道阻滞剂的复方制剂

两药联合后容量负荷和压力负荷均减轻从而使降压作用明显增强;两药对靶器官的保护作用也得到增强[氨氯地平贝那普利片（Ⅰ类推荐）等]。ACEI 或 ARB 可减轻 CCB 所导致的踝关节水肿。两药联合对血脂和血糖皆无不良影响。

其他新型复方降压药还包括钙通道阻滞剂与利尿剂复方制剂、复方利尿剂、DHP-CCB 与 β 受体拮抗剂的复方制剂、β 受体拮抗剂与利尿剂的复方制剂、三药联合的复方降压制剂、与非降压药联合的复方制剂等。

（陈鲁原）

● 参考文献

[1] 陈丰原,苏定冯,李玲. 心血管药理学[M]. 北京:人民卫生出版社,2011:335-377.

[2] 刘福成,武杰,陈鲁原. 卡普兰临床高血压[M]. 北京:人民卫生出版社,2012:163-231.

[3] ZILLICH A J,GARG J,BASU S,et al. Thiazide diuretics,potassium,and the development of diabetes:a quantitative review[J]. Hypertension,2006,48(2):219-224.

[4] NUSSBERGER J,BOHLENDER J. Pharmacotherapy:Optimal blockade of the renin-angiotensin-aldosterone system[J]. Nat Rev Cardiol,2013,10(4):183-184.

[5] HASFORD J,MIMRAN A,SIMONS W R. A population-based European cohort study of persistence in newly diagnosed hypertensive patients[J]. J Hum Hypertens,2002,16(8):569-575.

[6] EISENBERG M J,BROX A,BESTAWROS A N. Calcium channel blockers:an update[J]. Am J Med,2004,116(1):35-43.

[7] JONSSON B,HANSSON L,STALHAMMAR N O. Health economics in the Hypertension Optimal Treatment(HOT)study:costs and cost-effectiveness of intensive blood pressure lowering and low-dose aspirin in patients with hypertension[J]. J Intern Med,2003,253(4):472-480.

[8] TURNBULL F,BLOOD PRESSURE LOWERING TREATMENT TRIALISTS C. Effects of different blood-pressure-lowering regimens on major cardiovascular events:results of prospectively-designed overviews of randomised trials[J]. Lancet,2003,362(9395):1527-1535.

[9] YUAN H,HUANG Z,YANG G,et al. Effects of polymorphism of the beta(1)adrenoreceptor and CYP2D6 on the therapeutic effects of metoprolol[J]. J Int Med Res,2008,36(6):1354-1362.

第三十一章 中医药在高血压治疗中的应用

高血压临床多以头晕、头痛为主诉,常伴有心悸、胸闷、面红目赤、耳鸣等症状,属于中医学的"眩晕""头痛"等范畴。临床研究表明,中医药不仅可以降低血压,缓解症状,减少西药的用量,而且在保护心脑肾靶器官,改善血管功能等方面具有较好的疗效。

第一节 中医药治疗高血压概述

一、中医学中高血压的病名

衷敬柏等收集了 71 位医家高血压诊疗经验的文献,对文献中所涉及的病名进行频数统计,述及高血压的中医病名共 14 个,其中"眩晕""头痛"两个病名较为公认。王海清等从中医血脉理论入手,认为《黄帝内经》中关于"脉大坚以涩者,胀也"的论述与现代医学所说的"高血压是一组以动脉血压持续增高为主的血管综合征"极其相似,因此提出"脉胀"作为高血压的中医病名,并提出了一套以"血脉辨证"为特色的中医药防治高血压的治疗方案。国家中医药管理局第 2 批 24 个专业 105 个病种中医诊疗方案中,将"原发性高血压"的中医病名定为"眩晕病"。

二、中医学中高血压的病因

随着研究的逐渐深入,各医家对高血压的病因有了更深的认识。衷敬柏等经文献分析认为高血压病因可分为内外两方面,且内因为本,外因为标,内因为精气衰退、禀赋阳盛阴虚,外因为情志、饮食、劳倦及房劳。陈建鸿将高血压病因归纳为四个方面,包括体质偏盛偏衰,七情内伤、心肝火盛,劳逸失度、气血失调,饮食失节、痰浊内蕴。《临床中医内科学》将病因归结为情志失调、饮食失节、肾精不足三类。李剑等认为高血压发展至中后期,痰、瘀为最常见的病理因素和致病因素。韩学杰等认为饮食不节、情志不遂化生痰瘀,凝聚为毒,是导致原发性高血压的重要致病因素。综上所述,可将病因归结为情志失调、饮食失节、过劳虚损、痰浊淤血四个方面。

三、中医学对高血压病机的认识

高血压的病机可概括如下:
1. **发病** 本病发生多缓慢,病程较长,少数发病急骤。
2. **病位** 病位在肝、肾、心、脾、脑,与肝、肾关系密切。
3. **病性** 本虚标实,肾气亏虚、肝肾阴虚是本,肝阳上亢、痰浊血瘀是标。
4. **病势** 病势以升发向上为主;亦可致肝风内动,发为惊厥、昏迷,则病势凶险。

5. **病机转化**　初期多为实证,日久可转化为虚证或虚实夹杂之证。

6. **证类病机**　参照《眩晕病(原发性高血压)中医诊疗方案》中的分类:

(1)肾气亏虚证:劳倦或房劳太过,或年老体衰,肾气肾精不足,不能生髓,髓海空虚,发为本病。

(2)痰瘀互结证:恣食肥甘厚味,或饮酒过度,损伤脾胃,或为痰湿体质,脾失健运,痰浊内生,久而化瘀,或气滞气虚导致血瘀,痰瘀相互交结,阻于络脉,清窍蒙蔽,发为本病。

(3)肝火亢盛证:七情内伤,尤以恼怒抑郁太过,导致肝失条达,肝气郁结,郁久化火,肝火上扰清窍,发为本病。

(4)阴虚阳亢证:因久病、房事不节或年老体衰,肝肾阴虚,水不涵木,肝阳上扰清窍,发为本病。

四、中医学中高血压的现代研究

(一)单味中药研究

经药理证明具有降压作用的中药包括:具有血管扩张作用的,如防己、黄芩、钩藤、益母草、赤芍、罗布麻叶等;具有利尿作用的,如防己、杜仲、桑寄生、泽泻、茯苓、萹蓄、茵陈、龙胆草、罗布麻等;具有中枢性降压作用的,如远志、酸枣仁;具有钙离子通道阻滞作用的,如防己、川芎、当归、赤芍、红花、三棱、丹参、前胡、肉桂、五味子等;具有中枢神经节阻断作用的,如全蝎、地龙、钩藤、桑寄生等;具有β受体拮抗作用的,如葛根、佛手、淫羊藿等;具有影响血管紧张素Ⅱ形成作用的,如山楂、何首乌、白芍、木贼、红花、板蓝根、青风藤、海风藤、牛膝等。并初步阐明了一些单成分如汉防己甲素、钩藤碱、萝芙木、毛冬青甲素等的降压作用机制。

(二)中成药研究

韩学杰等通过调查问卷的形式对40名心血管专家进行3轮次咨询,形成供非中医医生使用的《高血压病中成药临床应用的专家共识建议》。相关研究表明部分中成药或许具有一定的降压作用,可临床辨证应用。

(三)靶器官保护研究

1. **心脏保护作用**　有学者认为阴阳失调是高血压左心室肥厚的中医病机,平肝潜阳、活血通络是高血压左心室肥厚的基本治法。研究发现补肾和脉方、降压通脉饮、活血化瘀利水中药复方、活血祛痰方对于降低血压、逆转左心室肥厚均有一定的疗效。

2. **脑保护作用**　中医药对高血压引起的出血性和缺血性脑血管疾病均具有良好的干预作用。出血性脑病治法上多以通腑泄热、益气活血、醒脑开窍为主。益气醒脑饮能缓解高血压脑出血患者的病情,安宫牛黄丸治疗痰热腑实型和风火上扰型的高血压脑出血患者疗效显著。抵当汤可降低高血压脑出血患者(急性期)炎性细胞因子水平,减少炎性反应的发生。养血清脑颗粒能降低血细胞比容和全血黏度,改善慢性脑供血不足患者的内皮依赖性血管舒张功能,提高急性脑梗死患者的临床疗效;在高血压脑病恢复期,补阳还五汤具有促进被损伤的血管内皮修复,改善机体血液循环的作用。

3. **肾保护作用**　六味地黄丸、杞菊地黄丸、金匮肾气丸、补肾益心片、复方桑寄生钩藤颗粒等,通过增加扩血管物质生成、调节 RAAS 系统及水钠代谢达到降压、保护肾脏作用。自拟补肾降压方如补肾活血方、补肾化痰方、补肾温阳利水方、补肾熄风化浊汤等,具有较好的扩血管、利尿作用,通过减轻血、尿免疫球蛋白 G(IgG)、免疫球蛋白 M(IgM)所致的脏器损伤等机制来保护肾脏。

（关怀敏　朱翠玲）

第二节　高血压中医学诊断及治疗

（一）疾病诊断

参照中华中医药学会发布的《中医内科常见病诊疗指南》与《中药新药临床研究指导原则》。

主要症状：头晕目眩，头痛。

次要症状：头如裹，面红目赤，口苦口干，耳鸣耳聋，汗出，腰膝酸软等。

（二）证候诊断

1. **肾气亏虚证**　腰脊酸痛（外伤性除外）、胫酸膝软或足跟痛、耳鸣或耳聋、心悸或气短、发脱或齿摇、夜尿频、尿后有余沥或失禁、舌淡苔白、脉沉细弱。

2. **痰瘀互结证**　头如裹、胸闷、呕吐痰涎、刺痛（痛有定处或拒按）、脉络淤血、皮下瘀斑、肢体麻木或偏瘫、口淡、食少、舌胖苔腻脉滑，或舌质紫暗有瘀斑、瘀点脉涩。

3. **肝火亢盛证**　眩晕、头痛、急躁易怒、面红、目赤、口干、口苦、便秘、溲赤、舌红苔黄、脉弦数。

4. **阴虚阳亢证**　腰酸、膝软、五心烦热、心悸、失眠、耳鸣、健忘、舌红少苔、脉弦细而数。

（三）治疗方案

本方案适用于 18 岁以上原发性高血压人群，不适用于儿童高血压、妊娠期高血压、合并严重慢性肾脏疾病的高血压以及继发性高血压人群。

1. **辨证选择中药汤剂或中成药**　以整体观念为指导，标本兼治，强调长期治疗时应以治本为主。

（1）肾气亏虚证

治法：平补肾气，调和血脉。

推荐方药：补肾和脉方加减。生黄芪、黄精、桑寄生、淫羊藿、炒杜仲、女贞子、怀牛膝、泽泻、川芎、当归、地龙等。

中成药：杞菊地黄丸、金匮肾气丸、右归丸（肾阳虚证）等。

（2）痰瘀互结证

证候：头如裹、胸闷、呕吐痰涎、刺痛（痛有定处或拒按）、脉络淤血、皮下瘀斑、肢体麻木或偏瘫、口淡、食少、舌胖苔腻脉滑，或舌质紫暗有瘀斑、瘀点，脉涩。

治法：祛痰化浊，活血通络。

推荐方药：半夏白术天麻汤合通窍活血汤加减。生半夏、苍术、白术、天麻、陈皮、茯苓、薏苡仁、桃仁、红花、当归、枳壳、赤芍、川芎、地龙、郁金等。

中成药：脑心通胶囊、绞股蓝总苷片、血塞通片等。

（3）肝火亢盛证

证候：眩晕、头痛、急躁易怒、面红、目赤、口干、口苦、便秘、溲赤、舌红苔黄、脉弦数。

治法：清肝泻火，疏肝凉肝。

推荐方药:调肝降压方加减。柴胡、香附、佛手、夏枯草、炒栀子、丹皮、菊花、钩藤(后下)等。

中成药:牛黄降压丸、龙胆泻肝软胶囊等。

(4)阴虚阳亢证

证候:腰酸、膝软、五心烦热、心悸、失眠、耳鸣、健忘、舌红少苔、脉弦细而数。

治法:滋阴补肾,平肝潜阳。

推荐方药:天麻钩藤饮加减。天麻、钩藤(后下)、石决明(先煎)、炒栀子、川牛膝、益母草、桑寄生、夜交藤、茯神、牡丹皮等。

中成药:天麻钩藤颗粒、全天麻、清脑降压片等。

2. 静脉滴注中药注射液

(1)瘀血阻络证:可选择具有活血化瘀功效的中药注射液,如川芎注射液、灯盏花注射液、丹红注射液、香丹注射液、舒血宁注射液、疏血通注射液等。

(2)气虚血瘀证:可选择具有益气养阴功效的中药注射液,如黄芪注射液、参麦注射液、生脉注射液,配合应用活血化瘀功效的中药注射液。

(3)痰浊壅盛证:可选择醒脑静注射液。

3. 外治疗法

(1)中药足浴

1)夏枯草 30g、钩藤 20g、桑叶 15g、菊花 20g。上药制成煎剂,用时加温至 50℃左右,浸泡双足、两足相互搓动,每次浴足 20~30 分钟,每天 2 次,10~15 天为 1 个疗程。

2)钩藤 20g、吴茱萸 10g、桑寄生 30g、夏枯草 30g,水煎取药液 1 500ml,加入食醋 100ml,每天足浴 30 分钟左右,每天 1 次,10 天为 1 个疗程。

3)钩藤 15g、野菊花 10g、豨莶草 30g、夏枯草 20g、川牛膝 20g、赤芍 20g、川芎 15g、葛根 20g、花椒 10g,浸泡 1 小时后,大火煮开,小火再煮 30 分钟,后下钩藤,连水带药倒入盆中,水温 40~45℃,赤足泡药中,浸过踝部,双足互搓,每次 30 分钟,每天 1 次,10 次为 1 个疗程,间隔 3 天,做第 2 个疗程。

(2)耳穴埋豆

1)常用穴:耳背沟、肝、心、交感、肾上腺;备用穴:耳神门、耳尖、肾。常用穴每次取 3~4 穴,酌加备用穴,以 7mm×7mm 的胶布,将王不留行籽贴于所选之穴,贴紧后并稍加压力,使患者感胀痛及耳郭发热。每隔 2 天换贴 1 次,每次一耳,双耳交替,15 次为 1 个疗程。

2)肾气亏虚证、肝火亢盛证、阴虚阳亢证选用肾、枕、皮质下;痰浊壅盛证选用脾、枕、皮质下。耳穴定位:肾,在对耳轮下脚下缘;枕,在对耳屏后上方;皮质下,在对耳屏的内侧面;脾点,耳甲腔后上方,在耳轮脚消失处与轮屏切迹连线的中点。

3)操作流程:将胶布剪成 0.5cm×0.5cm 的小方块,将磁珠粒或生王不留行子或白芥子或六神丸贴在胶布中央备用;然后用 75% 酒精棉球消毒耳郭,将贴有药子的胶布对准穴位贴压;贴压后用手指按压穴位半分钟,嘱患者每天自行按压 5 次,每次 10 分钟,局部微热微痛为宜,每次一耳,下次轮换对侧,症状较重者可双耳同时贴。

(3)穴位敷贴

1)肾气亏虚症:吴茱萸散(吴茱萸 1 份,清醋 1 份)涌泉、太溪、太冲穴贴敷。痰湿壅盛证:吴茱萸散内关、丰隆、解溪穴贴敷。肝火亢盛证:清肝散(吴茱萸 1 份,黄连 6 份,清醋 1

份)涌泉、太溪、太冲穴贴敷。肝阳偏亢伴有头晕者,以吴茱萸、川芎颗粒剂各 3g,混匀,白醋调成糊状,每天晚间临睡前贴敷双侧涌泉穴,2 周为 1 个疗程;肝阳偏亢伴头痛明显者,以决明子 10g 焙干研末,以绿茶水调成糊状,贴敷两侧太阳穴,干后更换。

2)生大黄 2g、生石决明 5g、牛膝 5g、冰片 0.5g 诸药为末,过 600 目筛,适量凡士林调为糊状,等分 4 份,均匀涂于自黏性无菌敷料上,贴于双侧穴位上,每天 1 次,每次贴 6 小时,次日对时更换,15 天为 1 疗程,可以连续 2 个疗程或以上。肝阳上亢证:曲池、风池、合谷、太冲;风痰上扰证:曲池、合谷、丰隆、太溪;肝肾阴虚证:曲池、合谷、足三里、三阴交;阴阳两虚证:曲池、足三里、气海、涌泉;气虚血瘀证:曲池、合谷、气海、丰隆。

4. 其他疗法

(1)防治眩晕(原发性高血压)的调摄法详见表 31-2-1。

表 31-2-1　防治眩晕(原发性高血压)的调摄法

措施	目标
修体态	减重,增加运动,体重指数保持 20~24kg/m²
节饮食	膳食食盐:每人每日平均食盐量降至 6g
	膳食脂肪:总脂肪 < 总热量的 30%,饱和脂肪 <10%,少吃糖类和甜食
适劳逸	保持适当体力活动,一般每周运动 3~5 次,每次持续 20~60 分钟
畅情志	保持乐观心态,提倡选择适合个体的体育、绘画等文化活动,增加老年人社交机会,提高生活质量
忌烟酒	戒烟;限酒:不提倡饮酒(特别是高度烈性酒),尽可能戒酒,如饮酒,男性每日饮酒精量不超过 25g,即葡萄酒 <100~150ml,或啤酒 <250~500ml,或白酒 <25~50ml,女性则减半,孕妇不饮酒
常随诊	门诊健康教育和照顾受试者利益,主动热情服务,积极向受试者及其亲属或陪同人员宣传高血压防治知识,密切与受试者联系,从而提高治疗依从性

(2)治疗设备:根据病情需要和临床症状,可配备多功能艾灸仪和针灸器具(针灸针、艾条、刮痧板、拔火罐等),可选用腿浴治疗器、足疗仪等中药浸浴设备。

5. 内科基础治疗　参照《中国高血压防治指南 2010 年修订版》,合理控制多重心血管危险因素。

6. 护理　包括基于血压波动性日节律、月节律和年节律的调神摄生、因时起居、择时服药、排痰通腑等。

(四)高血压急症治疗

高血压急症发病急,进展迅猛,中医治疗可参照如下方案。

1. 热郁血涌证

临床表现:头痛头胀,面红面热,急躁易怒,气粗口干,目赤耳鸣,大便干燥,舌红苔黄,脉弦数。

治法:泻热解毒、凉血散瘀。

推荐方药:羚羊钩藤汤合犀角地黄汤加减。常用药物:水牛角、生地、牡丹皮、白芍、钩藤、羚羊骨、怀牛膝、黄芩、栀子、泽泻、生牡蛎、龙胆草、甘草等。

中成药:意识昏愦者,可配合灌服安宫牛黄丸,或静脉滴注清开灵注射液、醒脑静注射液等。

2. 风痰上扰证

临床表现:头晕目眩,恶心呕吐,胸脘痞满,语塞,神志不清或已清,甚者半身不遂,口舌歪斜,偏身麻木,舌质暗红或暗淡,苔白腻,脉弦滑。

治法:理气化痰,息风通络。

参考方药:温胆汤加减。

常用药物:陈皮、竹茹、枳实、半夏、胆星、石菖蒲、代赭石、天麻、牛膝等。各型急证均可配合针刺耳垂放血,或针刺足背的太冲、冲阳等穴位,达到紧急降压的目的。

(五)单方验方

1. 桑寄生 15g,每天一剂,水煎服,也可代茶饮。
2. 苦丁茶 10g,夏枯草 30g,野菊花 15g,水煎服,每天一剂。
3. 芹菜根 30g,龙葵 60g,每天一剂,水煎服,也可代茶饮。

(六)中医药治疗高血压的局限性

目前高血压的治疗,仍以现代医学降压治疗为主。中医讲究整体观念,辨证论治,针对不同个体设计不同方案,平衡阴阳,调理气血。多数中药具有多效性,集降压、降脂、降糖于一身,调节代谢紊乱,防止心脑血管疾病发生与进展。并且多数中药为纯天然植物药,对肝肾功能影响小。因此中西医联合治疗高血压,对于血压平稳达标、减少或延缓合并症发生、保护脏器功能、减少药物副作用、提高生活质量,具有显著意义。高血压中医学仍存在一些问题,包括对中医药治疗高血压的机制研究不够,缺乏循证医学证据,高血压的中医药应用不规范等,仍需进一步研究探索。

(关怀敏　朱翠玲)

● 参考文献

[1] 衷敬柏. 基于医家经验的高血压病中医病名、病因病机与证候研究[J]. 世界中西医结合杂志,2009,4(12):843-846.

[2] 王清海,陶军,陈利国,等. 高血压中西医结合诊治方案建议[J]. 中西医结合心脑血管病杂志,2015,13(5):664-666.

[3] 陈建鸿,杜建. 缓进型高血压病中医病因病机及治疗原则探讨[J]. 福建中医学院学报,2006,16(6):54-55.

[4] 王永炎,张天,李迪臣. 临床中医内科学[M]. 北京:北京出版社,1994:1728-1732.

[5] 李剑,史亚飞,严灿,等. 原发性高血压中医病机及其从痰瘀论治的机理探讨[J]. 江西中医药,2003,34(5):11-12.

[6] 韩学杰,朱妍,李成卫,等. 痰瘀互结、毒损心络导致高血压病的理论探讨[J]. 中国中医基础医学杂志,2008,14(3):201-204.

[7] 杨传华,张蕴慧. 高血压中医药应用研究述评[J]. 中西医结合心脑血管病杂志,2015,13(4):422-425.

［8］黄林春.心血管科专病中医临床诊治［M］.北京：人民卫生出版社，2004：150-192.

［9］徐浩，陈可冀.中西医结合防治高血压病的进展、难点与对策［J］.世界中医药，2007，2（1）：3-5.

［10］施睐.中成药治疗高血压病用药探析［J］.湖南中医药大学学报，2013，33（12）：25-26.

［11］符玉荣，黄丹奇，王刚.部分中成药治疗高血压的临床应用［J］.中国社区医师（综合版），2007，23（11）：19.

第三十二章　去肾交感神经术治疗高血压

据统计有 8%~18% 的高血压患者属于顽固性高血压（resistant hypertension）。长期高血压，尤其是顽固性高血压可以导致心、脑、肾等靶器官损害，增加心血管事件的发生率，是内科医生的一个重大挑战。经导管去肾交感神经术（renal sympathetic denervation，RDN）作为近年来治疗顽固性高血压的新方法备受关注。

虽然 Symplicity HTN-1 和 Symplicity HTN-2 研究均显示，RDN 治疗顽固性高血压具有有效性及安全性，然而，Symplicity HTN-3 研究却未得到同样的阳性结果。因此目前对 RDN 治疗高血压存在较多的争议。

第一节　去肾交感神经术治疗高血压的研究进展

Symplicity HTN-3 的结果发布后，掀起了众多学者的质疑和争论。主要观点如下：

Cindy Grines 认为，该研究结果可能是因为负责操作的介入医生技术不到位所致，此研究中所应用的去肾交感神经法在技术上难以保证消融导管头端定位准确并持续紧密地与肾动脉血管壁接触，故可能造成射频能量分散到血液中而不是血管壁上。

Robert Safian 认为，该研究中阴性结果的部分原因可能是消融器械疗效不佳，采用其他设备进行 RDN 治疗顽固性高血压仍可能有效。

Howard Weintraub 认为该研究结果的阴性可能归于以下因素：对照组通过调整药物联合种类或者剂量而控制血压；另外血压升高的机制复杂，无法确定导致个体升高的具体机制及哪种因素占主导地位。随着高血压的进展，这些导致和维持高血压的因素所占比重也在不断变化中，导致 RDN 疗法效果欠佳。

Sanjay Kaul 认为该研究带给我们的主要教训是，在非对照和非盲法试验中观察到的疗效在严格的随机对照试验中是极少能被重复的。但现在就否定 RDN 为时尚早，我们需要详细分析数据。Symplicity HTN-3 研究失败归纳起来可能存在以下缺陷：①降压药物使用不稳定；②消融点减少；③消融不彻底；④人种差异；⑤缺乏药物依从性监测；⑥缺少高血压专家；⑦术者缺乏经验；⑧本研究仅限于某公司 SYMPLISITY 单极消融导管和发生器，不能代表其他器材的效果。

目前的 RDN 治疗还处于不规范状态，重新审视这项技术，需要回归到病理生理机制研究和动物实验中去，并以此为基础开展更为规范化、科学化的临床研究来获得充分的循证医学证据是目前首要的目标。鉴于 Symplicity HTN-3 研究的局限性，学者们进行了进一步的研究。

全球 Symplicity 注册研究初步结果显示，与基线相比，RDN 可以显著降低患者的诊室血压和动态血压，这与 Symplicity HTN-3 阴性结果相反。该研究参与者大多参加过 Symplicity

HTN-1 和 HTN-2 研究,经验较为丰富,结果更为真实可信。DENERHTN 研究结果表明,RDN 联合 SSAHT 治疗与单纯 SSAHT 治疗相比,更有效地降低顽固性高血压患者的血压,降低心血管不良事件的发生率。Prague-15 研究结果显示,RDN 组和强化药物治疗组均能显著降低血压,尽管两组之间血压降低差异无统计学意义,但 6 个月后强化药物治疗组降压药物使用显著增加,且不良事件发生率高于 RDN 组。Symplicity FLEX 研究结果显示 RDN 组在 6 个月时 24 小时收缩压的降低幅度显著大于假对照组。另外,REDUCE HTN 等大量研究正在筹备中,以评估 RDN 的疗效。

尽管 Symplicity HTN-3 的结果令人失望,但去肾神经仍然值得调查与探讨。我们相信,在克服了目前所暴露出的缺陷和不足后,经导管 RDN 可能会发挥最大的效果,经导管 RDN 仍有望成为 RH 治疗的一种手段。

（卢成志　王　丽）

第二节　去肾交感神经术治疗高血压的临床应用再评估

在顽固性高血压领域,RDN 作为一种全新的治疗理念,Symplicity HTN-3 的失败带给我们的不应是 RDN 的终结,而是一次冷静思考的机会——要认识到目前经导管 RDN 技术仍存在不足及缺陷,并从最近的研究中得到鼓舞,从基础到临床重新审视该研究。

一、理论可行性评估

Thomas Willis 在 17 世纪首先发现了肾交感神经系统。肾交感神经纤维已被证实参与高血压的形成、维持和恶化。Esler 等认为,神经源性高血压患者占所有高血压患者的 50% 以上,其中肾交感神经活性状态起着重要作用。

交感神经纤维经过肾动脉外膜,平均地分布于动脉壁周围,主要位于内膜下 0.5~2.5mm 处。基于上述理论,消融与肾动脉伴行的肾交感神经在一定程度上可抑制交感神经活性,减少肾素分泌和水钠潴留,进而达到降血压的目的,这正是 RDN 的理论基础。

现行的经导管 RDN 策略是环肾动脉螺旋状消融,即沿肾动脉长轴方向旋转将其分割为 6 个区域,两个消融点的间距为 5mm,从最远一点开始消融,顺序回撤并旋转导管头端至下一靶点消融。研究发现交感神经在肾动脉的分布远没有那么简单,行肾动脉远端消融去神经化效果或许更有效。Sakakura 发现:①交感神经纤维的分布数量从肾动脉近端至远端逐渐减少,而与内膜的平均距离越来越近;②神经纤维在动脉横截面圆周上的分布,以腹侧区最多、背侧区最少;③传出纤维的密度远高于传入纤维的密度;④副肾动脉也有交感神经分布;⑤高血压者与非高血压者的神经解剖无差异。因此,在一个给定的肾动脉节段,经导管 RDN 的有效性似乎取决于肾动脉横截面的方位和交感神经距内皮的深度。理解肾交感神经解剖对于优化 RDN 治疗十分重要。当前 RDN 射频消融系统的消融深度在 2~4mm 之间,能否针对变异的神经分布完成有效的去神经化,需要在消融策略和器械上进一步探索。

二、适应证评估

原发性高血压的发病机制非常复杂,肾交感神经作为全身交感神经系统的重要组成部分,其过度激活的确会导致血压升高,但并非引起血压升高的唯一因素。RDN 治疗顽固性高血压虽然有效,但在不同试验中亦存在有 15%~50% 的患者表现为"无应答者"。正如不同降压药物有不同的适应人群一样,对于 RDN 来说肾交感神经过度激活的患者可能才是最适应的人群。因此,RDN 不应笼统地纳入所有顽固性高血压患者,而是要针对性地筛选出与肾交感神经活性密切相关的高血压人群,使之在该目标人群中发挥其独特的治疗作用。

Symplicity HTN-3 亚组分析结果说明 RDN 可能并不适于盐敏感性高血压的黑种人和交感神经活性偏低的老年人。这是否提示存在对 RDN 反应的人种差异或地域差异?要解决适应证的问题,有如下两条思路:一方面,探寻交感神经过度激活的客观指标;另一方面,从临床成功案例出发,逐步修订完善适应证。

现行 RDN 的适应证为收缩压 >160mmHg 的 RH 患者,或既往患糖尿病和心血管疾病史者,收缩压大于 150mmHg,以上标准是基于 Symplicity、EnligHTN 两项研究和对肾脏安全性的长远考虑,eGFR 应≥45ml/(min·1.73m^2)。但在目前研究中存在诸多值得商榷的问题,其可能直接影响着 RDN 的疗效及疗效判断。在临床中我们应谨慎实践,通过不断积累来修正适应证,为 RDN 找到真正的适应人群。

三、安全性评估

在理论上,由射频所致的血管热损伤可能引起肾动脉狭窄。采用 Symplicity 或 EnligHTN 多极导管对顽固性高血压患者行 RDN 治疗,显示肾动脉收缩和消融局部水肿和血栓形成等组织损伤。

很多因素可能会影响 RDN 后的血管损害风险,包括导管的设计、囊的使用、冷却/灌溉系统的存在与否、能源的类型和操作过程本身等。在人类使用不同的导管其相关的风险是否不同尚不清楚。采用 CT 或 MRI 评估 RDN 后中长期发生新创肾动脉狭窄风险性的设计应纳入二期试验,至少在进一步部署前短期安全性(6 个月)应该被证明。此外,所有肾动脉狭窄或狭窄进展应收集在一个独立的注册表。

四、消融效果标志物的探索

在 Symplicity 系列研究中,部分顽固性高血压患者接受 RDN 治疗后血压明显下降,而另一部分患者则不然。不同患者对同一治疗手段的差异如此之大,有无相应的指标可以预示哪类人群对 RDN 敏感?

2009 年 Krum 等采用肾脏去甲肾上腺素流溢率来评估消融的效果,肾脏去甲肾上腺素流溢率作为目前唯一评判消融效果的指标,其临床可操作性及实用价值非常有限。因此,很有必要探寻简便、快捷且实用的方法来确定消融的终点并评判消融的效果。

Esler 等认为酪氨酸羟化酶会随着交感神经的消融而出现裂解,降解的片段可进入尿液,检测术后尿液中酪氨酸羟化酶的降解片段以评估肾传出神经消融的程度。此外,Esler 团队还提出了向肾动脉内注射腺苷以实时评估肾脏传入神经消融效果的方法,但此方法尚未得到完全验证,仅作为一种经验性指导。神经肽 Y(neuropeptide Y,NPY)是一种分布在中枢神经系统和外周交感神经系统的神经递质,交感神经激活时,NPY 与去甲肾上腺素同时释放,其与交感神经功能密切联系。近来,Oliver 等人发现对 RDN 敏感的患者 NPY 水平明显降低,术后收缩压改变与 NPY 水平密切相关。另外,Jonathan 等人研究发现,脑源性神经营养因子(brain-derived neurotrophic factor,BDNF)可作为评估 RDN 即刻成功的一个标志物。

另有研究显示血管生成因子,如可溶性fms-like酪氨酸激酶1,细胞间黏附分子-1(intercellular adhesion molecule 1,ICAM-1)和血管细胞黏附分子-1(vascular cell adhesion molecule 1,VCAM-1)有可能作为RDN后血压下降的预测标志。肾神经刺激可以作为一个潜在的RDN的终点的标志,并取得了阶段性进展,这个方法可识别出神经末梢的确切位置,因此克服与解剖变异有关困难。

总的看来,目前报道的评价RDN有效反应的终点的方法和客观指标尚需进一步研究与证实,探索仍在继续。

五、器械有效性评估

Symplicity系统作为目前应用最广泛的去肾交感神经手术专用设备,虽易于操作,但存在一些缺陷:导管只有一个电极,只能进行单点消融,而每侧肾动脉均有4~6个靶点需接受各2分钟的消融,消融效率较低,延长了手术时间和射线接触时间。在肾动脉迂曲时,导管头端贴壁不良,很难保证对肾动脉壁进行360°的螺旋形消融;此外,由于其射频功率(最大功率8W)较低,穿透深度有限,深部的交感神经纤维难以得到有效损伤。

为了更好地进行肾动脉消融,学者们对消融设备不断改进。各种新的消融设备层出不穷,给临床研究带来了新的希望。理想的去肾神经设备的特征包括,能够达到完全地肾外膜交感神经消融;每侧肾动脉消融时间尽量短;有即刻消融成功的反馈标志;损伤小,不适感少。

目前研究的消融电极多为单电极,需要多次螺旋放电,增加手术操作时间,增加患者的疼痛感,因此多电极系统问世,如EnligHTN导管可以4点同时放电;Oneshot利用灌注球囊系统,表面有螺旋形电极,只需要1次治疗即可,大大减少手术时间;现有的Symplicity系统要求肾动脉内径≥4mm,目前正在试用的独特低压OTW球囊系统,表面有双极RFA电极,消融时间30秒,可消融直径小于3mm的肾动脉。

除了现有常用的射频能量外,已有利用超声消融的设备(如PARADISE、TIVUS及Kona系统),初步结果也令人满意。另外,也考虑应用微导管注射神经毒素,如长春新碱,可使神经坏死,起到神经交感阻断的作用,目前已发展特殊的以球囊为载体的微注射器系统(如Bullfrog微输注导管,130μm的微针及保护性球囊系统)。当前肾动脉去交感神经术消融方法和手术器械种类繁多,但各有优劣。部分消融器械尚不成熟,其临床试验样本量较小、随访时间短,有些还仅限于临床前期研究。因此,需进行更大规模的临床试验研究对其长期有效性和安全性进行评估。总之,随着技术不断完善,新器械的不断研发,未来肾动脉去交感神经术器械将有更好的安全性、易操作性,从而可以协助临床医生更好、更快、更加安全地完成手术。

六、总结

一项新的治疗方法的崛起,需要不懈地寻找问题,发现问题,解决问题。我们不能因Symplicity HTN-3的阴性结果就全盘否认RDN的治疗价值,否定既往RDN研究结果,从而否定这项技术。

目前的RDN治疗还处于不规范状态,未来的研究中应当注意以下方面:①选择恰当的目标人群,寻找评估RDN术前肾交感神经活性的客观指标;②规范化治疗:确定经导管RDN

术的操作技术标准,制订规范化的手术流程和准入机制,具备 RDN 治疗的丰富经验的中心担负起培训的任务。③寻求评判 RDN 消融效果的有效方法:寻找一种简便快捷且实用的方法来指导消融的终点以及评判消融的效果。④消融设备的改进:进一步研发和完善 RDN 技术相关器械和设备,最大限度保证临床研究的严谨和患者的安全。

（卢成志　王　丽）

● 参考文献

［1］JUDD E,CALHOUN D A. Apparent and true resistant hypertension:definition,prevalence and outcomes［J］. J Hum Hypertens,2014,28(8):463-468.

［2］KRUM H,SCHLAICH M P,SOBOTKA P A,et al. Percutaneous renal denervation in patients with treatment-resistant hypertension:final 3-year report of the Symplicity HTN-1 study［J］. Lancet,2014,383(9917):622-629.

［3］ESLER M D,BOHM M,SIEVERT H,et al. Catheter-based renal denervation for treatment of patients with treatment-resistant hypertension:36 month results from the SYMPLICITY HTN-2 randomized clinical trial［J］. Eur Heart J,2014,35(26):1752-1759.

［4］BAKRIS G L,TOWNSEND R R,FLACK J M,et al. 12-month blood pressure results of catheter-based renal artery denervation for resistant hypertension:the SYMPLICITY HTN-3 trial［J］. J Am Coll Cardiol,2015,65(13):1314-1321.

［5］MAHFOUD F,SERRUYS P W. Renal denervation reloaded:where to go from here?［J］. EuroIntervention,2015,10(10):1135-1137.

［6］MAHFOUD F,BOHM M,AZIZI M,et al. Proceedings from the European clinical consensus conference for renal denervation:considerations on future clinical trial design［J］. Eur Heart J,2015,36(33):2219-2227.

［7］BHATT D L,KANDZARI D E,O'NEILL W W,et al. A controlled trial of renal denervation for resistant hypertension［J］. N Engl J Med,2014,370(15):1393-1401.

［8］PATHAK A,EWEN S,FAJADET J,et al. From SYMPLICITY HTN-3 to the renal denervation global registry:where do we stand and where should we go?［J］. EuroIntervention,2014,10(1):21-23.

［9］AZIZI M,SAPOVAL M,GOSSE P,et al. Optimum and stepped care standardised antihypertensive treatment with or without renal denervation for resistant hypertension(DENERHTN):a multicentre,open-label,randomised controlled trial［J］. Lancet,2015,385(9981):1957-1965.

［10］ROSA J,WIDIMSKY P,TOUSEK P,et al. Randomized comparison of renal denervation versus intensified pharmacotherapy including spironolactone in true-resistant hypertension:six-month results from the Prague-15 study［J］. Hypertension,2015,65(2):407-413.

［11］ARIYANON W,MAO H,ADYBELLI Z,et al. Renal denervation:intractable hypertension and beyond［J］. Cardiorenal Med,2014,4(1):22-33.

［12］SAKAKURA K,LADICH E,CHENG Q,et al. Anatomic assessment of sympathetic peri-arterial renal nerves in man［J］. J Am Coll Cardiol,2014,64(7):635-643.

［13］SCHMIEDER R E. Hypertension:How should data from SYMPLICITY HTN-3 be interpreted?［J］. Nat Rev Cardiol,2014,11(7):375-376.

［14］PAPADEMETRIOU V,RASHIDI A A,TSIOUFIS C,et al. Renal nerve ablation for resistant hypertension:how did we get here,present status,and future directions［J］. Circulation,2014,129(13):1440-1451.

［15］SCHLAICH M P,SCHMIEDER R E,BAKRIS G,et al. International expert consensus statement:

Percutaneous transluminal renal denervation for the treatment of resistant hypertension[J]. J Am Coll Cardiol, 2013,62(22):2031,2045.

[16] TEMPLIN C,JAGUSZEWSKI M,GHADRI J R,et al. Vascular lesions induced by renal nerve ablation as assessed by optical coherence tomography:pre- and post-procedural comparison with the Simplicity catheter system and the EnligHTN multi-electrode renal denervation catheter[J]. Eur Heart J,2013,34(28):2141-2148, 2148b.

[17] KOPPELSTAETTER C,KERSCHBAUM J,LENZHOFER M,et al. Distal renal artery stenosis after percutaneous renal denervation leading to renal impairment but normotension[J]. J Clin Hypertens(Greenwich), 2015,17(2):162-164.

[18] PERSU A,SAPOVAL M,AZIZI M,et al. Renal artery stenosis following renal denervation:a matter of concern[J]. J Hypertens,2014,32(10):2101-2105.

[19] DEROSA G,BONAVENTURA A,ROMANO D,et al. Retraction notice to "Enalapril/lercanidipine combination on markers of cardiovascular risk:a randomized study":J Am Soc Hypertens 8(2014)422-428[J]. J Am Soc Hypertens,2015,9(10):822.

[20] DORR O,EWEN S,LIEBETRAU C,et al. Neuropeptide Y as an indicator of successful alterations in sympathetic nervous activity after renal sympathetic denervation[J]. Clin Res Cardiol,2015,104(12):1064-1071.

[21] DORR O,LIEBETRAU C,MOLLMANN H,et al. Brain-derived neurotrophic factor as a marker for immediate assessment of the success of renal sympathetic denervation[J]. J Am Coll Cardiol,2015,65(11):1151-1153.

[22] GAL P,DE JONG M R,SMIT J J,et al. Blood pressure response to renal nerve stimulation in patients undergoing renal denervation:a feasibility study[J]. J Hum Hypertens,2015,29(5):292-295.

[23] EPSTEIN M,DE MARCHENA E. Is the failure of SYMPLICITY HTN-3 trial to meet its efficacy endpoint the "end of the road" for renal denervation?[J]. J Am Soc Hypertens,2015,9(2):140-149.

第三十三章　高血压患者自我血压管理

高血压患者经过医生诊治服药后,更重要的是对血压的自我管理——了解自我降压目标值;正确测量家庭血压并记录;了解自己的降压药物并遵医嘱正确服药;改变高盐饮食、吸烟、过量饮酒、不运动等不良生活方式;正确对待日常生活的血压波动及低血压现象,就医时携带自我血压管理记录以及认识患者自我管理小组的功能。

第一节　了解降压目标值

高血压患者的主要治疗目标是降压达标,从而最大限度地降低心血管合并症发生与死亡的总体危险。正常血压是指 <140/90mmHg,但并不是所有高血压患者都要达到 140/90mmHg 以下,不同年龄、不同情况的高血压患者降压目标是不同的。《中国高血压防治指南 2010 年修订版》推荐:老年高血压患者血压应 <150/90mmHg,如能耐受可 <140/90mmHg,80 岁老年人降压目标 <150/90mmHg。特殊人群降压目标见表 33-1-1。

表 33-1-1　2010 年中国高血压防治指南推荐不同人群降压目标

特殊人群	降压目标 /mmHg
老年高血压	<150/90,如耐受,可降至 <140/90
高血压伴脑卒中	<140/90
高血压伴房颤	<140/90
高血压伴冠心病	<130/80
高血压合并心力衰竭	<130/80
高血压伴肾脏疾病	<130/80,透析患者 <140/90
高血压合并糖尿病	一般 <130/80,老年或伴严重血管病患者 <140/90
代谢综合征	<130/80
外周血管疾病的降压治疗	<140/90

（刘　丽　王　文）

第二节　家庭血压自我测量

降压达标的基础是患者知晓自己的血压,代表三层含义:第一,知晓自己的血压值;第二,知晓不同血压值代表的意义;第三,知晓血压值的变化趋势。如何知晓血压值,需要定期测量血压,并且把每一次血压测量值记录下来,以便了解血压值的变化趋势。血压测量是高血压诊断、评估、治疗和科学研究的重要方法;规范化、标准化操作是准确测量血压的关键。

一、家庭血压测量方法

上臂式全自动电子血压计准确性和重复性较好,临床研究证据较多,测量方法易于掌握,是家庭血压测量的优先推荐。建议按照前文"原发性高血压"一章中所述家庭血压监测方法进行测量。

二、血压测量的影响因素

(一)测量前准备

与受测者有关的诸多因素均可引起血压测量的偏差,如室内温度、运动、饮酒或吸烟、手臂位置、肌肉紧张、膀胱充盈、讲话和环境噪声等,受测者讲话是常见的因素,因此,血压测量时受测者不能讲话。

(二)体位

血压测量最常采用的体位是坐位或仰卧位,但这两种体位所测血压有差别。有报道坐位测量的舒张压较仰卧位高 5mmHg,收缩压相差不大。部分患者需要测量直立位血压,一般仰卧位的收缩压较直立位高 5~8mmHg,舒张压高 4~6mmHg。双腿交叉可使收缩压升高 2~8mmHg。

(三)手臂的位置

测量血压时袖带(气囊)位置应该与心脏(右心房)水平同高。坐位时,右心房水平位于胸骨中部,第四肋水平。卧位时用小枕支托以使上臂与腋中线同高。

(四)左右上臂血压的差别

约 20% 的人左、右上臂血压差别 >10mmHg(称为臂间血压差异),因此推荐第一次检查时应测量左、右上臂血压。当左、右上臂血压不一致时,采用数值较高侧上臂测量的血压值。

(五)血压计的位置

测压过程中血压计汞柱要保持垂直,读数时必须保持视线垂直于血压计刻度面的中心。

(六)血压计的精确性

临床上使用的所有血压计都需进行精确性检验,只有通过检测合格的血压计才能在临床上使用。

(七)袖带大小

目前认为,袖带气囊至少应覆盖 80% 的上臂周径,应按照体型及上臂周径选择合适的袖带。目前常使用气囊长 22~26cm、宽 12cm 规格的袖带。

(八)袖带位置及缠绕松紧程度

袖带气囊中部放置于上臂肱动脉的上方,袖带边缘不要卷起以免袖带起止血带的作用。袖带的下缘在肘窝的上方 2~3cm。一般认为能塞进 2 个指头时袖带松紧适度。

(九)充放气速度

缓慢均匀放气,速度为每搏心跳下降 2~4mmHg,放气速度过快,可使测得的收缩压偏低而舒张压偏高。当心动过缓和心律不齐时推荐放气速度为每搏心跳下降 2mmHg。

（十）测量次数

当对患者进行数次测量时，第一次往往是较高的。因此每次测量血压至少测 2 次，中间间隔 1 分钟，取平均值作为受测者的血压。如果两次测量值相差 >5mmHg，应再进行测量，计算 3 次平均血压值。

（十一）尾数偏好

所谓尾数偏好，是指将血压读数习惯性记录为末位 0 或 5mmHg，此现象要尽量避免，台式汞柱血压计测量血压单次记录血压值尾数应精确到 2mmHg，即 0mmHg、2mmHg、4mmHg、6mmHg、8mmHg 的尾数。电子血压计以血压计显示的血压数值为准，即从 0 到 9 的 10 个数字均可。

（十二）其他影响因素

1. 将听诊器胸件塞于袖带下动脉搏动处，测得的血压值低于听诊器胸件不塞于袖带下的规范操作的测得值。

2. 隔着衣服测得的血压值要比规范操作测高一些，而将衣袖捋起来后测得的血压值要比规范操作低一些。

3. 冬天脱上衣后立即测量，可使得血压升高 3~5mmHg。

4. 血压存在季节性差异，气温低的冬季血压高于夏季。

（刘　丽　王　文）

第三节　熟知自己的降压药物

许多高血压患者并不知晓自己降压药物的具体名称及药物特点，就诊时往往描述不清，给调整药物带来很大的困难，医生应建议患者熟知自己的降压药物，尽可能了解相应降压药的特性。

（刘　丽　王　文）

第四节　坚持健康的生活方式

高血压是一种典型的"生活方式病"，想要把不良的生活方式纠正过来，真正把高血压"管"起来，一本高血压管理日记将会是好帮手。在日记中，患者可以对自己每天吃盐的量、运动量、吸烟和饮酒量等可能影响到血压的生活习惯做大致的记录。降压的基础治疗，即减少食盐摄入、合理膳食、适量运动、戒烟限酒、心理平衡、自我管理、按时就医（详见相关章节）。

（刘　丽　王　文）

第五节　了解自己血压波动及低血压的原因

如果服降压药物后血压忽高忽低，或者持续在正常低值，甚至出现头晕等症状，那么在记录好血压数值的同时，患者还需要了解血压波动的原因，便于就医时正确调整降压药物。

一、血压波动

正常人 24 小时内血压有一定的波动,是正常波动。超过正常波动,称为过度波动,血压过度波动的可能原因有:没有按时服降压药;同时服其他药物;合并其他疾病;季节、气候变化;服短效降压药物;饮酒等。

二、降压过程中出现低血压现象

该现象是指降压过程中,血压低于 90/60mmHg、老年人血压低于 100/60mmHg,或者体位变化时血压下降 20~40mmHg,同时出现眩晕、乏力、精神不振、嗜睡,甚至面色苍白、冷汗、晕厥等临床症状。目前除了降压药物因素本身,直立性低血压、餐后低血压、假性高血压等多种非药物因素引起越来越多的关注。

(一)药物

1. 降压药物 尤其是短效降压药物,剂量过大或用法不当都可能导致血压过低。

2. 非降压药物 近年来随着缺血性心脑血管病一、二级预防的加强,使用抗血小板药物引起胃肠出血致低血压成为患者住院的三大原因之一。另外,某些中成药也有降压的成分,若患者同时长期服用,也可造成低血压。

(二)直立性低血压

直立性低血压常见于老年人和自主神经系统疾病患者。流行病学资料提示,高龄、低体重指数、帕金森病、冠心病和脑卒中是直立性低血压发病的危险因素。

(三)餐后低血压

国外报道老年人餐后低血压(PPH)发生率为 36%~70%,比直立性低血压更常见。PPH可见于健康老年人,但更常见于高血压、糖尿病、帕金森病、心血管疾病、自主神经功能损害、瘫痪、多系统萎缩和血液透析的老年患者。因此,老年高血压患者要充分了解餐后低血压,如果对餐后低血压认识不够,极容易造成低血压休克,甚至因抢救不力而死亡。

(四)假性高血压

假性高血压是指用普通的袖带测压法所测得的血压值高于经动脉穿刺直接测得的血压值,多见于老年、尿毒症、糖尿病、严重动脉硬化的患者。当高血压患者特别是高龄老年人降压过程中出现头晕等低血压症状,而袖带测压正常甚至偏高时要高度怀疑假性高血压的存在。

(刘　丽　王　文)

第六节　了解高血压治疗的认识误区

(一)以症状来估计血压的高低

这样做往往不准确,特别是长期患高血压的患者,由于其对高血压产生了"适应性",即使血压明显升高,也可能无任何不适。如仅以症状来决定是否服药,那样贻害无穷。正确的做法是,患者主动定期测量血压,每周至少测量血压 1 次。

(二)不能坚持服药

有些患者不能坚持服药,或血压一旦正常即停药。这种不正确的服药方法,导致血压出现升高—降低—升高的不稳定情况。这样不仅达不到治疗效果,而且由于血压出现较大幅度的起伏,会造成心、脑、肾等重要脏器长期受损。

（三）盲目长期服用一种降压药

任何药物长期服用都会降低疗效,出现药物副作用。患者须在医生的指导下,根据其病程、年龄、个体差异、脏器功能等情况,按病情的需要及时调整药物。

（四）不就医,自行购药治疗

目前,市场上治疗高血压的药物多达几十种,各有其适应证和副作用,患者的情况也各不相同,科学地、合理地治疗,需在医生的指导下完成,自行购药服用带有一定的危险性。

（五）单纯依赖降压药,不做综合性治疗

高血压是由多种因素造成的,治疗上也需要采取综合性的措施,否则就不可能取得理想的治疗效果。在治疗过程中,除选择适当的药物外,还要注意劳逸结合、饮食宜清淡、适当参加文体活动、减轻体重等。

（六）自认为血压只是偏高,不需要治疗

部分早期高血压患者,血压处在边缘状态,因此往往不被重视。事实说明,这种程度的高血压同样对机体会产生危害。正确的做法是除密切观察病情的发展外,还应给予包括药物在内的综合性治疗。

（七）不根据具体情况,一味追求血压达到正常水平

老年人有不同程度的动脉硬化(主要指心、脑、肾),稍偏高一点的血压,有利于脏器的血液供应,如果不顾年龄及患者的自身情况,一味要求降压到正常水平,反而得不偿失。血压究竟降至多少为宜,应因人而异。

（刘　丽　王　文）

第七节　参加高血压患者自我管理小组

为了更加有效地控制血压,高血压患者与患者之间、患者与社区医生之间的沟通与咨询是关键。根据国家社区卫生服务及分级诊疗要求,为了帮助高血压患者树立管理血压的信心、教会如何进行合理营养、戒烟戒酒、积极锻炼、控制体重、合理用药、精神放松、与人交流、血压自我监测、降低高血压患者看病和住院的次数,提高我国高血压控制率,组建高血压患者自我管理小组。

一、小组支持系统

1. **支持系统的组织机构**　包括综合医院、社区卫生服务机构、疾病预防控制机构,以及居民委员会、妇联、企业等可以利用的社区资源要为患者的自我管理提供连续的支持。

2. **支持系统组成员**　包括医生、护士、有经验的患者、家庭成员、志愿者及其他人员。

二、小组的作用

1. **评估患者自我管理的能力**　包括患者对高血压防治知识、技能的了解情况,患者的知识文化背景,患者对高血压治疗的态度和信心等。

2. **强调患者自我管理的重要性**,以及患者在自我管理过程中的中心角色作用。

3. 针对患者的特点,与患者一起设立自我管理目标,制订自我管理计划,获得最佳的管理效果。

4. 随访患者的自我管理状况,发现患者自我管理中存在的问题,提出解决办法。

三、小组的基本要求

1. 基本固定的活动场所,活动场所有基本的配置(如黑板、挂图、血压计、体重秤、皮尺、电视机、投影仪、音乐光盘、健康处方、宣传资料等)。

2. 保证一定的参加小组活动人数,在参加者中确定组长(正、副组长各一名),每个小组确定专业指导医生一名。

3. 不定期组织活动,有针对性地拟定活动内容和形式,如相关知识讲座、健康教育、答疑咨询、血压测量、用药指导、预防保健。

4. 活动有计划、有记录、有小结。

四、小组活动记录

每一次小组活动均要有记录,内容包括活动日期、活动地点、参加成员姓名、活动主题、活动内容、活动图片、活动总结、下次活动计划等,具体见表 33-7-1。

表 33-7-1 高血压患者自我管理小组活动记录

活动日期:		活动地点:	
组长:		记录员:	
本次小组参加成员姓名:			
小组应有人数:		实际参与活动人数:	
活动主题:			
活动内容			
活动图片			
活动总结			
下次活动计划			

（刘 丽 王 文）

第八节 认真记录／定期就诊

高血压患者在正确测量血压之后,更重要的是及时准确记录血压,建议患者准备个人血压记录本,参照下面表格详细记录(表 33-8-1),便于就医时准确调整降压药物。患者要定期携带血压测量记录就诊。

表 33-8-1　患者每日血压记录示意（由患者填写）

日期/时间	血压 1	血压 2	心率	服药前/后	症状	当日药物

（刘　丽　王　文）

● 参考文献

［1］刘力生. 中国高血压防治指南 2010［J］. 中华高血压杂志, 2011, 19（8）: 701-743.

［2］王文, 隋辉. 规范化测量血压——《中国血压测量指南》解析［J］. 中国实用内科杂志, 2012, 32（11）: 846-849.

［3］王文, 张维忠, 孙宁玲, 等. 中国血压测量指南［J］. 中华高血压杂志, 2011, 19（12）: 1101-1115, 1100.

［4］胡继宏, 赵连成, 武阳丰. 家庭自测血压的可靠性［J］. 中华高血压杂志, 2008, 16（2）: 136-139.

［5］中国营养学会. 中国居民膳食指南（2016）［M］. 北京: 人民卫生出版社, 2016.

［6］王文, 王增武. 高血压患者自我管理问答［M］. 北京: 人民军医出版社, 2011.

［7］缪琴, 缪英, 张片红, 等. 自我管理小组在社区高血压管理中的效果评价［J］. 中国预防医学杂志, 2014, 15（8）: 772-774.

第三十四章　高血压的预防措施

第一节　高血压的预防策略

高血压在人群中的流行特征和规律决定了高血压的预防是一项涉及全社会的一项以人群为基础的系统工程。高血压的预防对象应包括一般人群、伴有高血压危险因素的个体及特殊易发高血压的群体。当前高血压防治模式已由单纯的生物医学模式转化为包括社会、心理在内的综合防治模式，因此以社区为基础开展高血压防治是预防高血压的关键。社区预防高血压的主要对策包括社区参与、政策发展与环境支持和健康教育。

以社区为基础的人群高血压预防主要采取全人群策略、高危人群策略和特殊群体策略。

（一）全人群策略

1. 政策发展与环境支持　提倡健康生活方式，特别强调减少食盐的摄入及控制体重，促进高血压的早期检出和治疗方面的发展政策和创造支持性环境。

2. 健康教育　社区基层医务人员应争取当地政府的支持和配合，对社区全人群开展多种形式的高血压防治宣传教育，如组织健康教育俱乐部，举办健康知识讲座，利用宣传栏、文字宣传材料、网络平台等多种途径传播健康知识。

3. 健康教育的主要内容　倡导人人知晓自己的血压。了解什么是高血压及高血压的危害。认识高血压是不良生活方式疾病，并且可以通过健康生活方式来预防。识别那些容易得高血压的人，督促他们定期检测血压。要注意监测自己的血压，做到成人每年至少测一次血压。

（二）高危人群策略

高血压的危险因素包括男性年龄≥55岁、高血压家族史、超重和肥胖、长期膳食高盐、长期过量饮酒及长期精神过度紧张。有以上危险因素之一者，应进行健康指导与重点干预：①通过社区宣传相关危险因素，提高高血压易患人群识别自身危险因素的能力；②提高对高血压及危险因素的认知，改变不良行为和生活习惯；③提高对定期监测血压重要性的认识，建议每6个月至少测量血压1次，鼓励家庭自测血压；④积极干预相关危险因素；⑤利用社区卫生服务机构对高血压易患个体进行教育，给予个体化生活行为指导。

（三）特殊人群策略

1. 儿童高血压的预防措施　①定期体检：儿童高血压通常没有不适感觉，除非定期体检，否则不易发现。②控制体重：肥胖是儿童青少年高血压的主要危险因素。③鼓励体育锻炼：鼓励儿童每天坚持36~60分钟的体育锻炼。同时限制看电视、玩电脑游戏等静坐时间。④调整饮食结构：限制每日膳食总热量（少吃肉、甜食、油炸食品、零食），减少含糖饮料、盐的摄入（4~8岁1.2g/d，8岁以上1.5g/d），增加新鲜蔬菜、水果的摄入。⑤保证睡眠时间和质量。⑥妊娠期的健康教育：母亲在妊娠后期高动物蛋白、碳水化合物类型的饮食与其后代血压偏高有关。

2. 妇女高血压

（1）妊娠期高血压的预防措施：①严密监测有高危因素的妊娠妇女,在血压波动时建议进行 24 小时动态血压监测以及家庭自测血压。②密切随诊妊娠中期预测阳性的高危孕妇:妊娠 28 周时平均动脉压≥85mmHg、妊娠 28~32 周时仰卧位舒张压较左侧卧位升高>20mmHg、尿钙 / 肌酐≤0.04 及体重指数（BMI）>24kg/m²。③按时产检,每次产前检查时需进行尿蛋白测定。④有报道口服小剂量阿司匹林(50~75mg)、补钙(2g/d)、补充维生素 E/C 可有效预防妊娠期高血压的发生。⑤结合妊娠妇女的实际情况采取综合措施,包括适当的营养和休息,预防妊娠期高血压的发生。

（2）绝经后高血压的预防措施:女性生理性绝经 1 年后出现的血压升高称为绝经后高血压,其特点为收缩压升高、舒张压改变较少或没有改变。针对相关危险因素,应采取包括控制体重、有氧运动、限盐等良好的生活方式作为绝经女性预防高血压的首要措施。

3. 老年高血压的预防措施:①定期体检和定期测量血压:有利于及早发现高血压并防治相关疾病。②限制钠摄入:老年人对钠很敏感,钠摄入量与血压呈正相关,钠摄入量每增加 100mmol,血压相应升高 4/2mmHg。建议老年人每日钠摄入限制在 5g 以下。③限酒:研究表明饮酒量越大血压就越高,老年人比非老年人更加突出。老年人应当限制饮酒。建议老年人每日饮酒量小于 50g。④合理膳食:适当增加蛋白质(牛奶、豆类、海鱼、海藻类)及纤维素食品的摄入。⑤控制体重:如果老年人肥胖、合并糖尿病者,应限制热量。使体重控制在合适水平。提倡必要的活动和适当的体育锻炼。⑥控制情绪波动:老年人情绪最易波动,它是影响血压的一个重要因素。

4. 高危职业人群高血压的预防　从事精神高度紧张、责任过重、矛盾较多、户外活动较少等职业的人群,原发性高血压的患病率较高。本着因地制宜地的原则,采取可行的方法,尽量结合各职业场所原有的健康促进相关活动开展各项一级预防干预活动,包括开展多种形式的健康教育;鼓励职工增加体力活动;营造健康环境;在职业场所控烟,定期体检;设立健康监测点等。

（唐新华　杨　丽）

第二节　高血压的预防性健康教育

一、人群健康教育的目的和方法

（一）人群健康教育的目的

1. 提高高血压防治知识　宣传高血压防治知识,提高社区人群自我保健知识,引导社会对高血压防治的关注;提高社区人群高血压及其合并症防治的知识和技能,树立高血压及其合并症可以预防和控制的信念。

2. 倡导健康的生活方式　鼓励社区居民改变不良行为和生活方式,预防高血压及相关疾病的发生,改善社区居民生活质量,提高健康水平。

（二）人群健康教育方法

1. 利用各种渠道,如讲座、健康教育画廊、专栏、板报、广播、播放录像、张贴和发放健康教育材料等,宣传普及健康知识,提高社区人群对高血压及其危险因素的认识,提高健康意识。

2. 根据不同场所(社区、机关、企事业单位、学校等)人群的特点,开展健康教育活动。

3. 针对社区的不同人群,提供相应的健康教育内容和行为指导。

二、人群健康教育的内容

人群健康教育包括多项内容,具体归纳于表 34-2-1。

表 34-2-1 不同人群健康教育的内容

正常人群	高血压易患人群
什么是高血压	同左侧内容
高血压的危害	哪些人是高血压的易患人群
高血压是不良生活方式疾病	什么是高血压的心血管危险因素
高血压是可以预防的	高血压伴心血管危险因素的危害
哪些人容易得高血压	如何纠正不良生活方式或习惯
什么是健康生活方式	如何降低心血管疾病的危险因素
定期检测血压的意义	要特别关注自己的血压,至少6个月监测一次血压
要注意监测自己的血压,成人每年测一次血压	鼓励家庭自测血压

（唐新华　杨　丽）

● 参考文献

［1］吴兆苏.高血压治疗学［M］.北京:人民卫生出版社,2009:8-14.

［2］王文.2010年修订版中国高血压指南与2005年比较的特点分析［J］.中华健康管理学杂志,2011,(05):259-262.

［3］中国高血压基层管理指南(2014年修订版)［J］.中国医学前沿杂志(电子版),2015,7(07):18-40.

［4］孙佳艺,赵冬,王薇,等.体重指数对10年累积高血压发病危险的预测作用［J］.中华流行病学杂志,2009,30(5):435-438.

［5］LEVY J B,TURNER A N,REES A J,et al. Long-term outcome of anti-glomerular basement membrane antibody disease treated with plasma exchange and immunosuppression［J］. Ann Intern Med,2001,134(11):1033-1042.

［6］杨文英,杨兆军,李光伟,等.联合测量腰臀围比值(或腰围)和血压可预测代谢综合征［J］.中华内分泌代谢杂志,2005,21(3):227-229.

［7］PENG M,WU S,JIANG X,et al. Long-term alcohol consumption is an independent risk factor of hypertension development in northern China:evidence from Kailuan study［J］. J Hypertens,2013,31(12):2342-2347.

［8］吴兆苏,霍勇,王文,等.中国高血压患者教育指南［J］.中国医学前沿杂志(电子版),2014,6(3):78-110.

［9］MEDICINE ACOS. AGSM's resource manual for guidelines for exercise testing and prescription［M］. NY:Lippincott Williams & Wilkins,2013:498.

［10］米杰.高血压治疗学［M］.北京:人民卫生出版社,2009:876-892.

［11］王山米,王燕.高血压治疗学［M］.北京:人民卫生出版社,2009:893-904.

［12］KAMEL H,NAVI B B,SRIRAM N,et al. Risk of a thrombotic event after the 6-week postpartum period ［J］. N Engl J Med,2014,370（14）:1307-1315.

［13］赵旭,余静.绝经后高血压的研究进展［J］.中国全科医学,2016,19（26）:3243-3247.

［14］胡大一,刘梅林,郭艺芳.老年高血压的诊断与治疗中国专家共识（2011 版）［J］.中国医学前沿杂志（电子版）,2012,4（2）:31-39.

［15］杨丽,寿晓玲,唐新华,等.浙江省部分高校教职工高血压患病情况及相关影响因素分析［J］.中华高血压杂志,2015,23（1）:52-56.

［16］杨丽,徐小玲,严静,等.老年高血压患者社区综合防治管理效果分析［J］.中华全科医师杂志,2014,13（11）:923-925.

［17］郭潇繁,张晓宇,王军,等.睡眠时间与高血压关系的荟萃分析［J］.中华高血压杂志,2013,21（9）:748-754.